国内名院、名科、知名专家临床诊疗思维系列丛书

呼吸内科疾病临床诊疗思维

主　编　康　健

副主编　王秋月

编　委　（按姓氏笔画排序）

于　娜　马江伟　王　玮　王　莉　王赞峰
孔灵菲　田莉莉　代　冰　刘　璠　苏新明
李尔然　李振华　张　放　郑　锐　赵亚滨
赵洪文　胡雪君　侯　刚　姜　莉　温　华

学术秘书　于　娜　苏新明

人民卫生出版社

图书在版编目（CIP）数据

呼吸内科疾病临床诊疗思维/康健主编. —北京：人民卫生出版社，2009.9

ISBN 978-7-117-12002-9

Ⅰ. 呼…　Ⅱ. 康…　Ⅲ. 呼吸系统疾病-诊疗　Ⅳ. R56

中国版本图书馆 CIP 数据核字(2009)第 101248 号

呼吸内科疾病临床诊疗思维

主　　编：康　健
出版发行：人民卫生出版社（中继线 010-59780011）
地　　址：北京市朝阳区潘家园南里 19 号
邮　　编：100021
E - mail：pmph @ pmph. com
购书热线：010-59787592　010-59787584　010-65264830
印　　刷：北京虎彩文化传播有限公司
经　　销：新华书店
开　　本：787×1092　1/16　**印张**：29.5　**插页**：4
字　　数：743 千字
版　　次：2009 年 9 月第 1 版　2025 年 3 月第 1 版第 14 次印刷
标准书号：ISBN 978-7-117-12002-9/R・12003
定　　价：65.00 元

出版说明

“如果我们将学过的东西忘得一干二净时，最后剩下的东西就是教育的本质了。”最后剩下的东西可以称为“学习力”或“悟性”。而对于一名临床医学生来说，科学缜密的临床诊疗思维是这种“学习力”或“悟性”的重要组成部分。就目前的国内医学教育（包括长学制学生和五年制学生等）而言，前期课堂教学阶段主要是基本知识、基本理论和基本技能的培养。而临床实践阶段则需要注重学生临床诊疗主动思维能力和创造能力的培养，为了更好地引导医学生或低年资医师建立起主动的临床诊疗思维，人民卫生出版社邀请了国内名院、名科的知名专家（主编大多来自中华医学会或医师协会各专业分会的主任委员或副主任委员，编委大多来自国家重点学科的学科带头人）编写了这套临床诊疗思维系列丛书。

该套书以各学科临床常见病、多发病病例为基础，围绕“接诊时病人的主诉；根据病人的主诉进一步询问（为什么询问这方面的内容）；初步的体格检查（为什么选择做这些体检，目的是什么）；进一步的实验室或特殊检查（为什么选择这些检查，这些检查与其他相关检查相比的优缺点）；初步诊断；初步的治疗方案（理论依据，常见药物的选择）；治疗过程中遇到的新问题，围绕出现的新问题需要做哪些进一步的检查（为什么）；治疗过程中治疗方案的调整（为什么）；治疗过程中需要注意的问题（为什么）；疗程结束后需要哪些方面的随访（为什么）；对于治疗失败的病例，教训和经验的总结”等展开内容。侧重点不仅仅是对病史、体格检查、辅助检查结果的分析，还着重为读者展现了作者逐步获取这些诊疗信息的思维过程。

国内名院、名科、知名专家临床诊疗思维系列丛书目录

1. 传染科疾病临床诊疗思维　主编　李兰娟
2. 呼吸内科疾病临床诊疗思维　主编　康　健
3. 消化内科疾病临床诊疗思维　主编　钱家鸣
4. 心内科疾病临床诊疗思维　主编　葛均波
5. 血液内科疾病临床诊疗思维　主编　谢　毅
6. 肾内科疾病临床诊疗思维　主编　丁小强
7. 内分泌疾病临床诊疗思维　主编　邱明才
8. 神经内科疾病临床诊疗思维　主编　崔丽英
9. 急诊科疾病临床诊疗思维　主编　李春盛
10. 产科疾病临床诊疗思维　主编　杨慧霞
11. 妇科疾病临床诊疗思维　主编　谢　幸
12. 神经外科疾病临床诊疗思维　主编　王忠诚
13. 泌尿外科疾病临床诊疗思维　主编　郭应禄
14. 普外科疾病临床诊疗思维　主编　汪建平
15. 胸心外科疾病临床诊疗思维　主编　石应康
16. 骨科疾病临床诊疗思维　主编　裴复兴
17. 风湿内科疾病临床诊疗思维　主编　陈顺乐
18. 儿内科疾病临床诊疗思维　主编　申昆玲
19. 儿外科疾病临床诊疗思维　主编　李仲智
20. 耳鼻咽喉头颈外科疾病临床诊疗思维　主编　韩德民
21. 皮肤性病科疾病临床诊疗思维　主编　朱学俊
22. 眼科疾病临床诊疗思维　主编　王宁利

前　言

对于已步入临床实践阶段的高等医学院校临床医学专业五年制、七年制和八年制高年级学生、临床型研究生及住院医师而言，如何将前期课堂教学阶段学习的基本知识和基本思维方法运用于患者的诊治，即培养自身临床诊疗主动思维能力和创造能力十分重要。临床实践中，面对无论是复杂还是简单的疾病，医生对诊治过程大多经历从感性认识到理性认识、从理论知识到实践认识的过程。该过程包括病史的询问和临床资料的收集、分析以及作出初步的诊断和治疗、对病情发展和变化的观察，并以此验证诊治正确与否或是否需要修正等阶段。临床思维贯穿于这一过程的各个阶段，呼吸系统疾病诊治的临床思维亦是如此。虽然呼吸系统疾病的主要症状仅有咳嗽、咳痰、咯血、胸痛、呼吸困难等表现，体征的辨认也不十分复杂，但如同基本音符虽仅有7个却可谱出无数乐章一样，这些临床表现的不同组合或不同方式组合常常提示不同的疾病或严重度。对此能够作出正确的判断则需要科学缜密的临床诊疗思维，这就是本书编写的目的——通过对患者的实际诊治过程的学习，培养读者正确的临床诊疗主动思维能力。

本书所选病例均为中国医科大学附属第一医院呼吸疾病研究所的真实病例，诊治过程也忠实原态。参加本书编写者皆是本研究所的医生，病例多为他们本人亲自诊治的患者。绝大多数编写者具有高级技术职称并从事呼吸内科临床工作多年。病例选择时，我们力求覆盖呼吸疾病的主要病种、难易兼顾，但由于诊治时条件或业务水平所限，有的病例可能不尽完善，敬候读者批评指正。

康　健

2009年6月

目 录

症状篇

疾病篇

症状篇

病例1 慢性咳嗽2年

患者女性，42岁，2008年5月门诊就诊。

一、主诉

反复咳嗽2年。

二、病史询问

（一）初步诊断思路及问诊目的

患者为中年女性，以反复咳嗽2年为主诉就诊。咳嗽是患者就诊的主要症状，同时也是很多疾病可能出现的临床症状之一。问诊的主要目的是围绕着咳嗽的鉴别诊断，寻找咳嗽的病因，为诊断和治疗提供依据。临床上通常将咳嗽时间≥8周，以咳嗽为主要表现，胸部X线检查无明显病变者称为不明原因的慢性咳嗽。慢性咳嗽的病因很多，可能有上气道疾病（如鼻炎、鼻窦炎等）、呼吸系统疾病（如咳嗽变异型哮喘、嗜酸细胞性支气管炎、支气管内膜结核等）、消化系统疾病（如反流性食管炎）等等。因此在病史询问中，要深入细致，按照咳嗽的诊断程序，循序渐进，注意鉴别诊断的病史询问。

（二）问诊主要内容及目的

1. 现病史询问　重点询问咳嗽的特点，如是干性咳嗽、湿性咳嗽还是刺激性咳嗽；是白天咳嗽、夜间咳嗽还是凌晨咳嗽；哪些因素诱发咳嗽；咳嗽有无季节性；咳嗽的缓解方式是自行缓解还是用药物缓解，用何种药物缓解；还要询问咳嗽的伴随症状，如是否伴随流涕、咳痰、气短、喘息、呼吸困难、咯血、发热、胸痛等；患者慢性咳嗽的病史较长，达2年，要询问其间是否曾到医院就诊，是否行胸部X线检查，检查结果如何。还要询问药物治疗的情况及治疗的反应。

2. 既往史询问　按照咳嗽的诊断程序，首先应当询问有无高血压病史，有无服用血管紧张素转换酶抑制剂（ACEI）类药物史，以除外ACEI类药物引起的咳嗽。要注意询问是否有过敏史、过敏性鼻炎史、肺结核病史、心血管疾病史、胃炎或胃溃疡病史，以便与引起咳嗽症状的其他疾病鉴别。

3. 个人史询问　吸烟史；有何种爱好，如饲养宠物等；居住环境是否潮湿，是否居住在新装修的房屋；个人职业史，是否有职业性过敏物质接触史。

（三）问诊结果及思维提示

问诊结果：患者2年来反复咳嗽，多在冬春和秋冬季节交替时发生。以干咳为主，偶有少许白痰，咽部痒感。有夜间咳嗽，多在凌晨咳嗽，重时可因咳嗽致醒，伴气短，坐起后咳嗽症状逐渐缓解。晨起经常打喷嚏，流清水样鼻涕，在空调的房间里也出现上述症状。有时有鼻后滴流感，鼻部分泌物从后鼻道滴入咽部。香烟、油烟气味刺激咳嗽加重，呼吸道感染后，咳嗽持续时间长，不易缓解。有胸部不适感。曾就诊于多家医院，做血常规、支原体抗体化验、心电图及胸部X线等各项检查均未见异常。诊断过支气管炎、咽炎、呼吸道感染，应用抗生素、止咳药等治疗无明显效果。曾就诊于耳鼻喉科，诊断过敏性鼻炎，间断口服抗过敏药稍有效果。发病时无发热、盗汗、乏力、心悸等症状。

患者既往健康，无高血压、消化系统疾病史；18岁时曾患肺结核，已治愈。无烟酒嗜好；3年前饲养一宠物狗；无职业性粉尘接触史。

思维提示：通过详细询问病史，总结患者咳嗽的特点为干咳，有夜间咳嗽，抗炎止咳治疗无效；有过敏性鼻炎史，有鼻后滴流症状；气道呈高反应状态，对刺激气味敏感。无高血压病史，除外ACEI类药物性咳嗽。诊断思路考虑为过敏性鼻炎合并咳嗽变异型哮喘可能性大。

三、体格检查

体格检查结果：患者一般状况好，血压、呼吸、脉搏、体温均正常。鼻黏膜苍白，咽部充血，扁桃体不大。肺部听诊呼吸音清，无干湿啰音，心脏查体无异常，腹部、四肢未见异常。

思维提示：体格检查仅在鼻咽部发现稍有异常，余各部位通过检查均未见异常。按照慢性咳嗽的诊断程序选择辅助检查，进一步明确咳嗽的病因，寻找咳嗽变异型哮喘的诊断依据，并注意排除其他疾病。

四、辅助检查

（一）初步检查内容及目的

1. 胸部影像学检查　患者院外带来胸片一份，右肺尖有钙化灶，因患者既往有肺结核病史，需进一步做肺CT检查，注意肺部有无结核活动性病变。

2. 肺功能检查　患者2年来因咳嗽虽然就诊过多家医院，但从未行肺功能检查，肺通气功能检查正常时，支气管激发试验对咳嗽变异型哮喘的诊断非常重要。

3. 诱导痰检测　当肺通气功能检查正常，支气管激发试验阴性时，诱导痰的细胞学检查非常重要，如果诱导痰中嗜酸细胞计数增加≥3%，有助于嗜酸细胞性支气管炎的诊断。

（二）检查结果及思维提示

1. 肺CT检查结果　右肺上叶后段见斑块样钙化灶，无浸润病变。

2. 肺功能检查结果　肺通气功能正常，小气道功能轻度降低，具体数值如下：用力肺活量（FVC）占预计值86%，第一秒用力呼气容积（FEV_1）占预计值84%，50%肺活量位的最大呼气流速（$\dot{V}_{max50}$）占预计值72%，25%肺活量位的最大呼气流速（$\dot{V}_{max25}$）占预计值68%。支气管激发试验阳性：在吸入第三个浓度的乙酰甲胆碱后，患者咳嗽剧烈，FEV_1较基础值下降21%，中期呼气流速（$FEF_{25\sim75}$）较基础值下降32%。立即终止支气管激发试验（一般检查时吸入5个浓度的乙酰甲胆碱），吸入沙丁胺醇气雾剂400μg，15分钟后咳嗽症状缓解，再行肺功能检查恢复正常。

3. 诱导痰细胞学检查　嗜酸细胞占18%。

思维提示：通过上述辅助检查，肺CT进一步除外活动性肺结核；肺功能检查提示小气道功能轻度降低，支气管激发试验阳性；诱导痰嗜酸细胞增高＞3%。检查结果为咳嗽变异型哮喘的诊断提供了重要依据，诱导痰中嗜酸细胞增高提示为过敏性的咳嗽变异型哮喘。应建议患者查找过敏原，避开已知的过敏原，防止过敏性因素造成气道高反应。因下一步的病因治疗需使用糖皮质激素，治疗前需做PPD试验，进一步除外活动性肺结核，以避免吸入激素治疗对结核的不利影响。

4. 血清过敏原检测结果　猫狗皮毛（+），总IgE升高，外周血嗜酸细胞增高（9.8%）。

5. PPD试验　局部硬结直径5mm（+）。

6. 痰涂片查结核　阴性。

思维提示：上述检查结果结合病史，诊断过敏性鼻炎合并咳嗽变异型哮喘，猫狗皮毛过敏。肺结核无活动性，可开始治疗。

五、治疗方案及理由

（一）治疗方案

1. 脱离过敏原　放弃饲养宠物狗的习惯。

2. 过敏性鼻炎和咳嗽变异型哮喘联合治疗　布地奈德/福莫特罗吸入剂160μg/4.5μg每日2次吸入，指导吸药方法，吸药后漱口。孟鲁司特10mg每日1次口服。1个月后复诊。

（二）理由

患者咳嗽时间长，气道反应性高，有夜间咳嗽症状，甚至因咳嗽致醒。故选用吸入糖皮质激素联合长效β_2-受体激动剂（LABA）治疗，LABA扩张支气管作用的时间长达12小时，能够控制夜间咳嗽症状。糖皮质激素与LABA联合使用有协同作用。孟鲁司特是白三烯受体拮抗剂，对过敏性鼻炎和哮喘均有治疗作用，适合于过敏性鼻炎和咳嗽变异型哮喘的治疗，起到上下呼吸道共同治疗的作用。

六、治疗效果及思维提示

治疗效果：1个月后患者门诊复诊，诉遵医嘱已放弃养狗，按时用药，鼻塞、流涕症状明显减少，鼻后滴流感消失。咳嗽症状有缓解，1个月中没有发生凌晨咳嗽致醒的情况。但有时晚上平卧位睡前仍有咳嗽，伴有胸闷不适感。

复查诱导痰细胞学计数，嗜酸细胞下降至10%，证实气道抗炎治疗有效。

思维提示：按照咳嗽的病因诊断过敏性鼻炎合并咳嗽变异型哮喘治疗1个月，过敏性鼻炎症状已得到控制；诱导痰中嗜酸细胞降低，气道炎症得到控制；咳嗽症状也有缓解，但尚没有完全缓解，患者还有睡前平卧位时咳嗽，伴有胸闷不适感。是否还有其他的病因？按照慢性咳嗽的诊断程序，慢性咳嗽病因考虑需除外支气管内膜结核和胃食管反流性咳嗽，围绕此两种疾病需进一步检查。支气管黏膜结核需行纤维支气管镜检查，胃食管反流需行24小时食管pH值监测确诊。

七、进一步辅助检查及思维提示

1. 纤维支气管镜检查　纤维支气管镜下气管和支气管黏膜光滑，未见异常，除外支气管内膜结核。因支气管内膜结核在胸部影像学上可没有任何异常表现，主要依靠痰涂片查结核菌和纤维支气管镜检查。

2. 纤维胃镜检查　慢性胃炎。

思维提示：经上述特殊检查，纤维支气管镜检查除外了支气管内膜结核。纤维胃镜检查提示慢性胃炎，是否伴有胃食管反流，需行24小时胃食管pH值监测方能确诊。但本院目前尚未开展此项检查，按照中华医学会呼吸病学分会制定的慢性咳嗽诊治指南，在不具备此项检查，临床仍疑诊胃食管反流时，可以采用经验性治疗，可以根据治疗效果验证临床诊断的准确性。患者卧位时咳嗽，伴胸闷不适，气道抗炎治疗后仍有上述症状，纤维胃镜见慢性胃炎改变，支持胃食管反流性咳嗽的诊断，可采用经验性治疗，观察治疗效果，进一步明确诊断。

八、调整治疗方案及理由

（一）新的治疗方案

1. 布地奈德/福莫特罗吸入剂160μg/4.5μg，每日2次吸入。孟鲁司特10mg，每日1次口服。

2. 抗反流治疗　奥美拉唑20mg，每日1次口服，1个月后门诊复诊。

（二）理由

胃食管反流的治疗需采用质子泵抑制剂治疗，疗程长，需1个月以上。

九、治疗效果及思维提示

治疗效果：1个月后患者门诊复诊，咳嗽症状消失，无夜间咳嗽，胸闷不适症状消失。复查诱导痰细胞学检查，嗜酸细胞5%，呈持续下降趋势。肺功能检查，通气功能正常，小气道功能恢复正常。

思维提示：通过经验性的抗反流治疗，临床有效，反过来验证胃食管反流性咳嗽诊断成立。致患者慢性咳嗽的病因为：过敏性鼻炎伴咳嗽变异型哮喘，合并胃食管反流。对过敏性鼻炎和咳嗽变异型哮喘需要长期治疗，症状控制后糖皮质激素逐渐减量，最后用小剂量糖皮质激素维持，在停药前需再做支气管激发试验，阴性方可停药。否则，气道反应性高，病情容易反复。

医嘱：布地奈德/福莫特罗吸入剂减量至80μg/4.5μg，每日2次吸入，孟鲁司特减量至10mg，隔日1次口服。停用奥美拉唑。1个月后门诊复诊。

十、对本病例的思考

患者慢性咳嗽病史2年，在2年中曾就诊过多家医院，均未对慢性咳嗽的病因正确地诊治，仅对症处理止咳治疗，或简单地诊为支气管炎，给予抗生素治疗。上述疾病抗生素治疗是无效的，造成医疗资源的浪费以及患者医疗费用增加，病情却得不到缓解。对慢性咳嗽的病因诊断非常重要，只有明确病因才能进行有针对性的治疗。诊断的思路应当按照慢性咳嗽诊治指南的诊断流程逐一筛选，逐一排除，检查先易后难，肺功能检查应作为常规，诱导痰的细胞学检查简便无创，易于为患者接受，重复性好，可用于随访治疗效果。在一些不具备深入检查设备的医院，可采用经验性的治疗，用治疗效果验证诊断的准确性。

病例2 咳嗽2周

患者女性，23岁，于2007年7月14日来诊。

一、主诉

咳嗽2周。

二、病史询问

（一）初步诊断思路及问诊目的

患者年轻，病史较短，以咳嗽为主要症状，首先考虑可能由呼吸系统急性感染性疾病所致。但因咳嗽可由多种原因引起，也可能是非感染性呼吸系统疾病的早期症状或其他系统疾病的伴随症状。因此，问诊时除了重点询问咳嗽的性质及有无呼吸系统感染的伴随症状外，还应详细询问发病的诱因、用药情况等，以寻找支持或排除呼吸系统感染性疾病的证据。

（二）问诊主要内容及目的

1. 是干咳还是伴咳痰？干咳或刺激性咳嗽常见于急性上呼吸道感染、急性支气管炎、肺部炎症早期、肿瘤、咳嗽变异型哮喘、间质性肺疾病、过敏或烟雾吸入等。咳嗽伴咳痰常见于支气管炎、肺炎、肺结核、肺脓肿、支气管扩张等呼吸系统感染性疾病。

2. 是否伴咽痛、鼻塞、流涕等症状？如果发病初期有这些症状提示上呼吸道感染，流黄涕或脓涕常提示可能有鼻窦炎。经常有鼻塞、打喷嚏、流清水样鼻涕或于季节变化、冷空气吸入时出现，提示有过敏性鼻炎。

3. 是否发热？咳嗽伴发热常提示呼吸系统感染性疾病可能性大。

4. 咳痰量及痰的颜色？是否伴咯血？咳黄痰或脓性痰常见于下呼吸道细菌感染，如果咳大量脓臭痰提示肺脓肿的可能。肺结核活动和支气管扩张时可伴咯血，急性支气管炎和肺炎偶尔可痰中带血，大叶性肺炎时可有铁锈色痰。

5. 是否伴喘鸣？急性喉炎、支气管炎、支气管异物或内膜病变、哮喘、气道受压狭窄等疾病咳嗽可伴有喘鸣。

6. 是否伴胸痛和气短？肺炎、胸膜炎、肺脓肿、肺栓塞等疾病咳嗽可伴胸痛，哮喘、胸腔积液或气胸时咳嗽可伴气短。

7. 既往是否有慢性咳嗽或咳嗽反复发作史？如果过去有过类似的反复咳嗽，尤其是与季节有关或有过敏性鼻炎病史，可能是咳嗽变异型哮喘。如果有慢性咳嗽史，此次咳嗽也可能是慢性呼吸道疾病的急性发作。

8. 来诊前是否用过药物？效果如何？通过了解药物治疗及反应情况协助诊断并为制订治疗方案提供参考。

9. 周围人群中是否有类似咳嗽症状？普通呼吸道病毒感染、肺炎支原体感染时可出现咳嗽人群聚集现象或小的流行。密切接触开放性肺结核患者容易感染上肺结核。

（三）问诊结果及思维提示

问诊结果：患者为大学生，既往身体健康。2周前洗凉水澡后咽痛、鼻塞、流青涕、打喷嚏、周身不适，继之咳嗽，多为干咳，偶尔可咳出少量白痰，咳嗽重时可听到少量喘鸣声，偶尔气短，伴乏力，不爱活动，未觉发热，未测过体温，无咯血，无胸痛，自服感冒药3天、阿莫西林5天咽痛、鼻塞、流涕等症状消失，但咳嗽症状无明显减轻来诊。

思维提示：患者发病前有一定诱因（着凉），发病时有咽痛、鼻塞、流涕等感冒症状，虽然未感觉发热，仍提示有急性上呼吸道感染。患者年轻，病史短，既往体健，无慢性咳嗽或咳嗽反复发作史，除乏力外，无其他呼吸系统以外症状。因此，由非感染性呼吸系统疾病或其他系统疾病引起咳嗽不能完全除外，但可能性不大。

三、体格检查

（一）重点检查内容及目的

因考虑患者急性呼吸系统感染的可能性大，体格检查时应着重检查上呼吸道（咽、扁桃体）及肺部，注意肺部听诊有无啰音，同时准确测量体温，观察是否有发热。

（二）体格检查结果及思维提示

体格检查结果：T 37.3℃，R 16次/分，P 82次/分，BP 115/75mmHg。神志清楚，呼吸平稳，自主体位。口唇无发绀，皮肤黏膜及巩膜无黄染，眼结膜无充血，浅表淋巴结未触及。咽部略充血，双侧扁桃体无肿大，气管位置居中，甲状腺不大。胸廓对称，双侧呼吸运动度一致，双肺叩诊清音。听诊在深吸气时右上肺可闻及少许干啰音。心界不大，心音纯、律整，各心脏瓣膜听诊区未闻及杂音。腹部平软，肝脾肋下未触及，脊柱、四肢及神经系统未见异常。

思维提示：根据病史及体格检查阳性结果（低热、右上肺深吸气时少许干鸣音）提示患者可能在急性上呼吸道感染基础上并发急性支气管炎或肺炎。进一步实验室和影像学检查目的主要是确定感染部位和寻找病原学证据，并为下一步治疗提供依据。

四、实验室和影像学检查

（一）初步检查内容及目的

1. 血常规、ESR　进一步证实感染性疾病。
2. 血清肺炎支原体抗体，肺炎衣原体抗体，病毒抗体检测　明确病原。
3. 胸部正侧位像　明确病变部位及范围，或排除肺部疾病。
4. 肺功能测定　排除支气管哮喘。

（二）检查结果及思维提示

血常规：WBC 6.8×10^9/L，S56%，L 38%，M 4%，EC 2%，RBC 4.31×10^{12}/L，Hb 136g/L，PLT 254×10^9/L。

ESR：26 mm/h

血清肺炎支原体抗体：1∶80（IgM+），衣原体抗体及病毒抗体均阴性。

胸部正侧位像：双肺纹理略增强（图2-1）

肺功能：通气功能正常，支气管激发试验阴性。

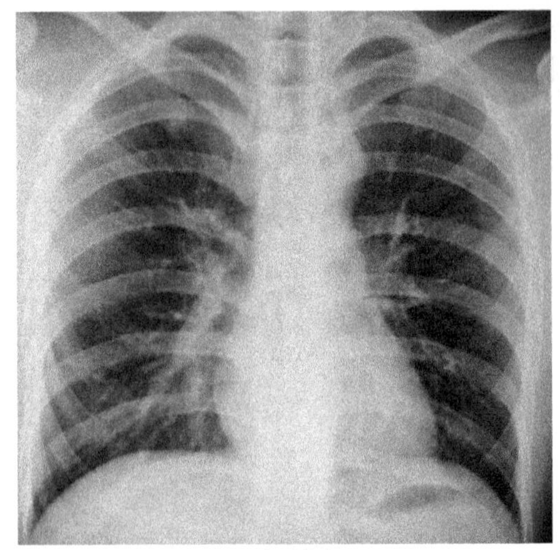
a（正位）

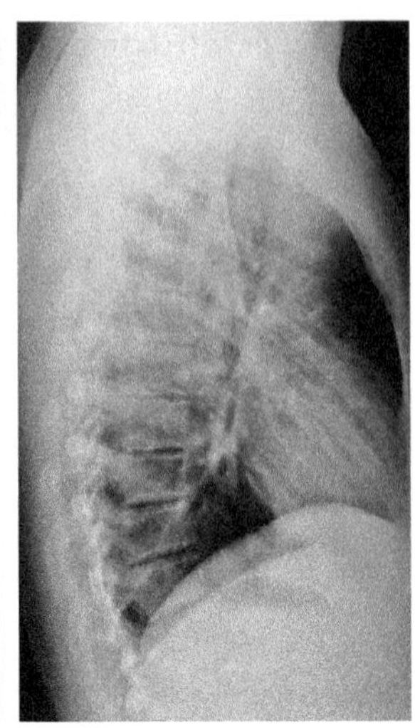
b（侧位）

图2-1 发病时胸部正侧位片

思维提示：检查阳性所见只有血沉增快、胸片示双肺纹理略增多和血清肺炎支原体抗体滴度略升高（1:80），目前可以排除典型肺炎、肺脓肿、肺结核、支气管扩张、支气管哮喘等疾病，但支原体肺炎暂时尚不能除外，因为肺炎支原体抗体滴度的上升速度有个体差异，上升的高峰可能在发病2周以后。结合病史及查体右上肺闻及少许干啰音，初步诊断考虑为急性上呼吸道感染引起急性支气管炎，干啰音可能由分泌物阻塞气道或支气管局部痉挛所致。急性支气管炎的病原学尚不清楚，可以根据患者咳嗽的性质（干咳）、肺炎支原体抗体的滴度［略升高（1:80）］，患者在院外口服5天阿莫西林效果不佳，考虑肺炎支原体或病毒感染可能性大。

五、治疗方案、理由及效果

（一）初步治疗方案及理由

阿奇霉素：0.5g，每日1次，口服（连服5天）。

理由：因考虑患者有肺炎支原体感染的可能。

复方甲氧那明：2粒，每日3次，口服。

理由：患者咳嗽较明显，偶有喘鸣，复方甲氧那明有止咳平喘作用，对症治疗。

同时嘱患者监测体温，5天后复诊。

（二）治疗效果及思维提示

治疗效果：经过阿奇霉素和复方甲氧那明治疗5天后，患者来院复查时咳嗽症状减轻，仍未觉有发热，但监测体温时发现有午后低热（T 37.2 ~ 37.4℃）。肺部听诊在深吸气时右上肺仍可闻及少许局限性干啰音，嘱患者深咳后干啰音不消失。

思维提示：经过5天的抗感染、对症治疗后患者低热不退，尤其是右上肺干啰音不消失，位置比较固定，用一般急性支气管炎难以解释，右上肺可能有其他潜在病变，如胸部正侧位片未能发现的小病灶、支气管局部狭窄或受压等或选用的抗生素未能覆盖感染的病原体。因此，有必要进一步询问病史及进行相应的辅助检查，治疗上应停用阿奇霉素，暂给予抗菌谱更广的莫西沙星0.4g，每日1次口服。

（三）追问病史和进一步检查内容

经过再次仔细询问病史了解到，患者近1个月有时出现轻咳，无痰，上体育课时常觉得比平时累，但未介意。3个月前同寝室的一位同学因病休学至今未来上课，疑似肺结核。

思维提示：补充病史提示患者可能有肺结核密切接触史，有低热（时间有可能超过2周）、乏力等结核中毒症状，结合患者有干咳、少痰及查体右上肺闻及较固定的干鸣音，右上肺结核或支气管内膜结核不能除外，需进行肺部CT检查以发现右上肺可能潜在的结核病灶，同时复查ESR、支原体抗体、做PPD试验、痰涂片查结核菌，诱导痰嗜酸细胞计数，进一步寻找支持结核的证据，排除支原体感染和嗜酸细胞支气管炎，必要时应行纤维支气管镜检查以明确有无支气管内膜或其他气道内病变。

（四）进一步检查结果及思维提示

检查结果：肺部CT未发现异常（图2-2），ESR仍快（35mm/h），肺炎支原体抗体滴度＜1∶40，PPD试验皮肤硬结直径为15mm×15mm，诱导痰嗜酸细胞为1%，因患者干咳无痰，无法留痰行结核菌检查。

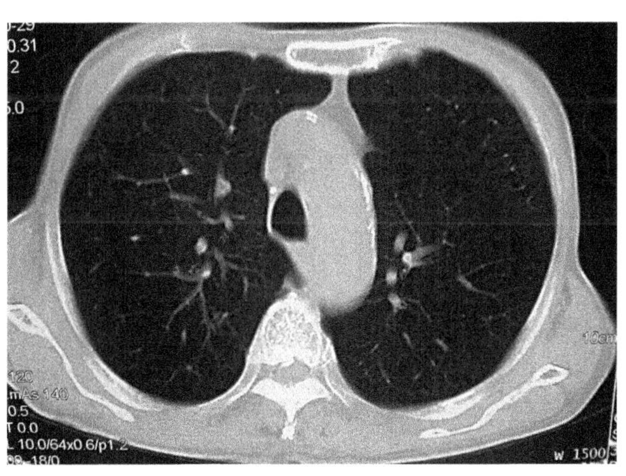

图2-2　发病20天时肺CT

思维提示：进一步检查结果排除了右上肺浸润性肺结核、肺炎支原体感染和嗜酸细胞支气管炎的可能。患者年轻，有结核密切接触史，干咳，右上肺闻及较固定的干啰音，结合血沉快、PPD试验阳性，提示右上肺支气管内膜结核可能性大，进一步应行纤维支气管镜检查以明确诊断。

（五）纤维支气管镜检查结果、确定诊断及疗效

纤维支气管镜下见右肺上叶支气管管壁略增厚，管口附近管壁上附有大量白苔，其余未见异常。行右上支气管刷检涂片查到抗酸杆菌（++），未查到瘤细胞。右上肺支气管黏膜活检病理见到支气管黏膜层有多量的淋巴细胞和少量中性粒细胞浸润。

确定诊断：右上支气管内膜结核。考虑因此次急性上呼吸道感染使得原有呼吸道症状加重促使患者来诊。确诊后患者回当地结核病院抗结核治疗。

口服抗结核药物（异烟肼、利福平、乙胺丁醇）治疗。治疗1个月后，体温恢复正常，咳嗽症状明显减轻；治疗2个月后，咳嗽基本消失，但仍坚持规律应用抗结核药物。

六、对本病例的思考

咳嗽是临床常见症状，最常见于呼吸系统（包括鼻、咽喉部、支气管、肺、胸膜及肺血管等）疾病，但也见于心血管疾病（如左心衰竭时的肺淤血或肺水肿）、消化系统疾病（如反流性食管炎）、中枢神经系统疾病（如脑炎、脑膜炎）、药物（如ACEI类药物）等多种原因。临床上遇到以咳嗽为主要症状的患者，应仔细询问病史，根据咳嗽的性质、特点、发病时间的长短及伴随症状等加以区分，分析哪些疾病可能性大，按照常见病优先考虑的原则，逐步排除并缩小诊断范围，最后明确病因。对于慢性咳嗽应按慢性咳嗽诊断程序进行，才能做到病因诊断。

支气管内膜结核又称支气管结核，是指发生在气管、支气管黏膜和黏膜下层的结核病，常见于中青年，女性发病多于男性（约为男性的2～3倍）。支气管内膜结核起病缓慢，症状多样，缺乏特异性，但最常见的症状是咳嗽，以干咳为主，可表现为阵发性干咳，伴有肺部其他结核病时常有咳痰。支气管内膜结核如果不伴有肺内其他结核病灶胸部X线检查多为正常，内膜病变明显时胸部影像学检查可见受累支气管局部狭窄，严重者可造成受累肺段或肺叶不张。

本例患者诊断过程给我们的启示有以下几点：①病史询问非常重要。只有仔细全面地询问有关病史，才能发现和不遗漏有价值的诊断线索。该患者来诊前咳嗽和乏力症状可能持续了一段时间，由于症状较轻，未予以重视。而医生问诊时未进行更仔细地询问或更多的提示，将问诊的注意力主要集中在此次发病后的症状上，使得初诊时诊断思路侧重在急性呼吸道感染性疾病上，忽略了结核等传染病密切接触史的详细询问。②当患者以咳嗽为主要症状来诊时，胸部X线检查若未发现异常，在按常规进行了一系列检查排除了常见的以咳嗽为主要症状的疾病后，应想到有支气管内膜结核的可能，尤其当患者有低热、乏力等结核中毒症状时更应想到此病，及时进行纤维支气管镜检查才不能贻误病情，因为纤维支气管镜检查是发现和有助于支气管内膜结核诊断的最好方法。③科学、全面的问诊及合理的诊断思维基于对相关疾病的掌握情况，只有掌握了某种疾病的临床表现，才能在实际临床问诊过程中问及有关内容，并进行合理的分析判断。因此，多学、多看、多实践才是掌握和提高临床诊治水平的前提。

病例3 反复咳嗽、咳痰20余年，加重伴呼吸困难1个月

患者女性，72岁，于2006年7月10日入院

一、主诉

反复咳嗽、咳痰20余年，加重伴呼吸困难1个月。

二、病史询问

（一）初步诊断思路

咽、喉、气管和肺急慢性炎症及肿瘤、心血管疾病、过敏或化学物理因素等均可刺激气道致使咳嗽、咳痰。咳嗽与咳痰常同时存在，即使是干咳，也并非绝对无痰。对于咳嗽、咳痰的患者应注意询问咳嗽、咳痰的特点，如时间、频率、伴随症状（如气短、咯血），季节性等，以确定诊断的大体方向。

患者年龄较大，既往有慢性咳嗽、咳痰多年，近1个月症状加重，应先考虑呼吸道慢性感染加重。因此，问诊目的主要围绕既往病史，发病时咳嗽、咳痰特点，既往的用药情况，以进一步寻找符合感染性疾病表现的证据，特别是病原学证据。

描述痰的特点

（1）量：急性炎症时痰量较少，多为黏痰。而慢性炎症急性加重时，痰量增多，呈脓性或者黏液脓性。大量浆液性泡沫痰为肺泡癌的特征。

（2）性状：可分为黏液性、浆液性、黏液脓性、脓性、血性等。

清水样痰中伴有粉皮样囊壁是肺泡囊虫病的特征；支气管扩张、肺脓肿等痰量较多，且排痰与体位有关，痰液静置后可出现分层现象：上层为泡沫，中层为浆液或浆液脓性，底层为坏死组织。

（3）色泽：白色黏液痰提示慢性支气管炎或哮喘；黄色脓性痰提示化脓性支气管炎、肺炎、肺脓肿、支气管扩张症及肺结核；铁锈色痰多见于肺炎链球菌肺炎；黄绿痰多见于铜绿假单胞菌感染；黑色或灰色痰液多见于炭末沉着病、硅沉着病；砖红色胶冻样痰提示克雷伯杆菌肺炎；灰白色或白色黏痰提示白色念珠菌肺炎；脓血痰多见于金黄色葡萄球菌肺炎、肺脓肿、支气管肺囊肿；粉红色泡沫痰为急性左心功能不全所致肺水肿；单纯血性痰可见于支气管扩张症、肺部肿瘤及肺结核等；果酱样痰常提示肺阿米巴病。

（4）气味：粪臭味痰提示肺部有大肠埃希菌感染，恶臭痰见于肺部厌氧菌感染，真菌感染的痰有特殊发酵气味。

（5）其他：链球菌性肺炎和纤维素性支气管炎的痰液可见管型。慢性支气管炎及支气管扩张症的痰液中可见痰块。有时在痰液中也可发现寄生虫。

（二）根据主诉进一步询问

1. 既往发病的细节　该患者有反复咳嗽，咳痰，要注意相应的伴随症状如是否有咳痰带血，活动后气短，发热，乏力，儿时是否患麻疹肺炎，有否结核接触及高血压史，以利

在慢性支气管炎、支气管哮喘、支气管扩张、肺结核及左心功能不全发作症状学上的初步鉴别。本例要注意是否为慢性支气管炎，某些慢性呼吸系统疾病在发病过程中，可因为细菌感染致症状短期内加重，如慢性阻塞性肺疾病（COPD）。

2. 近期内应用抗生素的情况及疗效　通过了解院外治疗的情况考虑感染的可能致病原，为进一步合理选择药物提供依据。

（三）问诊结果及思维提示

问诊结果：患者近20年来反复咳嗽，咳白色黏痰，无咯血，偶有胸闷气短，冬季好发，经常口服阿莫西林。1个月前淋雨受凉后，咳嗽加重，痰量增加，为白色黏液痰，不易咳出，伴呼吸困难，无发热及下肢水肿。到当地医院就诊，给予阿莫西林、头孢呋辛治疗1周后气短加重，遂入住我院。

> **思维提示**：通过问诊可明确患者既往有慢性咳嗽、咳痰病史，本次受凉后，出现咳嗽、咳痰加重，伴呼吸困难，符合COPD急性加重的特点。同时患者在应用多种抗生素后症状无缓解，可能为抗生素未能覆盖的致病原或存在着耐药菌感染。

三、体格检查

（一）检查内容及目的

检查是否存在COPD的体征，如肺部的呼吸音状况及心律、心音，是否有舒张期奔马律，在体征的层面对上述诊断作进一步的鉴别。

（二）体格检查结果及思维提示

体格检查结果：T 36.3℃，R 28次/分，P 72次/分，BP 150/70mmHg。消瘦，慢性病容，神清，自主体位。口唇发绀，呼吸表浅。扁桃体无充血红肿，胸廓前后径增大，剑突下胸骨下角增宽，双肺触觉语颤减弱。叩诊呈清音。听诊双肺下野闻及水泡音和散在干啰音。心音纯，律整，未闻及舒张期奔马律。腹部、四肢、神经等系统检查未见异常。

> **思维提示**：体检结果符合COPD急性加重表现。下一步需进行实验室和影像学检查以获得客观证据。痰液检查可能为疾病的诊断、治疗提供重要的线索。

四、实验室和影像学检查

（一）检查结果

1. 血常规　WBC 10.9×10^9/L；S 75%，L 20%。
2. 痰涂片查细菌　未见异常。
3. 痰涂片查真菌　可见菌丝，疑为念珠菌。
4. 痰查结核菌　阴性。
5. 痰细菌培养+药敏　阴性。
6. 血气分析（未吸氧）pH 7.20，PaO_2 60mmHg，$PaCO_2$ 64mmHg。
7. 肺功能　吸入支气管舒张剂后FEV_1/FEV＜70%，FEV_1＜60%预计值。
8. PPD试验　阴性。

9. 胸部影像学　桶状胸，双侧肺纹理增强。

（二）痰液检查结果分析

痰涂片和培养未见致病菌生长可能与抗生素应用有关。口腔和呼吸道存在葡萄球菌、链球菌、真菌等正常菌群，痰液常受到这些细菌的污染。因此，一次痰涂片查出真菌，不能作为真菌感染诊断依据。为排除痰液污染，需重新采集标本。

1. 痰标本采集　痰液的采集对病原学诊断具有重要价值，应尽可能减少或区分污染菌。

留痰的方法：患者留取的痰标本，应由检验人员或经培训的专人目视检查标本质量（特别是用于初次诊断的痰标本）。合格的痰标本应是患者用清水或3%过氧化氢（考虑真菌时）反复漱口，从呼吸道深部用力咳痰，弃去第一口痰液，取第二、第三口痰送检，标本量一般在3～5ml。痰量少和黏稠者，可用3%氯化钠雾化吸入诱导痰。咳嗽无力和昏迷患者，需用吸痰管吸引下呼吸道分泌物。也可经纤维支气管镜，环甲膜穿刺或人工气道直接吸引下呼吸道标本。痰标本采集后应及时送检，不得超过2小时（室温下延迟2小时会降低流感嗜血杆菌等细菌的分离，而定植的非致病菌则过度生长。延迟送检或待处理标本应置于4℃保存，保存的痰液应在24小时处理）。

2. 区分痰液污染　可通过痰涂片的细胞学检查判断痰液污染程度。一般每低倍视野鳞状上皮细胞＜10个、白细胞＞25个或鳞状上皮细胞：白细胞＜1∶2.5为污染相对较少的合格的来源于下呼吸道的痰标本。

3. 痰培养结果判定

半定量	菌量（cfu/ml）	意义
1+	$\leqslant 10^4$	多为污染菌
2+	$\leqslant 10^5$	污染菌可能大，重复培养
3+	$\leqslant 10^6$	感染菌可能大，重复培养
4+	$\geqslant 10^7$	多为感染菌

4. 有关痰液研究的新进展

（1）研究表明痰液成分与炎症进展明显相关，因此痰液分析有助于评估肺部慢性炎症性病情进展，显示了潜在的预测价值。

（2）诱导痰作为一种无创检测技术，对了解由过敏原诱发的气道炎症，具有安全、可靠、敏感等特点，并可连续收集气道分泌物，研究气道炎性细胞的动力学，动态监测哮喘及COPD气道炎症，评估平喘药物疗效，具有一定实用价值，有助于进一步深入了解气道炎症的局部致炎因子的相互作用。

（3）FCM（流式细胞仪）的应用使体液细胞学检查进入新的阶段。脱落细胞学的检查是痰液检查的重要内容，对良性与恶性细胞的鉴别、癌前病变的诊断有重要价值，有时从形态学很难鉴别，FCM的应用为之开辟了新途径。

思维提示：结合患者的病史、体格检查及实验室检查结果，支持COPD急性加重的诊断。患者曾经多种抗生素治疗，症状未能缓解，考虑可能未覆盖病原体或者耐药菌感染。一次痰涂片查到真菌，需提高警惕，应多次进行痰病原学检查，同时应尽早开始抗生素的经验性治疗。

五、治疗方案及理由

1. 控制性吸氧 给予低流量吸氧（1 ~ 2L/min），注意监测动脉血气分析。

2. 支气管舒张药 异丙托溴铵/沙丁胺醇2.5ml伍用痰液溶解剂盐酸氨溴索30mg每日3次雾化吸入，多索茶碱200mg每日2次静脉滴注。

3. 抗生素 头孢哌酮/舒巴坦2.0g/次，每日2次静脉滴注。

理由：目前致病菌尚未明确，考虑该患者有慢性肺部疾病，并经常应用抗生素，病原体可能为革兰阴性细菌且具有耐药性，故采用含有酶抑制剂的主要覆盖革兰阴性细菌的三代头孢菌素进行经验性治疗。

六、治疗效果及思维提示

（一）治疗效果

头孢哌酮/舒巴坦治疗1周，双肺下野小水泡音略减少，咳嗽、咳痰及呼吸困难症状仍无缓解。

（二）其间检查结果

血常规WBC 10.4×10^9/L；S 76%，L 20%；M 2.0%。

痰涂片查菌：未见异常。

痰涂片查真菌：可见菌丝和孢子，疑为念珠菌。

痰培养：白色念珠菌生长。

血气分析（未吸氧）：pH 7.28，PaO_2 68mmHg，$PaCO_2$ 60mmHg。

胸部X线：与1周前对比无明显变化。

思维提示：患者诊断COPD急性加重，给予适当治疗，病情无明显好转。痰涂片2次发现菌丝，痰培养有白色念珠菌生长。白色黏痰，不易咳出，符合肺念珠菌病的痰液特点。为此进行了以下实验室检测：

1. 真菌抗原（1,3-β-D-葡聚糖）。

2. 3%过氧化氢漱口，深部咳出痰液进行痰真菌培养。

（痰连续3次培养出同一菌种的念珠菌，对诊断有参考价值。）

七、实验室检查结果

1. 血真菌抗原 95pg/ml。

2. 痰培养为白色念珠菌生长。

上述实验室结果提示存在深部白色念珠菌的感染。

八、调整治疗方案及疗效

（一）治疗方案

1. 停用头孢哌酮/舒巴坦。

2. 氟康唑1 ~ 7天，200mg/次，每日1次（首剂加倍）静脉滴注；7 ~ 14天，200mg/次，每日1次口服。

（二）疗效

经过2周治疗后，患者咳嗽、咳痰及呼吸困难症状明显减轻。

（三）最终诊断

COPD急性加重合并白色念珠菌感染。

九、对本病例的思考

患者在慢性肺部炎症和长期应用抗生素基础上并发念珠菌感染，其临床表现和影像学表现不具备特异性。长期多种抗生素治疗和首次痰培养未见真菌生长更容易误导为耐药菌感染造成治疗效果不佳。故明确痰液相关信息对该病的诊断起到了关键作用。

十、思路总结

咽、喉、气管和肺急慢性炎症及肿瘤、心血管疾病、过敏或化学物理因素等均可刺激气道导致咳痰，详细描述咳痰的特点及伴随症状非常有助于缩小诊断的范围。正确留取痰标本并客观评价痰液检查结果可为肺部感染性疾病的诊断和治疗提供重要线索。患者的慢性病史，且长期抗生素治疗后咳白色黏痰，黏稠不易咳出。痰液留取不确定因素较多，研究表明国内常规送检的标本约半数为唾液标本或唾液污染严重的痰标本，且送检时间及温度对致病菌生长影响也很大。为了最大限度地减少因留取方式不当对痰液常规结果的影响，提供一个更为准确的检验依据，应向患者讲解如何正确留取痰标本，留取标本及检验过程严格按标准操作，保证痰标本质量，不合格者重新留取。同时判定痰培养结果时应考虑到由于痰液很易受口、咽部污染，所得细菌不一定代表深部呼吸道致病菌，因此必须结合临床或多次培养。一般连续3次以上痰培养出同一菌种才对诊断有辅助作用。此外，尚可对痰标本进行细胞学的检查。

病例4 发作性呼吸困难6小时

患者女性，45岁，于2007年9月26日住院。

一、主诉

发作性呼吸困难6小时。

二、病史询问

（一）初步诊断思路及问诊目的

该患者发病急、重，应在最短时间内做出准确判断及治疗，否则有可能危及患者生命，除其主诉为呼吸困难外，应详细询问诱发因素、伴随症状、基础疾病、是否治疗、应用药物、治疗效果，尽快排除某些疾病，及时给予治疗，缓解症状，减轻患者痛苦，挽救患者生命。

（二）问诊主要内容及目的

1. 既往有何疾病　询问是否有心血管疾病，若其有冠心病、高血压、风湿性心脏病等基础疾病，呼吸困难有可能为心功能不全所致，若其有支气管哮喘则考虑哮喘急性发作，若其有糖尿病，则有可能为酮症酸中毒引起的呼吸困难，因此只有排除其他疾病，才能做出准确诊断。

2. 有无过敏史及从事何种职业　患者接触某些刺激性气体、食物、药物过敏等可引起呼吸困难。

3. 发病前有何诱因　发病前是否有劳累、感染、情绪激动，若其有冠心病、高血压，加上述诱因后呼吸困难可考虑心力衰竭；若剧烈活动或屏气后突发呼吸困难，则气胸可能性大；如有呛咳，则不排除异物吸入气道；如按摩过程中突发呼吸困难，应不排除肺栓塞。

4. 家族史　如支气管哮喘、肺囊性纤维化等有家族遗传倾向。

5. 伴随症状　肺部疾病多伴有咳嗽、咳痰，若有黄痰，说明有细菌感染，如咳粉红色泡沫样痰则支持心功能不全的诊断。咯血也是常见症状，如伴有咯血应不排除肺栓塞、支气管扩张、肺肿瘤等引起的呼吸困难。

6. 是否发热　发热提示有感染的可能。

7. 治疗情况　用药否，用何种药、具体剂量，效果如何，以利于迅速选择药物。

（三）问诊结果及思维提示

问诊结果：患者为家庭主妇，无高血压、冠心病，无肺结核病史，5年前无明显诱因出现发作性呼吸困难曾诊断支气管哮喘，应用沙丁胺醇、氨茶碱（具体不详），呼吸困难可缓解。本次发病前2天咳嗽，咳少量黄痰，无咯血，无发热，略有气喘，自服阿莫西林胶囊0.5g每日3次，氨茶碱片0.2g每日3次，无效，6小时前呼吸困难，不能平卧，大汗，无胸痛，仍咳黄痰，应用沙丁胺醇气雾剂，每次一揿，共4次，未见缓解。

思维提示：患者无循环系统疾病，且伴咳嗽，咳黄痰，基本可判定为呼吸系统疾病，起病急，应考虑支气管哮喘、气胸、肺栓塞、肺炎等疾病，应在查体时重点查胸部，胸廓是否正常对称，呼吸音强弱，是否有啰音及支气管呼吸音，下肢是否水肿等。

三、体格检查

（一）重点检查内容及目的

一般情况看，反复呼吸困难多见于慢性肺疾病，如慢性阻塞性肺疾病、胸腔积液、肺癌、肺纤维化等，突发呼吸困难常见于气胸、支气管哮喘及肺栓塞等。查体时首先看胸廓是否对称，听诊时注意啰音的部位、范围、性质，湿啰音提示感染，干鸣音提示有气道痉挛或阻塞，干鸣音发生的时相是吸气相还是呼气相，吸气相干鸣音多见于气管、大支气管、喉的狭窄或阻塞，局部干鸣音提示不排除肺占位性病变，呼气性干鸣音常见于支气管哮喘、慢性阻塞性肺疾病，听诊注意呼吸音是减弱还是增强，呼吸音减弱常为气胸、肺不张，而大叶性肺炎可闻及支气管呼吸音，注意心脏的大小，以除外心功能不全导致的呼吸困难，伴下肢静脉曲张者不除外肺栓塞。

（二）体格检查结果及思维提示

体格检查结果：T 37.0℃，R 32次/分，P 122次/分，BP 130/70mmHg，神志清楚，呼吸促，端坐位，三凹征，语不连句，口唇发绀，颈静脉无怒张，气管居中，淋巴结未触及，胸廓对称，桶状胸，肋间隙增宽，双肺叩诊过清音，肺肝界位于右锁骨中线第七肋间，双肺闻及广泛哮鸣音，未闻及湿啰音，呼气相延长，无胸膜摩擦音，心界不大，律齐，音纯，$A_2 = P_2$，未闻及奔马律，腹软，无压痛，肝脾肋下未触及，双下肢无水肿，余查体正常。

> **思维提示**：心脏查体未见异常，不支持心源性疾病，肺部闻及哮鸣音，呼气相延长，呼吸音减弱，叩诊过清音，支气管哮喘可能性大，进一步行实验室检查及影像学检查，主要明确病变部位、范围，排除其他疾病。

四、实验室检查及影像学检查

（一）初步检查内容及目的

1. 血常规、ESR、CRP　进一步证实感染性疾病。
2. 动脉血气分析　明确是否有呼吸衰竭，判断病情的严重程度。
3. 胸部影像学　明确病变部位及范围。
4. 肺功能　判断病情的严重程度。
5. 痰涂片查结核菌、痰细菌培养加药敏　以针对敏感菌调整药物。
6. 血清支原体抗体、军团菌抗体、病毒抗体系列　以查找致病原。
7. 痰查真菌、1,3-β-D 葡聚糖　明确是否有真菌感染。

（二）检查结果及思维提示

1. 血常规　WBC 15.6×10^9/L，S 78%，L 10%，M 6%，RBC 3.84×10^9/L，Hb 130g/L，PLT 316×10^9/L。
2. CRP　80mg/L。
3. ESR　90mm/h。
4. 心电图　窦性心动过速。
5. 动脉血气分析（未吸氧）　pH 7.38，$PaCO_2$ 51mmHg，PaO_2 55mmHg。
6. 肺部影像学　双肺透过度增高，右肺下见模糊淡片影（图 4-1）。

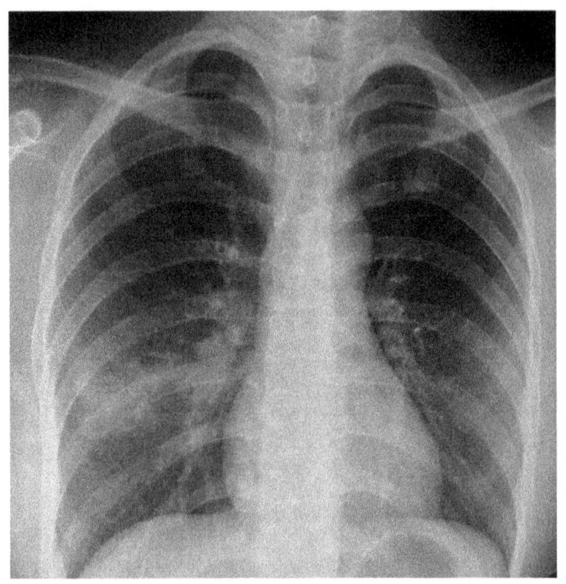

图4-1 发病时胸部正位片

7. 血清支原体抗体、军团菌抗体、病毒抗体系列待结果。
8. 已留痰做病原学检测，待结果。
9. 肺功能 FEV_1 占预计值52%，改善率20%。

思维提示：该患者既往有支气管哮喘，治疗不规范，发病前有感染的病史，胸片提示淡片渗出影，白细胞高，中性粒细胞高，血沉快，CRP升高均支持存在肺炎，治疗效果差，引起哮喘的急性发作。结合病史、查体、辅助检查，呼吸次数大于30次/分，心率大于120次/分，端坐位，三凹征，语不连句，肺功能示改善率20%，肺部影像学示右肺下见模糊淡片影，支持诊断支气管哮喘急性发作重度伴右下肺炎，动脉血气分析示二氧化碳潴留、低氧血症，可诊断Ⅱ型呼吸衰竭。

五、治疗方案及理由

（一）方案

予抗炎、解除气道痉挛。

1. 吸氧（2L/min）。
2. 异丙托溴铵/硫酸沙丁胺醇2.5mg、布地奈德2ml每日3次雾化吸入。
3. 多索茶碱0.2g，每日2次静脉滴注。
4. 盐酸氨溴索60mg，每日2次静脉滴注。
5. 左氧氟沙星0.2g，每日2次静脉滴注。
6. 补液　生理盐水500ml、10%氯化钾注射液10ml、维生素C 2.5g每日1次静脉滴注；5%葡萄糖注射液500ml、10%氯化钾注射液15ml，每日1次静脉滴注。
7. 甲泼尼龙40mg，每日2次静脉注射。
8. 西咪替丁0.4g，每日2次静脉滴注。

（二）理由

患者有二氧化碳潴留，应予低流量吸氧。患者咳黄痰，白细胞高，胸片提示淡片渗出影，支持社区获得性肺炎的诊断，常见菌以革兰阳性球菌及流感嗜血杆菌为主，非典型致病菌亦逐年增多，故选用氟喹诺酮类药物，其可覆盖支原体、衣原体、军团菌等非典型致病菌。支气管哮喘急性发作期首选β_2受体激动剂，万托林为短效β_2受体激动剂，起效快。支气管哮喘是气道非特异性炎症，布地奈德可起到抗炎作用，减轻气道炎症。氨茶碱可解除气道平滑肌痉挛。为防止出现离子紊乱、酸碱失衡应予补液；予糖皮质激素时易引起消化道出血，因此同时予制酸剂西咪替丁以防止出现上述情况。

六、治疗效果及思维提示

1. 症状　2天后呼吸困难减轻，咳痰白色。

2. 查体　呼吸平稳，可平卧，口唇无发绀，双肺散在干啰音。

3. 辅助检查　①血气分析（停止吸氧2小时）：pH 7.43，PaO_2 90mmHg，$PaCO_2$ 42mmHg，SaO_2 98%。②痰涂片：革兰阳性球菌为主，未见真菌。③痰查结核菌：阴性。④痰培养：未见致病菌。⑤肺功能：FEV_1占预计值86%，FVC占预计值82%。⑥血清支原体抗体、军团菌抗体、病毒抗体系列均阴性。⑦ 1,3-β-D葡聚糖：正常值范围。

思维提示：经治疗患者症状缓解，考虑支气管哮喘治疗以抗炎为主，应用糖皮质激素减轻气道炎症，同时予支气管扩张剂，氨茶碱等，很快解除气道痉挛，肺功能得到改善，在重度哮喘中早期应用糖皮质激素是必要的。

七、下一步治疗

静脉应用甲泼尼龙后病情缓解，续用沙美特罗/丙酸氟替卡松50μg/250μg，每次1吸，每日2次吸入，待病情平稳1周左右逐渐停用甲泼尼龙。

八、对本病例的思考

患者是中年女性，突发呼吸困难应考虑到是否有气胸、气道肿物、异物、支气管哮喘、肺栓塞、心源性哮喘、肺不张、急性喉水肿、心脏压塞等，气胸表现为剧烈活动后突发呼吸困难，触觉语颤减弱，叩诊呈鼓音，胸廓膨隆，患侧呼吸音减弱或消失，不能闻及哮鸣音，若支气管哮喘并发气胸则难以从体征上鉴别，应立即行影像学检查以明确诊断；急性喉水肿、气道肿物表现为吸气性呼吸困难；异物表现为有异物吸入史，影像学表现为病侧肺阻塞性肺炎或肺不张，若胸片不能明确诊断，应查肺CT；肺栓塞除呼吸困难外，多伴有咯血，D-二聚体升高，肺动脉增强CT可明确诊断；心源性哮喘者咳粉红色泡沫样痰，心脏扩大，以湿啰音为主；心脏压塞者有心脏增大，颈静脉怒张，肝大，下肢水肿等右心衰竭表现；COPD常见于中老年人，有慢性咳嗽史，有长期吸烟或接触有害气体的病史，有肺气肿体征；上气道阻塞如中央型支气管肺癌、气管支气管结核等可出现类似支气管哮喘样呼吸困难，但常表现为吸气性呼吸困难，痰查瘤细胞、CT可鉴别；变态反应性肺浸润致病原多为寄生虫、花粉、化学药品、职业粉尘等，常有发热，X线检查表现为多发性、此起彼伏的淡薄斑片浸润阴影；经必要的检查及查体排除上述疾病，该患者既往有支气管哮喘，肺闻及哮鸣音，首先应考虑支气管哮喘急性发作，予支气管扩张剂、抗炎药、抗生素等治疗症状缓解，续用沙美特罗/丙酸氟替卡松50μg/250μg每次1吸，每日2次吸入，嘱其用后漱口防止发生咽炎及口腔真菌感染，抗生素应用时间不宜过长。复查血常规、胸片，若血常规示正常、胸片提示炎症吸收，可考虑停用抗生素。1个月后复查肺功能，支气管哮喘的治疗是长期的，患者的依从性很重要，向其宣传哮喘知识及应该怎样用药，从而达到临床控制。疾病的及时准确治疗来源于正确的诊断，立足于丰富的临床经验及必要的检查手段。

病例5 呼吸困难2周

患者男性，32岁，于2007年3月26日住院。

一、主诉

呼吸困难2周。

二、病史询问

（一）初步诊断思路及问诊目的

患者为年轻男性，除其主诉为呼吸困难外，应详细询问诱发因素、主要症状、伴随症状、基础疾病、诊治经过、应用药物、治疗效果，以求在最短的时间内明确诊断，使疾病得到及时的治疗。

（二）问诊主要内容及目的

1. 既往有何疾病　呼吸困难是临床上常见的症状，可见于多种疾病，如呼吸系统、循环系统、血液系统、神经精神疾病等，但常见于呼吸系统、循环系统疾病，若有冠心病、高血压等基础疾病，呼吸困难有可能为心功能不全所致，只有排除其他疾病，才能考虑呼吸系统疾病。

2. 何种职业？是否吸烟？　多种呼吸系统疾病与职业有关，如硅沉着病、过敏性肺炎、石棉沉着病等，与吸烟有关的疾病有COPD、肺部肿瘤等。

3. 发病前有何诱因？　劳累、感染、情绪激动通常是心源性呼吸困难的诱因（主要见于心功能不全），若剧烈活动或屏气后突发呼吸困难，则气胸可能性大。

4. 伴随症状　肺部疾病多伴有咳嗽、咳痰、咯血、胸痛，若有黄痰，通常为细菌感染，咳脓痰考虑支气管扩张、肺脓肿；若有胸痛，应询问其性质、部位、持续时间，如左侧阵发性胸痛，持续时间数秒至数分钟，有放射痛，应考虑有心绞痛，若胸痛与呼吸及咳嗽有关，应考虑肺部疾病；若呼吸困难伴咯血应考虑肺栓塞、支气管扩张、肺部肿瘤等。

5. 是否发热　发热常见于肺炎、肺脓肿、肺结核、胸膜炎、急性心包炎。是低热还是高热，是否用退热药，一般来说，低热常见于肺结核，高热则见于大叶性肺炎、急性肺脓肿、干酪性肺炎等。

6. 有否体重下降　明显体重下降多为肺结核、肿瘤等慢性消耗性疾病。

7. 治疗情况　用药否，用何种药、多长时间、效果如何，以利于评估病情，避免重复用药。

8. 是否有意识障碍　常见脑出血、脑膜炎、糖尿病酮症酸中毒、尿毒症、肺性脑病等。

（三）问诊结果及思维提示

问诊结果：患者为公司职员，既往身体健康。本次发病前无诱因，发病初期有左胸痛，针刺样疼痛，无放射痛，未在意，自行缓解，之后逐渐出现呼吸困难，活动及平卧时加重，干咳，发热，体温37.8℃，无咯血，口服对乙酰氨基酚后热见退，经4小时左右再发热，体重下降约2.5kg，二便正常。

思维提示：患者无循环系统疾病，可排除心功能不全，无血液病、无肾脏疾病、肝脏疾病、结缔组织病。可排除上述疾病引起的呼吸困难，且伴发热、咳嗽、胸痛，基本可判定为呼吸系统疾病，如肺炎、肺脓肿、肺结核、肺栓塞、支气管哮喘，应在查体时重点查胸部，呼吸音强弱，是否闻及湿啰音、支气管呼吸音等。

三、体格检查

（一）重点检查内容及目的

呼吸困难是吸气性呼吸困难还是呼气性呼吸困难，吸气性呼吸困难可见三凹征，常见于气管、大支气管、喉的狭窄或阻塞，呼气性呼吸困难常见于支气管哮喘、慢性阻塞性肺疾病。听诊注意呼吸音是减弱还是增强，肺泡呼吸音减弱常为胸腔积液、气胸、肺不张、肺栓塞。而大叶性肺炎可闻及支气管呼吸音。查心脏大小，以除外心功能不全导致的呼吸困难。是否有贫血，重度贫血可出现呼吸困难，注意呼吸的频率、节律及深度，呼吸深长为酸中毒，浅慢呼吸为潮式呼吸，一般由镇静药、中毒所致。淋巴结是否肿大及硬度，恶性肿瘤淋巴转移时质硬、界限不清。

（二）体格检查及思维提示

体格检查结果：T 37.5℃，R 24次/分，P 102次/分，BP 110/70mmHg，神志清楚，呼吸略促，半卧位，无三凹征，结膜无苍白，口唇无发绀，颈静脉无怒张，气管右移，浅表淋巴结未触及，左胸廓膨隆，呼吸运动减弱，触觉语颤减弱，左肺叩诊浊音，听诊呼吸音减弱，未闻及啰音，无胸膜摩擦音，心界不大，律齐，音纯，未闻及奔马律，腹软，无压痛，肝脾肋下未触及，双下肢无水肿，余查体正常。

思维提示：心脏查体未见异常，暂不支持心源性疾病；肺部呼吸音减弱，叩诊浊音，不考虑气胸；胸廓饱满，不考虑肺不张；呼吸音减弱，触觉语颤减弱，不考虑大叶性肺炎；胸膜肥厚往往表现为胸廓塌陷，肋间隙变窄，语音传导减弱等，可排除此病；考虑肺炎、肺癌、肺栓塞、胸腔积液的可能性大，进一步行实验室检查及影像学检查，主要明确病变部位、范围，排除其他疾病。

四、实验室检查及影像学检查

（一）初步检查内容及目的

1. 血常规、ESR、CRP　进一步证实感染性疾病。
2. 心电图、心肌酶谱　排除急性心肌梗死、肺栓塞、急性心包炎。
3. 动脉血气分析　明确是否有呼吸衰竭。
4. 胸部影像学　明确部位及范围。
5. 血浆D-二聚体　排除急性肺栓塞。

（二）检查结果及思维提示

1. 血常规　WBC 11.4×10^9/L，S 75% L 20%，M 3%，RBC 5.67×10^{12}/L，Hb 150g/L，PLT 402×10^9/L。
2. CRP　80mg/L。
3. ESR　90mm/h。

4. 动脉血气分析（未吸氧）　pH 7.38，$PaCO_2$ 40mmHg，PaO_2 86mmHg。

5. D-二聚体　0.3mg/L。

6. 肺部影像学　左肺外高内低致密影，初步诊断左侧胸腔积液（图5-1）。

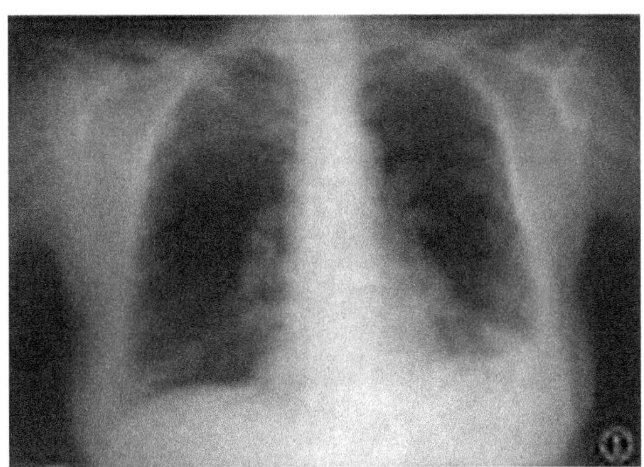

图5-1　发病时肺部正位片

7. 心电图　窦性心律。

8. 心肌酶谱　正常。

思维提示：D-二聚体正常，可排除急性肺栓塞；心电图、心肌酶谱正常，可排除急性心肌梗死；白细胞高，中性粒细胞高，CRP升高，血沉快，均支持存在感染性疾病。结合病史、查体、辅助检查，初步诊断左侧胸腔积液原因待查，考虑患者呼吸困难与胸腔积液有关，但原因不明，需行胸腔穿刺术、抽胸腔积液化验明确原因，必要时胸膜穿刺活检。

五、治疗方案及理由

（一）治疗方案

1. 抗感染治疗　头孢呋辛1.5g，每日2次静脉滴注。

2. 左胸B超定位后予胸腔穿刺并化验胸腔积液常规、LDH、蛋白、葡萄糖、结核菌、瘤细胞、CEA、ADA，血LDH、CEA。

3. PPD试验。

（二）理由

年轻患者无基础疾病，中性粒细胞高，发热，胸痛，考虑院外感染的可能性大，一般以革兰阳性球菌为主，故选用第二代头孢菌素，经上述化验，有利于明确胸腔积液的性质及病因诊断，查PPD以排除结核。

六、治疗效果及思维提示

（一）治疗效果

1. 第二代头孢菌素治疗3天，症状未见好转。

2. 胸腔积液常规　李凡他试验阳性，草黄色液体，细胞计数 $800 \times 10^6/L$，淋巴细胞为主。

3. 胸腔积液生化　LDH 360U/L，蛋白 46g/L，葡萄糖 3.2mmol/L。

4. 胸腔积液查 CEA < 20μg/L。

5. 胸腔积液腺苷酸脱氧酶（ADA）120U/L。

6. 胸腔积液查结核菌阴性。

7. 胸腔积液细菌培养阴性。

8. PPD　强阳性（硬结直径：25mm × 22mm）。

9. 血 LDH　204U/L。

10. 血 CEA　CEA1.6μg/L。

思维提示：胸腔积液结果示李凡他试验阳性，细胞计数为 800×10^6/L 大于 500×10^6/L，胸腔积液蛋白/血蛋白 > 0.5，胸腔积液 LDH/血 LDH > 0.6 提示为渗出液，渗出液常见于肺肿瘤、结核、肺炎，但肺炎时胸腔积液应以中性粒细胞为主；肿瘤血性胸腔积液多见，且血 CEA 明显升高，该患者年轻，病程中有发热，胸腔积液 CEA 正常，考虑肿瘤的可能性不大；PPD 强阳性，胸腔积液 ADA 明显升高，细胞计数以淋巴细胞为主，诊断考虑结核性胸膜炎，转至专科医院治疗。

（二）疗效及随访

该患者经系统抗结核治疗 3 个月后呼吸困难缓解，体温正常，胸片示胸腔积液较前减少。

七、对本病例的思考

患者以呼吸困难为主诉就诊，呼吸困难是常见的临床症状，除呼吸系统及循环系统外可见于其他系统多种疾病，如慢性肾脏功能不全、肝功能不全、癔症等，经详细询问既往病史可排除这些疾病。呼吸系统疾病引起的呼吸困难有时与心功能不全难以鉴别，但心源性呼吸困难常因冠心病、高血压心脏病等导致心功能不全所致，表现为阵发性呼吸困难，心脏增大，可闻及奔马律，肺底部闻及中小水泡音，且胸腔积液多为双侧，经抗心力衰竭治疗有效，该患者不考虑此病。经影像学检查为胸腔积液，胸腔积液是呼吸系统常见病，引起胸腔积液的原因有很多，肺部本身疾病包括感染性（如细菌、寄生虫、真菌、病毒、支原体等）；肿瘤性（如支气管肺癌胸膜转移、胸膜间皮瘤、淋巴瘤等）；胸腔积液分为漏出液及渗出液，前者常见于心力衰竭、肝硬化、肾病综合征等，经治疗胸腔积液可吸收。渗出液常见于恶性肿瘤胸膜转移，多发生于中老年人，胸腔积液多为血性、量大，生长迅速，CEA 升高；类肺炎性胸腔积液多由肺炎等感染性疾病引起，胸腔积液量少，胸腔积液中以中性粒细胞为主，经抗感染治疗有效；中青年患者，以结核性胸膜炎多见，胸腔积液表现为渗出液，ADA 升高，淋巴细胞为主，PPD 强阳性，因此该患者诊断为结核性胸膜炎，予抗结核治疗的同时应反复抽液，以缓解症状，恢复肺功能，每次抽液不宜过多、过快，以防止出现胸膜反应。

病例6 突发呼吸困难伴胸痛3天

患者男性，21岁，于2007年5月14日入院。

一、主诉

突发呼吸困难伴胸痛3天。

二、病史询问

（一）初步诊断思路及问诊目的

患者年轻，突然发生呼吸困难，伴胸痛，按常见病优先考虑原则应将呼吸道疾病放在首位。因此，问诊的目的围绕主要症状的诱因、发病时所处的环境、主要症状的特点、伴随症状、是否抗感染治疗及效果如何等问题展开，并兼顾相关鉴别疾病的表现，以寻找疾病诊断和鉴别诊断的证据。

（二）问诊主要内容及目的

1. 发病前是否有着凉感冒或醉酒史、淋雨史？ 呼吸道感染的患者常常有一定的诱发因素。

2. 既往有无吸烟？ 重度吸烟及慢性气道疾病可造成呼吸困难。

3. 呼吸困难发生的诱因及特点？ 剧烈活动或过度用力可造成气胸、肺栓塞，吸气性呼吸困难可能为上气道阻塞，而呼气性呼吸困难常见于支气管哮喘和COPD。

4. 呼吸困难与活动、体位的关系，昼夜是否一样？有无夜间不能平卧、夜间憋醒？ 活动后气短且呈渐进性，可能为COPD及肺间质纤维化，夜间气短、憋醒、不能平卧多为心源性呼吸困难。

5. 是否伴有发热、胸痛、咳嗽、咳痰，咳痰的性状？有无咯血，咯血的量及血的性状？呼吸困难伴发热，咳嗽，咳痰，多为感染性疾病所致；呼吸困难伴胸痛，多为气胸、肺栓塞；伴咯血多为肺栓塞或肺癌。

6. 呼吸困难是阵发性，还是持续性？是否伴有哮鸣音？ 阵发性呼吸困难多为支气管哮喘、肺栓塞，而伴有哮鸣音者更支持前者；持续性呼吸困难可为COPD、胸腔积液所致。

7. 有无双下肢静脉血栓病史？ 既往有双下肢静脉血栓史，突发呼吸困难应注意有无肺栓塞。

8. 有无应用激素及其他药物史？ 应用激素或其他能够造成血液黏稠度增加的药物亦应注意有无肺栓塞的可能。

9. 发病前是否有恼怒、精神紧张等诱因？ 发生于恼怒、精神紧张之后的呼吸困难要注意有无癔症。

10. 有无肾病、糖尿病、血液病、药物及毒物食入史，有无头痛、意识障碍及颅脑外伤史？ 可以协助排除中毒性、血液病及精神因素所致呼吸困难。

（三）问诊结果及思维提示

问诊结果：患者21岁，既往健康，不吸烟，否认应用药物史。3天前打篮球后突然自觉右胸痛，伴胸闷、呼吸困难，无发热，咳嗽，咳痰及咯血，未介意，今日因气短加重来诊。无烦躁不安、冷汗、虚脱，可平卧。

思维提示：通过问诊可以明确，患者既往无呼吸系统疾病史，否认双下肢静脉血栓及长期用药史，3天前运动后突然发生右胸痛，伴胸闷、呼吸困难，无发热，咳嗽及咳痰，考虑呼吸道感染性疾病所致呼吸困难可能性不大，应注意有无运动诱发支气管哮喘、胸膜疾病，如气胸、胸腔积液及肺栓塞所致呼吸困难，应在体格检查时重点注意肺部听诊是否存在哮鸣音，有无积气、积液体征，并通过实验室检查寻找证据。

三、体格检查

（一）重点检查内容及目的

考虑患者支气管哮喘、胸膜疾病及肺栓塞的可能性大，因此在对患者进行系统、全面的检查的同时，应该在体格检查时重点检查有无气管移位，双肺呼吸运动是否一致，听诊有无呼吸音减弱，有无干湿啰音。同时为除外心源性呼吸困难，对心脏的大小、是否有心脏杂音和奔马律、啰音是否分布在双肺底等应格外注意。

（二）体格检查结果及思维提示

体格检查结果：T 36.5℃，R 20次/分，P 90次/分，BP 110/70mmHg。神志清楚，呼吸略促，口唇无发绀，气管居中，无三凹征。右胸部略饱满，触诊呼吸运动减弱，听诊右上肺呼吸音消失，双肺未闻及干湿啰音。心界不大，心率90次/分，律齐，未闻及奔马律，各瓣膜听诊区未闻及病理性杂音。腹部、四肢、神经系统检查未见异常。

思维提示：体格检查结果与问诊后初步考虑胸膜疾病、肺栓塞的思路相吻合，也不能除外支气管哮喘并发气胸所致。因此，进一步实验室检查应以确定上述三类疾病为主进行，同时行心脏方面检查，以排除心源性呼吸困难。

四、实验室检查

（一）初步检查内容及目的

1. 血常规及血清IgE　判断有无感染及过敏反应。
2. 痰及诱导痰嗜酸细胞计数　协助支气管哮喘诊断。
3. 特异性变应原检测　明确哮喘病因，指导脱敏治疗。
4. 血D-二聚体定量　初步筛查肺栓塞。
5. 动脉血气分析　评价病情。
6. 胸部X线检查　了解肺部病变性质。
7. 心电图　了解心脏大小、有无心肌缺血、有无心律失常等。
8. 心脏超声及心功能　评价有无先天性心脏病、风湿性心脏病等，有无心脏肥厚、扩大。
9. 双下肢静脉超声　了解有无栓子来源。

（二）检查结果及思维提示

检查结果：①血常规：白细胞总数、分类及血清IgE均正常；②痰及诱导痰无嗜酸细胞升高；③特异性变应原检测未找到变应原；④血D-二聚体定量正常；⑤未吸氧时PaO_2、$PaCO_2$、SaO_2正常；⑥X线右肺中野可见外凸弧形细线条形阴影，线外透亮度增高，无肺纹理，线内可见压缩的肺组织，肺被压缩30%左右，提示右侧气胸（图6-1）；⑦心电图正常；⑧心脏超声、心功能正常；⑨双下肢静脉超声正常。

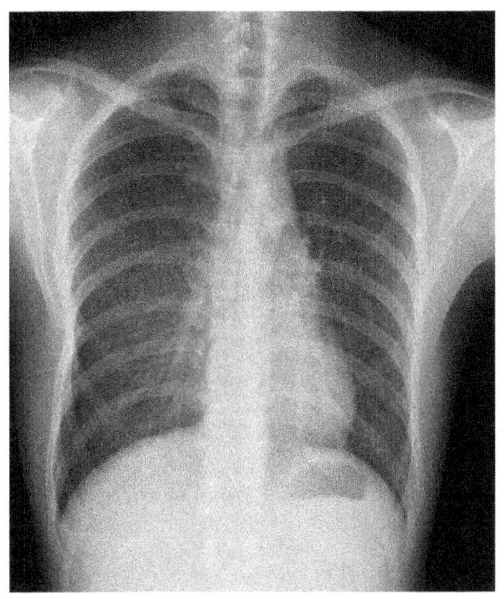

图6-1　发病时胸部正位片

> **思维提示**：检查结果不支持支气管哮喘及肺栓塞的诊断，根据胸片可以确诊为右侧气胸，又由于患者既往无COPD、支气管哮喘及肺结核等呼吸系统疾病史，故确定诊断为右侧自发性气胸。

五、治疗方案及理由

（一）方案

1. 胸腔穿刺抽气，解除肺压迫，促进肺复张。

2. 经鼻导管吸氧（10L/min）。

（二）理由

治疗目的是促进患侧肺复张，消除病因及减少复发。本例肺被压缩30%左右，所以应尽快进行胸腔穿刺抽气促进肺复张，同时严格卧床休息，吸氧，加快胸腔内气体的吸收。

六、治疗效果及对本例思考

胸腔穿刺抽出800ml气体，第二天胸片示胸腔内气体明显吸收，患者气短症状明显缓解，效果显著，继续卧床休息，吸氧，5天后痊愈出院。本例患者年轻，运动后出现胸痛、胸闷、呼吸困难，在基本检查除外支气管哮喘及肺栓塞等疾病后，根据胸片可以确诊为右侧气胸，该患者既往健康，无COPD、支气管哮喘及肺结核等呼吸道疾病史，故确定诊断为右侧自发性气胸，而且发病3天来无烦躁不安、冷汗、虚脱，无不能平卧，查体R 20次/分，P 90次/分，BP 110/70mmHg，呼吸室内空气时SaO_2正常，结合治疗效果考虑为稳定型自发性气胸。由于肺被压缩30%，所以采用胸腔穿刺术来加速肺复张，迅速缓解症状，同时严格卧床休息，经鼻导管吸入高浓度氧，效果显著，患者很快痊愈出院。

病例7 间断咯血5个月，加重1周

患者男性，51岁，于2007年10月17日入院。

一、主诉

间断咯血5个月，加重1周。

二、初步诊断思路及问诊目的

患者以“咯血”为主诉住院，在考虑诊断时首先要弄清楚是不是咯血。这有待于除外上消化道出血引起的呕血或口腔、鼻、咽部等喉以上部位的出血。其次，应该迅速了解咯血的量、颜色及持续时间以判断是否为大咯血，以便及时给予抢救。再次，通过详细的问诊和查体分析咯血的原因是支气管肺疾病、心血管疾病、血液系统疾病，还是全身疾病，以明确引起咯血的病因。支气管肺疾病是引起咯血的最常见原因，而此时尚需判断引起咯血的部位。

（一）进一步询问内容及目的

1. 咯血前的先兆　有无咽喉部痒感，有无上腹部不适、恶心等。通过询问咯血的方式与上消化道出血所致的呕血相鉴别。

2. 咯血的量、颜色、持续的时间　有助于判断咯血的程度，大咯血可因窒息或失血性休克危及生命，需立即给予抢救治疗。

3. 明确是否伴有劳力性呼吸困难或夜间阵发性呼吸困难，是否有剧烈胸痛伴呼吸困难。以鉴别左心功能不全、肺梗死等危重症。

4. 是否有其他部位的出血　如全身皮肤黏膜的出血、牙龈出血、尿血、便血等，有助于判断血液系统疾病或全身疾病引起的咯血。

5. 是否伴有发热、咳嗽、咳黄痰　以鉴别支气管扩张、肺脓肿、肺炎、先天性肺囊肿合并感染，肺结核合并感染等支气管肺感染性疾病。

6. 是否伴有低热、盗汗、消瘦等结核中毒症状，以鉴别肺结核。

7. 吸烟史　长期吸烟者，如果出现咯血、咳痰带血、血痰等应该高度警惕肺癌的发生。

8. 既往有无支气管肺疾病、心脏病、胃十二指肠溃疡、肝脏疾病、血液系统疾病，有无下肢静脉曲张。以与其他疾病相鉴别，同时明确咯血原因。

9. 询问有无职业史、粉尘接触史、结核病接触史、生食海鲜水产史、疫区旅游史，以及外伤手术史。可提供导致咯血的原发疾病。

（二）问诊结果及思维提示

问诊结果：患者，男性，51岁，搬运工人，已退休2年。患者于5个月前因劳累后出现小量咯血，每日4～5口，为鲜红色、无血块，无胸痛及气短，无发热及咳黄痰，无恶心及腹痛，无血尿及便血，无牙龈出血，未太介意，自行口服“云南白药”和“阿莫西林”。1个月后仍有血痰或痰中带血，并伴有乏力，午后发热，T 37.3～37.6℃，未行相关检查在乡卫生院应用“第二代头孢菌素”和“左氧氟沙星”治疗2周，因体温下降恢复正常，血痰减少，停药观察。3个月前，劳累后偶有咳痰带血，活动后气短伴胸痛，休息后可缓解，无阵发性夜间呼吸困难，未就诊。1个半月前因着凉后，出现咳嗽、咳黄痰、咳痰带血，伴有发热、乏力，就诊于当地医院拍胸片见“肺内阴影”，按“肺炎”给予抗感染治疗（具体用药不详），2周后复查胸片肺部阴影未见吸收，放弃治疗。1周前无明显诱因突然整口咯血，每次咯血量为10～50ml，为整口鲜血，在当地医院予止血、抗感染治疗，病情未见好转，为进一步诊治转入我院。发病以来消瘦，体重下降4kg左右，近2个月有活动后气短，无夜间阵发性呼吸困难，无胸痛和心悸，睡眠尚可，二便正常。

既往史：年轻时患过肺结核已愈。左下肢静脉曲张10年。7年前因多饮、多尿在当地诊断“糖尿病”，间断自服“二甲双胍”等降糖药，很少检测血糖。高血压病5年，平素血压140～160/90～100mmHg，间断口服复方降压片。否认胃病、肝病和血液病，无外伤和手术史。

个人史：吸烟30年×20支/日，少量饮白酒20年，2两/日，搬运工人，无有害粉尘接触史。否认疫区旅游史，无生食螃蟹史，无结核病患者密切接触史。

家族史：父母已故，同胞兄弟4人均健在，否认家族成员肿瘤患病史及遗传性疾病，家族成员无类似疾病。

思维提示：

1. 病史中无恶心及腹部不适，既往无胃肠肝等消化系统疾病，有助于与呕血的鉴别。
2. 该患者咯血量最多10～50ml/d，非大咯血，还应该进一步通过体格检查和肺部影像学除外大咯血和可能发生大咯血。有些患者由于对咯血的恐惧，出血后抑制咯出或大量血块没有来得及咯出，血液逆流肺内，真实的出血量不能用咯血量来判断，此时如果查体出现失血性休克、贫血、呼吸困难等常常提示大咯血。
3. 劳累后间断少量咯血，但无夜间阵发性呼吸困难、无心悸及气短，既往无心脏疾病，暂不考虑心源性疾病所致的咯血，有待于进一步体格检查和影像学检查除外。
4. 既往无慢性支气管肺疾病，此次间断咯血5个月，不考虑支气管扩张；无粉尘接触史，不考虑有职业性肺疾病如肺尘埃沉着症；无血液系统疾病，除外全身血液系统疾病所致的咯血；无生食螃蟹史，无疫区旅居史，除外寄生虫病。
5. 该患者51岁，中年男性，间断咯血伴有低热、右侧胸痛、消瘦，结合既往患有糖尿病，首先应考虑支气管－肺感染性疾病，如肺结核、肺脓肿、条件性致病真菌感染等；中年男性，既往长期吸烟，出现咯血应高度警惕支气管肺癌；既往有糖尿病、高血压病和右下肢静脉曲张的基础疾病，不能除外肺栓塞；中年男性，有高血压，还应该想到少见病：肺出血－肾炎（Good-Pasture）综合征。

三、体格检查

（一）初步体格检查内容及目的

1. 神志、血压、脉搏、有无贫血，有助于判断咯血的程度。

2. 口腔、鼻、咽腔有无出血灶，除外声门上部的出血。

3. 皮肤黏膜有无出血点，浅表淋巴结有无肿大，肝脾有无肿大，胸骨有无压痛，有助于鉴别有无血液病和恶性肿瘤引起的咯血。

4. 心脏查体有助于发现心瓣膜病、先天性心脏病和左心衰竭等咯血。二尖瓣区舒张期隆隆样杂音有助于诊断风湿性心脏病二尖瓣狭窄。端坐呼吸，心界增大，双肺底细小水泡音，提示左心衰竭。

5. 肺部的查体，有助于判断咯血的部位、范围及提示诊断。肺部固定性湿啰音见于支气管扩张，固定性干鸣音提示局部气道狭窄。

6. 杵状指（趾），对于诊断支气管扩张、支气管肺癌、慢性肺脓肿咯血有重要的意义。

（二）体格检查结果及思维提示

体格检查结果：T 37.4℃，R 24次/分，P 88次/分，BP 150/90mmHg，发育正常，呈慢性病容，神志清楚，自主体位，轻度贫血貌。皮肤黏膜无出血点和皮疹，浅表淋巴结未触及。眼睑黏膜苍白，巩膜无黄染，鼻腔无分泌物及出血，各鼻窦区无压痛，口唇无发绀，口腔黏膜和牙龈无出血，咽黏膜轻度充血，扁桃体无肿大，声音无嘶哑。颈静脉无怒张，肝颈静脉回流征阴性，气管居中，胸廓无畸形，右下肺触觉语颤增强，叩诊呈浊音，右下肺可闻及湿啰音、左肺听诊正常。心浊音界正常，心率88次/分，心律规整，各瓣膜区未闻及病理性杂音。腹平软，肝脾肋下未触及。无杵状指（趾）。脊柱四肢检查可见右下肢静脉曲张，无肿胀，皮色正常，余未见异常。神经系统查体正常。

思维提示：

1. 神志、脉搏、呼吸、血压等生命指标平稳，无失血性休克的表现，不支持大咯血。
2. 口腔、鼻、咽部无出血，基本除外上呼吸道出血。
3. 皮肤黏膜无出血点，浅表淋巴结未触及、胸骨无压痛、肝脾无肿大，基本除外血液病。
4. 浅表淋巴结无肿大，无杵状指（趾），不能完全除外恶性肿瘤。
5. 贫血貌，消瘦，提示为慢性消耗性疾病，有低热，无特异性提示是感染还是非感染性低热，有待于进一步检查。
6. 呼吸平稳、自主体位、心脏各瓣膜区无杂音、双肺底无湿啰音，基本除外心脏瓣膜病和心功能不全等心源性疾病所致的咯血。
7. 肺部体检　右下肺触觉语颤增强，叩诊呈浊音，右下肺可闻及湿啰音，提示咯血源于右下肺，可能存在实变渗出或空洞性病变，但不能明确病因，尚需进行实验室和影像学检查明确咯血病因。

四、实验室和影像学检查

（一）初步检查内容及目的

1. 血常规　判断贫血程度，有无感染，进一步除外血液病，血型的明确以备发生大咯血时及时输血治疗。

2. 血沉、结核抗体、PPD实验为诊断肺结核提供辅助依据；血CEA、NSE等肿瘤标志物有助于肺癌的诊断；血D-二聚体、凝血三项、双下肢深静脉彩超有助于肺栓塞的诊断；军团菌抗体检测可帮助提供病原学诊断依据。

3. 痰检（涂片、培养等）查细菌、抗酸杆菌、真菌、瘤细胞明确病原。

4. 血糖监测和糖化血红蛋白　判断糖尿病控制程度，指导治疗以及推测与肺部疾病的关系。

5. 心电图、心脏扇扫、动脉血气分析有助于鉴别肺栓塞和明确肺内病变的程度。

6. 尿常规、肾功能检测可帮助除外Good-Pasture综合征。

7. 肺CT了解病变部位、范围、性质，可提供诊断的重要线索。

（二）检查结果及思维提示

检查结果：血常规：WBC 9.8×10^9/L，S 63%，L 15%，M 2%，RBC 3.01×10^{12}/L，Hb 80g/L，PLT 234×10^9/L，B型血。ESR：50mm/h，结核抗体阴性，PPD实验（+），军团菌抗体阴性。血CEA、NSE、D-二聚体、凝血三项均在正常范围。空腹血糖10.1mmol/L，餐后2小时血糖14.7mmol/L，糖化血红蛋白7.7%。尿常规和肾功能均正常。3次痰涂片革兰染色均为阴性，3次痰涂片荧光染色未查到抗酸杆菌，3次痰细菌培养阴性，3次痰涂片和培养未查到真菌菌丝孢子和真菌生长，3次痰未查到瘤细胞。动脉血气分析（未吸氧）PaO_2 87mmHg，$PaCO_2$ 40mmHg，pH 7.39。心电图和心脏扇扫未见异常。双下肢深静脉彩超未见血栓形成。肺CT：右肺空洞性病灶，病变位于右肺下叶背段（图7-1）。

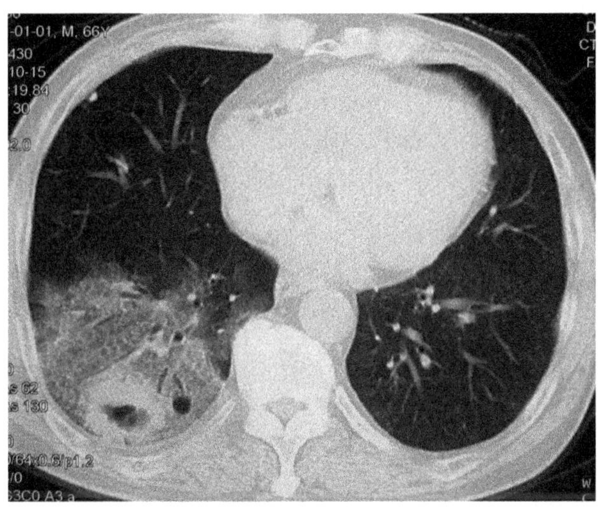

图7-1　发病时肺CT

思维提示：

(1) 该患者血糖和糖化血红蛋白升高，提示糖尿病控制不佳。糖尿病，特别是血糖控制不佳的患者容易合并肺部感染，可能的致病菌有结核杆菌、军团菌、革兰阴性杆菌、金黄色葡萄球菌和条件致病性真菌特别是曲霉菌引起的肺部感染。

(2) 血沉（50mm/h）增快对于已诊断结核的患者，提示结核活动，但对结核病诊断无特异性。结核抗体阴性，PPD实验阳性对于糖尿病患者不能除外肺结核。糖尿病由于细胞免疫功能低下，结核病时结核抗体和PPD实验可以不表达强阳性。作为诊断结核病的金指标：痰结核菌3次均为阴性，故肺结核诊断缺乏证据。

(3) 肺CT示右下肺空洞性病灶，虽然右下肺是肺结核的常见好发部位，但是周围没有卫星灶和播散灶，故不太支持肺结核的诊断。条件性曲霉菌肺部感染，可在原有空洞的病灶基础上形成曲霉菌球或晕征、半月征，但该病灶并无上述特征，故从肺CT的影像学来看，并不支持肺曲霉菌病。

(4) 血D-二聚体在肺栓塞筛选诊断中非常重要，D-二聚体正常，可以除外急性肺栓塞，

> 但血D-二聚体升高除急性肺栓塞外还可见于其他感染、肿瘤、手术外伤等情况，结合双下肢无血栓形成，心电图、心脏扇扫，血气分析正常，该患者诊断肺栓塞的证据不足，而且肺CT的病灶也不支持肺栓塞、肺梗死的改变。
> (5) 尿常规和肾功能均正常，不支持Good-Pasture综合征的诊断。
> (6) 痰未查到瘤细胞，肺癌的诊断依据不足。

（三）下一步检查内容与目的

中年男性，间断咯血，肺CT右下肺单发空洞性病灶，患有糖尿病，血糖控制不佳，虽然痰细菌学检查未得到病原菌结果，但是肺结核、肺曲霉菌感染仍然不能除外。长期吸烟，间断咯血，虽然几次痰瘤细胞阴性，但是肺癌的诊断也不能除外。经过上述一些无创的检查并没有病因诊断的证据。为进一步明确病原和病因诊断，有必要行纤维支气管镜及支气管肺泡灌洗液的检查。

检查结果：纤维支气管镜下见，气管及各级支气管管腔通畅，管壁黏膜光滑，右下支气管黏膜轻度充血，无分泌物，无肿物阻塞。右下支气管壁局部刷检、支气管肺泡灌洗液未查到抗酸杆菌、真菌及瘤细胞。病原学和病因学诊断仍然不清。

（四）进一步检查内容及目的

肺CT显示的右下肺空洞性病灶靠近胸膜，经纤维支气管镜及支气管肺泡灌洗液检查无阳性结果，为进一步明确诊断，争得患者本人和家属的同意，在肺CT引导下行经皮穿刺肺活检。肺活检病理结果：查到腺癌细胞（彩图7-2）。

五、诊断

周围型肺癌（腺癌），2型糖尿病

六、治疗原则

1. 拟定外科手术治疗、术后放化疗。
2. 患者咯血，非大咯血，可予以口服止血药物。
3. 胰岛素治疗糖尿病

七、对本病例的思考

咯血是指喉及喉以下呼吸道的出血，经口腔咯出，有时口腔、鼻咽部出血和上消化道的出血，由于出血急、量多或者患者感觉模糊，往往病史诉说不清，因此需要详细地询问病史和查体进行鉴别。咯血常由支气管－肺疾病引起；但心脏瓣膜病、先天性心脏病、左心衰竭等心脏病也可以引起咯血，另外血液病由于出凝血功能障碍可发生咯血，在病史的采集和体格检查时应该进行鉴别。

患者的年龄、既往疾病、吸烟史、接触史等病史对于提供诊断有重要意义。青年人咯血多数由于支气管扩张、肺结核、肺炎等良性疾病所致。老年人咯血常见于肺癌、肺栓塞、肺结核、左心功能不全等疾病。吸烟是肺癌的危险因素，而且往往以咯血为首发症状。男性、年龄＞45岁和吸烟＞400支·年（每天吸烟支数×吸烟年数）为肺癌高危人群，在诊断过程中应高度重视。糖尿病，特别是血糖控制不佳者是合并肺结核的独立危险因素，也是耐药菌和条件致病性真菌感染的易感人群。对于既往患有多种基础疾病和存在高危患病因素的咯血患者，诊断首先应该从常见病、多发病考虑，依据病史和体格检查提供的可能线索进行相关的检查，在无创的检查尚不能明确诊断的前提下，结合患者的年龄、一般状况和心肺功能等，在病情允许的情况下，在征得患者本人和家属的同意后，进行有创性检查通常可以明确诊断。

病例8 胸痛，呼吸困难5天

患者女性，62岁，于2007年7月21日入院。

一、主诉

左侧胸痛，呼吸困难5天。

二、病史询问

（一）初步诊断思路及问诊目的

胸痛是呼吸系统常见症状之一，患者病程较短，问诊时应注意既往有无胸痛的病史，若有类似病史，曾做过何种相关检查，诊断什么疾病。此次发病时胸痛的特点，伴随症状，是否治疗及治疗效果如何等，同时兼顾鉴别引起胸痛的常见疾病的临床表现，协助做出初步的临床诊断。

（二）问诊主要内容及目的

1. 发病年龄、起病急缓、疼痛部位、范围及放射部位　对以胸痛、呼吸困难为主要症状的患者，如为青壮年，应注意肺炎、胸膜炎、自发性气胸、心肌炎等，如为中老年，应注意心血管系统疾病（如心绞痛、心肌梗死）、肺栓塞、肺癌等。自发性气胸、肺栓塞、心绞痛等多表现为急性起病；肺癌、食管病变多起病相对缓慢。

胸壁疾病疼痛部位较局限，局部有压痛，病变波及神经根时（如带状疱疹）疼痛剧烈，在相应皮肤区域内呈带状放射。肝胆疾病与膈下脓肿所致疼痛，多为右下胸部。

胸膜炎、自发性气胸、小面积肺栓塞的胸痛多位于患侧腋中线或腋后线附近；纵隔气肿、大面积肺栓塞、心包疾病、食管疾病多表现为胸骨后疼痛；心绞痛、心肌梗死的疼痛多位于心前区、胸骨后或剑突下，并常放射至左肩、左臂内侧或左颈、面部。

2. 疼痛的性质、持续时间、伴随症状　自发性气胸、肺栓塞多为突然剧烈刺痛或刀割样疼痛，伴呼吸困难；肺栓塞时可伴随咯血。带状疱疹呈刀割样痛或灼痛伴成簇水疱沿一侧肋间神经分布；心绞痛呈绞窄性压榨性疼痛伴窒息感；心肌梗死疼痛更剧烈并伴恐惧、濒死感；干性胸膜炎常呈尖锐刺痛或撕裂痛，咳嗽或深呼吸时胸痛加重；肺癌多为闷痛；食管炎多为烧灼痛伴吞咽困难；夹层动脉瘤破裂为突发胸背部难以忍受的撕裂样剧痛。

炎症、肿瘤、肺栓塞所致的疼痛多呈持续性。血管平滑肌痉挛所引起的疼痛多呈阵发性，心绞痛多持续1～5分钟后疼痛缓解，心肌梗死疼痛多持续30分钟以上。

3. 本次发病有无发热、咳嗽、咳痰、咯血、呼吸困难等　咳嗽，咳痰和（或）伴发热多提示为支气管－肺、胸膜疾病；咯血多见于肺癌、肺栓塞；呼吸困难多见于气胸、胸膜炎、肺栓塞等；大汗、血压下降或休克时多考虑为大面积肺栓塞或心肌梗死等。吞咽疼痛多提示为食管病变。

4. 既往有何种疾病？　许多种疾病可以表现为相同的临床症状，所以应仔细询问既往史，寻找与本次发病可能相关的诊断依据。既往有冠心病史，胸痛应注意是否为心绞痛或心肌梗死所致；近期有术后长期卧床史、下肢深静脉血栓形成或肿瘤病史，胸痛可能为肺栓塞所致；如有结核病史，应注意是否为结核性胸膜炎所致胸痛。若曾有自发性气胸史，本次胸痛亦可能为再次气胸所造成。

5. 个人史　长期大量吸烟是引起肺癌及心血管疾病的高危因素。有石棉接触史时要注意是否由胸膜间皮瘤等病引发的胸痛。

6. 家族史　肺癌与遗传因素相关，冠心病的家族史是较强的独立危险因素。

7. 本次就诊前曾给予何种治疗？效果如何？　该患者为老年人，发病时以左侧胸痛及咳血痰为主要症状，要重点询问胸痛为突发性还是隐袭性，以区别肺栓塞和肺癌；询问既往有无高血压、冠心病史，注意与心绞痛、心功能不全相鉴别；注意病程中是否伴随发热、咳脓痰、盗汗、乏力等症状，需与肺炎或肺结核相鉴别。近期有无手术史，平素有无下肢水肿，尤其是不对称下肢肿胀等引起肺栓塞的高危因素。

（三）问诊结果及思维提示

问诊结果：患者平素健康，无呼吸系统及心血管系统病史。本次发病起病急，突发左侧胸下外侧针刺样疼痛，无放射，伴呼吸困难及咳嗽，咳嗽或深呼吸时胸痛加重，2天后咳痰带少许新鲜血丝，病程中无发热。胸片提示左肺淡片影，诊为“肺炎”。静脉滴注抗生素未见好转（具体药名及剂量不详）。追问病史，本次发病前1个月因“胆囊结石”行胆囊切除术，术后卧床8天。否认下肢水肿病史。

> **思维提示**：患者既往无心血管疾病史，本次发病以突发胸痛为主，伴有呼吸困难，继之出现咳痰带血丝。应首先考虑肺栓塞、肺炎等疾病，同时注意与急性心肌梗死等其他具有类似症状的疾病相鉴别。

三、体格检查

（一）重点检查内容及目的

胸痛多数为胸部疾病引起，考虑该患者为呼吸系统疾病，在进行全面、系统地检查同时，应重点注意有无口唇发绀、胸膜摩擦音、啰音、肺动脉瓣第二心音亢进及双下肢水肿，同时应注意心脏大小、有无杂音及双肺底部水泡音，以排除心功能不全引起的症状。

（二）体格检查及思维提示

体格检查结果：T 37.5℃，R 22次/分，P 94次/分，BP 130/75mmHg。神志清楚，呼吸略促，自主体位。口唇轻度发绀，无三凹征。颈静脉无怒张，气管居中，颈部及锁骨上淋巴结未触及。胸廓对称，双侧呼吸运动一致，双肺叩诊清音，双肺听诊呼吸音清，未闻及干湿啰音及胸膜摩擦音。心界不大，心音纯，律整，肺动脉瓣第二心音亢进，未闻及奔马律。腹软，无压痛，肝脾肋下未触及。双下肢对称无水肿。余正常。

> **思维提示**：呼吸略促，口唇发绀，可能有缺氧因素存在。肺动脉瓣第二音亢进，提示右心负荷重，应进一步进行相关实验室检查及影像学检查。协助判断病变的部位、性质，排除其他疾病。

四、实验室检查及影像学检查

（一）初步检查内容及目的

1. 血常规、血型、凝血三项　排除感染性疾病；观察有无出凝血机制异常；咯血的患者应常规验血型，以备大咯血时输血需要。

2. 血浆D-二聚体、血肿瘤标志物　作为肺栓塞的初步筛查及肺癌的检测。

3. 血气分析　明确有无低氧或呼吸衰竭的存在，判断病情的严重程度。

4. 心脏扇扫　测定肺动脉内径，估测肺动脉压力，观察有无右心增大。

5. 胸部影像学　必要时应肺血管造影，明确肺受累的部位及范围。

（二）检查结果及思维提示

检查结果：①血常规：WBC 6.7×10^9/L，S 69%，L 30%，M 1%，RBC 4.02×10^{12}/L，Hb 134g/L，PLT 273×10^9/L。②凝血三项，肿瘤标志物均在正常范围内。③D-二聚体明显升高，18.5μg/ml（正常值：0 ~ 0.5μg/L）。④血气分析（未吸氧）：pH 7.43，PaO_2 64mmHg，$PaCO_2$ 32.7 mmHg。心脏扇扫间接估测到肺动脉收缩压：56mmHg。

胸部影像学：见图8-1。

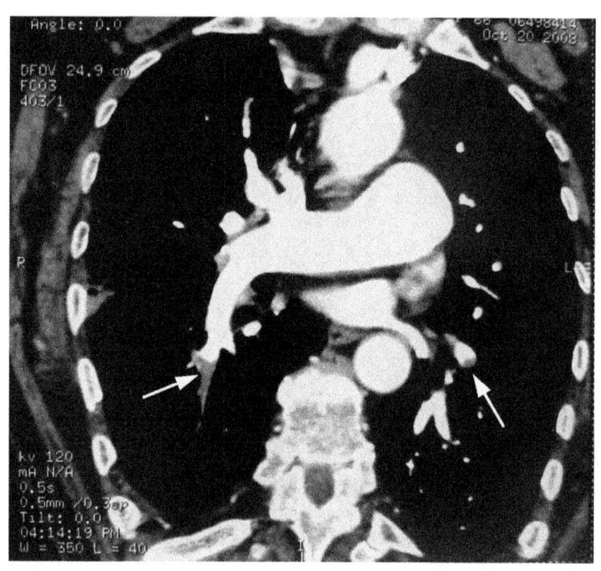

图8-1　肺3D-CT

思维提示：该患者既往身体健康，本次发病前因腹部手术有卧床史。血浆D-二聚体升高，低氧血症，3D肺血管造影提示肺动脉内充盈缺损，心脏扇扫间接估测肺动脉压力升高，结合病史及体征，相关辅助检查，确诊为急性肺栓塞。

五、治疗方案及理由

（一）方案

1. 吸氧（2 ~ 3L/min）。

2. 抗凝治疗　低分子肝素0.4ml每日2次皮下注射，同时加用口服抗凝药华法林，初始剂量3.0 ~ 5.0mg，与肝素重叠应用4 ~ 5天，INR达2.0 ~ 3.0或PT延长至正常值的1.5 ~ 2.5倍时停用肝素，单独口服华法林治疗。

3. 后续华法林口服治疗　根据凝血指标PT及PT-INR的变化调整用药的剂量，使PT及

PT-INR维持在正常的2.0 ～ 2.5倍，疗程持续0.5 ～ 1年。

（二）理由

患者有低氧及过度通气表现，应给予吸氧，纠正低氧血症。患者栓塞的肺动脉内径较小无血流动力学改变，一般状态较好，可以不予以溶栓治疗，而以抗凝治疗为主。

六、治疗效果及思维提示

1. 症状　抗凝治疗1周余，自觉呼吸困难减轻，呼吸平稳，口唇无发绀。心脏所见无异常。

2. 查体　呼吸平稳18次/分，口唇无发绀。

3. 辅助检查　血气分析（停吸氧2小时）：pH 7.45，PaO_2 82mmHg，$PaCO_2$ 39.5mmHg。

思维提示：经对症治疗后，呼吸困难缓解，咯血停止，胸痛消失，证明抗凝治疗有效，诊断及治疗是正确的。

七、对本病例的思考

胸痛是呼吸系统疾病的常见症状之一，问诊时应注意询问发病年龄、胸痛部位、胸痛性质、疼痛持续时间、影响疼痛的因素以及伴随症状，综合分析判断引起胸痛可能性最大的病因。该患者是老年女性，胸痛伴气短首先应考虑是否有心绞痛、心肌梗死、肺栓塞、结核性胸膜炎、自发性气胸、肺癌等。心绞痛或心肌梗死表现为胸骨后压榨性疼痛，心电图有心肌缺血相应的表现及心肌酶学改变。结核性胸膜炎表现胸痛、气短的同时可伴有高热，随着胸腔积液的增多，呼吸困难可逐渐加重，查体时患侧语颤减弱，呼吸音减弱或消失。肺癌患者多有乏力、消瘦，部分患者伴有肺外表现，如声音嘶哑或上腔静脉回流受阻等，增强CT有所提示。D-二聚体阳性时，要警惕肺栓塞的可能，3D肺血管造影可明确诊断。大面积肺栓塞，尤其伴右心室功能不全、心力衰竭是溶栓治疗的适应证，需给予足量的肝素抗凝治疗。1周后加用华法林，根据凝血三项指标调整华法林的用量。疗程需6个月左右。对于有近期手术史、长期卧床患者或存在引起高凝状态的某些高危因素的患者，出现胸痛、呼吸困难、咯血时，要警惕是否由肺栓塞所致，通过相应检查，对疾病做出准确的早期诊断，为治疗赢得宝贵时间。

病例9 发现杵状指3个月

患者男性，61岁，2007年6月来诊。

一、主诉

发现杵状指3个月。

二、病史询问

（一）初步诊断思路

患者为老年男性，以“发现杵状指3个月”为主诉就诊。首先应以杵状指为线索，再根据可能出现杵状指疾病的特点进行问诊和相关的检查，查找导致杵状指的原发疾病，同时询问主要伴随症状，进行鉴别诊断。

（二）问诊主要内容及目的

1. 是否有呼吸系统症状？ 呼吸系统的多种疾病可导致血氧降低，出现慢性的末梢缺氧，使患者出现杵状指。常见的疾病有：肺间质病变、肺脓肿、支气管扩张、肺癌、肺性肥大性骨关节病等。

2. 是否有循环系统症状？ 循环系统的各种疾病也可导致慢性的末梢循环不良，出现杵状指。常见的疾病有发绀型先天性心脏病、感染性心肌炎、亚急性感染性心内膜炎等。

3. 是否有消化系统症状？ 一些消化系统疾病也可导致机体的营养障碍，除消化系统症状外还可以有杵状指的表现。常见的疾病有吸收不良综合征、克罗恩病、溃疡性结肠炎、肝硬化等。

（三）问诊结果及思维提示

问诊结果：患者既往身体健康，无慢性呼吸系统疾病史及心脏疾病史。3个月前发现四肢指端变形，持续不缓解来诊。近2个月出现咳嗽，有少量白痰，无咯血，无呼吸困难，无发热，无心悸、胸闷，无恶心、呕吐，无腹痛、腹泻。

思维提示：患者既往身体健康，首发症状为杵状指，而近日出现呼吸系统症状，应首先考虑为呼吸系统疾病。患者无循环及消化系统症状，相关的检查可放在下一步进行。

三、体格检查

（一）重点检查内容及目的

患者有杵状指，有呼吸道症状。查体的重点是呼吸系统，但杵状指可由多种疾病引起。查体时还应注意对心脏、肝脾等器官的检查。除外由心脏病、肝脏病等引起的杵状指。

（二）体格检查结果及思维提示

体格检查结果：T 36.4℃，P 80次/分，R 20次/分，BP 120/80mmHg，神志清楚，查体合作。右锁骨上可触及一无痛肿大淋巴结，质硬，移动性差，口唇无发绀，颈软。双肺呼吸音清，左下肺呼吸音稍弱，心界不大，心律齐。腹软，无压痛、反跳痛，肝脾未触及，四肢活动自如，可见杵状指（趾）（图9-1）。

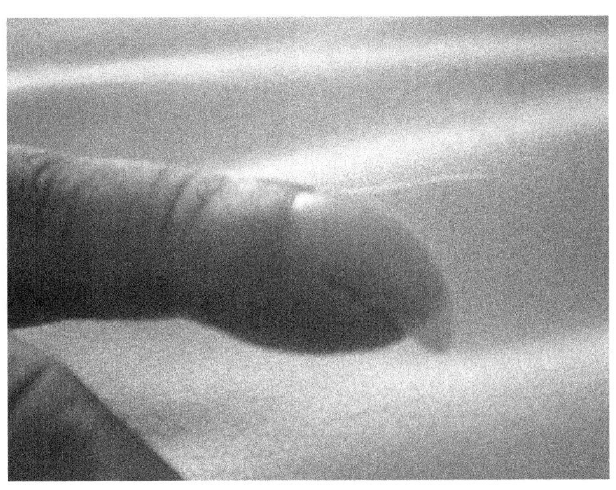

图9-1　杵状指

思维提示：患者除杵状指外，在右锁骨上有一肿大淋巴结，左肺下呼吸音稍弱，心脏及腹部等检查无明显的体征，提示原发病变可能在肺部，但要除外其他系统疾病，需进一步的实验室和影像学检查。

四、实验室和影像学检查

（一）初步检查的内容及目的

1. 血常规、尿常规、肝功能、肾功能、血糖　协助诊断有无贫血、血白细胞有无增加、有无肝肾功能异常、有无糖尿病等。

2. 肿瘤标志物　观察有无肿瘤相关指标的增高。

3. 肺CT　检查有无呼吸系统疾病。

4. 心脏超声检查　查看有无心脏结构及功能异常。

5. 腹部彩超　查看有无肝脾等异常的形态学改变。

（二）检查结果及思维提示

1. 血常规　WBC 9.2×10^9/L，S 65%，L 20%，Hb 119g/ L，肝功能、肾功能、血糖正常，血肿瘤标志物正常，心脏扇扫正常，肝胆脾B超结果正常。

2. 肺CT　左肺下野降主动脉旁见一3.5cm×4.5cm大小块状影，有分叶。纵隔内见数个肿大淋巴结（图9-2）。

思维提示：患者肺CT见左肺占位病灶，考虑肺肿瘤的可能性大。进一步检查应做增强肺CT、纤维支气管镜，取病理明确诊断。

纤维支气管镜结果：左肺下叶背段见菜花样肿物，余各级支气管黏膜光滑管腔通畅（彩图9-3）。

病理结果：小细胞型肺癌。

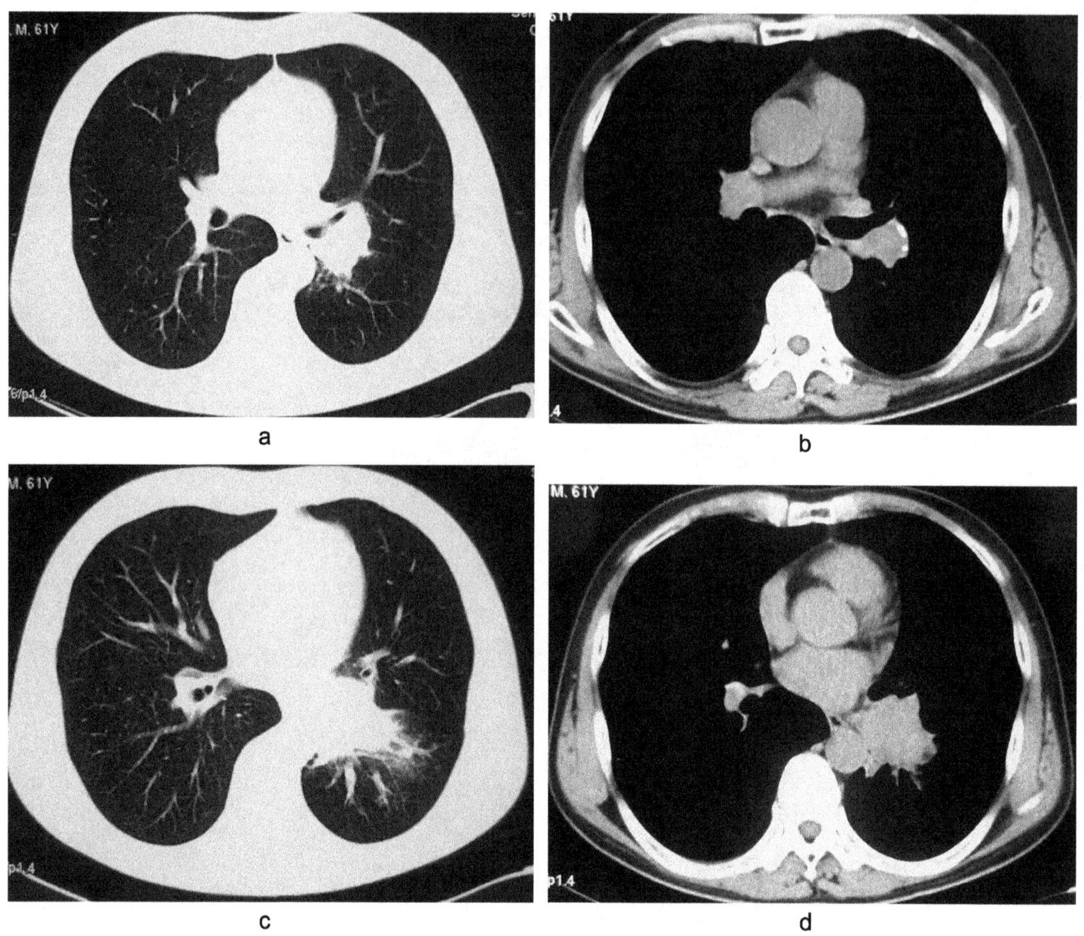

图9-2 小细胞肺癌肺窗及纵隔窗

左肺下叶可见一不规则阴影（a、c:肺窗），纵隔窗（b、d）示占位性，有分叶

五、对本病例的思考

（一）有杵状指表现的疾病

1. 呼吸系统疾病　75% ~ 80%的杵状指（趾）见于肺部疾患，如慢性肺脓肿、严重支气管扩张、慢性脓胸、支气管肺癌、弥漫性肺间质纤维化、纤维空洞型肺结核、慢性阻塞性肺病和肺囊状纤维化等。

2. 心血管系统疾病　如发绀型先天性心脏病和慢性肺源性心脏病。

3. 消化系统疾病　如慢性溃疡性结肠炎、肝硬化和肠结核等。

4. 其他　如慢性肾盂肾炎、甲状腺功能亢进、慢性粒细胞性白血病、接触化学物质（磷、砷、乙醇、二氧化硅、铍）也偶可引起杵状指（趾）。

（二）杵状指的发生机制

从发生上来说杵状指可分为两类，即遗传性与获得性。到目前为止尚未完全明了其发生机制。有人认为其发生与雌激素或促性腺激素有关，有人则认为与生长激素分泌过多或异位分泌有关，也有人认为与迷走神经功能变化或肺动－静脉分流有关，此外，还有少数人认为可能与血液中白三烯水平增高有关。近几年来提出的异位内分泌激素及神经反射学说已被大家接受。

（三）肺癌的肺外表现

多数人认为肺癌患者的肺外表现与内分泌异常有关。肺癌患者可产生一些生物活性物质，出现相应的临床表现称为肺癌的肺外表现或副癌综合征。

1. 肺性关节病　部分肺癌患者因关节疼痛而就诊，甚至曾长期服用抗风湿药物治疗无效，最终行影像学检查发现肺部病变。肺癌所致的肺性关节病多累及长骨远端，发生杵状指（趾）和肥大性骨关节病。前者具有发生快、指端疼痛、甲床周围环绕红晕的特点。两者同时存在，多见于鳞状细胞癌。切除肺癌后症状可减轻或消失，肿瘤复发又可出现。

2. 分泌激素异常　分泌促性腺激素引起男性乳腺增生，常伴有肥大性骨关节病；分泌促肾上腺皮质激素样物，可引起Cushing综合征，表现为肌力减低、水肿、高血压、尿糖增高等；分泌抗利尿激素引起稀释性低钠血症，表现为食欲不佳、恶心、呕吐、乏力、嗜睡、定向障碍等水中毒症状，称抗利尿激素分泌不当综合征。

3. 高钙血症　肺癌患者的高钙血症是最常见的副癌综合征。因此，对任何有血钙升高的患者，特别是老年人，应详细检查，除外肿瘤的存在。肺癌患者可因转移而致骨骼破坏或由异位性甲状旁腺样激素引起。高血钙可与呕吐、恶心、嗜睡、烦渴、多尿和精神紊乱等症状同时发生，多见于鳞癌。肺癌手术切除后，血钙可恢复正常，肿瘤复发又可引起血钙增高。

4. 神经肌肉综合征　包括小脑皮质变性、脊髓小脑变性、周围神经病变、重症肌无力和肌瘤等。发生原因不明确。这些症状与肿瘤的部位和有无转移无关，可以发生于肿瘤出现前数年，也可以作为一症状与肿瘤同时发生；在手术切除后尚可发生，或原有症状无改变。可以发生于各型肺癌，以小细胞未分化癌多见。许多肺外表现出现在呼吸道症状之前，有的患者以肺外症状反复就诊，致使误诊达50%以上，从而失去最佳手术机会。因此对以肺外表现为首发症状的肺癌患者，应提高警惕，力求早发现、早治疗。

疾病篇

病例10 反复发作性喘息20年

患者女性，42岁，2007年9月20日来诊。

一、主诉

反复发作性喘息20年，加重1周。

二、病史询问

（一）初步诊断思路及问诊目的

患者病史长达20年，初始起病时年纪较轻，20年来反复发作性喘息，诊断首先考虑支气管哮喘。问诊的目的应围绕着喘息症状的特点，如起病情况、诱发因素、发作时的特点、缓解方式、药物的治疗情况及治疗反应，以及与哮喘有关的过敏史、家族史、职业史，并注意鉴别诊断的内容询问，以获得符合支气管哮喘的诊断证据。

（二）问诊的主要内容

1. 现病史询问　因病程较长，要重点询问第一次发病时的情况，如诱发因素（女性患者注意询问月经期有无喘息症状加重）、发病时症状的特点、缓解方式、自行缓解还是用药物缓解，用何种药物缓解。有无伴随咳嗽、咳痰症状，有无发热症状。能够引起喘息的疾病很多，特别要注意鉴别诊断，如询问喘息的特点，是否活动后出现或加重，以和慢性支气管炎进行鉴别；有无夜间呼吸困难、憋醒史，以和心源性哮喘鉴别。还要询问20年中喘息发作的频次，是否有季节性，药物治疗的情况，此次发病的诱因，来诊前用了哪些药物，治疗的反应如何。一些有喘息症状的患者在院外常常应用了糖皮质激素类或茶碱类的抗炎平喘药物，要询问24小时内使用的累积剂量，给入院后下一步的用药提供参考，以免药物过量，引起毒性反应。

2. 既往史询问　因支气管哮喘是一种过敏性疾病，要注意询问过敏史，如儿时有无湿疹史，是否发生过荨麻疹，有无青霉素过敏史，有无花粉过敏史，有无过敏性鼻炎症状（如经常有打喷嚏、鼻塞、流涕、鼻痒等症状）。还要注意询问有无慢性咳嗽、咳痰史，有无心脏疾病史，以便与引起喘息症状的其他心肺疾病鉴别。

3. 个人史询问　吸烟史，如果有长期吸烟史，注意与慢性支气管炎鉴别；职业史，是否有职业性过敏物质接触史。

（三）问诊结果及思维提示

问诊结果：患者20年前无明确诱因喘息发作，发作时端坐呼吸、喘息伴咳嗽，咳少许白色稀薄痰，用地塞米松静脉注射可缓解症状。以后10年中喘息症状发作频繁，经常在冬春和秋冬季节交替、气候变化的时候喘息发作，月经期无症状加重。有时休息可缓解症状，有时需吸入沙丁胺醇或用静脉注射地塞米松缓解症状，一直未采用吸入激素治疗。近10年来喘息发作次数减少，但发作时症状越来越重，静脉注射地塞米松治疗效果欠佳。1周前感冒后喘息发作，夜间不能平卧，采用肘膝位，呼吸困难，伴满头大汗，呼吸时可听到拉风箱样的喘鸣音。喘息逐渐加重，持续48小时不缓解。来诊前一天用地塞米松10mg静脉注射，氨茶碱0.5g静脉点滴。发病以来无发热，二便正常。

职业护士，既往有青霉素过敏性休克史，对多种抗生素过敏，因此调离护士工作岗位；

对花粉过敏；10年前有荨麻疹史，无吸烟史。

思维提示：通过问诊可明确，患者为过敏体质，有慢性呼吸道疾病史，主要表现为反复发作性喘息，用糖皮质激素类药物地塞米松可缓解症状，符合支气管哮喘的特点。患者长期以来一直未采用规范化治疗，从未使用过吸入糖皮质激素抗气道炎症治疗，导致此次以呼吸道感染为诱因哮喘急性发作。应在体格检查时注意患者的生命指征，一般状态，神志，发绀情况，肺部听诊是否存在啰音，以进一步明确哮喘的诊断和对病情的严重程度进行评估。

三、体格检查

（一）重点检查内容及目的

考虑支气管哮喘急性发作的诊断可能性最大，因此在对患者系统、全面地检查同时，应重点注意患者的生命指征（血压、脉搏、呼吸、体温）、一般状态、神志、体位、出汗的多少、谈话的方式、口唇发绀情况，肺部听诊是否存在啰音，以进一步明确哮喘的诊断和对病情的严重程度进行评估。同时为除外心源性哮喘，应注意心脏的大小，是否有心脏杂音和奔马律，双肺底是否有湿啰音等方面的体格检查。

（二）体格检查结果及思维提示

体格检查结果：T 36.5℃，R 34次/分，P 130次/分，BP 120/70 mmHg。一般状态差，神志清，端坐呼吸，满头大汗，话语不连贯，口唇颜面发绀。双肺满布哮鸣音，散在小水泡音。心界不大，心音纯，心率130次/分，节律规整。各瓣膜区未闻及心脏杂音和奔马律。腹部、四肢和神经系统检查未见异常。

思维提示：体格检查结果与问诊后考虑支气管哮喘急性发作的诊断思路相吻合。呼吸和心率快，端坐呼吸，满头大汗，话语不连贯，口唇颜面发绀，均提示哮喘急性发作的病情严重程度可能为中度。心脏检查未见异常，不支持心源性哮喘。进一步的实验室和辅助检查的目的是更准确地判断哮喘急性发作的严重程度，并进一步除外其他肺部疾病。为下一步的治疗提供依据。尽管肺功能检查是判断哮喘严重程度最客观的检查方法，但此时患者已无法耐受肺功能检查，因此首选动脉血气分析检查。胸部X线片起到对肺部疾病的鉴别作用。血常规的测定有助于判断此次急性发作是否以感染为诱因。

四、实验室和辅助检查

（一）初步检查内容及目的

1. 血常规　如果白细胞总数增高，中性粒细胞分数增高，有助于判断感染是此次哮喘发作的诱因；如果嗜酸细胞增高，提示过敏反应。

2. 动脉血气分析　对哮喘急性发作严重程度的评估。

3. 胸部影像学　与其他肺部疾病鉴别。

4. 心电图　与心脏疾病鉴别，如果有心动过速、心律失常，既往无心脏基础疾病史，提示哮喘发作的病情较重。

（二）检查结果及思维提示

检查结果：①血常规：WBC 12.0×10^9/L；S 76%，E 6%，L 18%。②动脉血气分析（未吸氧）：pH 7.321，PaO_2 65.5 mmHg，$PaCO_2$ 43.7 mmHg，HCO_3^- 22.1 mmol/L。③胸部X线：双肺透过度增强，余未见异常。④心电图：心动过速，心率130次/分，节律规整。

思维提示：重要的检查结果有：①白细胞升高，结合病史中1周前感冒，以后喘息症状加重，考虑此次哮喘急性发作以呼吸道感染为诱因，治疗中应采用抗生素抗感染。②动脉血气分析出现低氧血症，但＞60mmHg，尚不够Ⅰ型呼吸衰竭的诊断标准。尽管二氧化碳分压在正常范围（35～45mmHg），但是对于哮喘急性发作的患者来说，呼吸频数（34次/分），过度通气，二氧化碳应当是过度排出的，低于正常值。此例患者二氧化碳并不降低，反而正常，且pH值有降低，表现酸血症，应当高度警惕病情严重，失代偿性呼吸性酸中毒的发生。如果哮喘急性发作不能尽快控制，可能会发生二氧化碳潴留，低氧血症进一步加重，导致Ⅱ型呼吸衰竭。因此依据动脉血气分析，结合病史和体格检查，对哮喘急性发作的病情评估为中度。③心电图出现窦性心动过速，患者既往无心脏基础疾病史，检查结果的异常考虑与哮喘急性发作、低氧血症有关，是继发的改变。进一步的处理应当是氧疗，纠正低氧血症，抗感染治疗，立即采取适当的措施尽快缓解气道痉挛，气道抗炎治疗，控制哮喘发作，防止发生二氧化碳潴留。

五、治疗方案及理由

（一）氧疗

1. 方案　双鼻导管吸氧2L/min，纠正低氧血症。

2. 理由　患者血气分析提示低氧血症，有二氧化碳潴留的危险，应当采用低流量吸氧，避免吸氧浓度过高，过快地纠正低氧血症，解除了低氧制动呼吸，加重二氧化碳的潴留，导致Ⅱ型呼吸衰竭。

（二）抗感染

1. 方案　头孢呋辛1.5g，每日2次，静脉滴注；阿奇霉素0.5g，每日1次，口服。

2. 理由　此次哮喘急性发作以呼吸道感染为诱因，体格检查双肺闻及湿啰音，血常规白细胞总数和中性粒细胞分数升高，且患者为院外感染，故选择β-内酰胺类第二代头孢菌素联合大环内酯类抗生素抗感染治疗，以覆盖细菌和非典型病原体感染。

（三）气道抗炎平喘

1. 方案　入院后立即雾化吸入沙丁胺醇溶液，20分钟重复一次，连续3次，病情仍无明显缓解。甲泼尼龙40mg，每日2次静脉注射，多索茶碱0.3g，每日1次静脉滴注，继续雾化吸入沙丁胺醇，每日3次。适当补充液体。

2. 理由　按照中华医学会呼吸病学分会《支气管哮喘诊治指南》推荐，支气管哮喘急性发作期的处理首要的是吸入（雾化吸入）支气管扩张剂（β_2-受体激动剂），1小时内连续吸入3次，然后对病情的严重程度重新进行评估，以决定下一步的处理。如果症状缓解可留诊观察或回家，症状不缓解需入院进一步处理，更严重者甚至需入住重症监护病房采用机械通气治疗。此例患者雾化吸入支气管扩张剂后症状无明显缓解，进而使用全身糖皮质激素抗炎治疗。因患者哮喘急性发作，呼吸急促，多汗，失水较多，加之气道痉挛，气道内的分泌物不易排除，易形成黏液栓阻塞气道，需适当补液，并嘱患者多饮水，防止出现气道黏液栓阻塞综合征，加重气道痉挛，哮喘不易缓解。

六、治疗效果及思维提示

入院第二天，患者喘息症状不缓解，出现嗜睡症状。体格检查，患者半卧位，呼吸急促，神志恍惚，唤之能醒，颜面口唇发绀明显。双肺呼吸音减弱，哮鸣音消失。

加大糖皮质激素剂量，甲泼尼龙80mg，每日2次静脉注射，仍无明显效果。

复查血气分析（未吸氧）：pH 7.245，PaO_2 57.7 mmHg，$PaCO_2$ 55.9 mmHg，HCO_3^- 23.6 mmol/L。

思维提示：按照哮喘急性发作期规范化处理后，患者症状仍不缓解。体格检查听诊双肺哮鸣音消失，但是呼吸音减弱，结合患者的一般状态评估，病情不是减轻，反而提示病情加重，气道高度痉挛，甚至发生气道陷闭。血气分析出现Ⅱ型呼吸衰竭，失代偿性呼吸性酸中毒，病情评估为哮喘危重度急性发作。如不及时抢救，患者可能出现呼吸骤停，危及生命。

七、下一步治疗方案、治疗效果及思维提示

治疗方案及治疗效果：将患者转入重症监护病房，立即气管插管，呼吸机辅助通气，模式为容量控制通气（CMV），气道湿化，吸痰，从气管插管中吸引出大量的痰栓。第二天患者神志转为清醒，双肺呼吸音逐渐恢复，血气分析示Ⅱ呼吸衰竭和呼吸性酸中毒逐渐得到纠正，改呼吸机模式为间歇指令通气（SIMV）。机械通气3天后，病情明显缓解，喘息症状减轻，双肺哮鸣音减少，湿啰音消失。复查血常规：白细胞总数和中性粒细胞分数恢复正常。复查血气分析：pH 7.36，PaO_2 78.5 mmHg（FiO_2 30%），$PaCO_2$ 35.9 mmHg，HCO_3^- 24.65mmol/L。撤除呼吸机，拔出气管插管。

调整治疗方案：甲泼尼龙改为16mg，每日1次口服，连续4天，同时沙美特罗/氟替卡松吸入剂50μg/250μg，每日2次吸入。4天后哮喘症状完全缓解，血气分析恢复正常。停用口服甲泼尼龙，停用茶碱及其他抗炎药物。早晨在用药前行肺功能检查，以制定出院后的长期治疗方案。

肺功能支气管舒张试验检查结果：用力肺活量（FVC）占预计值82%，第一秒用力呼气容积（FEV_1）占预计值68%，用沙丁胺醇吸入后15分钟，FEV_1增加250ml，改善率15%。

思维提示：患者病情不缓解的原因可能是气道高度痉挛，痰液不易排除，阻塞气道，形成黏液栓阻塞综合征。哮喘急性发作期患者如果出现意识障碍，双肺呼吸音减弱，哮鸣音消失，提示病情危重。此时增大糖皮质激素的剂量是无效的，最好的抢救措施是立即气管插管，机械通气治疗。

经上述处理后，患者哮喘急性发作已经得到控制，病情缓解进入慢性持续期。因支气

管哮喘是一种慢性呼吸道炎症性疾病，需要长期抗炎治疗，维持哮喘控制。患者在急性发作期无法配合肺功能检查，在病情缓解后，出院前需行肺功能检查，以客观地掌握哮喘的控制状况，决定出院后的治疗级别，选择合适的药物和剂量，给患者制订长期的治疗方案。根据肺功能结果评估，患者病情的严重程度在持续期中度，采用第三步治疗方案，首选吸入糖皮质激素联合长效β_2-受体激动剂长期吸入，按需使用短效β_2-受体激动剂缓解症状。

八、出院医嘱

1. 沙美特罗/氟替卡松吸入剂50μg /250μg，每日2次吸入，吸药后漱口。
2. 沙丁胺醇气雾剂200μg，必要时吸入。
3. 每日早晚各一次间隔12小时吹峰速仪，监测峰呼气流速，记哮喘日记。
4. 1个月后门诊复查肺功能。

九、对本病例的思考

支气管哮喘为呼吸系统常见病，长期规范化的吸入糖皮质激素抗炎治疗可以得到良好控制。但是本例患者在20多年的患病期间从未采用过吸入激素抗炎治疗，导致反复的哮喘发作，以至于严重的哮喘急性发作，甚至危及生命，需住院治疗，甚至需要入住ICU病房机械通气治疗。该患者为职业护士，有一定的医疗常识，仍不能做到哮喘的规范化治疗，可见对哮喘患者的教育尤为重要。

病例11 喘息、呼吸困难20天

患者女性，21岁，2006年12月16日入院。

一、主诉

喘息、呼吸困难进行性加重20天。

二、病史询问

（一）初步诊断思路及问诊目的

患者年轻，病史短，新近出现的呼吸道症状，以喘息、呼吸困难为主要临床表现，按"常见病多发病优先考虑"的诊断思路，首先将阻塞性气道疾病放在首位，对年轻患者应首先考虑支气管哮喘的可能。因此，问诊的目的应围绕喘息的特点，如起病情况、诱发因素、发作特点、缓解方式、药物的治疗情况及治疗反应等。同时要询问与哮喘相关的过敏史、家族史、职业史，注意与其他阻塞性肺部疾病鉴别诊断的内容询问，以获得符合支气管哮喘的诊断证据。

（二）问诊主要内容及目的

1. 现病史询问　重点询问发病时的情况，如诱发因素、发病时症状的特点、缓解方式、自行缓解还是用药物缓解，用何种药物缓解。因能够引起喘息的疾病很多，特别注意鉴别诊断，如询问喘息的特点，是否伴有咳嗽、咳痰，有无咯血，以和支气管扩张症鉴别；询问有无夜间呼吸困难、憋醒史，以和心源性哮喘鉴别。还要询问药物治疗的情况，此次发病来诊前用了哪些药物，治疗的反应如何。一些有喘息症状的患者在院外常常应用了糖皮质激素类或茶碱类的抗炎平喘药物，要询问24小时内使用的累积剂量，给入院后下一步的用药提供参考，以免药物过量，引起毒性反应。

2. 既往史询问　因支气管哮喘是一种过敏性疾病，要注意询问过敏史，如儿时有无湿疹史，是否患过荨麻疹，有无青霉素过敏史，有无花粉过敏史，有无过敏性鼻炎症状（如经常有打喷嚏、鼻塞、流涕、鼻痒等症状）。还要注意询问有无慢性咳嗽、咳痰史，有无心脏疾病史，以便与引起喘息症状的其他心肺疾病鉴别。

3. 个人史询问　有何种爱好，如饲养宠物；居住环境是否潮湿，是否居住在新装修的房屋；个人职业史，是否有职业性过敏物质接触史。

（三）问诊结果及思维提示

问诊结果：患者1个月前无明显诱因发生喘息，卧位时喘息症状加重，有时能听到气道内拉风匣样的喘鸣音，伴有呼吸困难，被迫坐起后数分钟可轻度缓解喘息症状。轻咳，无痰，无咯血，无发热，无鼻塞、流涕症状。1个月来喘息症状逐渐加重，曾在外院用青霉素和氨茶碱静脉滴注，症状有时缓解。来诊前1周，症状加重，经常夜间憋醒，不能平卧，伴颜面潮红，满头大汗，经急诊收入院。

患者既往健康。待业在家，无特殊粉尘接触史；家居楼房，不潮湿，最近未装修房屋；未饲养宠物；无花粉过敏史。

思维提示：通过问诊可明确，患者既往身体健康，此次病程20天，主要表现为喘息，呼吸困难，平卧位加重，用茶碱类药物有时可缓解症状，基本符合支气管哮喘急性发作的特点。但在院外症状一直未得到控制，可能与哮喘发作症状重，且未应用糖皮质激素抗炎治疗，使得哮喘发作一直不缓解有关。应在体格检查时注意患者的生命指征，一般状态，神志，发绀情况，肺部听诊是否存在啰音，以进一步明确哮喘的诊断和对病情的严重程度进行评估。

三、体格检查

（一）重点检查内容及目的

考虑支气管哮喘急性发作的诊断可能性最大，因此在对患者系统、全面地检查同时，应重点注意患者的生命指征（血压、脉搏、呼吸、体温）、一般状态、神志、体位、出汗的多少、谈话的方式、口唇发绀情况，肺部听诊是否存在干、湿啰音，如存在干啰音，注意产生的部位、性质、时相及与体位的关系，以进一步明确哮喘的诊断和对病情的严重程度进行评估。

（二）体格检查结果及思维提示

体格检查结果：T 36.8℃，R 32次/分，P 120次/分，BP 110/70 mmHg。一般状态尚可，神志清，半坐位，呼吸促，多汗，话语连贯，口唇轻度发绀。双肺满布哮鸣音，无水泡音，卧位时不用听诊器可听到大气道喘鸣音。心界不大，心音纯，心率130次/分，节律规整。各瓣膜区未闻及心脏杂音和奔马律。腹部、四肢和神经系统检查未见异常。

思维提示：体格检查结果与问诊后考虑支气管哮喘急性发作的诊断思路相吻合。呼吸和心率快，半坐位，呼吸促，多汗，口唇轻度发绀，均提示哮喘急性发作的病情严重程度可能在轻度到中度之间。心脏检查未见异常，不支持心源性哮喘。进一步的实验室和辅助检查的目的是更准确地判断哮喘急性发作的严重程度，并进一步除外其他肺部疾病，为下一步的治疗提供依据。尽管肺功能检查是判断哮喘严重程度最客观的检查方法，但此时患者无法耐受肺功能检查，因此首选动脉血气分析检查。胸部X线片起到对肺部疾病的鉴别作用。血常规的测定有助于判断此次急性发作是否以感染为诱因。

四、实验室和辅助检查

（一）初步检查内容及目的

1. 血常规　如果白细胞总数增高，中性粒细胞分数增高，有助于判断感染是此次哮喘发作的诱因；如果嗜酸细胞增高，提示过敏反应。

2. 动脉血气分析　对哮喘急性发作严重程度的评估。

3. 胸部影像学　与其他肺部疾病鉴别。

4. 心电图　与心脏疾病鉴别，如果有心动过速、心律失常，既往无心脏基础疾病史，提示哮喘发作的病情较重。

（二）检查结果及思维提示

检查结果：①血常规：WBC 8.0×10^9/L；S 70%，E 2%，L 28%。②动脉血气分析（未吸氧）：pH 7.50，PaO_2 75.5 mmHg，$PaCO_2$ 28.7 mmHg，HCO_3^- 23.5 mmol/L。③胸部X线：双肺未见明显异常（图11-1）。④心电图：窦性心动过速，心率120次/分，节律规整。

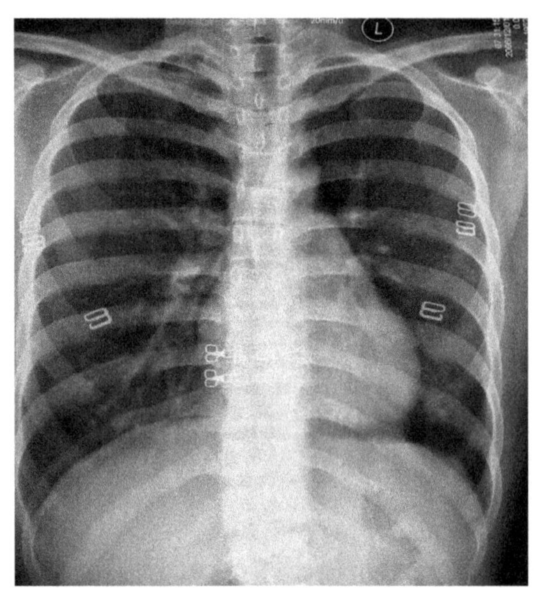

图11-1 胸部正位片所见（未见异常）

思维提示：重要的检查结果有，动脉血气分析出现低氧血症，按照动脉血氧分压的预计值公式：PaO_2预计值＝100－年龄（岁）×0.35，患者23岁，PaO_2预计值应当是92mmHg，患者实际的PaO_2是75.5mmHg，已出现低氧血症，但不小于60mmHg，尚不够Ⅰ型呼吸衰竭的诊断标准。二氧化碳分压28.7mmHg，低于正常下限值（35mmHg），患者呼吸急促（32次/分），过度通气，二氧化碳过度排出，造成呼吸性碱中毒。因此依据动脉血气分析，结合病史和体格检查，对哮喘急性发作的病情评估为中度。心电图出现窦性心动过速，患者并无心脏基础疾病史，检查结果的异常考虑与哮喘急性发作、低氧血症有关，是继发的改变。进一步的处理应当是氧疗，纠正低氧血症，立即采取适当的措施尽快缓解气道痉挛，气道抗炎，控制哮喘发作。

五、治疗方案及理由

（一）氧疗

1. 方案　双鼻导管吸氧 3L/min，纠正低氧血症。

2. 理由　患者年轻，单纯低氧血症，无二氧化碳潴留，吸氧浓度可在低流量与中流量之间，纠正低氧血症，防止低氧对重要脏器的影响。

（二）气道抗炎平喘

1. 方案　入院后立即雾化吸入沙丁胺醇溶液，20分钟重复一次，连续3次，病情仍无明显缓解。给予甲泼尼龙40mg，每日2次静脉注射，多索茶碱0.3g，每日1次静脉滴注，继续雾化吸入沙丁胺醇，每日3次。适当补充液体。

2. 理由　按照中华医学会呼吸病学分会支气管哮喘诊治指南推荐，支气管哮喘急性发作期的处理首要的是吸入（雾化吸入）支气管扩张剂（β_2-受体激动剂），1小时内连续吸入3次，然后对病情的严重程度重新进行评估，以决定下一步的处理。此例患者雾化吸入支气管扩张剂后症状无明显缓解，进而使用全身糖皮质激素抗炎治疗。因患者哮喘急性发作，呼吸急促，多汗，失水较多，加之气道痉挛，气道内的分泌物不易排除，易形成黏液栓阻塞气道，需适当补液，并嘱患者多饮水，防止出现气道黏液栓阻塞综合征，加重气道痉挛，哮喘不易缓解。

六、治疗效果及思维提示

治疗效果：经上述治疗3天，病情无缓解，仍有喘息症状，患者半坐位，颜面潮红多汗，双肺满布哮鸣音，医生不用听诊器就可以听到大气道的喘鸣音。复查血常规：WBC 12.4×10^9/L；S 78%，E 2%，L 20%。支原体抗体检测结果回报1∶160阳性。复查动脉血气分析pH 7.36，PaO_2 77.2 mmHg，$PaCO_2$ 35.7 mmHg，HCO_3^- 22.4 mmol/L。

思维提示：治疗效果不好，在吸氧的前提下，PaO_2仍未恢复正常，且患者呼吸急促，但是$PaCO_2$有升高趋势。考虑可能的原因有：①糖皮质激素的剂量不足，气道炎症未得到控制；②哮喘持续不缓解，气道痉挛，远端黏液栓形成，造成阻塞性肺炎。血常规WBC总数和分数升高，支持这一临床思路。支原体1∶160阳性，提示有支原体混合感染的可能性。

七、调整治疗方案

1. 增加全身糖皮质激素的剂量并雾化吸入糖皮质激素　甲泼尼龙80mg，每日2次静脉注射；布地奈德雾化悬液2mg，每日2次雾化吸入；加强气道局部的抗炎作用。

2. 抗感染治疗　莫西沙星0.4g，每日1次静脉滴注。兼顾细菌和支原体感染的控制。

3. 盐酸氨溴索30mg，每日2次静脉注射；15mg，每日2次雾化吸入。稀释和溶解痰液，防止痰栓形成。

4. 补液　2000～2500ml/d。

八、调整方案后的治疗效果和思维提示

治疗效果：按照调整的方案治疗3天后，患者喘息症状仍不缓解，自觉有加重趋势，夜间不能平卧，睡眠极差，状态不佳，精神烦躁，心率加快，达120～140次/分，对症处理给去乙酰毛花苷0.2mg，临时静脉注射，心率可降至120次/分以下，但仅维持4小时左右。

思维提示：住院后已对哮喘急性发作采用规范化的治疗，疗程6天，但病情仍不缓解，应当考虑以下因素：①哮喘用药物治疗不能控制，可能需要机械通气治疗；②支气管哮喘的诊断是否有误，是否还有其他引起哮喘的疾病存在。

九、再次询问病史、体格检查及思维提示

再次询问病史和体格检查：通过深入细致地询问病史，询问喘息发作的特点，患者诉卧位时喘息加重，尤其是在右侧卧位时有窒息感，必须立即坐起，数分钟后窒息感才能缓解。再次体格检查，患者呈端坐位呼吸，吸气相和呼气相均表现呼吸困难，吸气时可见三凹征。肺部啰音以大气道的干啰音为主，不用听诊器即可听到。

思维提示：补充上述病史喘息特点及体格检查结果，临床思路逐渐清晰，患者是否存在大气道梗阻的因素造成喘息症状不缓解，可能支气管哮喘急性发作的诊断有误。肿物造成的大气道梗阻在胸部X线片上可能见不到异常，进一步需行肺CT检查，必要时还需做纤维支气管镜检查确诊。

十、进一步辅助检查结果及思维提示

1. 肺CT加气管三维重建　肺CT在主气管内见一2.0cm×1.8cm的肿物，见图11-2和图11-3。气管三维重建见肿物在主气管水平，左侧位时肿物与气管腔之间可见一缝隙，右侧位时肿物将气管完全阻塞，见图11-4、图11-5。矢状位三维重建见肿物位于隆突左右主支气管分叉处上方，靠左侧主气管壁，根部有蒂，见图11-6。

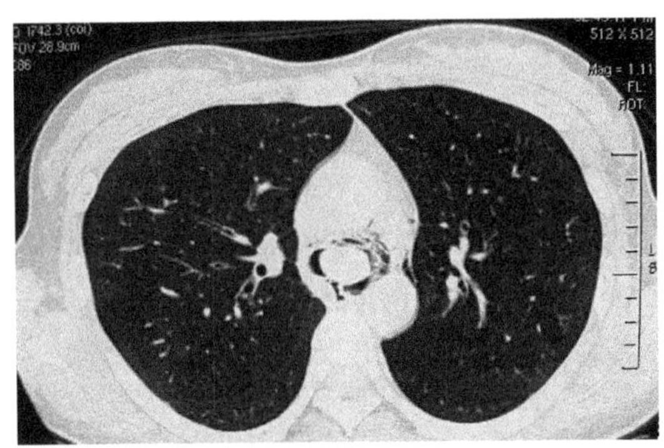

图11-2　CT肺窗示气管内肿物

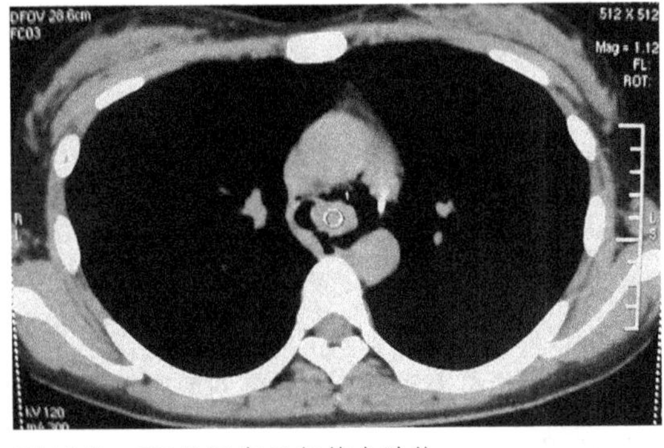

图11-3　CT纵隔窗示气管内肿物

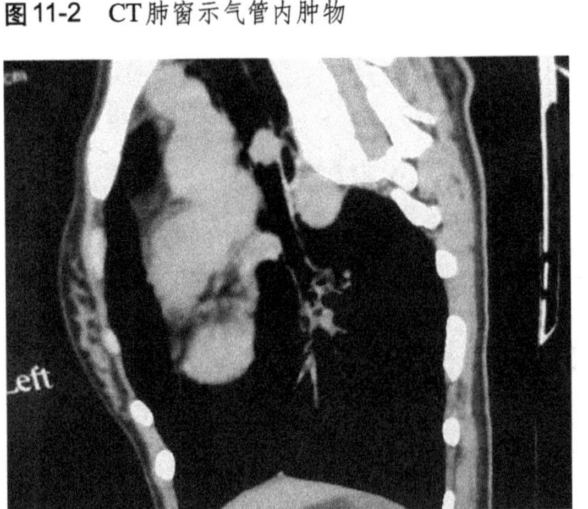

图11-4　左侧位气管三维重建

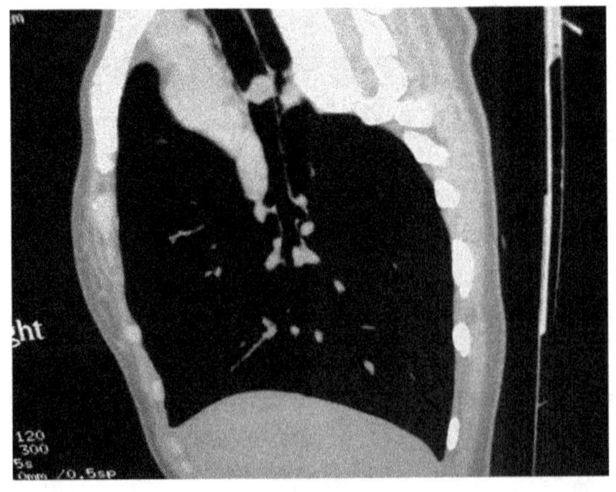

图11-5　右侧位气管三维重建

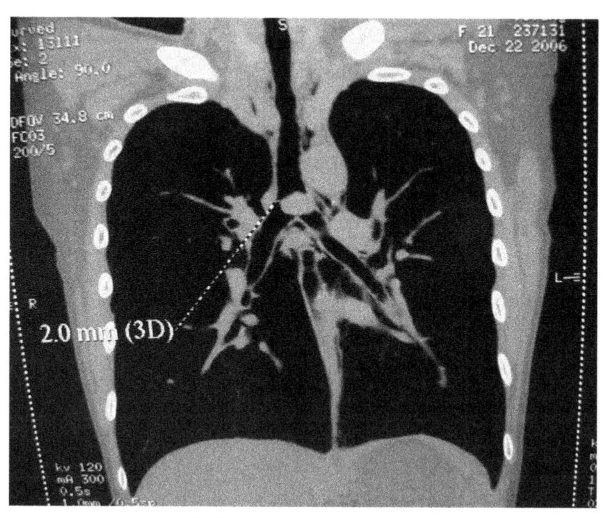

图11-6　肺CT矢状位三维重建

2. 纤维支气管镜检查　肺CT结果回报后，立即行纤维支气管镜检查，见隆突上方肿物几乎将主气管完全阻塞，纤维支气管镜不能通过，见彩图11-7。因病变部位高，未做刷检和活检。

思维提示：肺CT和纤维支气管镜检查结果提示大气道占位病变，肺CT三维重建提示肿物从气管左侧向管腔内生长，左侧根部有蒂，右侧位气管重建肿物将气管完全阻塞。因此就解释了患者右侧卧位时有窒息感的临床表现。进一步的治疗必须立即采取胸外科手术切除肿物，才能解除喘息症状。

十一、修订诊断和治疗方案

1. 诊断　大气道肿瘤。

2. 治疗方案　立即行胸外科手术切除。

患者在全麻下行胸外科手术切除肿物，术后肿物病理为良性平滑肌瘤。肿物切除后，患者喘息症状消失，10天后痊愈出院。

十二、对本病例的思考

喘息是一种临床症状，可以见于多种疾病，支气管哮喘是最常见的疾病。如果患者年龄在45岁以上，有吸烟史，主要与慢性阻塞性肺疾病鉴别。因为本病例年轻，按照常见病优先考虑的原则，首先考虑支气管哮喘的诊断，而且在诊断之前已通过询问病史、胸部X线片、心电图等检查与容易引起喘息症状的其他疾病进行鉴别，故诊断思路是正确的。但是在按照支气管哮喘急性发作的诊断规范化治疗后，哮喘症状仍然不缓解，应当立即分析治疗效果不好的原因，理清诊断思路，分析可能的原因，有针对性地进行检查，以明确诊断。

尽管平滑肌瘤的性质为良性，但是肿瘤生长在大气道上，生长速度快，造成的大气道阻塞容易引起窒息，甚至死亡。患者来诊前有喘息、呼吸困难症状仅20天，住院6天，总病程不到1个月，但是呼吸困难越来越重，如不能及时诊断，是非常危险的医疗隐患。

本病例也告诉我们详细的询问病史和体格检查是非常重要的，尽管支气管哮喘的喘息在卧位时也有加重，但是与左侧或右侧卧位并无相关。恰恰这一点是大气道带蒂肿物引起临床症状的特点。随着大气道肿物的增大，病情加重，出现了吸气相的呼吸困难，三凹征，也是大气道肿物体格检查的特点。入院时可能大气道肿物的临床特点并不一定都具备，但是在诊治过程中，密切观察治疗效果，分析疗效不好的可能原因，及时地修改治疗方案，有针对性地进行下一步的辅助检查，能有效地避免误诊和漏诊。

病例12 反复发作性喘息、发绀、嗜睡

患者女性，39岁，农民，于2007年5月14日入院。

一、主诉

反复发作性喘息20年，再次发作1周，嗜睡1天。

二、病史询问

（一）初步诊断思路及问诊目的

患者病史较长，既往虽然反复发作但经诊治效果较好。通过问诊可以确定既往诊断的正确性，并应注意围绕此次发病加重原因、主要症状及特点及是否存在并发症等问题展开。

（二）问诊主要内容和目的

1. 既往发病的特点　典型的慢性呼吸道疾病临床过程各有特点，如支气管哮喘为发作性喘息，伴哮鸣音，可自行或治疗后缓解，发作间期无症状；慢性支气管炎为慢性咳嗽咳痰，冬重夏轻，持续2年以上；肺结核则为咳嗽，间断咯血，午后低热；支气管扩张症为反复咳嗽咳脓痰，咯血等。问诊应围绕主要症状的特点、持续时间、诱因和缓解的因素、是否有季节性、伴随症状等进行。

2. 既往的诊断和治疗情况　根据病史判断既往的诊断是否成立，用药的合理性，对下一步的诊治具有一定的指导意义。

3. 此次病情加重的原因　是否存在诱因，治疗是否及时得当，尤其是药物的选择、剂量和使用方法是否合理。

4. 是否存在并发症　支气管哮喘可合并肺源性心脏病、肺性脑病、气胸等并发症，应注意除外。并发肺源性心脏病时可出现心悸、水肿少尿；肺性脑病时可有嗜睡、谵语等；出现气胸则可突发胸痛和呼吸困难。

5. 谈话方式　患者的谈话方式常常可简要反映此次发病的严重程度。轻度发作时话语连续成句；中度发作时呈字段表达，重度发作时仅能表达单个字词；极重度发作时不能讲话。

（三）问诊结果及思维提示

问诊结果：20年前无明确诱因感到气短，喘息，呼气时可听到“咝咝”声，伴咳嗽，咳少许白色稀薄痰，持续数小时后自行缓解。20年来上述症状反复发作，多于5～8月出现，经休息或口服氨茶碱、茶碱复方制剂可缓解症状。因“感冒”诱发喘息加重时静脉滴注红霉素和地塞米松可使病情得到控制。不发作时可正常生活。当地医院诊断为“支气管哮喘”。近10年来发作时症状越来越重，药物治疗效果欠佳。2年前自购“异丙肾上腺素”气雾剂治疗，自觉效果较“茶碱复方制剂”为佳。1周前感冒后喘息发作，气短严重，夜间不能平卧，伴满头大汗。为缓解症状患者反复应用“异丙肾上腺素”气雾剂吸入治疗（在1周内应用2支），并于当地医院应用青霉素800万单位，氨茶碱0.5g每天静脉滴注，喘息逐渐加重，1天前患者精神萎靡，嗜睡，偶有谵语来我院急诊。患者此次发病无发热，无黄痰，无咯血，无胸痛，进食量显著减少，排便成形，每日尿量500～700ml。

思维提示：患者反复发作性喘息20年，多于春夏季发作，呼气时可听到“嗞嗞”声，经休息或口服支气管扩张剂（氨茶碱、茶碱复方制剂等）可缓解症状，不发作时可正常生活，可初步判断符合支气管哮喘的病史。本次发病气短严重，夜间不能平卧，伴满头大汗，且出现谵语等精神神经症状，均表明此次发作为重度发作；无水肿少尿、突发胸痛等症状，可结合查体进一步除外肺源性心脏病、气胸等并发症。由于“异丙肾上腺素”是非选择性β-受体兴奋剂，过量应用除可引起心慌等不良反应，还可引起支气管痉挛持续不缓解，形成“闭锁肺”。该患者在1周内应用2支异丙肾上腺素气雾剂，大大超过了治疗剂量，可能是此次病情加重应用常规药物治疗不缓解的重要原因。

三、体格检查

（一）重点检查内容及目的

应着重检查反映支气管哮喘急性发作严重程度的指标，如呼吸频率、脉率、三凹征等，以及是否存在肺源性心脏病、气胸等相关并发症的体征。

1. 呼吸频率　轻度急性发作时呼吸频率常轻度增加；中度发作则明显增加；重度则＞30次/分。

2. 脉率　轻度急性发作时常＜100次/分；中度发作时100～120次/分；重度发作时＞120次/分；危重度发作时＞120次/分，且不规则。

3. 奇脉　轻度急性发作时无奇脉，即＜10mmHg；中度发作时常为10～25mmHg；重度发作时常可＞25mmHg；危重度发作时无此体征。

4. 三凹征　轻度急性发作时常无；中度发作时可出现；重度发作时常见；极重度发作时常见胸腹矛盾运动。

5. 喘鸣音　轻度急性发作时呼吸末可闻及散在喘鸣音；中度及重度发作时喘鸣音响亮；极重度发作时喘鸣音减弱或听不到。

6. 体位　轻度急性发作时为自由体位，可平卧；中度发作时多为坐位；重度发作时多取前弓位。

7. 精神状态　轻度急性发作时尚安静；中重度发作时患者多有焦虑烦躁；危重患者出现嗜睡、谵语或意识障碍。

8. 发绀　轻中度患者无发绀，重度和极重度患者发绀明显。

9. 剑突下收缩期搏动　该体征出现时标志着右心室肥大，提示肺源性心脏病的可能。

10. 双下肢水肿　是右心衰竭的体征。

（二）体格检查结果及思维提示

体格检查结果：T 36.5℃，P 130次/分，R 34次/分，BP 120/80mmHg。一般状态差，半卧位，满头大汗，神志模糊，时有躁动，问话有时能正确回答，但话语不连贯。口唇颜面发绀，球结膜轻度水肿，可见“三凹征”，胸廓饱满，双肺叩诊过清音。肺肝界下移至右锁骨中线第七肋间。双肺呼吸音弱，未闻及干鸣音，右肺下散在少量小水泡音。心率130次/分，节律规整。各瓣膜听诊区未闻及病理性杂音。腹软，肝肋下可触及1～2cm，质软，脾未触及。双下肢无水肿。

思维提示：该患者呼吸频率＞30次/分，脉搏＞120次/分，神志模糊，话语不连贯。口唇颜面发绀，见“三凹征”。双肺叩诊过清音。双肺呼吸音弱，未闻及干鸣音，以上体征均提示为重度发作。双肺叩诊过清音，双下肢无水肿，提示无气胸、肺源性心脏病心力衰竭的表现。

四、辅助检查

（一）初步检查及目的

1. 血常规　合并感染时外周血白细胞总数和中性粒细胞百分比增高。

2. 动脉血气　轻中度发作时可有PaO_2降低。由于过度通气可使$PaCO_2$下降，pH上升，表现呼吸性碱中毒。重症哮喘，气道阻塞严重，缺氧加重并$PaCO_2$上升，表现呼吸性酸中毒。如缺氧明显，可合并代谢性酸中毒。轻重度发作时PaO_2正常，$PaCO_2$ ＜40mmHg；中度发作时$PaO_2$60～80mmHg，$PaCO_2$≤45mmHg；重度发作时PaO_2＜60mmHg，$PaCO_2$＞45mmHg。

3. 胸片　在哮喘发作早期可见两肺透亮度增加，呈过度充气状态；在缓解期多无明显异常。如并发呼吸道感染，可见肺纹理增加及炎性浸润阴影。同时要注意是否存在肺不张、气胸或纵隔气肿、肺源性心脏病等并发症的影像学改变。

4. 心电图　轻度发作时无异常；中重度发作常由于缺氧引起窦性心动过速；并发肺源性心脏病时可出现室上性期前收缩或房颤。

（二）检查结果及思维提示

检查结果：①血常规：白细胞总数11.1×10^9/L，中性粒细胞77%。②血气分析（吸氧2L/min）：pH 7.321，PaO_2 65.5mmHg，$PaCO_2$ 53.7mmHg，HCO_3^- 22.1mmol/L。③床头胸片：双肺透过度增高。④心电图：窦性心动过速。

思维提示：①血常规白细胞总数和分数均升高，提示合并感染。②该患者吸氧2L/min时仍有低氧血症，PaO_2 65.5mmHg；$PaCO_2$＞45mmHg，表明有二氧化碳潴留，Ⅱ型呼吸衰竭。③床头胸片未见肺不张、气胸或纵隔气肿、肺源性心脏病等并发症的存在。④窦性心动过速由于低氧所致。

五、治疗方案及理由

（一）治疗方案

1. 甲泼尼龙40mg每8小时静脉推注；

2. 沙丁胺醇2ml+布地奈德2ml每日3次雾化吸入；

3. 氨茶碱0.5g每日一次静脉滴注；

4. 左氧氟沙星0.5g每日1次静脉滴注。

（二）理由

患者为支气管哮喘重度发作，既往应用过量异丙肾上腺素造成闭锁肺。为解除严重的气道痉挛，使用静脉糖皮质激素是十分必要的；患者病情严重，采用定量气雾剂治疗效果不佳，故使用雾化吸入的方法可保证药物进入局部，达到预期的治疗效果；血常规提示合并感染，患者曾应用青霉素治疗1周效果不佳，可使用左氧氟沙星增加药物的覆盖面。

六、治疗效果及思维提示

按照上述治疗方案经过3天治疗后患者呼吸困难明显缓解，发绀减轻，精神症状消失，双肺可闻及哮鸣音，复查血气pH 7.34，PaO_2 70.6mmHg，$PaCO_2$ 48mmHg。考虑经过全身应用糖皮质激素及雾化吸入表面激素和β_2受体兴奋剂，减轻了气道痉挛及CO_2潴留，患者呼吸状态得到改善，精神症状消失。

七、调整治疗方案及疗效

患者症状得到控制，可考虑将全身糖皮质激素逐渐减量。将甲泼尼龙改为每12小时一次，共3天；每日1次，3天后停药。雾化吸入也可随之减为每日2次，4天后停药。建议患者使用选择性β_2受体兴奋剂，如沙丁胺醇；联合表面激素如二丙酸倍氯米松、丙酸氟替卡松、布地奈德等。门诊随诊，按照分级治疗的原则由呼吸科专业医生指导药物的使用及减量。

八、对本病例的思考

支气管哮喘是呼吸系统的常见病和多发病，病程长且易反复发作，患者常常不能长期规律地按医嘱坚持治疗。有些患者过于频繁使用β受体激动剂，造成气道平滑肌上β受体功能下调，治疗作用减低。异丙肾上腺素代谢的中间产物3-甲氧异丙肾上腺素，不仅不能兴奋β受体，而且还能起β受体阻滞作用，在短期内大量使用该药物可造成支气管平滑肌严重痉挛而使通气阻滞，发生闭锁肺，如果抢救不及时常有生命危险。因此，临床医生应指导患者在支气管哮喘急性发作时使用选择性β_2受体激动剂。

病例13 反复发作性呼吸困难2年

患者女性，29岁，2007年7月25日入院。

一、主诉

反复发作性呼吸困难2年。

二、病史询问

（一）问诊主要内容及目的

1. 每次发病的诱因、前驱症状和伴随症状如何？ 患者为年轻女性，主要症状是反复发作性呼吸困难。应询问每次发病和哪些因素有关，如是否存在季节性，或与接触某些因素有关，发作性呼吸困难之前是否出现其他症状，如打喷嚏、流眼泪等。无论是季节性或环境因素所致，前驱症状打喷嚏、流眼泪均提示患者存在“过敏反应”。除了呼吸困难是否还同时存在其他症状，如咳嗽、咳痰等。

2. 呼吸困难的表现如何？ 呼吸困难分吸气性呼吸困难和呼气性呼吸困难，支气管哮喘患者为“呼气性呼吸困难”；有的患者发作时能听到喉部“嘶嘶”声响，提示可能有“哮鸣音”存在；呼吸困难程度较重时会出现“端坐位呼吸伴大汗”、“说话断续”等现象，提示呼吸困难发作的严重程度。

3. 每次发作的缓解方式？ 反复发作的呼吸困难每次是如何缓解的？是自行缓解还是用药缓解？用何种药物可以缓解？是否应用过舒张气管药物？效果如何？是否正规应用过激素？

4. 患者既往患病情况和饮食生活情况 患者既往曾患过何种疾病，是否有过敏性鼻炎，是否患过“湿疹”等。对奶制品、海鲜等是否有过敏史。要广泛寻找可能诱因：如家中是否养花、是否养宠物、是否养鸽子等，发病是否与接触某些特殊气味有关，是否与口服某些药物（如阿司匹林）有关。

5. 何种职业？ 询问患者从事何种职业，如是否接触某些有机、无机粉尘或者某些化学性物质。很多呼吸系统疾病和职业相关，如急性或亚急性起病的外源性过敏性肺泡炎、隐性起病的硅沉着病等，这些疾病的主要表现即为呼吸困难。在询问职业史时注意详细询问工种、工序和具体工作环境及劳动保护措施等。

6. 其他 女性还要询问疾病发作与月经的关系，与精神因素的关系以及与运动的关系等。

（二）问诊结果及思维提示

问诊结果：患者2年前于5月份某一天无诱因出现打喷嚏、流眼泪，随之出现呼吸困难，端坐呼吸伴大汗，自觉有“呼气不尽”的感觉，自己能听到喉部“嘶嘶”声。急到当地医院就诊，经静脉注射氨茶碱和地塞米松后很快缓解。缓解后有轻咳，咳出少量白色稀薄痰液。以后的2年时间里经常出现上述类似发作。发作时间以5、6月份为主，未正规治疗。从事文秘工作，既往健康。家中未养花，未养宠物和鸽子，曾有吃螃蟹皮肤过敏史。与服用药物、运动、精神因素及月经等无明确关系。

思维提示：通过问诊可明确患者发病与季节有关，结合患者的前驱症状“打喷嚏、流眼泪”后有“反复发作呼气性呼吸困难”表现，解痉药物较快缓解病情，缓解后如常人，临床上首先考虑“支气管哮喘”诊断。因此在病史中应详细追问既往患病情况和饮食生活情况、何种职业以及疾病发作与月经的关系、与精神因素的关系以及与运动的关系等。该患者多在春夏之交发病，并无上述特殊诱因，所以该患者发病的最可能诱因是春季花粉过敏。

三、体格检查

（一）重点检查内容及目的

1. 肺部查体中重点在听诊，应注意以下问题：①呼吸音是否增粗；②呼气时相是否延长；③肺内哮鸣音的部位、时相、性质等。如典型支气管哮喘发作，哮鸣较广泛，多出现在呼气相，音调较高伴明显呼气相延长；如干鸣音多出现在吸气相，上肺野明显，响亮，向下肺野传导并逐渐减弱，此时要注意上一级气道是否有阻塞因素。

2. 着重肺部听诊同时，应注意心脏情况，为除外心源性呼吸困难，对心脏大小，是否有心脏杂音和奔马律以及啰音是否分布在双肺底等应格外注意，在左心功能不全所致的间质性肺水肿时，也可出现肺内干鸣音。

（二）体格检查结果及思维提示

体格检查结果：T 36.4 ℃，R 26次/分，P 90次/分，BP 125/80 mmHg。神志清楚，呼吸急促，坐位。口唇轻度发绀，气管居中，无三凹征，胸廓对称，双侧呼吸运度对称，双肺叩诊呈清音，听诊呼吸音粗，双肺满布哮鸣音，以呼气相明显，并伴呼气相延长，未闻及湿啰音。心界不大，心音纯，律整，未闻及奔马律和各瓣膜区杂音。腹部、四肢和神经系统检查未见异常。

思维提示：首先心脏查体未见异常，不支持心源性疾病。进一步实验室和影像学检查主要目的是除外某些可导致“哮喘”表现的疾病，并判断病情，为明确诊断和治疗方案的制定提供依据。

四、实验室和影像学检查

（一）初步检查内容及目的

1. 血常规及血清IgE水平　明确是否存在感染等因素，明确是否存在嗜酸细胞增多。某些过敏性疾病可出现嗜酸性粒细胞增多及血清IgE水平增高。

2. 过敏原检测　明确是否与过敏因素相关。

3. 动脉血气　评价病情严重程度以指导下一步治疗。

4. 胸部影像学　从影像学上排除某些可导致“哮喘”表现的疾病。

5. 肺通气功能和支气管舒张试验　从生理学角度评价患者是否存在气道阻塞及程度，通过改善率来评价气道阻塞的可逆程度。

6. 心脏彩超及心功能　评价心功能情况，除外心功能不全。

（二）检查结果及思维提示

检查结果：①血常规：WBC 7.3×10^9/L；S 62%，L 35%，M 1%，E 2%，RBC 3.52×10^{12}/L；Hb 129g/L；PLT 262×10^9/L 。②血清IgE水平增高。③过敏原检测：尘螨水平明显增高。④动脉血气：pH 7.43，PaO_2 78.2mmHg，$PaCO_2$ 31.6mmHg。⑤胸部影像学：双肺呈过度充气影像改变，余未见异常。⑥肺通气功能和支气管舒张试验：肺功能呈阻塞性通气功能障碍（FEV_1占预计值63%，FEV_1/FVC61%），小气道重度阻塞（FEF50%占预计值56%），支气管舒张试验阳性（FEV_1改善率14%，绝对值增加240ml）。⑦心脏彩超及心功能：正常。

思维提示：重要的检查结果有三项：①动脉血气：提示肺过度通气状态；②胸部影像学：双肺呈过度充气影像改变，余未见异常，进一步除外某些可导致"哮喘"表现的疾病，如嗜酸细胞肺浸润等，支持支气管哮喘的诊断；③肺通气功能和舒张试验：肺功能呈阻塞性通气功能障碍（FEV_1占预计值63%，FEV_1/FVC61%），小气道重度阻塞（FEF50%占预计值56%），支气管舒张试验阳性（FEV_1改善率14%，绝对值增加240ml）。以上结果均支持"支气管哮喘急性发作"的诊断。

五、治疗方案及理由

（一）治疗方案

吸氧同时使用舒张支气管药物。

1. 甲泼尼龙，40mg/次，每日3次，静脉推注。
2. 多索茶碱，0.3g/次，每日1次，静脉滴注。
3. 沙美特罗/氟替卡松（50μg/250μg），1喷/次，每日2次，吸入。

（二）理由

该患者急性发作时的病情严重程度属于重度，按控制水平分级属于未控制。首先静脉给予激素，甲泼尼龙40mg每日3次静脉注射，2天后症状明显缓解，减为甲泼尼龙40mg每日2次静脉注射，2天后减为每日1次，静脉注射甲泼尼龙共1周停药。

六、治疗效果及思维提示

治疗效果：该患者治疗1周明显好转，患者呼吸困难症状消失，肺部哮鸣音消失，复查血气分析正常（pH 7.41，PaO_2 92.1mmHg，$PaCO_2$ 37.2mmHg），复查肺功能基本达到正常水平（FEV_1占预计值82%，FEV_1/FVC83%），小气道阻塞程度减轻（FEF50%占预计值78%），出院。出院后继续应用沙美特罗/氟替卡松50μg/250μg 1喷/次，每日2次吸入，1个月后门诊复诊。

思维提示：该患者是一典型的支气管哮喘急性发作患者，根据病史查体及肺功能检查，"支气管哮喘急性发作"的诊断可以明确。根据GINA指南哮喘的治疗目标为达到并维持哮喘症状的控制，虽然目前尚无根治的办法，但以抑制气道炎症为原则的治疗能够控制哮喘的临床症状。长期治疗方案的确定以病情严重程度为基础，根据其控制水平选择适当的治疗药物。根据GINA指南哮喘长期治疗方案分为5级，对以往未经过规范治疗的初诊患者可选择第二级治疗方案，若患者病情较重应直接选择第三级治疗方案。根据目前循证医学证据显示：吸入糖皮质激素（ICS）与长效β_2受体激动剂（LABA）优于单独吸入糖皮质激素（ICS）。该患者在哮喘急性发作症状控制后，选择应用沙美特罗/氟替卡松50μg/250μg 1喷/次，每日2次吸入，继续维持抗炎治疗。

七、疗效及规范治疗

该患者经正规治疗，症状控制良好，定期门诊复诊，目前沙美特罗/丙酸氟替卡松已减量至50μg/100μg 1喷每日1次吸入。GINA中明确指出：当哮喘控制并维持3个月后，治疗方案可考虑降级，吸入激素和LABA联合用药的患者将吸入激素剂量减少50%，仍继续联合治疗。当达到低剂量联合治疗时，可选择每日1次联合用药或停用LABA，单用吸入激素治疗。当患者使用最低剂量控制药物达到哮喘控制1年以上，可考虑停用药物治疗。

八、对本病例的思考

该患者是一典型的支气管哮喘急性发作患者，根据这个病例可以了解支气管哮喘的诊断及规范治疗。根据2006年GINA指南，我国在2008年3月的《中华结核和呼吸》杂志上中华医学会呼吸病分会哮喘学组发布了针对我国哮喘防治工作的指导性文件——《支气管哮喘防治指南（支气管哮喘的定义、诊断、治疗和管理方案）》，哮喘的管理是个长期的过程，2006年GINA指出“对于大多数控制药物来说，初始治疗的数天内病情开始改善，但只有在治疗3个月或4个月后，疗效才能充分显示出来。如治疗严重的、长期治疗不足的哮喘，则需要花更长的时间。”我们相信经过哮喘患者和医生们的共同努力，支气管哮喘是完全可以控制的。

病例14 咳嗽、咳痰20余年，气短5年，加重4天

患者男性，67岁，于2007年10月17日入院。

一、主诉

咳嗽、咳痰20余年，气短5年，气短加重4天。

二、病史询问

（一）初步诊断思路及问诊目的

患者为老年人，有慢性咳嗽、咳痰、气短等呼吸道症状，在考虑诊断时按常见病顺序应将慢性支气管炎、COPD、支气管哮喘、支气管扩张、肺结核等慢性支气管－肺部疾病列入首先考虑范畴。因此，问诊时除了要重点询问主要症状出现的时间及特点外，对伴发症状，此次气短加重的诱因，既往诊治情况，个人嗜好及职业史等都要进行详细的询问，这样才能从多种具有类似主要症状的慢性支气管－肺部疾病中初步判断出哪一种疾病的可能性大。

（二）问诊主要内容及目的

1. 咳嗽和咳痰的特点？ 慢性支气管炎和COPD患者的咳嗽通常是晨起时明显，痰多为白色黏痰或浆液性泡沫样痰，感染时可以咳黄色或脓性痰。支气管扩张和肺脓肿患者常咳黄色或脓性痰，痰量较多。有时咳脓臭痰常提示有厌氧菌感染。肺结核患者咳嗽多为干咳或咳少量黏液性痰，但有空洞形成或合并其他细菌感染时痰量可增多或咳黄痰。间质性肺疾病和哮喘多为干咳或咳少量白痰，感染时痰色可变黄或脓性。

2. 咳嗽、咳痰症状的出现或加重是否有季节性？ 慢性支气管炎和COPD患者的咳嗽和咳痰多在秋冬季节明显或加重，天气转暖时减轻。咳嗽变异型哮喘多在季节变化时出现、干咳为主，夜间咳嗽重，嗅到异味、烟或刺激性气体可诱发咳嗽。

3. 是否伴咯血？ 慢性支气管炎和COPD患者很少有咯血，偶尔可痰中带血。支气管扩张和肺结核患者常有咯血，有时咯血量较多。

4. 是否伴喘息？ 慢性支气管炎和COPD患者以咳嗽、咳痰为主，可伴有喘息，多为重症患者、合并哮喘或急性加重时出现，患者自己可以听到喘鸣声。支气管扩张和肺结核患者很少出现喘息。支气管哮喘以反复发作性喘息为主。

5. 病程中有无发热、热型及持续时间？ 肺结核患者常有发热，多为午后低热，同时可伴乏力、盗汗。慢性支气管炎、COPD、支气管哮喘、支气管扩张等平时无发热，只有在合并感染的情况下才发热。

6. 气短出现的时间？ 慢性支气管炎、COPD、支气管扩张、肺结核等通常先有咳嗽、咳痰，随病情进展逐渐出现气短。间质性肺疾病咳嗽、气短常同时出现。哮喘患者常先有气短或同时伴咳嗽，咳嗽变异性哮喘常无气短。

7. 病程中有无下肢水肿、少尿情况？有无不能平卧、夜间憋醒现象？ 帮助判断有无心脏受累、心功能不全。

8. 此次气短加重有无诱因？是否伴痰量增多及黄痰？每年症状加重的频率？ 气短加重通常是COPD急性加重的主要症状，常由呼吸道感染诱发，咳痰量增多尤其是咳黄痰或脓性痰常提示有细菌感染。

9. 既往有无其他疾病？ 用于鉴别其他疾病引起的气短。

10. 是否吸烟及吸烟量？从事何种职业？ 吸烟是慢性支气管炎、COPD和肺癌的主要危险因素，职业性粉尘接触既是慢性支气管炎、COPD，也是肺尘埃沉着症（尘肺）和某些间质性肺疾病的危险因素，而这些疾病都可能表现有慢性咳嗽、咳痰。因此，只有通过详细的询问才能帮助寻找可能的疾病原因。

（三）问诊结果及思维提示

问诊结果：患者为农民，主要从事蔬菜种植，从20岁始吸烟，每日吸烟20支左右。20多年前开始咳嗽、咳痰，多在晨起和吸烟后出现，偶尔有喘鸣，平时咳少量白痰，感冒时痰量增多，有时咳黄痰，无咯血，秋冬季节症状明显。近5年有活动性气短，逐年加重。4天前因天气突然变冷咳嗽、气短加重，痰量比平时增多，痰色较黄，无异味。无发热，自服罗红霉素3天效果不佳来诊。发病以来可平卧，无夜间憋醒情况，未出现过下肢水肿和少尿现象。近2年冬天常因感冒后气短加重（每年加重2～3次）去当地诊所，村医按“慢性支气管炎”给予静脉用抗生素、氨茶碱等治疗，平时很少用药。既往无高血压、冠心病、糖尿病等病史。

思维提示：通过问诊可以明确患者有重度吸烟史，存在慢性支气管炎和COPD发病的危险因素。患者平时咳痰量不多，很少咳黄痰，无咯血史，支气管扩张的可能性不大。患者40岁以后发病，有重度吸烟危险因素，咳嗽、咳痰有秋冬季加重的季节性，符合慢性支气管炎和COPD病史特点。患者无基础心脏病史，无下肢水肿、少尿，无夜间憋醒等现象出现，说明气短非心源性因素引起，慢性支气管炎或COPD尚未达到肺源性心脏病、心力衰竭程度，活动后气短可能由肺气肿所致。患者无职业性粉尘接触史，病程中无喘息反复发作症状，职业性肺病和哮喘的可能性也不大。

三、体格检查

（一）重点检查内容及目的

病史提示患者慢性支气管炎和COPD的可能性大，在对患者进行体格检查时应重点注意有无COPD相关体征，如呼吸频率、口唇发绀情况、胸廓形状，呼吸运动和呼吸音情况，肺部有无干、湿啰音，心界是否增大，心脏有无杂音，有无颈静脉怒张、肝大、双下肢水肿等体征。

（二）体格检查结果及思维提示

体格检查结果：T 36.6℃，R 23次/分，P 96次/分，BP 130/80mmHg。神志清楚，呼吸略急促，口唇发绀，无颈静脉怒张，气管位置居中。胸廓呈桶状，双侧呼吸运动减弱，双肺叩诊过清音，双肺听诊呼吸音减弱，双肺闻及散在干啰音、双下肺少许湿啰音。心界不大，心音纯、律整，各心脏瓣膜听诊区未闻及杂音，腹平软，肝脾肋下未触及，双下肢无水肿，神经系统检查正常。

思维提示：体格检查阳性结果主要是肺气肿体征和双肺听诊闻及干、湿啰音，结合问诊结果考虑慢性支气管炎和COPD的可能性很大，湿啰音提示有感染。但要排除其他疾病和确定诊断，单靠病史和体格检查是不够的，因支气管扩张、肺结核、哮喘及其他一些慢性支气管－肺部疾病后期也可以有不同程度的肺气肿表现。因此，血常规、胸部影像学、肺功能等必要的实验室和辅助检查对于诊断和鉴别诊断非常有价值。

四、实验室和辅助检查

（一）初步检查内容及目的

1. 血常规　了解有无感染，有助于判断此次急性加重是否由感染诱发。

2. 痰涂片、痰培养、血清支原体抗体、衣原体抗体、病毒抗体系列测定　明确感染的病原。

3. 动脉血气分析　判断有无低氧血症、呼吸衰竭及酸碱失衡情况。

4. 肺功能　判断有无气流受限、气流受限及可逆程度，是确诊COPD的金指标，有助于病情严重程度的判断。

5. 胸部X线检查　用于确定有无其他支气管－肺部疾病及病变范围，是鉴别诊断必需的。

6. 心电图、心脏超声心动图　明确有无心血管疾病引起的气短，有无肺源性心脏病。

（二）检查结果及思维提示

检查结果：①血常规：WBC 10.73×10^9/L，S 75%，L 23%，M 2%，RBC 4.34×10^{12}/L，Hb 134g/L，PLT 236×10^9/L。②动脉血气分析（未吸氧状态）：pH 7.342，PaO_2 58mmHg，$PaCO_2$ 53mmHg，HCO_3^- 29mmol/L，BE +4.4mmol/L。③痰涂片：革兰阳性球菌少量。④血清肺炎支原体抗体、肺炎衣原体抗体、病毒抗体均阴性。⑤痰培养：阴性。⑥肺功能：用力肺活量（FVC）占预计值66%，第一秒用力呼气容积（FEV_1）占预计值35%，吸入支气管舒张药物（沙丁胺醇）后15分钟，FEV_1占预计值39%，FEV_1/FVC为52%，改善率6%。⑦胸部正侧位像：双肺透过度增加，胸廓前后径增大，双侧膈肌略低位。⑧心电图：窦性心律，心率102次/分，轻度顺时针转位。⑨心脏超声心动图：左心室舒张功能轻度低下。

思维提示：有三项检查结果对诊断和鉴别诊断非常重要：①肺功能：吸入支气管舒张药后FEV_1/FVC为52%，FEV_1占预计值39%，支气管舒张试验阴性，说明患者有不完全可逆性气流受限，气流受限非哮喘引起；②胸部正侧位像：除双肺气肿改变，未见其他异常，可以排除支气管扩张、肺结核、弥漫性泛细支气管炎（DPB）等其他可以造成不完全可逆性气流受限的慢性支气管－肺部疾病；③末梢血白细胞总数、粒细胞分数升高，提示患者此次病情加重可能由感染引起。以上三项检查结果，结合病史及查体所见可以明确诊断为COPD。

为了能准确地评估患者的病情，也为今后治疗提供客观依据，诊断COPD后还应根据肺功能气流受限程度（即FEV_1占预计值的百分比——FEV_1%），结合动脉血气分析进一步判断患者病情严重程度，并根据临床症状进行疾病分期。根据患者FEV_1占预计值39%（即30%＜FEV_1%＜50%），动脉血气示PaO_2 58mmHg、$PaCO_2$ 53mmHg，目前病情严重程度应定为极重度（Ⅳ级）。患者近4天气短加重，咳痰量增加及咳黄痰，可以明确COPD属于急性加重期，伴Ⅱ型呼吸衰竭。因此，患者最后诊断为COPD（极重度）急性加重期，Ⅱ型呼吸衰竭。

五、主要治疗方案、理由及疗效

（一）主要治疗方案及理由

1. 氧疗　双鼻导管低流量（1～2 L/min）持续吸氧，纠正低氧血症。

理由：患者血气分析示低氧血症和高碳酸血症（Ⅱ型呼吸衰竭），应采用控制性氧疗，每天吸氧时间应大于15小时，吸氧浓度不宜过高。若高浓度吸氧，使血氧迅速上升，解除了低氧对外周化学感受器的刺激，会抑制患者呼吸，造成通气状况恶化，二氧化碳进一步潴留。

2. 扩张支气管　复方异丙托溴铵/沙丁胺醇溶液2.5ml+生理盐水2ml，每日3～4次雾化吸入。多索茶碱0.3g，每日1次静脉滴注。

理由：支气管舒张剂可舒张支气管平滑肌，减轻患者气流受限，缓解气短或呼吸困难症状。对于病情较重的患者，首选雾化吸入短效β_2受体激动剂联合抗胆碱能药物，同时可静脉应用茶碱类支气管舒张药物。不同作用机制的支气管舒张药物联合应用效果比单一用药更好。

3. 抗感染　莫西沙星0.4g，每日1次静脉滴注。

理由：50%～70%的COPD急性加重是由下呼吸道感染引起的，院外感染的病原体除了病毒（约30%）外，主要是肺炎链球菌、流感嗜血杆菌、卡他莫拉菌、肺炎衣原体和肺炎支原体。患者近4天在院外病情急性加重时咳痰量增加，痰为黄色，提示下呼吸道细菌感染的可能性大（因为黄痰或脓性痰常常提示细菌感染），此次加重可能主要由细菌感染引起，结合患者末梢血白细胞总数、粒细胞分数升高，进一步说明细菌感染的可能。因此，有应用抗生素治疗的指征。此外，患者此次症状加重时间较短，虽然血清支原体和衣原体抗体目前回报均阴性，但是也不能排除细菌感染同时合并非典型病原体（如肺炎支原体或衣原体）感染的可能，因抗体的产生多在发病1周以后。在尚未明确感染的病原体种类之前，经验性抗生素治疗应选择能覆盖常见病原体的抗生素，而莫西沙星的抗菌谱能够覆盖COPD急性加重的常见病原体。

4. 糖皮质激素　甲泼尼龙24mg，每日1次口服。

理由：COPD急性加重时气道炎症和全身炎症反应增加，糖皮质激素能够减轻气道和全身炎症反应，缩短急性加重病程，降低死亡率。因此，对基础$FEV_1 < 50\%$预计值或住院的急性加重患者，应在使用支气管舒张药物基础上短期（不超过7～10天）全身应用糖皮质激素。该患者为COPD急性加重期极重度，短期全身应用糖皮质激素有利于急性加重症状尽快缓解。

（二）治疗效果

经上述治疗5天，患者气短症状明显减轻，痰量减少，痰色转为白色，听诊双肺干湿啰音基本消失。复查血常规WBC $7.05 \times 10^9/L$，S 64%，L 35%，M 1%。血气分析（未吸氧状态）示pH 7.356，PaO_2 72mmHg，$PaCO_2$ 42mmHg，HCO_3^- 25mmol/L，BE +3.1mmol/L。

调整用药：

莫西沙星，0.4g，每日1次口服；

甲泼尼龙，16mg，每日1次口服；

复方异丙托溴铵/沙丁胺醇气雾剂，2喷，每日3～4次吸入；

多索茶碱，0.2g，每日2次口服。

继续治疗4天后患者咳嗽、咳痰及气短症状基本恢复到加重前水平，复查肺功能：吸入支气管舒张药后FEV_1占预计值47%，FEV_1/FVC为59%。血气分析（未吸氧状态）：pH 7.357，PaO_2 75mmHg，$PaCO_2$ 41mmHg。

停用莫西沙星和甲泼尼龙，患者出院。

六、出院医嘱及理由

（一）戒烟

去除危险因素，延缓肺功能下降速度，是防治COPD的最基本措施。

（二）支气管舒张药物

沙丁胺醇气雾剂200μg，必要时吸入，以临时缓解气短症状；噻托溴铵18μg，每日1次吸入。中度以上患者应规则吸入1种或多种长效支气管舒张药物。

（三）糖皮质激素

沙美特罗/丙酸氟替卡松吸入剂50μg /500μg，每日2次吸入，吸药后漱口。患者为重度COPD，有咳嗽、咳痰等呼吸道症状，近2年每年急性加重2～3次。按GOLD和中华医学会呼吸病学分会制定的COPD诊治指南，$FEV_1\% < 50\%$的重度有症状，且反复急性加重患者稳定期可吸入糖皮质激素治疗，糖皮质激素联合长效β_2受体激动剂效果更好。

（四）康复训练

可根据自己实际情况适当进行有规律的康复训练，如缩唇呼吸、呼吸操、步行等。改善呼吸功能，提高运动耐力。

（五）每年入冬前进行流感疫苗接种

减少流感诱发急性加重的机会。

（六）门诊定期复查

利于监测病情，在医生指导下治疗合理治疗。

七、对本病例的思考

COPD是呼吸系统临床常见病，多发生于40岁以上，男性患者多有吸烟或粉尘接触等危险因素暴露史，绝大多数患者（70%以上）有慢性咳嗽、咳痰、呼吸困难/气短等呼吸道症状。对于症状典型者考虑诊断并不困难，但对于症状不典型（如没有明显咳嗽、咳痰、气短症状）或无症状者，详细的病史询问，尤其是详细询问有无危险因素暴露史非常重要。对于女性患者，还应询问有无长期使用生物燃料史（如长期用柴草作为燃料做饭等），因为生物燃料的长期使用也是COPD不可低估的危险因素之一，有些无吸烟史的女性患者就是由于长期使用生物燃料导致COPD的。

此外，应当了解呼吸道症状的有无并不是诊断COPD的主要依据。因为有些长期吸烟者可能没有典型的咳嗽、咳痰、气短症状，甚至没有症状，但肺功能检查时发现已达到中或重度COPD程度，只有肺功能检查才能发现和证实COPD的诊断，并据此判断病情。因此，对有慢性咳嗽、咳痰或气短及有长期危险因素暴露史的来诊者，均应进行常规的肺功能检查，才能发现不典型的COPD患者。

病例15 慢性咳嗽咳痰10余年，气短2年

患者男性，67岁，于2008年8月23日门诊就诊。

一、主诉

咳嗽咳痰10余年，气短2年。

二、病史询问

（一）初步诊断思路及问诊目的

老年患者，以“慢性咳嗽、咳痰伴气短”为主要临床表现，且病程较长，因此在询问病史时应着重于能够引起上述症状的疾病（如慢性支气管炎、支气管哮喘、支气管扩张、肺结核、闭塞性细支气管炎和间质性肺疾病）的鉴别，包括咳嗽的特点、痰的性状、呼吸困难的程度、是否存在明确的诱发因素以及是否存在其他的伴随症状（如发热、喘息、咯血、水肿、少尿及体重下降等），是否经过系统的治疗等。此外，还要注意是否有特殊职业史、过敏性疾病史及吸烟史等。

（二）问诊主要内容及目的

1. 咳嗽、咳痰是否存在明确的诱发因素　慢性支气管炎、哮喘及支气管扩张均以慢性咳嗽、咳痰、气短为主要表现，但慢性支气管炎起病缓慢，病情逐渐进展，冬春季加重。而哮喘多急性发作，常与吸入外源性变应原有关，故多于接触变应原或油烟、冷空气等刺激或剧烈运动所诱发，故多数有季节性（如对花粉过敏者多于春秋季或夏季发作）。

2. 咳嗽、咳痰、气短的特点　干性或刺激性咳嗽多见于支气管哮喘、支气管肿瘤、间质性肺疾病等，咳嗽伴多痰常见于支气管扩张、肺脓肿、肺结核及慢性支气管炎等，且支气管扩张、肺脓肿多见大量脓痰，结核可伴有血痰。晨间咳嗽多见于慢性支气管炎、支气管扩张，夜间咳嗽多见于肺结核、心力衰竭及哮喘。支气管扩张、肺脓肿、空洞型肺结核多在体位改变痰液排出时咳嗽加剧。哮喘、慢性支气管炎发作时均可伴喘息发作，一旦发展至肺气肿，则表现为劳力性呼吸困难。而间质性肺疾病的呼吸困难则呈进行性加重。

3. 伴随症状及全身状态　伴低热、盗汗和乏力多见于肺结核，伴咯血时应注意肺结核、支气管扩张及肺癌，伴咽痒、鼻塞、流涕多为过敏性，伴胸痛可能是空洞型肺结核，不论慢性支气管炎、哮喘、支气管扩张还是间质性肺疾病，一旦发展至肺源性心脏病阶段，还可出现水肿少尿。哮喘患者营养状态多良好，而支气管扩张、肺结核多营养状况较差，进行性消瘦者还要注意肺癌的可能。

4. 职业环境及个人史、过敏史　有过敏史者应注意支气管哮喘等气道高反应性疾病，间质性肺疾病患者可有长期有害粉尘接触史，结核患者可有结核病患者接触史，慢性支气管炎患者多有长期吸烟史，而部分支气管扩张患者的起病可追溯到童年曾有麻疹、百日咳或支气管肺炎的病史，常有反复发作的呼吸道感染。

（三）问诊结果及思维提示

问诊结果：67岁男性患者，既往无慢性呼吸系统疾病，10余年前无明显诱因出现咳嗽、咳少许白痰，不伴喘息，上述症状多于秋冬季明显，每年持续3个月以上，未系统诊治。2年前开始出现气短，活动后加重，为系统诊治来诊。发病以来无胸痛咯血，无低热盗汗乏

力，无水肿少尿，无夜间阵发性呼吸困难，无有害气体及粉尘接触史，无结核病患者接触史，有吸烟史30余年，每日20～30支。

思维提示：通过问诊明确：老年男性患者，有长期吸烟史，主要临床表现为慢性咳嗽、咳痰，不伴喘息，症状多于秋冬季发作，每年持续时间较长，这均与慢性支气管炎的典型临床表现相符合，故首先应考虑慢性支气管炎的可能，但需注意排除其他心、肺疾病。同时该患者病程较长，且已经出现劳力性气短，故在查体和辅助检查的过程中尚需注意是否存在肺气肿、早期肺源性心脏病的体征。

三、体格检查

（一）重点检查内容及目的

轻度慢性支气管炎患者在缓解期可无异常体征，但在急性发作期多可在背部及肺底闻及散在干、湿啰音，咳嗽后可减少或消失，啰音的性质、部位不固定。当发展至肺气肿和COPD阶段，还会出现相应的体征，如桶状胸、触觉语颤减弱、叩诊过清音、肺肝界下移、呼吸音减弱及呼气相延长等。而一旦进展至肺源性心脏病，尚可见肺动脉高压和右心室扩大的体征。

（二）体格检查结果及思维提示

体格检查结果：T 36.4℃，P 81次/分，R 18次/分，BP 130/75mmHg。发育正常，营养中等，神志清晰，浅表淋巴结未触及，口唇无发绀，无颈静脉怒张，肝颈静脉回流征阴性。桶状胸，呼吸运动正常，肋间隙略增宽，触觉语颤减弱，叩诊双肺过清音，肺下界下移，听诊呼吸音普遍减弱，呼气相延长。心尖搏动正常，心浊音界缩小，心率81次/分，律齐，P_2无明显增强，各瓣膜听诊区未闻及病理性杂音。腹平软，无压痛反跳痛，肝脾肋下未触及，肝浊音界下移。双下肢无水肿，无杵状指（趾）。

思维提示：体格检查结果与问诊的判断相符，都支持慢性支气管炎、肺气肿的诊断。需要注意的是，无论慢性支气管炎还是肺气肿都是导致气流受限，即COPD的重要原因，因此仅仅诊断到此是不全面的，还应该评价患者是否已经表现为肺功能的气流受限，程度如何，即处于哪一级的COPD进行针对性的检查。另外，虽然该患者没有出现肺源性心脏病的标志性症状和体征——双下肢水肿和颈静脉怒张，但体检时应要注意是否存在肺动脉高压和早期肺源性心脏病的体征，如P_2亢进、三尖瓣区收缩期杂音、剑突下心脏搏动增强等，并进行相应的实验室及影像学检查。

四、实验室和影像学检查

（一）检查内容及目的

1. 血常规　可以用来评价是否有感染存在。

2. 痰涂片及培养　对于怀疑存在感染的患者可以明确病原。

3. 血气分析　确定是否存在低氧血症或高碳酸血症以及酸碱平衡失调，评价病情。

4. 肺功能　对于疑诊COPD者均应进行肺功能检查。它是确诊COPD的主要依据，同时可以排除其他与COPD有相似症状的疾病。肺功能应该在吸入足量短效支气管扩张剂（通常吸入沙丁胺醇400μg）之后进行，这样能尽量减少测量变异。

5. 心电图和胸片　有助于发现其他引起慢性咳嗽、咳痰的疾病，也可用来对病情进行评估。

（二）检查结果及思维提示

检查结果：①血常规：WBC 8.72×10^9/L，L 22.3%，S 63%，Hb 125g/L，PLT 332×10^9/L。②痰培养：结果待回报。③动脉血气分析（未吸氧）：pH 7.41，PaO_2 72.5mmHg，$PaCO_2$ 43mmHg。④心电图：正常。⑤胸片：肋间隙增宽，膈肌变平，心脏垂直位，双肺野透光度增加。⑥肺功能：FEV_1占预计值47%；FEV_1/FVC 63%。

思维提示：通过上述检查，可基本除外其他引起咳嗽、咳痰的心肺疾病，故慢性支气管炎的诊断可以明确，亦符合肺气肿的诊断标准。同时，患者吸入支气管舒张剂后，FEV_1/FVC比值＜70%同时FEV_1＜80%预计值，故可明确诊断为COPD。根据FEV_1占预计值的百分比进一步进行COPD的严重程度分级，该患者的FEV_1＜50%预计值，应诊断为Ⅲ级（重度）。患者近期并无咳嗽、咳痰、气短和喘息的加重，故处于COPD的稳定期。下一步的治疗方案也应针对上述诊断进行合理的选择。

五、治疗方案及理由

（一）治疗方案

1. 戒烟。
2. 沙丁胺醇200μg必要时临时吸入。
3. 噻托溴铵18μg每日1次吸入。
4. 康复治疗（缩唇呼吸、步行、登楼梯、踏车及腹式呼吸锻炼等）。
5. 定期注射流感疫苗（每年1～2次）。

（二）理由

与COPD加重期的治疗不同，稳定期的治疗原则应该是以改善症状和提高患者生活质量为目的的个体化治疗为主。到目前为止，还没有药物能够改变COPD患者肺功能进行性下降这一趋势，因此药物治疗只能用于控制症状和并发症。对于稳定期COPD的治疗应遵循如下原则：

1. 在诸多导致COPD的因素当中，吸烟既是COPD发生的危险因素，也是加速气流受限的主要因素——故应及时戒烟以延缓肺功能下降速度。

2. 按全球哮喘防治创议（The Global Initiative for Asthma, GINA）和我国COPD诊治指南，中度以上COPD在戒烟和按需应用短效支气管扩张剂基础上均应规律使用一种或多种长效支气管扩张剂。支气管舒张剂是控制COPD症状的最主要治疗措施，短期按需应用可缓解症状；与短效支气管舒张剂相比，规律应用长效支气管舒张剂不仅使用方便，而且效果更好。该患者为重度，故在按需应用沙丁胺醇的同时规律应用噻托溴铵。

3. COPD患者使用流感疫苗可降低严重事件的发生。因此对于该患者，除戒烟和应用支气管舒张剂之外，还应定期注射流感疫苗。

4. 由于长期规律吸入糖皮质激素治疗仅适用于 $FEV_1 < 50\%$（Ⅲ级和Ⅳ级 COPD 患者）并且有临床症状以及反复加重的患者，因此吸入糖皮质激素并未作为该患者的常规治疗方案。

5. 该患者处于COPD稳定期，不推荐常规应用抗生素治疗，亦不推荐常规应用祛痰药。更应避免常规应用镇咳药。

6. 该患者血气分析无呼吸衰竭，故不必进行氧疗。而对于慢性呼吸衰竭患者，长期家庭氧疗（> 15小时/天）可提高生存率。对于部分患者尤其是在白天有明显高碳酸血症的患者，还可以联合间歇无创正压通气。

六、对本病例的思考

（一）对COPD定义的理解

在以慢性咳嗽、咳痰、气短为主要临床表现的疾病，最常见的就是慢性支气管炎，慢性支气管炎的诊断需要注意除外其他心肺疾病。例如肺结核也是导致慢性咳嗽的原因之一，在很多发展中国家，肺结核和COPD都是很常见的。因此，对所有具有COPD症状的患者均应注意与肺结核的鉴别，尤其在结核病高发地区。虽然慢性支气管炎、肺气肿可单独存在，但在绝大多数情况下是合并存在的，无论是单独或合并存在，只要出现不完全可逆的气流受限，均可诊断为COPD。

过去很多COPD的定义总是强调“慢性支气管炎”和“肺气肿”，但如此定义并不完善。慢性支气管炎的诊断是以症状学为基础的，它并不能反映与COPD患者致残率和病死率密切相关的气流受限情况。也就是说，若要在慢性支气管炎患者中诊断COPD，则必须有气流受限的客观证据，仅有慢性咳嗽、咳痰等症状而肺功能正常是不能诊断COPD的。而肺气肿，或者说是肺气体交换表面（肺泡）的破坏，是一个病理术语，它仅能描述COPD患者存在的多个结构异常中的一个。正是基于上述原因，目前已重新对COPD进行了定义：COPD是一种可以预防和可以治疗的疾病，具有某些显著的肺外效应可能与患者个体的严重程度有关。它的肺部特点表现为气流受限不完全可逆。这种气流受限通常呈进行性发展，与肺部对有害气体或有害颗粒的异常炎症反应有关。可以看出，COPD的特征为慢性气流受限和一系列肺脏的病理改变，一些显著的肺外效应和严重的合并疾病。

对于COPD的诊断，肺功能检查是必需的，它也反映了COPD病理改变的严重程度。根据肺功能分界点（如吸入支气管扩张剂后 FEV_1/FVC 比值 < 70% 和 FEV_1 占预计值的百分比），可将COPD分为四级。但是，气流受限程度与临床症状并不完全相对应，而COPD对患者的影响不仅与气流受限程度有关，还取决于临床症状（尤其是呼吸困难和活动耐量下降）的严重程度。所以肺功能分级的主要目标不仅在于实际应用，还用于方便教学和指导临床治疗。

（二）COPD的治疗原则

对COPD的治疗计划应包括四个部分：①疾病的评估和监测；②减少危险因素；③稳定期的治疗；④加重期的治疗。除药物治疗外，健康教育在促使COPD患者戒烟中起着重要作用，并且可以使COPD患者改善用药技巧，提高自身处理疾病的能力，提高生活质量。在非药物治疗中，肺康复治疗也可以起到减少症状、提高生活质量、改善活动耐量的作用。虽然针对不同患者具体的康复计划不尽相同，但综合的肺康复计划至少包括运动锻炼、营养支持、教育三部分。

对于轻、中度（Ⅰ级和Ⅱ级）COPD的治疗主要是避免危险因素以预防疾病进展，和按需使用药物以控制症状。重度、极重度（Ⅲ级和Ⅳ级）COPD随病情进展则需要不同学科综合治疗，多种方法联合治疗，并给予患者长期的支持。必须针对以下目标进行有效的治疗：缓解症状，阻止病情发展，改善活动耐量，改善生活质量，预防和治疗并发症，预防和治疗急性发作以及降低死亡率。

病例16 慢性咳嗽、咳痰伴活动后气促、心悸

患者男性，65岁，于2005年6月27日住院。

一、主诉

反复咳嗽、咳痰、喘息25年，活动后气促、心悸10年，加重伴下肢水肿10天。

二、询问病史

（一）初步诊断思路及问诊目的

咳嗽咳痰为呼吸系统常见症状，患者慢性发病过程，问诊时应注意数十年病程中，主要症状及伴随症状特点，疾病演变过程、诊治经过、治疗效果等。

（二）问诊主要内容及目的

1. 诱发因素　有无着凉、感冒、劳累等诱发因素。

2. 主要症状的特点　慢性咳嗽常见于慢性支气管炎、支气管扩张、肺脓肿、肺结核，同时应询问咳痰的性质有何特点，是黄痰还是白痰，有无季节性。慢性支气管炎多于冬春季发作，支气管哮喘多于夏季发作。发作的时间，若在夜间多见于心力衰竭、肺结核。病程达20余年，疾病的演变过程，本次病情加重的特点，10天来咳嗽的性质有无变化，咳痰的量、颜色有何特点，如咳脓臭痰考虑厌氧菌感染，咳胶冻样痰考虑肺炎克雷伯杆菌感染，草绿色痰考虑铜绿假单胞菌感染。同时该患者气喘是否与体位有关。

3. 伴随症状　有无咯血，若有咯血表明有血管的破坏、侵蚀或有微血管瘤的形成，应考虑肺栓塞、支气管扩张、肺癌、肺结核、肺脓肿等；有无发热，发热提示呼吸道的感染；胸痛否，胸痛提示可能伴有肺炎、胸膜炎、气胸、肺栓塞等；如有腹胀呕吐，应考虑肝淤血、肝功能不全、肾衰、腹水等，尿量是否正常。是否有意识障碍如脑血管病、心血管病、肺性脑病等均可引起意识障碍。

4. 治疗情况　用药否，用何种药、具体剂量、效果如何，以利于迅速选择药物。

5. 既往史　老年人大多有多种基础疾病，当出现一个症状或体征时，不能认为是某一种病所致，有可能是多种疾病逐步进展、恶化的结果，如患者既往有高血压、冠心病心功能不全时可出现水肿、气短，如有慢性肾脏功能不全，可出现水肿、气短，如幼时患麻疹、百日咳等易患支气管扩张，可引起咳、痰、喘等症状。

6. 职业史　患者暴露于某种粉尘环境易患某些职业病如硅沉着病。

7. 吸烟史　一些肺部疾病与吸烟有很大关系如COPD、肺癌、冠心病等。

8. 家族史　如支气管哮喘、肺纤维化等有家族遗传倾向。

（三）问诊结果及思维提示

问诊结果：患者老年男性，退休前是钳工，无肝病、慢性肾脏疾病、高血压、冠心病等，无麻疹、百日咳、鼻窦炎病史，吸烟40余年，每天20支，未戒烟，无嗜酒，患者于25年前每于冬春季反复咳嗽、咳痰，咳白色泡沫样痰，晨起重，白天轻，伴喘息，每年持续时间大于3个月，曾诊断“慢性支气管炎”，10年前出现活动后心悸气促，曾多次住院予抗炎解痉平喘等治疗好转出院，平素服用氨茶碱片等平喘药物，10天前劳累后发热，体温38.5℃，咳黄痰，每天50ml左右，无咯血，气喘不能平卧，下肢水肿，腹胀，尿少，400ml/d，嗜睡，

曾用青霉素3天，头孢菌素7天，每日2次静脉滴注，利尿剂5天，未见好转来诊。

思维提示：患者有反复咳嗽、咳痰、喘病史，冬季加重25年，活动后气促心悸10年，加重伴水肿10天。支气管哮喘春夏季多发，青少年发病，与上述症状不符，待肺功能结果回报后明确是否合并有支气管哮喘；该患者幼时无麻疹、肺炎、百日咳史，无大量脓臭痰史，放射线或CT可证实有否支气管扩张；该患者咳、喘，冬季重，但非常年发作，无鼻窦炎病史，注意肺HRCT有无弥漫的小结节，如无多发弥漫小结节则可排除泛发性细支气管炎；患者无经常低热盗汗、乏力、食欲不振等结核中毒症状，注意放射线检查，如为结核其病变多为肺上部尖后段、下叶背段，痰查结核菌可证实；该患者咳嗽气促应注意除外间质性肺疾病，应注意肺有无Velcro啰音及杵状指；腹胀，下肢水肿，注意心功能不全，注意是否有肝大及移动性浊音。该患者吸烟40年，本次因劳累后发热，咳黄痰多，喘重伴下肢水肿，COPD合并感染的可能性大，应在查体时重点行胸部查体，胸廓是否正常，呼吸音强弱，是否闻及湿啰音、干啰音、管样呼吸音，心脏大小，心脏杂音等。

三、体格检查

（一）重点检查内容及目的

患者呼吸系统感染的可能性大，应注意肺部体征，有无肺气肿体征，如桶状胸、肋间隙增宽、呼吸音减弱，肺部是否有啰音，是湿啰音还是干啰音，干鸣音提示有气道痉挛或阻塞，心力衰竭多为肺底湿啰音，若闻及局限性湿啰音，则考虑肺炎、肺结核、支气管扩张，若双肺闻及大量湿啰音，急性肺水肿的可能性大，心脏查体首先观察是否有剑突下心脏搏动，其提示早期肺源性心脏病，是否有心脏杂音、$P_2 > A_2$，下肢水肿是凹陷性还是非凹陷性等。

（二）体格检查及思维提示

体格检查结果：T 38.0℃，R 28次/分，P 100次/分，BP：110/70mmHg，神志尚清，多语，兴奋，呼吸促，端坐位，球结膜水肿，口唇发绀，颈静脉怒张，肝颈静脉回流征阳性，气管居中，浅表淋巴结不大，胸廓对称，桶状胸，肋间隙增宽，呼吸运动减弱，双肺上叶叩诊过清音，肺肝界位于右锁骨中线第七肋间，听诊双肺肺泡呼吸音减弱，闻及细小喘鸣音，右下肺闻及小水泡音，无胸膜摩擦音，剑突下见心脏搏动，心界不大，心率100次/分，律齐，心音遥远，剑突下心音强，$P_2 > A_2$，未闻及奔马律，腹软，无压痛，肝大肋下3cm，叩痛阳性，脾未及，移动性浊音阴性，双下肢水肿，指压痕阳性，无杵状指（趾），余查体正常。

思维提示：经上述检查有肺气肿体征，剑突下见心脏搏动增强，$P_2 > A_2$，肝大，水肿，提示肺动脉高压，肺源性心脏病，右心功能不全；下肢水肿的患者不排除低蛋白血症、肾衰所致，进一步行实验室检查及影像学检查，肝功能及肾功能检查，明确诊断。

四、实验室检查及影像学检查

（一）初步检查内容及目的

1. 血常规、ESR、CRP　进一步证实感染性疾病。

2. 动脉血气分析　明确是否有呼吸衰竭，判断病情的严重程度。

3. 胸部影像学　明确病变部位及范围。

4. 肺功能　有利于诊断，评估病情的严重程度及预后。

5. 痰涂片查结核菌、痰细菌培养加药敏　以针对敏感菌调整药物，痰查瘤细胞以排除肺部肿瘤。

6. 血清支原体抗体、军团菌抗体、病毒抗体系列　以查找致病原。

7. 心电图　明确是否有心肌缺血、心律失常等。

8. 心脏彩超　心脏大小及心脏内部结构，间接测量评估肺动脉压力，排除其他心脏疾病。

9. 肝肾功能　血清离子是否有肝肾功能的损害、离子紊乱及酸碱失衡。

（二）检查结果及思维提示

1. 血常规　WBC 13.2×10^9/L，S 80%，L 18%，RBC 4.88×10^{12}/L，Hb 150g/L，PLT 333×10^9/L。

2. CRP　126mg/L。

3. ESR　110mm /h。

4. 心电图　窦性心动过速，肺性P波，右束支传导阻滞，$RV_1+SV_5>1.05mV$ 电轴右偏，顺钟向转位。

5. 动脉血气分析（未吸氧）　pH 7.42，$PaCO_2$ 70mmHg，PaO_2 42mmHg，HCO_3^- 40mmol/L。

6. 肺部影像学　肺动脉段突出，双侧肺门影增大，右下肺动脉干增粗大于15mm，提示存在肺动脉高压（图16-1）。

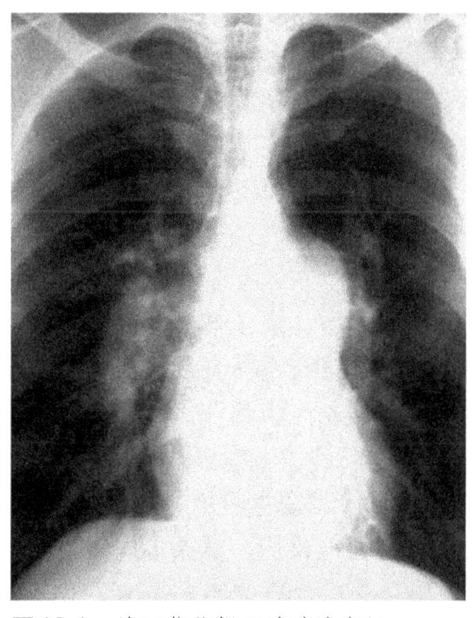

图16-1　胸正位像提示肺动脉高压

7. 血清支原体抗体（1∶320）（+）、军团菌抗体（－）、病毒抗体系列（－）。

8. 痰涂片革兰阳性球菌、革兰阴性杆菌生长，痰查结核菌阴性，痰培养待结果。

9. 肺功能（床旁）　FEV_1 占预计值30%，吸入支气管舒张药物（沙丁胺醇）后FEV_1/

FVC占预计值46%，改善率7%，RV升高，阻塞性通气功能障碍。

10. 心脏彩超　右心房内径48mm×35mm，右心室内径23mm，左心室内径45mm，三尖瓣轻度反流，间接测量肺动脉压力为56mmHg，EF56%。

11. 肝功能正常，血离子浓度　K^+ 3.3 mmol/L，Na^+ 130mmol/L，Cl^- 80mmol/L，Cr 96μmol/L，BUN 6.5 mmol/L。

思维提示：根据该患者反复咳嗽、咳痰、喘息20余年，曾诊断慢性支气管炎，肺功能提示阻塞性通气功能障碍，支持COPD的诊断，经心电图、心脏彩超及胸片检查支持肺源性心脏病的诊断。胸片未见脓腔及液平，不考虑肺脓肿；心脏彩超示三尖瓣轻度反流，且无瓣膜赘生物，不考虑风湿性心脏病；肺结核好发部位为上叶尖后段、下叶背段，痰查结核菌阴性，目前不考虑；肝功能及血肌酐正常，可排除肝肾衰竭。分析上述病史、查体、化验室检查结果，支持以下诊断：COPD合并右下肺炎，肺源性心脏病，右心功能不全，Ⅱ型呼吸衰竭，肺性脑病，呼吸性酸中毒合并代谢性碱中毒，低血钾症，低钠血症，低氯血症。

五、治疗方案及理由

（一）治疗方案

1. 低流量持续吸氧（2L / min）。

2. 异丙托溴铵/硫酸沙丁胺醇2.5mg +布地奈德2ml +氨溴索30mg+生理盐水2ml每日3次雾化吸入。

3. 多索茶碱注射液0.2g，每日2次静脉滴注。

4. 盐酸氨溴索注射液60mg，每日2次静脉滴注。

5. 头孢哌酮/舒巴坦钠注射液2.0g，每日2次静脉滴注；阿奇霉素注射液0.5g，每日1次静脉滴注。

6. 纠正离子紊乱，调节酸碱失衡　0.9%氯化钠注射液500ml，10%氯化钾注射液15ml，每日1次静脉滴注；氯化钾缓释片1.0g每日3次口服。

（二）理由

患者血气分析示有二氧化碳潴留，应予低流量低浓度持续吸氧。患者咳黄痰，白细胞总数增高，胸片提示右下肺淡片渗出影，肺内感染诊断明确，但因其反复住院及应用抗生素，革兰阴性杆菌感染的可能性大，且易产生耐药，故选用第三代头孢菌素加酶抑制剂如头孢哌酮/舒巴坦。化验示支原体抗体阳性，考虑合并支原体感染予合用阿奇霉素。COPD急性加重期在应用支气管舒张剂基础上，可全身应用糖皮质激素，促进病情缓解和肺功能的恢复，雾化吸入糖皮质激素可减轻气道炎症反应，氨茶碱可解除气道平滑肌痉挛，患者有右心功能不全，水肿，予充分抗炎解痉挛药治疗，若右心衰竭仍不缓解再考虑予小剂量利尿剂间断口服。

六、治疗效果及思维提示

1. 症状　3天后热渐退，咳痰呈淡黄色。

2. 查体　神志清楚，呼吸22次/分，可平卧，球结膜水肿减轻，口唇轻度发绀，双肺散在干鸣音，右肺底闻及湿啰音，下肢水肿，指压痕阳性。

3. 辅助检查 ①血气分析（吸氧2L/min）：pH 7.43，PaO_2 58mmHg，$PaCO_2$ 60mmHg，SaO_2 89%。②血离子浓度：K^+ 4.0 mmol/L，Na^+ 142mmol/L，Cl^- 106mmol/L。③痰查结核菌：阴性。④痰培养：大肠埃希菌生长。

> **思维提示**：痰培养示大肠埃希菌生长，头孢哌酮舒巴坦钠对其敏感，因入院后即应用此药，患者症状明显缓解，但应注意第三代头孢菌素不能应用时间长，否则易发生菌群失调，真菌感染，痰涂片查真菌。

七、病情变化及治疗

（一）病情变化

入院第5天，患者再次出现昏睡，唤之不应，血压120/60mmHg，呼吸20次/分，体温36℃，口唇略发绀，球结膜水肿，面色潮红，多汗，双肺闻及干鸣音，右肺闻及湿啰音，律齐，下肢略肿，双侧巴宾斯基征阳性。

> **思维提示**：患者为何出现嗜睡？考虑如下：
> 急性脑血管病？
> 感染加重致中毒性脑病？
> 肺性脑病？
> 严重的离子紊乱？
> 予查血气分析，血常规，头CT，血离子

（二）检查结果

1. 血气分析 pH 7.26，$PaCO_2$ 80mmHg，PaO_2 60mmHg，SaO_2 88%。

2. 血常规 WBC 10.6×10^9/L，S 76%，L 20%，RBC 3.68×10^{12}/L，Hb 142g/L，PLT 386×10^9/L。

3. 血离子 K^+4.2mmol/L，Na^+142mmol/L，Cl^- 102mmol/L。

4. 头CT 正常。

> **思维提示**：血常规显示白细胞明显下降，可排除急性感染加重致中毒性脑病，头CT正常，可排除急性脑血管病，血气分析示Ⅱ型呼吸衰竭，昏睡考虑其出现肺性脑病，肺性脑病的常见诱因为感染、气道阻塞、镇静安眠药、高流量吸氧等，寻其原因发现家属擅自调大氧流量高达5L/min约1小时，高浓度吸氧抑制呼吸中枢，二氧化碳潴留加重，从而导致呼吸性酸中毒，肺性脑病，立即将氧流量调到2L/min，予尼可刹米等呼吸兴奋剂，甲泼尼龙注射液40mg静脉注射，抗炎解痉治疗同前。

（三）治疗效果

治疗1周后患者病情缓解。

临床表现：无发热，咳白痰，喘息缓解。查体：神志清，呼吸平稳，口唇无发绀，双

肺偶尔闻及干鸣音，右肺少许湿啰音，下肢无水肿。

血气分析：pH 7.36，$PaCO_2$ 51mmHg，PaO_2 60mmHg。

血常规：WBC 8.7×10^9/L，S 72%，L 22%，RBC 3.60×10^{12}/L，Hb140g/L，PLT 296×10^9/L。

八、对本病例的思考

患者有慢性咳嗽咳痰喘病史，并出现水肿，反复感染，病情逐年加重，胸片示肺动脉高压，心脏彩超提示右心室大，以上均支持肺源性心脏病的诊断，应与冠心病相鉴别，冠心病通常表现为心绞痛、心肌梗死，左心功能不全为主，阵发性呼吸困难，心电图示左心大，心脏彩超为左心室扩大；与风湿性心脏病鉴别，有风湿性关节炎或心肌炎病史，心脏彩超有特殊改变；心肌病表现为全心大。肺源性心脏病患者多伴有水肿，原则上应在有效的抗炎解痉后心力衰竭仍不缓解者，可予小剂量利尿剂，并监测血离子，该患者给予抗炎、通畅气道、减轻脑水肿、抗心力衰竭等治疗后症状已经缓解，再次出现神志障碍，此时应考虑是否有离子紊乱、中毒性脑病、脑血管病等，严重的离子紊乱如低钠低氯可引起神志障碍，经化验可排除；急性脑血管病除神志不清外，多为一侧肢体障碍，病理反射阳性，头CT可鉴别；在肺源性心脏病患者中，肺性脑病为其常见的并发症，二氧化碳严重潴留时，抑制呼吸，此时靠低氧对周围化学感受器的刺激来维持呼吸运动，若予高浓度吸氧，解除了低氧的刺激，从而呼吸中枢受抑制，因此只能低流量吸氧，该患者家属擅自将氧流量加大，造成严重后果，应告知患者及家属发现病情变化应找医护人员，不能自己调整治疗，医护人员应及时观察病情，如神志、呼吸、心率、血气等，避免类似情况发生。

病例17 心悸、气短2年，加重2周

患者男性，53岁，2005年6月18日入院。

一、主诉

心悸、气短2年，加重2周。

二、病史询问

（一）初步诊断思路及问诊目的

心悸、气短是许多疾病常见症状。该患者病史2年，属慢性过程，首先应该考虑由最常见的心肺疾病引起；其次应注意是否由甲状腺功能亢进、长期贫血等非心肺疾病所致；最后在完全除外器质性疾病基础上，分析是否由肥胖、心理情绪等功能性因素引起。因此，围绕引起心悸、气短的常见器质性疾病之特点、诱因及既往史等问诊，寻找原发疾病的线索。

（二）进一步询问内容及目的

1. 诱因、持续时间、发病特点、缓解方式　劳累后出现心悸、气短常见于器质性心脏病；呼吸道感染后出现心悸、气短多见于慢性阻塞性肺疾病（COPD）、肺源性心脏病；阵发性心悸、气短多见于心律失常；持续性心悸、气短、活动时加重、休息后缓解见于心功能不全；一般心脏疾病引起的心悸、气短经休息或应用血管扩张药可缓解；肺源性心悸、气短在应用茶碱类舒张支气管药物后可缓解。

2. 伴随症状　有无夜间阵发性呼吸困难，鉴别左心功能不全；有无腹胀、水肿、尿少，鉴别右心功能不全、肺源性心脏病；有无晕厥、胸痛和咯血，鉴别慢性肺栓塞；有无发作性喘息，鉴别支气管哮喘；有无易怒、消瘦、腹泻等，鉴别甲状腺功能亢进。

3. 既往史　有无慢性心肺疾病、甲状腺功能亢进、贫血等，以分析本次心悸、气短与既往疾病之间的关系。如甲状腺功能亢进长期控制不佳，可能存在甲状腺功能亢进性心脏病。

4. 个人史　有无长期吸烟史、饮酒史、职业史，提示有无慢性气道炎症性疾病和职业性肺疾病。

（三）问诊结果及思维提示

问诊结果：53岁，男性患者，出租车司机。2年前上六楼后感觉心悸、气短，休息后可缓解，自认为与近年来体重增加、运动量减少有关，因不影响工作和生活，未介意。平素无咳嗽及咳痰，无胸痛及咯血，无晕厥。近2周因劳累于轻微活动后即感心悸、气短，上二楼即出现症状加重，经休息可缓解，伴食欲减退、腹胀、乏力，发现双脚水肿。发病以来无夜间阵发性呼吸困难和发作性喘息，无胸痛和咯血、无发热和咳嗽。睡眠欠佳、二便正常。为明确诊断就诊。既往：无慢性心肺疾病。近10年因体型发胖、夜间睡眠打鼾，但无夜间憋醒史。双下肢静脉曲张6年。无肝炎结核病接触史。无疫区居住史。无有毒害气体和粉尘接触史。无药物过敏史。吸烟20余年，每日20～30支；饮酒10余年，每日白酒约2两至半斤，啤酒1～2瓶。

思维提示：53岁，男性患者，心悸、气短2年，加重2周伴食欲差、腹胀、水肿，为体循环淤血的表现。可能存在的疾病：①肺源性心脏病、右心衰竭；②心包积液或缩窄性心包炎；③腔静脉压迫综合征。病程中无夜间阵发性呼吸困难，无发作性喘息，不考虑左心功能不全、扩张型心肌病等。既往无慢性疾病可以除外甲状腺功能亢进和贫血等疾病引起的心悸、气短症状。

三、体格检查

（一）初步检查内容及目的

1. 有无颈静脉怒张、肝颈静脉回流征、肺动脉第二听诊区心音、杂音、三尖瓣心脏杂音、肝脏大小、下肢水肿　用以判断有无右心衰竭，肺动脉高压。

2. 胸廓外形、肺部的体征　有无引起右心衰竭的慢性支气管－肺疾病，同时除外左心功能不全。

3. 心脏大小、心音强弱、奇脉有无　鉴别心包积液或缩窄性心包炎。

4. 血压、体型等　除外阻塞性睡眠呼吸暂停综合征的高危因素。

5. 浅表淋巴结有无肿大、颈部有无增粗、胸壁静脉有无曲张　鉴别上腔静脉压迫综合征。

（二）体格检查结果及思维提示

体格检查结果：T 36.2℃ R 30次/分， P 112次/分，BP 150/80mmHg，发育正常，营养良好，体型肥胖，神志清楚，呼吸稍促，自主体位。浅表淋巴结无肿大。口唇轻度发绀，巩膜无黄染，颈部无增粗，颈静脉怒张，肝颈静脉回流征阳性。无奇脉。胸廓对称，无畸形，胸壁静脉无曲张，两肺呼吸音清，未闻及干、湿啰音。心前区无隆起，心界不大，肺动脉瓣区第二心音亢进，心率112次/分，心律齐，心音有力，三尖瓣区可闻及收缩期杂音，余瓣膜区未闻及病理性杂音。腹软，全腹无压痛即反跳痛，肝肋下2cm，有轻微触痛，脾未触及，无腹水征。双下肢静脉曲张，胫前凹陷性水肿，无杵状指（趾）。脊柱四肢无畸形，活动自如。神经系统查体未见异常。

思维提示：①查体见颈静脉怒张，肝颈静脉回流征阳性，肺动脉第二心音亢进，三尖瓣区闻及Ⅱ级收缩期吹风样柔和杂音。肝大有压痛，双下肢水肿，存在肺动脉高压和右心衰竭的阳性体征。结合病史心悸、气短2年加重伴双下肢水肿2周是慢性过程的急性加重，考虑可能性最大的疾病为慢性肺源性心脏病。②心脏听诊除三尖瓣区Ⅱ级收缩期杂音，考虑右心室肥大导致三尖瓣相对关闭不全所致，其他瓣膜区未闻及病理性杂音，除外风湿性心脏病二尖瓣狭窄、先天性肺动脉狭窄、室间隔缺损、法洛四联症等左向右分流的先天性心脏病引起的右心衰竭。③神志清、呼吸平稳、脊柱四肢活动正常、神经系统查体无异常，除外神经肌肉疾病所致的肺源性心脏病、右心衰竭。④胸廓和脊柱无畸形除外胸廓脊柱畸形导致的肺源性心脏病、右心衰竭。⑤无桶状胸，双肺无干湿啰音，除外COPD和肺间质纤维化引起的肺源性心脏病、右心衰竭。⑥无奇脉、心界不大，心音听诊无减弱，基本上除外心包积液和缩窄性心包炎。⑦浅表淋巴结无肿大、颈部无增粗、胸壁静脉无曲张，不支持上腔静脉压迫综合征。

从病史和查体的结果来看，考虑诊断为肺动脉高压、肺源性心脏病、右心衰竭。那么，该患者的原发病是什么？已经从病史和体格检查上除外一些引起肺源性心脏病的常见疾病，这有待于从病史查体方面和进一步检查寻找线索。该患者双下肢静脉曲张多年，并且长期吸烟和从事坐位工作，应该高度警惕肺栓塞的存在。长期吸烟有无肺部肿瘤内转移的可能？该患者体型肥胖，血压偏高，应注意有无阻塞性睡眠呼吸暂停综合征。患者长期饮酒，有无酒精性肝硬化、肝－肺综合征导致的肺动脉高压？少见疾病如肺血管炎也要考虑。

四、实验室和影像学检查

（一）初步检查内容及目的

1. 明确肺动脉高压、肺源性心脏病诊断　胸部X线、心电图、超声心动图，有助于明确肺动脉高压、肺源性心脏病和除外心脏瓣膜病、先天性心脏病。

2. 寻找引起肺源性心脏病的原发病　胸部X线、肺动脉增强加薄层CT、肺功能、血气分析、血D-二聚体、双下肢深静脉彩超，肝胆脾彩超。

3. 判断肺源性心脏病、右心衰竭其他脏器受累程度　血常规、尿常规、肝肾功能、凝血三项、血离子（K^+、Na^+、Cl^-）。

（二）检查结果及思维提示

检查结果：①血尿常规、肝肾功能、血离子、凝血三项均正常。D-二聚体2.6μg/ml。②胸部X线：双肺野透光度正常，右肺下动脉横径17mm（≥15mm），肺动脉段横径膨隆（≥20mm）。③肺动脉增强加薄层CT：双肺动脉主干和分支腔内未见充盈缺损，双肺中下野轻度纤维条索状阴影，无蜂窝改变；纵隔及肺门淋巴结无肿大；胸膜未见异常。④肺功能提示肺通气功能和小气道功能正常，弥散D_LCO占预计值65%。⑤血气分析：pH 7.35，PaO_2 55mmHg（未吸氧），$PaCO_2$24mmHg。⑥心电图：肺型P波，电轴右偏，不完全性右束支传导阻滞。⑦超声心动图：右心室内径25mm（≥20mm），右心室流出道内径 36mm（≥30mm），右肺动脉内径增宽20mm（≥18mm）。⑧双下肢深静脉彩超未见血栓形成。肝胆脾彩超提示轻度脂肪肝，余正常。

思维提示：胸片、心电图和超声心动图提示肺动脉高压、右心房、右心室增大符合肺源性心脏病的诊断，结合临床症状和体征，诊断明确肺源性心脏病、右心衰竭。血D-二聚体明显升高，由于D-二聚体受许多因素的影响仅能作为筛选肺栓塞的一个指标，当D-二聚体低于正常（0.5μg/ml），可基本除外急性肺栓塞，但D-二聚体升高并不只见于肺栓塞，因此不能作为诊断依据，肺动脉增强CT和双下肢深静脉彩超结果可以除外段以上肺栓塞。肺动脉薄层CT结果除外COPD、肺间质纤维化、肺及纵隔肿瘤、胸膜疾病。心脏扇扫进一步除外瓣膜病和先天性心脏病。肺通气功能正常除外COPD。血常规、肝功能和凝血功能均正常，肝胆脾彩超未提示肝硬化改变，因此可以除外酒精性肝硬化、肝－肺综合征。动脉血气分析PaO_2 55mmHg（＜60mmHg），存在Ⅰ型呼吸衰竭。该患者尚需行睡眠监测，明确有无阻塞性睡眠呼吸暂停综合征。薄层肺CT提示双肺野轻度纤维条索状阴影，动脉血气有缺氧、肺功能轻度弥散障碍，提示有换气功能障碍，是否存在血管炎性疾病，应该进一步检查明确。

五、治疗方案及理由

1. 持续3～5L/min吸氧 理由是存在Ⅰ型呼吸衰竭（PaO_2 55mmHg），无阻塞性支气管肺疾病，为改善低氧血症给予中等浓度氧疗。

2. 间断小剂量联合应用利尿剂 氢氯噻嗪 25mg每日2次静脉滴注，螺内酯20mg每日2次口服。理由：存在右心衰竭，又无支气管肺感染，为减少体循环淤血、改善心脏功能，原则上应用保钾与排钾利尿药联合，可酌情根据尿量补钾。注意监测血气、电解质、尿量和循环功能。一般应用3～5天后根据患者心力衰竭改善情况决定是否继续应用利尿剂，不主张长期用药。

3. 血管扩张剂的应用 如果利尿效果不好，可选择硝苯地平等扩血管药口服。

六、进一步检查的内容、目的及结果

1. 睡眠监测 判定是否符合阻塞性睡眠呼吸暂停综合征诊断，结果为不符合诊断标准。

2. 免疫学检查 血沉72mm/h、CRP 70.9mg/L、类风湿因子（+）、抗O抗体＜200IU/ml。双链DNA（－）、抗核抗体（－）、ENA谱（－），抗中性粒细胞胞浆抗体（ANCA）（－）。结果：血沉增快、CRP增高、类风湿因子阳性，但无特异性提示。

七、治疗经过和病情变化

经上述利尿、吸氧治疗后，双下肢水肿消失，但活动后仍有气短、心悸，住院期间患者出现口腔溃疡和静脉采血针眼处发红，有粟粒大小的红丘疹和脓疱疹。进一步追问病史：反复口腔溃疡8年，近3年曾出现3次外生殖器溃疡，因能自愈未就诊。曾在2年前患过眼病，被诊断为虹膜炎。针对上述病史，高度考虑白塞病（Behcet disease），并且进行了以下几项检查：

1. 血浆蛋白电泳 球蛋白$\alpha_1$6.9%（3.3%～7.0%）、$\alpha_2$22.1%（6.3%～11.7%）、β28.7%（7.8%～14.3%）、γ27.9%（11.1%～20.4%）。α_2、β、γ球蛋白明显增高。

2. 肺通气灌注扫描显示 通气正常，灌注可见多个亚段核素稀疏缺损区。

3. 眼科会诊 虹膜睫状体炎。

八、诊断

白塞病合并肺动脉高压、肺源性心脏病、右心衰竭。

九、更改治疗方案

1. 泼尼松40mg/d，每日1次口服。

2. 硝苯地平10 mg/次，每日3次口服。

3. 间断口服利尿剂。

1个月后心悸、气短症状好转，3个月后心悸气短缓解。

十、对本病例的思考

53岁男性患者，以心悸、气短2年为主诉入院，通过详细的病史询问，分析心悸、气短是源于器质性疾病还是功能因素，器质性疾病是心源性、支气管肺源性还是全身性疾病。体格检查对于心肺疾病的诊断和鉴别诊断有重要意义。肺动脉高压和右心室肥大有特异性阳性症状、体征。我国慢性肺源性心脏病最常见的原发病是COPD，其次还有支气管扩张、支气管哮喘、肺间质纤维化、慢性肺栓塞和胸廓脊柱畸形。这些疾病在临床上有其各自的特异症状和阳性体征，诊断并不困难。近年来阻塞性睡眠呼吸暂停综合征的发病率不断在上升，肺血管炎、结缔组织病的发病率也明显升高，由于原发病症状不明显或不典型，或早期无明显表现，当发展成肺动脉高压、肺源性心脏病时才被诊断。本例以肺动脉高压、右心衰竭为表现就诊。病程中发现口腔溃疡。经再次病史的采集，得到了重要的诊断线索——生殖器溃疡。许多结缔组织病均可并发肺动脉高压，如硬皮病、系统性红斑狼疮、类风湿关节炎、皮肌炎、干燥综合征和白塞病。这些疾病病变除累及肺实质、肺间质外，肺血管受累是其特点，由于肺血管内皮增厚，管腔变窄，弥散功能障碍导致的缺氧、血管内皮功能失调引起高凝状态和血栓形成，最终形成肺动脉高压、肺源性心脏病。一般是原发病先表现，几年后出现肺动脉高压、肺源性心脏病。也有部分病例原发病的症状不明显或不典型，而以肺动脉高压为手法，病情进展发展成肺源性心脏病、右心衰竭。白塞病中5%累及肺部，肺部主要病变多为血管炎、多发性肺栓塞和动脉瘤。病理改变以血管炎为主要特征，可累及肺部不同大小的动脉，而以细小血管为主。因此肺动脉增强CT诊断不敏感，而肺通气灌注扫描有诊断意义。

病例18 反复咳嗽、咳痰，活动后气短

患者男性，71岁，于2007年7月10日入院。

一、主诉

反复咳嗽、咳痰30余年，活动后气短10余年，双下肢水肿5年，加重8天。

二、病史询问

（一）初步诊断思路及问诊目的

患者年龄大，出现呼吸道症状已达数十年，而且呈逐渐加重趋势，首先应考虑到慢性阻塞性肺疾病（COPD）、支气管扩张症及慢性纤维空洞性肺结核等呼吸系统疾病的可能。我们询问的思路主要应围绕：①咳嗽、咳痰在什么季节易发生？持续多长时间？②是否每年均发病？③每次发病有无诱因？④初期是否伴有明确气促、呼吸困难？⑤咳痰量、颜色、性状、有无特殊气味？是否咯血等？⑥有无消瘦、乏力、低热、盗汗？⑦是否抗炎、解痉平喘治疗？效果如何？⑧近期加重有何诱因？

（二）问诊主要内容及目的

1. 咳嗽、咳痰主要在什么季节，持续多长时间？ COPD患者多有长期的咳嗽、咳痰史，而且多在冬春季节，可帮助诊断。而支气管扩张症多于“感冒”后咳嗽、咳痰加重。

2. 咳嗽、咳痰的状况如何？ COPD患者一般晨间咳痰为主，睡眠时可阵咳或排痰。一般为白色黏液或浆液泡沫痰，清晨较多，起床后或体位变动可刺激排痰。而支气管扩张症多咳脓痰、黄痰，可伴有咯血或痰有异味。

3. 什么时候出现活动后气短、呼吸困难？ 可以提示病情进展，肺功能损伤加重，出现肺气肿。

4. 何时出现心悸、尿少、双下肢水肿？ 可提示肺疾病进展造成肺源性心脏病，出现心功能不全。

5. 发病过程中是否出现神经系统症状？ 如果出现烦躁、谵语、嗜睡等，提示二氧化碳潴留、肺性脑病的存在。

6. 咳嗽是否伴有黄痰、脓痰及咯血？ 慢性咳嗽、咳黄痰、伴咯血常提示支气管扩张症。

7. 咳嗽是否伴有低热、乏力、盗汗及消瘦？ 伴有上述症状、且病情反复进展恶化常提示慢性纤维空洞性肺结核。

8. 除了呼吸道疾病是否还有其他系统疾病？ 某些疾病也可引起咳嗽、咳痰造成感染难以控制。如脑血管疾病可引起吸入性肺炎，加重肺部感染。

9. 既往是否吸烟？吸烟指数多少？ 重度吸烟是COPD重要的发病因素，吸烟者COPD患病率比不吸烟者高2～8倍，烟龄越长，吸烟量越大，COPD发病率越高。

10. 有无职业粉尘和化学物质接触史？ 接触职业粉尘及化学物质，可造成与吸烟类似的COPD。

（三）问诊结果及思维提示

问诊结果：患者现退休，曾是市机车厂职工。既往吸烟50年，每日30支。30多年来，患者反复于冬春季节出现咳嗽、咳痰，痰多呈白色泡沫状，易咳出。10余年来逐渐出现气

短，活动后加重，近5年出现心悸、尿少，伴双下肢水肿。曾多次于我院住院，诊断为“慢性支气管炎急性发作，慢性阻塞性肺气肿，慢性肺源性心脏病，心功能不全，Ⅱ型呼吸衰竭”，并且曾应用呼吸机辅助治疗。8天前感冒后上述症状加重，神志恍惚，咳黄痰，气短加重，伴心悸、尿少、双下肢水肿，无发热，为求进一步诊治来急诊。在急诊行呼吸机辅助通气及抗炎、解痉、利尿治疗4天，为进一步诊治转入病房。发病以来患者无发热及盗汗，无咯血及胸痛。

思维提示：通过问诊可明确，患者曾有慢性阻塞性肺疾病、肺源性心脏病，伴呼吸衰竭，本次就诊主要是因为COPD急性加重、呼吸衰竭。应在体格检查时重点注意神志如何，有无球结膜水肿，有无颈静脉怒张，肺部听诊是否有啰音，剑突下心脏搏动是否增强及肺动脉瓣听诊区P_2是否亢进，心率快慢，有无肝大、腹水及双下肢水肿，口唇及四肢末梢有无发绀。有针对性地进行实验室和辅助检查，为判断病情严重程度及治疗方案的选择提供依据。

三、体格检查

（一）重点检查内容及目的

考虑患者慢性阻塞性肺疾病急性加重期，肺源性心脏病，呼吸衰竭，心力衰竭，因此在对患者进行系统地、全面地检查同时，应重点注意检查神志状态、生命指标、肺部体征和心脏体征以及由此而引起的全身表现。

（二）体格检查结果及思维提示

体格检查结果：T 36.4℃，R 24次/分，P 102次/分，BP 140/80mmHg。神志清楚，呼吸略促，自主体位，球结膜轻度水肿，口唇发绀，气管居中，无三凹征。浅表淋巴结未触及，颈静脉充盈。胸廓对称，双侧呼吸运动减弱，双肺散在小水泡音及干鸣音，心率102次/分，律齐，剑突下心脏搏动明显增强，$P_2 > A_2$，肺肝界下移，肝大、肋下3cm，无触痛，双下肢指压痕（+），未见杵状指，四肢末梢发绀。

思维提示：体格检查结果与问诊后初步考虑为慢性阻塞性肺疾病急性加重，肺源性心脏病，呼吸衰竭，心力衰竭的诊断思路相吻合。体温36.4℃，呼吸略促，球结膜轻度水肿，颈静脉充盈，双肺散在小水泡音及干鸣音。剑突下心脏搏动明显增强，听诊$P_2 > A_2$，肺肝界下移、肝大、肋下3cm，双下肢水肿，口唇及四肢末梢发绀等，均支持上述诊断。进一步实验室和影像学检查主要目的是明确病原学，判断病情严重性，也为治疗方案提供依据。同时，排除其他疾病。

四、实验室和影像学检查

（一）初步检查内容及目的

1. 血常规　进一步证实感染的存在。

2. 肝肾功能及尿常规　评价肝、肾功能状态，指导用药。

3. 血离子、动脉血气分析　对确定发生低氧血症、高碳酸血症、酸碱平衡失调以及判断呼吸衰竭的类型，是否需要补充离子等有重要价值。

4. 血清支原体、衣原体、军团菌、病毒抗体、结核抗体检测及1,3-β-D葡聚糖　明确病原。

5. 痰涂片查细菌，痰细菌培养及药敏　寻找致病微生物，指导用药。

6. 心电图及心脏彩超　明确心脏受累程度，判断病情。

7. 胸部影像学　了解肺部感染情况，主要作为确定肺部并发症及与其他肺疾病（如支气管扩张、肺结核等）鉴别的依据。

8. 肺功能　对COPD诊断，严重程度评价，疾病进展，预后及治疗反应等有重要意义。

（二）检查结果及思维提示

血WBC 14.1×10^9/L，S 90.11%，PLT 344×10^9/L；尿蛋白（+）；肝、肾功能正常，血K^+ 3.0mmol/L，Na^+正常，Cl^- 89mmol/L；血清支原体、衣原体、军团菌、病毒抗体、结核抗体检测及1,3-β-D葡聚糖均阴性；痰涂片找到革兰阳性球菌及革兰阴性杆菌；痰培养肺炎克雷伯杆菌生长；血气分析（呼吸机辅助呼吸，吸氧浓度35%）：pH 7.447、$PaO_2$57.1mmHg、$PaCO_2$73.8mmHg、HCO_3^- 43 mmol/L；心电图示电轴右偏，肺型P波，右心室肥大；床头胸片示双肺透过度强，双肺下纹理模糊，心影增大，肋膈角尚锐利。因病情重未行肺功能及心脏彩超检查。

思维提示：重要的检查结果有：①血白细胞总分数均升高；②尿蛋白（+）；③痰涂片找到革兰阳性球菌及革兰阴性杆菌，痰培养肺炎克雷伯杆菌生长；④血K^+、Cl^-下降；⑤血气分析：pH 7.447、$PaO_2$57.1mmHg、$PaCO_2$73.8mmHg、HCO_3^- 43 mmol/L；⑥心电图示心电轴右偏、肺型P波，右心室肥大；⑦床头胸片示COPD合并感染。结合患者病史和体格检查结果，进一步支持COPD急性加重、慢性肺源性心脏病、心功能不全及Ⅱ型呼吸衰竭、肺性脑病、低钾低氯血症、呼吸性酸中毒合并代谢性碱中毒的诊断。由于患者病情较重故选择广谱抗生素——碳氢酶烯类抗感染治疗，继续呼吸机辅助呼吸，支气管舒张药、多索茶碱及甲泼尼龙解痉平喘，雾化吸入支气管舒张药解痉平喘及祛痰，同时补钾、降低肺动脉压等对症治疗。

五、治疗方案及理由

（一）治疗方案

1. 亚胺培南/西司他汀，0.5g，每8小时一次，静脉滴注。
2. 异丙托溴铵/沙丁胺醇气雾剂2.5ml，每日3次，雾化吸入。
3. 多索茶碱，0.3g，每日2次，静脉滴注。
4. 甲泼尼龙，40mg，每日2次，静脉推注。
5. 每日静脉及口服补钾6.0g。
6. 单硝酸异三梨酯，40mg，每日2次，口服。
7. 螺内酯，20mg，每日2次，口服。
8. 持续机械通气，保护胃黏膜等对症治疗。

（二）理由

通过询问病史及体格检查，以及入院后相关检查结果，虽然此次无肺功能指标，但是诊断明确。由于患者年龄大，病情重，存在呼吸衰竭及心功能不全，咳黄痰，双肺干湿啰音，提示急性加重可能由细菌感染引起，所以选择广谱抗生素碳氢酶烯类尽快控制感染，同时辅以支气管舒张药、甲泼尼龙等解除支气管痉挛，控制气道和全身炎症，呼吸机辅助呼吸改善供氧，排出二氧化碳，同时配合降低肺动脉高压、利尿补钾、纠正酸碱失衡及离子紊乱等措施。

（三）治疗效果及思维提示

经过积极的抗感染治疗及纠正心力衰竭，患者的症状有了明显的改善，咳嗽减轻，咳黄白痰，呼吸困难明显缓解，球结膜水肿消失，无发绀，双肺听诊水泡音减少，干啰音消失，双下肢水肿明显减轻，复查血气分析（呼吸机辅助呼吸，吸氧浓度30%）pH 7.446、PaO_2 69.3mmHg、$PaCO_2$56mmHg、HCO_3^- 29.3mmol/L；血K^+、Cl^-恢复正常；治疗效果理想，撤离呼吸机。但治疗第5天时，患者突然出现烦躁，胡言乱语，不配合治疗，考虑患者年龄大，病情出现新变化，作了如下检查：①请神经科会诊，未发现脑血管病相关症状及体格检查所见；②急查血离子、肝肾功能、血糖均在正常范围；③血气分析（双鼻导管吸氧，2L/min）pH 7.437、$PaO_2$68.3mmHg、$PaCO_2$58.4mmHg、HCO_3^-28.7mmol/L；④复查床头胸片：双肺阴影有明显吸收，未见气胸、肺不张及胸腔积液等。以上检查结果基本除外脑血管病、离子紊乱、血糖异常、酸碱失衡、呼吸衰竭加重及COPD并发症所致。

六、经验及教训

经过反复分析及推敲，该患者诊断明确，临床治疗效果理想，入院后病情很快得到控制，呼吸衰竭、心力衰竭及离子紊乱、酸碱失衡均得以纠正，顺利撤离呼吸机，而且患者出现精神症状后一系列检查均未发现异常，分析原因考虑可能与治疗用药相关。该患者年龄大，在周身缺氧并感染的同时并用了碳氢酶烯类及激素类药物，考虑在病情好转的同时患者出现烦躁，胡言乱语，不配合治疗，可能为两类药物所致精神症状之副作用。发现问题后立即停用甲泼尼龙，改亚胺培南为哌拉西林/他唑巴坦治疗，次日患者症状即消失，继续维持治疗，10天后出院。该患者给予我们的提示是对于老年患者，存在缺氧及脏器功能障碍，在治疗时出现新的异常情况，除了考虑缺氧、脏器功能异常、病情反复及出现COPD并发症外，还应注意所用药物之副作用，尤其是联合用药时副作用可能会叠加，反应更为明显和突出，及时发现问题并及时解决，就不会多走弯路，延误病情，给患者造成不必要的损伤。

病例19 发热、咳嗽10天

患者女性，25岁，于2006年9月20日入院。

一、主诉

发热、咳嗽10天。

二、病史询问

（一）初步诊断思路及目的

患者为年轻女性，主要表现为发热及呼吸道症状，按常见病优先考虑的原则应将呼吸道感染性疾病放在首位。因此，问诊目的主要围绕感染性疾病的诱因、临床症状、变化过程、治疗过程以及重要相关性疾病的鉴别诊断等问题展开。

（二）问诊主要内容及目的

1. 发病前是否有淋雨、过度疲劳、酗酒、上呼吸道感染史，是否接触过动物皮毛、发霉物质等有机粉尘。社区获得性肺炎常有一定的诱因，淋雨感冒，易感染肺炎链球菌，醉酒后误吸可导致吸入性肺炎，接触有机粉尘后可致过敏性肺炎。

2. 发热、咳嗽的特点以及起病缓急　发热的程度，频度如何，是否有寒战，咳嗽是否伴咳痰或黄痰，痰中是否带血丝，是否有异味。长期午后低热，起病缓慢提示肺结核，急起高热多见于大叶性肺炎，痰有臭味提示合并厌氧菌感染，干咳可见于支原体肺炎，间质性肺疾病等。

3. 伴随症状　有无胸痛、咯血、气短等其他呼吸道症状，有无皮疹、口腔溃疡、关节肿痛等提示风湿免疫系统疾病的症状。水样腹泻应怀疑军团菌感染，鼻窦炎、血尿提示血管炎性疾病。

4. 入院前应用了哪些药物，效果如何？　通过了解院外用药及疗效情况初步分析疾病的性质，如大环内酯类抗生素对支原体肺炎有效，过敏性肺炎用激素有效。

5. 既往有何疾病？是否有呼吸系统症状？　是否患过麻疹、百日咳，是否经常患肺炎，有无免疫力低下及先天性心脏病等，是否为过敏性体质、有无过敏性鼻炎。肺部反复感染可致支气管扩张症，过敏性体质易患哮喘、过敏性肺炎等。

6. 何种职业，近期有无到过特殊地区，周围是否有人患肺结核？　职业接触有机粉尘可致过敏性肺炎，询问是否到过疫区可初步排除一些传染病如禽流感、流行性出血热等。

（三）问诊结果及思维提示

问诊结果：患者为在读研究生，既往身体健康，未发现对何种物质有过敏现象。本次发病无明显诱因，起病缓慢，发热、体温37.5～38.5℃、无特殊规律，无寒战、无盗汗，咳嗽为干咳、呈阵发性，自服“阿莫西林”5天，症状无缓解，遂入我院进一步治疗。发病以来有咽痛，无胸痛气短，自觉乏力，食欲差，无腹痛腹泻，尿色及尿量正常，精神状态差，体重无明显下降。

思维提示：通过问诊可明确，患者既往无呼吸系统疾病，本次发病无诱因，以低热、阵发性干咳为特征，伴咽痛，考虑呼吸系统感染可能性大，其中社区获得性肺炎重点考虑。查体时应重点注意肺部体征，并通过实验室检查和影像学检查寻找证据。病史不支持过敏性肺炎。

三、体格检查

（一）重点检查内容及目的

考虑患者呼吸系统感染可能性大，因此对患者进行系统地、全面地检查同时应重点注意肺部体征，尤其是啰音。另外，患者为年轻女性，应重点排除风湿免疫系统性疾病，重点查有无皮疹、口腔溃疡、脱发、面部红斑及肌肉握痛等。

（二）体格检查结果及思维提示

体格检查结果：T 38.3℃，R 20次/分，P 96次/分，BP 110/70mmHg。神清，结膜无充血，口唇无发绀，咽赤，气管居中，锁骨上及腋窝淋巴结未触及。胸廓对称，双侧呼吸运动一致。双肺听诊呼吸音清，左下肺偶可闻及少量干啰音。心界不大，心率96次/分，律齐，各瓣膜听诊区未闻及病理性杂音。腹软无压痛，肝大肋下1cm，无触痛，脾肋下未触及。未见皮疹、肌肉无握痛，四肢神经系统检查未见异常。

思维提示：问诊及体格检查后初步诊断考虑与呼吸系统感染的思路相吻合。T 37.8℃，肺部干啰音提示气道内可能有分泌物或炎症所致痉挛，或局部气道内占位堵塞，需借助影像学明确。心脏检查未见异常。皮肤及肌肉关节未见异常，不支持风湿免疫系统性疾病，无鼻窦炎及肾脏受累表现，不支持血管炎性疾病，无职业接触史，无气短表现不支持过敏性肺炎。进一步实验室和影像学检查主要目的是明确病变部位、病原学，并判断病情，为明确诊断及治疗方案的制定提供依据。

四、实验室和影像学检查

（一）初步检查内容及目的

1. 血常规，CRP，血沉　进一步证实感染性疾病。
2. 血清支原体、军团菌、病毒、结核抗体检查　明确病原。
3. 痰菌涂片、痰菌培养　明确病原。
4. 肝肾功能、血离子、凝血项、HIV、肝炎八项　评价全身状态及排除特殊病原体感染。
5. PPD试验　评价肺结核及全身免疫状况。
6. 胸部影像学　明确诊断并了解病变部位及范围。

（二）检查结果及思维提示

1. 血常规　WBC 10.9×10^9/L，S 75%，L 21%，E 1%，RBC 3.58×10^{12}/L，Hb 127g/ L，PLT 145×10^9/L。CRP正常，ESR：43mm/h。
2. 血清支原体抗体IgM、IgG均阴性，军团菌、病毒、结核抗体检查阴性。
3. 患者无痰，未做。

4. 肝功能 AST 87U/L，ALT 94U/L，余正常。

5. PPD试验 3日后看结果。

6. 肺CT 示左下肺斑片影（图19-1）。

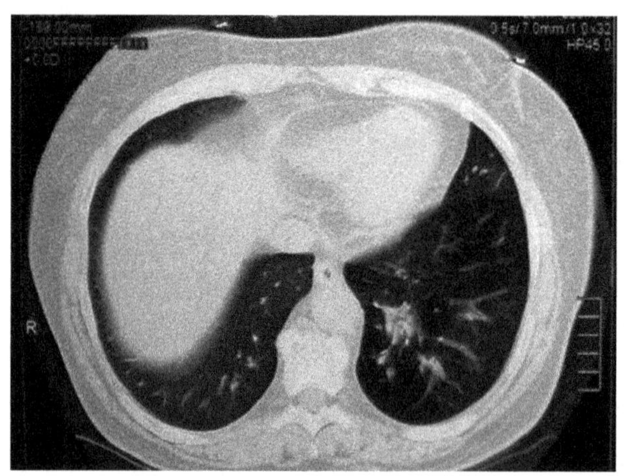

图19-1 治疗前肺CT所见（肺窗）

思维提示：重要的检查结果四项：①血象：WBC总数升高，粒细胞比例增高；②血沉增快；③肺CT示左下肺斑片影；④肝功能异常。结合患者的病史和体格检查结果，进一步支持感染性疾病——社区获得性肺炎，患者未用过能损伤肝脏的药物，无嗜酒、无肝炎病史，肝酶学升高考虑为肺内感染引起肝损伤，进一步处理应立即选择对社区获得性肺炎有效的药物进行经验性治疗，同时注意保护肝功能。

五、治疗方案及理由

（一）方案

头孢呋辛钠，2.25g，每日2次静脉滴注。伍用保肝药。

（二）理由

对于青壮年、无基础疾病患者所得的社区获得性肺炎，常见的病原体有肺炎链球菌、肺炎支原体、肺炎衣原体、流感嗜血杆菌等，肺炎链球菌仍是最重要的致病原。头孢呋辛钠为第二代头孢菌素，对多数青霉素酶稳定，抗菌谱较第一代为广，对多数革兰阳性菌有较强抗菌作用，对革兰阴性菌作用较头孢唑啉强。因此对于该患者的初始经验性抗菌治疗可以选择头孢呋辛钠。

六、治疗效果及思维提示

治疗效果：经头孢呋辛钠治疗5天后患者症状无明显改善，仍有低热，刺激性咳嗽。双肺呼吸音清，左下肺仍可闻及干啰音。PPD试验：硬结直径6mm×8mm，再次复查肺炎支原体、军团菌抗体，支原体抗体IgM 1 ∶ 80阳性，IgG阴性。

思维提示：患者拟诊为社区获得性肺炎，经头孢呋辛钠治疗5天效果不明显，我们应考虑3个问题：①用药是否覆盖常见病原体；②是否存在特异性病原体感染；③是否为非感染性疾病。由于第二代头孢菌素未能覆盖社区获得性肺炎中常见的支原体、衣原体、军团菌等非典型病原体感染，因非典型病原体无细胞壁，β-内酰胺类对其无效，应加用针对非典型病原体的药物。结合此患者的临床表现，低热、刺激性干咳，肺部阴影及新出现的支原体抗体IgM 1 ∶ 80阳性，考虑肺炎支原体感染可能性大。患者临床症状、影像学表现及PPD试验阴性不太支持肺结核，目前尚无支持非感染性疾病如结缔组织病、过敏性疾病及血管炎性疾病的临床表现及实验室检查结果。

七、调整治疗方案、理由及疗效

新方案：改用阿奇霉素，0.5g，每日1次静脉滴注。

理由：大环内酯类、氟喹诺酮类、多西环素是治疗支原体肺炎的一线用药，其中首选大环内酯类。红霉素半衰期短、口服吸收率低，易出现恶心呕吐、腹痛、腹泻等胃肠道不良反应，且静脉滴注过快或浓度过高可致血栓性静脉炎。而阿奇霉素是第二代半合成大环内酯类抗生素，属十五元环类，与红霉素相比，具有抗菌谱较广、对酸稳定、半衰期长等特点，尤其是它能在吞噬细胞内聚集，吞噬细胞在向炎症部位迁徙过程中阿奇霉素可以从吞噬细胞中释放出来，在感染部位达到较高浓度而起到更好的抗菌效果。在肺组织中浓度高，远远超过肺炎支原体的最低杀菌浓度，因而对肺炎支原体具有杀灭作用。另外，与其他大环内酯类抗生素相比其副反应少、给药方便、患者的依从性好。阿奇霉素对支原体、衣原体、军团菌、革兰阳性菌都有效。

疗效：经阿奇霉素治疗5天后，患者体温下降至正常，咳嗽明显减轻，精神状态亦好转。此时复查支原体抗体IgM 1 ∶ 320阳性，IgG 1 ∶ 160阳性。肝功能转至正常，1周后复查肺CT示左肺下斑片影消失（图19-2）。

最后诊断：社区获得性肺炎（肺炎支原体肺炎）。

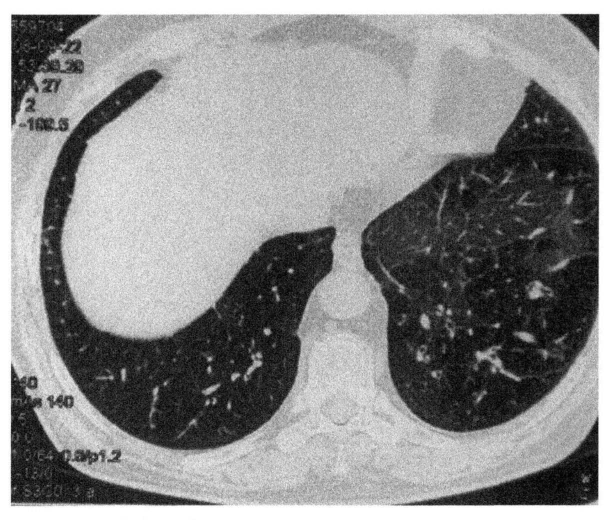

图19-2　治疗后肺CT所见

八、对本病例的思考

支原体是介于病毒和细菌之间，能独立生活的最小微生物，是成人和学龄年儿童呼吸道感染的常见病原菌之一。在社区获得性肺炎中，支原体肺炎具有相当高的比例，且有逐年增高的趋势。国内的报道显示，在社区获得性肺炎中，支原体肺炎占22.3%～36%。支原体肺炎的感染起病隐匿，临床症状不典型，极易被误诊或漏诊，支原体培养法为金标准，但培养难度较大、时间较长且阳性率不高，酶联免疫吸附法（ELISA）和间接血凝法（IHA）测定血清支原体抗体有较高的敏感性和特异性。肺炎支原体抗体分为IgM和IgG两种，IgM抗体在发病后1周左右可检出，3～4周达高峰，以后逐渐下降，12～16周转阴。IgM是支原体感染最早出现的特异性抗体，可作为早期诊断支原体肺炎的指标；IgG较IgM 抗体上升较晚，需动态观察，若早期IgG抗体阴性，不能否定肺炎支原体感染，如显著升高提示近期感染。单项IgM抗体或IgM和IgG双项抗体弱阳性时提示应进一步观察分析。此时有可能是隐匿性感染。即当人体初次感染肺炎支原体后临床上可无明显的呼吸道症状，此时产生的特异性抗体效价较低，当以后再次感染支原体肺炎时，特异性抗体效价逐渐升高，并出现典型症状。若是低效价的IgM阳性或较高效价的IgG阳性不一定符合当前感染支原体肺炎，动态变化4倍及以上才有确诊意义。

此外，肺炎支原体感染不仅引起呼吸道、肺部炎症，还可导致肺外多器官系统的并发症，表现在肝脏、肾脏、心血管、神经、血液、皮肤等器官系统。支原体肺炎感染累及肺外脏器的机制尚不完全清楚，国内外学者普遍认为与细胞吸附损害及免疫损伤有关，可能因为肺炎支原体与宿主组织有共同成分引起交叉免疫反应所致。因此，在诊断支原体肺炎时，要高度警惕其并发症的发生，当“肺炎”患者同时伴肝功能损害等多系统受累表现且用其他疾病无法解释时，应考虑肺炎支原体感染的可能。

病例20 咳嗽咳痰、高热伴气短，双肺片影

患者男性，41岁，于2006年7月3日入院。

一、主诉

咳嗽7天，咳痰、高热5天，加重伴气短1天。

二、病史询问

（一）初步诊断思路及问诊目的

中年男性患者，首发症状为咳嗽、咳痰，而后出现高热。病史较短，为1周，属于急性起病，符合呼吸系统感染性疾病。与感染性疾病相对的，许多非感染性呼吸系统疾病也可引起上述症状，如肺部肿瘤、非感染性的肺间质性疾病、肺血管疾病等，但后者多亚急性或慢性起病。患者于我院就诊前一天表现咳嗽、咳痰症状加重，伴有气短，应注意是否为疾病进展，或出现并发症（如肺脓肿、胸腔积液、气胸、肺外感染甚至ARDS）或合并心力衰竭、肺栓塞等。针对感染性疾病，应了解患者有无特殊病原体感染的危险因素。

（二）问诊主要内容及目的

1. 发病前有何诱因？ 发病前是否有感冒、着凉、劳累等可导致机体抵抗力下降的原因，是否有醉酒或呕吐史，是否有外伤或其他部位感染等病史。

2. 患者主要症状有何特征？ 询问咳嗽的性质，以及咳嗽发作的时间和规律，尤其应注意鉴别是新近出现的咳嗽还是在慢性咳嗽的基础上出现的咳嗽症状加重，前者多为急性感染性或非感染性疾病，而后者多为慢性气道疾病的急性加重，如支气管扩张症合并感染、支气管哮喘急性发作、COPD急性加重等。询问痰的性状和量，是浆液性、黏液性、脓性还是血性痰液。了解患者发热的特征（包括热度、发热频率、时间和时程）等，追问有无伴随症状以及伴随症状的特征，如有无畏寒、寒战、大汗或盗汗等。询问气短的特征，如气短发生的缓急、程度、与体位和活动等的关系等。同时询问有无其他呼吸系统症状或其他系统疾病的症状。根据患者不同症状的产生时间询问每个症状产生前是否有新的诱因或加重因素。

3. 本次发病的诊治经过如何？ 重点了解应用了何种药物及其疗效。对于感染性疾病，了解既往使用药物，尤其是抗生素的种类、用法和用量，有利于对感染的可能病原和轻重程度的评价。既往的检查结果，如血清学和影像学检查可与患者现在的状态相比较评价病情缓急和既往是否存在慢性疾病。

4. 患者的一般状态如何？为何种职业？ 还应详细询问患者发病以来精神状态、饮食、睡眠、二便和体重的变化，以及患者的一般情况，包括职业和住所、有无吸烟或酗酒史、有无特殊接触史或暴露史、既往是否有其他疾病史、家族史等等。

（三）问诊结果及思维提示

问诊结果：患者为钢铁厂采购员。既往身体健康，无基础心肺脑疾病或肝肾疾病，无糖尿病，无传染病接触史。吸烟，400支/年。发病前数日，患者在外地出差，工作较繁重，夜间于当地宾馆休息时曾长时间开空调，晨起时略觉周身发冷，未在意。数日后开始咳嗽，晨起及夜间频繁，白天偶有咳嗽。初为干咳，未诊治。2天后开始咳少量黄白痰，白天咳嗽

次数增多，且晨起及夜间睡前发热，体温逐渐升高，最高温度达39.3℃，无寒战，自服退热药后，体温降至正常，夜间无盗汗。于所在单位诊所诊断为急性上呼吸道感染，口服头孢呋辛250mg/次，每日2次，连用5天。其间曾间断腹泻2次，均为稀水样便，量不多，便前有轻微脐周绞痛，便后腹痛消失，无里急后重，无恶心或呕吐，无反酸或嗳气。因咳嗽、咳痰和发热症状无改善遂于当地医院就诊，血常规检查示白细胞增多，胸片示肺野内斑片状密度增高影，诊断为肺炎。停用头孢呋辛，改用阿奇霉素0.5g/次，每日1次口服。当晚体温再次升高至40℃，并自觉气短、呼吸急促，应用退热药体温下降后仍觉气短。无胸痛，无咯血，日常活动不受限，夜间可平卧入睡。次日晨起觉气短加重，遂来我院就诊。发病以来饮食、睡眠基本正常，尿量正常。

思维提示：患者于劳累、着凉后出现咳嗽、咳痰、高热，血常规检查示白细胞增多，胸片示肺野内斑片状密度增高影，符合社区获得性肺炎（community acquired pneumonia，CAP）的诊断标准。但应除外其他可引起肺内浸润性阴影的感染性和非感染性呼吸系统疾病如肺结核、肺癌、肺血管疾病以及非感染性肺间质性疾病等。

CAP最常见病原体包括肺炎链球菌、流感嗜血杆菌、卡他莫拉菌，以及非典型病原体，如军团菌、肺炎支原体和肺炎衣原体等。如患者存在基础心肺疾病或特殊病原体感染的危险因素，则耐药链球菌、金黄色葡萄球菌、肠道革兰阴性杆菌、铜绿假单胞菌甚至厌氧菌等也可导致CAP。本例患者为中年男性，既往体健，无基础疾病和特殊病原体感染的危险因素。头孢呋辛为第二代头孢菌素，可覆盖常见的革兰阳性菌和革兰阴性菌，包括耐青霉素肺炎链球菌（PRSP）和耐药肺炎链球菌（DRSP）、流感嗜血杆菌、卡他莫拉菌，对厌氧菌也有一定效果，但对非典型病原体无效。患者规律应用头孢呋辛5天，治疗无效。符合2007年IDSA/ATS指南提出的新医学概念“无反应肺炎”（指CAP患者尽管接受了抗菌药物治疗，但无足够的临床反应状况，常分为持续无反应肺炎和恶化或进展型无反应肺炎两型）。肺炎无反应的原因包括：①未覆盖所有病原体、耐药或对药物不敏感；②未充分引流；③存在肺炎并发症或合并疾病；④患者免疫力低下；⑤其他疾病被误诊为肺炎等。针对本例肺炎考虑到头孢呋辛的抗菌谱，应尤其注意是否为非典型病原体感染。阿奇霉素对非典型病原体敏感，但只服用1次，不足以评价其疗效。

病程中有腹泻2次，均为稀水样便，量不多，便前有轻微脐周绞痛，便后腹痛消失。应警惕为肺炎的肺外表现，常见于军团菌肺炎。肺炎链球菌肺炎可伴有腹痛，但少有腹泻。

患者热退后仍觉气短。无胸痛，无咯血，日常活动不受限，夜间可平卧入睡。目前无肺栓塞、心力衰竭或肺外感染指征，应于体格检查及实验室和影像学检查中进一步明确。

三、体格检查

（一）重点检查内容及目的

体格检查的目的：①进一步明确肺炎的诊断，除外其他可引起肺内浸润性阴影的疾病；②明确是否存在肺炎并发症或合并症；③评价肺炎的严重程度。在系统地、全面地检查同时，应准确测量体温。仔细进行周身浅表淋巴结触诊，尤其是颈部及锁骨上窝淋巴结。胸部视诊时应注意呼吸频率，触诊时注意胸廓扩张度、触觉语颤、胸膜摩擦感，叩诊时注意肺界变化、是否有其他叩诊音，听诊时注意呼吸音、啰音、语音共振和胸膜摩擦音等。

（二）体格检查结果及思维提示

体格检查结果：T 39℃，R 36次/分，P 76次/分，BP 130/80mmHg。神清语明，呼吸促，自主体位。口唇无发绀，颈静脉无怒张，气管居中，无三凹征，颈部及锁骨上下未触及淋巴结。呼吸动度和触觉语颤正常，未触及胸膜摩擦感。肺界正常。双肺肩胛下区可闻及致密中小水泡音。心界正常，心音纯，律整，心率72次/分，各瓣膜区未闻及杂音。腹部及四肢查体无异常。

思维提示：患者发热，肺部可闻及湿啰音，符合肺炎的相应体征。无胸腔积液、心力衰竭或肺外感染体征。

值得注意的是患者呼吸频率高达36次/分。根据中华医学会呼吸病学分会制定的社区获得性肺炎诊断和治疗指南，仅此一项就可诊断为重症肺炎。值得注意的是，发热时呼吸频率可相应增高，一般体温升高1℃，呼吸频率增高4次/分。但该患者接受退热治疗，体温正常后，呼吸频率仍为32次/分。患者虽无发绀，但是应立即行动脉血气分析检查，了解患者氧合情况。

此外患者体温39℃，而脉率为76次/分，经退热治疗，体温正常后，脉率为72次/分，存在相对缓脉。相对缓脉指体温升高与脉搏增加不成比例，即脉搏不随体温的升高而加快。最常见于伤寒和副伤寒。也可见于军团菌感染，多提示心脏受累。

四、实验室和影像学检查

（一）初步检查内容及目的

1. 血常规、CRP、ESR　进一步明确是否为感染性疾病，以及系统炎症反应水平。

2. 血清军团菌抗体、支原体抗体、衣原体抗体、病毒抗体系列、结核抗体、尿军团菌抗原、痰涂片查细菌、查结核菌、痰培养和血培养　寻找可能的病原。

3. 动脉血气分析和血离子　评价氧合情况、酸碱平衡和离子水平。

4. 血肿瘤标志物、痰查瘤细胞　以除外恶性肿瘤。

5. 肝功能、肾功能及尿常规　以明确是否有肝肾受累。

6. 胸部正侧位像及肺CT　了解胸部病变的部位、范围和性质。

（二）检查结果及思维提示

检查结果：①血常规：WBC 18×10^9/L，S 83%，RBC 4.1×10^{12}/L，Hb 135g/L，PLT 243×10^9/L。②CRP明显增高，ESR明显增快。③血清军团菌抗体（间接免疫荧光法）1∶32、支原体抗体（补体结合试验）阴性、衣原体抗体（微量免疫荧光）阴性、病毒抗体系列阴性、结核抗体阴性、尿军团菌抗原阴性。④痰涂片查细菌、结核菌：未见。⑤痰培养、血培养结果待回报。⑥动脉血气分析（未吸氧）：pH 7.44，$PaO_2$72mmHg，$PaCO_2$36mmHg，HCO_3^- 22mmol/L，BE -3mmol/L。⑦血离子：Na^+ 126mmol/L，K^+ 4mmol/L，Cl^- 101mmol/L，Ca^{2+} 2.37mmol/L，P^{3+}0.91mmol/L，Mg^{2+}1.1mmol/L。⑧血肿瘤标志物阴性，痰中未见瘤细胞。⑨肝功能、肾功能及尿常规均正常。⑩肺CT示双下肺基底段大片状密度增高影，右侧明显（图20-1）。

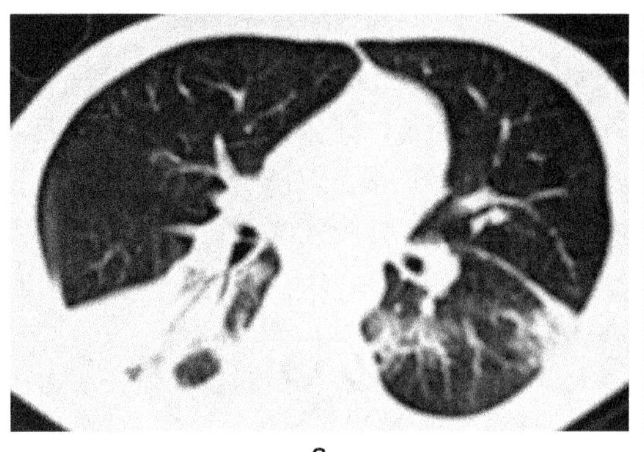
a

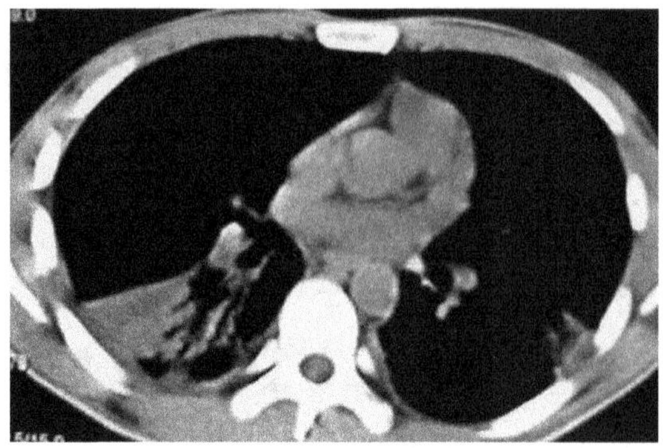
b

图20-1 肺CT所见（肺窗和纵隔窗）

> **思维提示：**外周血白细胞增高，提示存在感染；CRP明显增高，ESR明显增快，提示存在系统炎症反应。

血清军团菌抗体（间接免疫荧光法）1∶32阳性，提示存在感染，但效价偏低，单份血清抗体效价≥1∶128，甚至1∶256时，临床意义更大。而且有研究发现有些感染军团菌的患者体内抗体的升高可持续数月甚至数年，所以尚不能确认本次肺炎的责任病原体即为军团菌。如病程中出现军团菌抗体滴度的4倍改变（增高或降低），方可作为诊断依据。确诊需要军团菌培养阳性，但因其营养条件要求高，培养困难，且周期长，不适合作为指导临床初始治疗的依据。尿抗原分析仅能检测出血清Ⅰ型的嗜肺军团菌，阴性结果不能除外军团菌感染。肺CT示双侧多肺叶受累，符合重症肺炎标准。

血气分析示低氧血症，氧合指数343，呼吸性碱中毒。血离子提示存在低钠血症和低磷血症。军团菌感染时，常见低钠血症和（或）低磷血症，但前者容易受腹泻、纳差或高热等影响，特异性较低，而低磷血症发生率较低，特异性较高。此外检查结果无结核、肿瘤等其他可引起肺内浸润阴影的疾病证据，无肝肾受累。

五、治疗方案及理由

（一）治疗方案

莫西沙星，0.4g，每日1次静脉滴注。总疗程3周。

（二）理由

患者诊断为社区获得性肺炎。军团菌抗体阳性提示存在军团菌感染，结合低钠血症、低磷血症和患者肺外表现包括腹泻和相对缓脉，以及广谱β-内酰胺类抗生素规律治疗无效，初步考虑为军团菌肺炎可能性大。有待临床进一步确认。应用抗生素应在充分覆盖可能的病原体同时，重点针对军团菌。患者无基础疾病和特殊病原体感染的危险因素。莫西沙星是新一代氟喹诺酮类抗生素，既可覆盖常见的革兰阳性菌和革兰阴性菌，对非典型病原体，如军团菌、肺炎支原体和肺炎衣原体等也敏感，适用于中重度社区获得性肺炎。莫西沙星和大环内酯类抗生素一样，因可进入细胞内，对军团菌这一类细胞内感染，效果最佳。此外，其对厌氧菌也有良好活性，对甲氧西林敏感金黄色葡萄球菌（methicillin-sensitive staphylococcus aureus，MSSA）和抗甲氧西林金黄色葡萄球菌（methicillin-resistant staphylococcus aureus，MRSA）也有一定活性，但对铜绿假单胞菌不敏感。

六、治疗效果及思维提示

治疗效果：应用莫西沙星48小时后，患者当日最高体温降至38.4 ℃，气短明显缓解，呼吸频率降至26次/分。治疗5天后最高体温降至37.6 ℃，呼吸频率20次/分，仍有咳嗽，咳少量白痰。治疗1周后复查军团菌抗体(间接免疫荧光法)仍为1∶32。体温正常3天后出院，继续莫西沙星0.4g/次，每日1次口服。治疗1个月时门诊复查军团菌抗体（间接免疫荧光法）为1∶128。

思维提示：莫西沙星治疗有效；连续复查军团菌抗体持续阳性为1∶32，1个月后复查呈4倍增高至1∶128。临床诊断与实验室结果一致，最终确定诊断为军团菌肺炎。

七、对本病例的思考

1. 军团菌是社区获得性肺炎最常见的病原体之一。本例初始治疗所用抗生素未能覆盖军团菌，导致病情恶化。应用敏感药物后，患者康复。临床上，军团菌肺炎常表现为重症肺炎，如未能及时诊治，死亡率很高。临床医生应给予充分重视。

2. 首先应明确社区获得性肺炎的定义、诊断依据、病原学特征、应用抗生素治疗的原则　社区获得性肺炎（CAP）是指在医院外罹患的感染性肺实质（含肺泡壁，即广义上的肺间质）炎症，包括具有明确潜伏期的病原体感染而在入院后潜伏期内发病的肺炎。CAP的临床诊断依据是：①新近出现的咳嗽、咳痰或原有呼吸道疾病症状加重，并出现脓性痰，伴或不伴胸痛；②发热；③肺实变体征和（或）闻及湿性啰音；④ WBC > 10 × 10^9/L或 < 4 × 10^9/L，伴或不伴细胞核左移；⑤胸部X线检查显示片状、斑片状浸润性阴影或间质性改变，伴或不伴胸腔积液。以上1～4项中任何1项加第5项，并除外肺结核、肺部肿瘤、非感染性肺间质性疾病、肺水肿、肺不张、肺栓塞、肺嗜酸性粒细胞浸润症及肺血管炎等后，可建立临床诊断。CAP最常见病原体包括肺炎链球菌、流感嗜血杆菌、卡他莫拉菌，以及非典型病原体，如军团菌、肺炎支原体和肺炎衣原体等。如患者存在基础心肺疾病或特殊病原体感染的危险因素，如存在结构性肺病、本次发病前近期内应用过广谱抗生素或激素，则其病原体也可能为金黄色葡萄球菌、肠道革兰阴性杆菌、厌氧菌，甚至铜绿假单胞菌等。应用抗生素治疗时，既要充分覆盖可能的病原体，还要结合患者病情的严重程度进行选择。

3. 了解军团菌肺炎的特点，尤其是其肺外表现和血清学改变的特点　军团菌是一种需氧革兰阴性杆菌。现已提出了50种军团杆菌和70个血清型，接近一半对人类致病。最主要病原体为嗜肺军团菌，有16个血清型，其中Ⅰ型最常见，其次是米可戴德军团菌，再次是波杰曼军团菌。吸入被军团菌污染的气溶胶是军团菌进入患者呼吸道的最主要机制，少数病例为误吸入含有军团菌的水所致。本例患者在发病前曾在开空调的房间中长时间休息。针对此流行病学史，应警惕患者所患疾病可能为军团菌感染。

军团菌肺炎的潜伏期为2～10天。除有高热畏寒、寒战、肌痛、头痛、乏力、周身不适等全身症状，肺部表现缺乏特异性，主要为咳嗽、咳痰，痰量少、黏稠、可带血，但一般不呈脓性，可有胸痛、气短。肺外表现突出：有神经精神症状，如神志模糊、嗜睡、定向障碍、健忘，偶见谵妄等；消化系统症状，如腹痛、腹泻（稀便或水样便）、呕吐等。病情严重者肾脏和心脏也可受累，相对缓脉是心脏受累的表现之一，甚至出现呼吸衰竭和休克。肺部体征缺乏特异性，可有湿啰音和实变体征或有胸膜摩擦音。军团菌感染时，常见低钠血症和（或）低磷血症，但前者容易受腹泻、纳差或高热等影响，特异性较低，而低磷血症发生率较低，特异性较高。白细胞总数增高，肝肾受累时，肝功能、肾功能可异常。X线显示肺炎早期为外周性斑片状浸润影，继而肺实变，下叶较多见，单侧或双侧，病变进展迅速，还可伴有脓肿形成和（或）胸腔积液。

临床确定军团菌感染有四种诊断性检验法：①患者气道分泌物、体液和（或）组织中培养分离出军团菌，但营养条件要求高，阳性率低，且周期长；②渗出物直接荧光抗体染色，交叉反应多，假阳性率高；③利用间接荧光抗体法作血清学检查，双份血清效价升高4倍，单份血清效价≥1∶128；④尿抗原分析（ELISA法）仅能检测出血清Ⅰ型的嗜肺军团菌。

临床常用间接荧光抗体法检测军团菌抗体，但临床可检测的血清型有限，其滴度升高一般在发病3～6周后才出现，而且可能与其他病原体间存在交叉反应，但滴度一般较低，而一些免疫力低下的患者可能一直抗体滴度不增高，有研究还发现有些感染军团菌的患者体内抗体的升高可持续数月甚至数年。因此单份血清学结果常常不能完整评价军团菌是否为本次肺炎的责任病原体。而病程中，双份血清效价升高4倍或下降至原来的1/4合并有相应的临床症状和其他实验室检查结果，更能有力地支持诊断。

临床上遇到肺炎伴有明显的肺外表现，如神经精神症状、消化系统症状或相对缓脉等；或实验室检查示低钠血症和（或）低磷血症等；而广谱β-内酰胺类抗生素规律治疗无效，应考虑军团菌肺炎的可能。确诊往往需要将血清学抗体检查结果与临床表现相结合。1998年Winthrop大学提出的诊断军团菌肺炎的评分标准，可供临床借鉴。大环内酯类是常用的抗军团菌抗生素。14元环的红霉素1g每6小时1次静脉注射，病情不重的患者给予红霉素500mg口服，每日4次。克拉霉素、罗红霉素活性更好。15元环的阿奇霉素500mg每日1次静脉滴注，病情稳定后可改为口服，常用于病情严重者。16元环的大环内酯类抗生素对军团菌无效。

氟喹诺酮类药物抗军团菌活性好。目前常用莫西沙星400mg每日1次静脉滴注，序贯口服400mg每日1次。但价格较高。也可应用环丙沙星或左氧氟沙星，但这两种药物对肺炎链球菌的耐药率也在逐年增加，国外推荐剂量为750mg。但国内应结合本国患者对该类药物的耐受力，决定具体适用剂量。氟喹诺酮类对非典型病原体，如军团菌、肺炎支原体和肺炎衣原体非常敏感，并能覆盖常见的革兰阳性菌和革兰阴性菌，适用于中重度社区获得性肺炎。

利福平也有抗军团菌活性，一般450～600mg，每日1次口服。单独应用，可导致耐药株生长，常与大环内酯类联合应用，治疗严重感染。

四环素类抗生素一般应用于不耐受大环内酯类的患者。多西环素首剂0.2g静脉滴注，然后0.1g每12小时一次静脉滴注，有效后改为口服。

不论应用何种药物，治疗都应坚持3周或3周以上。

病例21 术后高热、咳脓痰，双肺弥漫浸润影

患者女性，62岁，于2006年12月3日入院。

一、主诉

髋关节置换术后6天，高热、咳脓痰3天。

二、病史询问

（一）初步诊断思路及问诊目的

患者为老年女性，于髋关节置换术后3天，骤起高热，伴典型呼吸系统症状，咳嗽，咳脓痰，符合医院获得性呼吸系统感染。在我国最常见的医院获得性感染是院内获得性肺炎（hospital acquired pneumonia，HAP），在美国则居于第二位，仅次于泌尿系感染。HAP的诊断标准和社区获得性肺炎（community acquired pneumonia，CAP）类似。但HAP的临床表现、实验室检查和影像学表现相对于CAP特异性较低。因此其诊断一般需影像学肺部浸润阴影加两项临床或实验室表现（发热、脓性痰、肺内湿啰音或实变体征和白细胞增多）支持，并注意排除其他可引起肺部浸润影的感染和非感染性疾病。如果没有新出现的影像学浸润影，只能诊断医院获得性气管支气管炎。初步诊断后，应评价肺炎的严重程度，以及有无肺炎并发症（如肺脓肿、胸腔积液、气胸、肺外感染甚至ARDS）或合并症（如心力衰竭、肺栓塞等），并根据临床和流行病学资料进行经验性病原学推测，以指导初始经验治疗。

（二）问诊主要内容及目的

首先应详细了解患者本次感染症状出现前，于医院内诊疗的经过（尤其是围手术诊疗经过）和患者的临床表现，这对于评价本次感染有着至关重要的作用。然后询问本次感染的临床表现：起病有无诱因；发热的特征，包括热度、热型、发热频次、时间和时程等，发热伴随症状的有无以及伴随症状的特征，如有无畏寒、寒战、大汗或盗汗等；咳嗽、咳痰发作的时间和规律，痰的性状和量，单纯脓性还是伴有血性痰液，脓痰的颜色是黄色、黄绿色还是其他颜色；本次感染起病的诊治经过，应用了何种药物，疗效如何；有无呼吸系统其他症状或其他系统的症状等等。

此外还应询问本次发病以来饮食、睡眠、二便，尤其是尿量等情况，以及患者的一般情况包括职业和居住环境、有无吸烟史或酗酒史，既往病史、婚育史和家族史等。

（三）问诊结果及思维提示

问诊结果：患者为无业。既往身体健康，无传染病接触史。无吸烟或酗酒史。9天前患者在自家厨房内滑倒后左下肢变形，活动障碍。当日于我院骨科确诊为左股骨颈骨折。6天前行左侧髋关节置换术。术后一直卧床休息，患肢制动。手术切口愈合良好，无感染，无渗出。入院后应用青霉素400万单位，每日2次，静脉滴注3天。手术当日及术后，应用头孢曲松2g，每日1次，静脉滴注。3天前，患者晨起后，自觉乏力，周身不适，寒战后骤发高热，达40 ℃。停用头孢曲松，改用哌拉西林/他唑巴坦4.5g，每8小时一次，静脉滴注。口服退热药及大量温开水后，体温降至38.2 ℃，持续2小时左右，降至正常伴大汗。当日午后，开始咳嗽，咳黄色脓痰，量较多。当时无胸痛或咯血，无气促或喘鸣。当晚最高体温为39.3℃，当日血常规回报WBC 17×10^9/L，S 82%。第二天患者最高体温升至40.2 ℃，

脓痰量增多。第3天，晨起体温仍高达39.8℃，咳出大量黄色脓痰，带少量新鲜血丝。遂转入呼吸科继续诊治。患者发热以来饮食、睡眠差，二便正常，手术部位无明显不适。

思维提示：患者入院后第9天，骤起高热伴明显呼吸系统症状，符合晚发医院获得性呼吸系统感染。应尽早行胸部影像学检查，已明确是否存在新出现的肺部浸润影。患者发热前一直应用静脉抗生素，包括青霉素和头孢曲松，有明显的多重耐药（multiple drugs resistent，MDR）菌感染的危险因素。尤其头孢曲松为第三代头孢菌素，其产生的选择压力是诱导产生超广谱β-内酰胺酶（extended-spectrum β-lactamase，ESBLs）的重要原因。哌拉西林是广谱抗生素，对常见的革兰阳性菌和革兰阴性菌均敏感，对厌氧菌和铜绿假单胞菌也有效。他唑巴坦是新一代的β-内酰胺酶抑制剂，对ESBLs敏感。但应用哌拉西林/他唑巴坦后，患者症状无改善。第3天，患者仍高热，咳大量黄色脓痰，带少量新鲜血丝。此时应警惕是否为产AmpC酶的耐药菌，或者抗甲氧西林金黄色葡萄球菌等特殊病原体感染。应立即调整治疗方案，尽早给药。并完善体格检查和相应实验室和影像学检查，以评价疾病严重程度，有无并发症或合并症，明确病原学。

三、体格检查

（一）重点检查内容及目的

体格检查的目的：①进一步明确肺炎的诊断，除外其他可引起肺内浸润性阴影的疾病；②明确是否存在肺炎并发症或合并症；③评价肺炎的严重程度。

在系统、全面地检查同时，应准确测量体温。胸部视诊时应注意呼吸频率，触诊时注意胸廓扩张度、语音震颤、胸膜摩擦感，叩诊时注意肺界变化，听诊时注意呼吸音、啰音、语音共振和胸膜摩擦音等。

（二）体格检查结果及思维提示

体格检查结果：T 39.7℃，R 32次/分，P 120次/分，BP 102/65mmHg。神清语明，热病容，呼吸促，平卧位，患肢制动。口唇略发绀，颈静脉无怒张，气管居中，无三凹征，颈部及锁骨上下未触及淋巴结。呼吸动度和语音震颤正常，未触及胸膜摩擦感。肺界正常。双下肺可闻及致密中小水泡音。心界正常，心音纯，律整，心率120次/分，各瓣膜听诊区未闻及杂音。左下肢髋关节见10cm长手术切口，切口平整，无红肿或渗出。双下肢无水肿。

思维提示：患者发热，肺部可闻及湿啰音，符合肺炎的相应体征。无胸腔积液、肺外感染、心力衰竭、下肢深静脉血栓形成或肺栓塞体征。呼吸频率快，达32次/分，提示可能为重症肺炎。患者发绀，应立即行动脉血气分析检查，了解患者氧合情况。

四、实验室和影像学检查

（一）初步检查内容及目的

1. 血常规、CRP、ESR 明确感染严重程度，以及系统炎症反应程度。

2. 痰细菌培养和血细菌培养及药敏、痰涂片查细菌 明确致病的病原。

3. 肺CT 了解胸部病变的部位、范围和性质。

4. 动脉血气分析和血离子 评价氧合情况、酸碱平衡和离子水平。

5. 军团菌抗体、病毒抗体系列、尿军团菌抗原 以除外其他可能的病原体感染。

6. 肝功能、肾功能及尿常规 以明确是否有肝肾受累。

7. 凝血三项 明确凝血功能有无受累，尤其警惕有无合并DIC。

（二）检查结果及思维提示

检查结果：①血常规：WBC 25×10^9/L，S 90%，杆状核15%，见中毒颗粒。RBC 3.2×10^{12}/L，Hb 105g/L，PLT 450×10^9/L。CRP 65mg/L，ESR明显增快。②痰涂片查细菌见革兰染色阳性球菌；痰培养、血培养结果待回报。③肺CT示右肺中叶和左肺舌叶大片状密度增高影，双下肺散在小淡片状浸润影（图21-1）。④动脉血气分析（未吸氧）：pH7.46，$PaO_2$65mmHg，$PaCO_2$31mmHg，HCO_3^- 20mmol/L，BE-5mmol/L。⑤血离子：Na^+ 140mmol/L，K^+ 3.7mmol/L，Cl^- 105mmol/L，Ca^{2+}2.4mmol/L，P^- 1.31mmol/L，Mg^{2+}0.97mmol/L。⑥军团菌抗体（间接免疫荧光法）、病毒抗体系列、尿军团菌抗原均阴性。⑦肝功能检查示ALB 28g/L，ALT 106 U/L，AST 78 U/L。⑧肾功能、尿常规及凝血三项均正常。

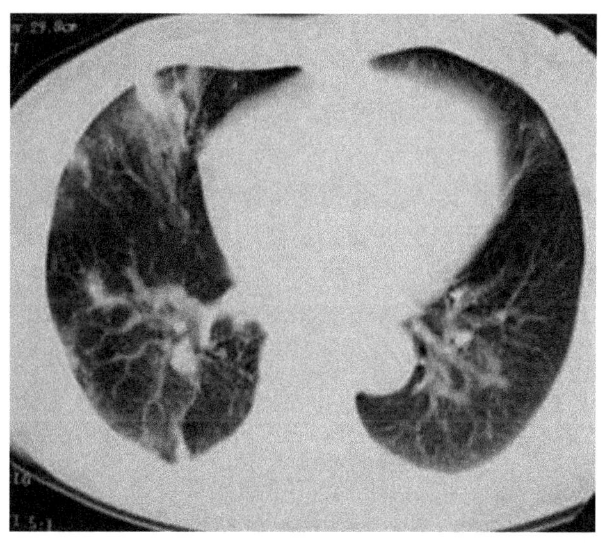

图21-1 肺CT所见

思维提示：外周血白细胞增高，核左移，见中毒颗粒，均提示存在严重的感染。患者现有贫血，回顾入院资料，当时无贫血。考虑严重感染时血液系统可受累。

ESR明显增快，提示存在系统炎症反应，CRP明显增高≥50mg/L，高度提示脓毒血症。肺CT示双侧多肺叶受累，符合重症肺炎标准。

血气分析示低氧血症，氧合指数310，呼吸性碱中毒。血离子基本正常。肝功能检查示低蛋白血症和肝脏酶学增高。无可引起肺内浸润阴影的其他疾病的证据，无肾脏受累。

综合上述资料，患者可诊断为医院获得性肺炎。患者的肝脏、血液系统和呼吸功能均受损。根据患者住院时间和医院获得性肺炎严重性常用评价方法：①轻、中度为一般状态较好，生命体征稳定，器官功能无明显异常；②重度同CAP重症肺炎，一般状态差，生命体征不平稳，器官功能异常。患者所患肺炎为重度晚期医院获得性肺炎。痰涂片查细菌见革兰染色阳性球菌，虽然痰培养、血培养结果尚待回报，但有研究发现重度医院获得性肺炎患者的痰涂片发现革兰染色阳性球菌与培养金黄色葡萄球菌阳性率之间高度一致，因此见到这种情况，应考虑应用可覆盖金黄色葡萄球菌，尤其是抗甲氧西林金黄色葡萄球菌（methecillin resistent stapHylococcus aureus， MRSA）的抗生素。

五、治疗方案及理由

（一）治疗方案

万古霉素，1.0g，每12小时一次，静脉滴注。

亚胺培南/西司他汀，2.0g，每8小时一次， 静脉滴注。

加强营养支持和痰液引流。

（二）理由

如前所述，重度医院获得性肺炎患者的痰涂片发现革兰染色阳性球菌，就应考虑应用可覆盖金黄色葡萄球菌，尤其是MRSA的抗生素。在肾功能正常的情况下，常用万古霉素。

一般认为医院获得性肺炎的病原体与入院时间、基础疾病和多耐药菌危险因素以及临床表现有关。轻度/中度/重度的早期HAP（＜5天）和轻度的晚期HAP（≥5天），如无基础疾病或多耐药菌危险因素，发生肺炎时，病原体可与社区获得性菌群类似，如肺炎链球菌、流感嗜血杆菌、MSSA。此外，肠道革兰阴性杆菌（enteral gram negative bacillus，EGNB）如大肠埃希菌、克雷伯杆菌、沙雷菌属和变形杆菌等也是常见的病原体，但多为非产酶或非多耐药菌。上述病原菌常被称为“核心病原菌”。 有基础疾病或多耐药菌危险因素的轻度/中度早期HAP患者的病原体在“核心病原菌”的基础上，还常见厌氧菌、军团菌、产酶甚至多耐药EGNB、MRSA、铜绿假单胞菌等。有基础疾病或多耐药菌危险因素的重度任何时期的HAP和无基础疾病或多耐药菌危险因素的晚期HAP患者则易感染“核心病原菌”以及多耐药EGNB、MRSA、铜绿假单胞菌和不动杆菌等。后两种病原体更多见于呼吸机相关肺炎（VAP）。

本例患者属于有多耐药菌危险因素的重度晚期HAP。抗生素治疗策略上应予重拳出击(Hitting hard)，一般使用一种有抗假单胞菌活性的强效广谱抗生素合用一种具抗MRSA活性的药物，对于VAP或其他高度怀疑为MDR假单胞菌感染的情况，甚至可同时使用两种有抗假单胞菌活性的强效广谱抗生素加用一种抗MRSA活性的药物。并且目前提倡高剂量、短疗程，有人建议使用氧合指数或CPIS评分等监测疾病进程，指导用药疗程，及时进行降阶梯治疗（de-escalation)。但目前对如何进行降阶梯药物的选择尚无统一观点。一般来说，如诊疗过程中，获得病原学诊断，则及时改用窄谱抗生素，进行目标治疗。

重症感染患者的营养支持和炎症性液体的引流也是治疗的重要组成部分。

六、治疗效果及思维提示

应用抗生素48小时，当日最高体温降至38.4 ℃。第3天后最高体温降至37.6 ℃，痰量减少，为黄白色痰。第五天体温恢复正常，但仍咳少量黄白色痰。血培养结果回报为MRSA生长，对万古霉素敏感。停用亚胺培南，单用万古霉素，密切监测肾功能。

思维提示：病原学诊断明确为MRSA。至此确诊为金黄色葡萄球菌肺炎。临床实际工作中，HAP的病原学诊断不易获得，现有的HAP病原学资料绝大多数来自于VAP。但仍应尽早、连续地进行2次以上的体液和分泌物的细菌培养，必要时进行特殊培养。对于呼吸道分泌物细菌培养尤需重视半定量培养。

七、对本病例的思考

1. 金黄色葡萄球菌是院内感染常见的病原体。入院晚期发病，有基础疾病或MDR危险因素以及重症院内感染患者多易感染抗甲氧西林金黄色葡萄球菌。这类患者的初始治疗中必须包括可覆盖MRSA的抗生素，如果痰涂片发现革兰染色阳性球菌，则更具用药指征。金黄色葡萄球菌肺炎多表现为重症肺炎，死亡率高，临床医生应予充分重视。

2. 医院获得性肺炎（hospital acquired pneumonia，HAP）亦称医院内肺炎（nosocomical pneumonia，NP），是指患者入院时不存在、也不处感染潜伏期，而于入院48 小时后在医院（包括老年护理院、康复院）内发生的肺炎。其诊断依据、严重性评价、病原学特征和应用抗生素治疗的原则在前面已叙述。此外，2005年美国胸科学会（ATS）和美国感染病协会（IDSA）共同制定了关于医院获得性肺炎的指南，并首次提出了医疗护理相关性肺炎(healthcare associated pneumonia，HCAP）的概念。HCAP患者具有以下特点：本次感染前90天内因急性疾病而住院治疗，并且住院时间超过2天；住在养老院或康复机构；本次感染前30天内接受过静脉抗菌药物、化疗或伤口护理；在医院或透析门诊定期接受血液透析。这一新概念的提出解决了传统上一些患者既不能纳入CAP和也不符合HAP的问题。

3. 葡萄球菌肺炎（staphylococcal pneumonia）是由葡萄球菌引起的急性肺部化脓性感染。病情较重，常发生于免疫功能已经受损的患者，如糖尿病、血液病（白血病、淋巴瘤、再生障碍性贫血等）、艾滋病、肝病、营养不良、酒精中毒以及原已患有支气管－肺病者；儿童患流感或麻疹时，也易罹患。葡萄球菌可经呼吸道吸入，更常见为误吸入定植于上呼吸道的葡萄球菌。皮肤感染灶中的葡萄球菌可经血液循环进入肺组织，引起血源性葡萄球菌肺炎。

葡萄球菌为革兰染色阳性球菌，有金黄色葡萄球菌、表皮葡萄球菌和腐生葡萄球菌三类。前者常见，可引起全身化脓性病变，其致病力除毒素外，还可产生血浆凝固酶，使细菌周围产生纤维蛋白，保护细菌不被吞噬。后两种葡萄球菌不产生凝固酶，也成为凝固酶阴性葡萄球菌，偶可致病，多见于院内感染中的导管相关感染。

金黄色葡萄球菌肺炎起病多急骤，有高热、寒战、胸痛，痰为脓性，量多，可带血丝或呈粉红色乳状。双肺听诊有广泛的中、细湿啰音，常伴有胸腔积液体征，当并发脓胸、脓气胸时，呼吸困难加剧，并出现相应体征。严重者可有多个器官的受累表现。

根据全身毒血症状、咳嗽、脓血痰、血白细胞计数增高（可高达50×10^9/L）、中性粒细胞比例增加、核左移并有毒性颗粒，X线表现片状阴影，可伴有空洞和液平（原发性感染）或两肺散在结节状阴影及多个空洞（血源性/继发性感染），已可作出初步诊断。确诊有赖于细菌培养的结果。

医院外感染和无基础疾病或多耐药菌危险因素的轻度/中度/重度的早期HAP和轻度的晚期HAP葡萄球菌肺炎，多为对甲氧西林敏感的金黄色葡萄球菌。但90%以上产生青霉素酶，应投予耐酶的β-内酰胺类抗生素，如苯唑西林（新青Ⅱ，oxacillin）、氯唑西林（cloxacillin）或萘夫西林（新青Ⅲ，nafcillin）。也可用第一代头孢菌素如头孢唑啉、头孢噻吩等，或阿莫西林与克拉维酸或氨苄西林与青霉烷砜复方制剂等。

有基础疾病或多耐药菌危险因素的轻度/中度早期HAP和中度晚期HAP患者易感染抗甲氧西林菌株（MRSA）。临床常用万古霉素每日1～2g静脉滴注，主要副反应有耳聋和肾损害，也可见静脉炎、皮疹、药物热等，有肾功能异常时应适当调整用量。去甲万古霉素是我国自行研发的抗生素，疗效与万古霉素相仿，价格较低，临床可结合患者具体情况，酌情选择。也可用替考拉宁0.4g每日1次静脉滴注，首剂加倍，其对肾功能影响相对较小。目前尚有一些针对耐药革兰阳性球菌的新药，如利奈唑胺600mg每12小时一次；替加环素是超广谱的抗生素，对MRSA也有效，首剂100mg，随后50mg每12小时一次；链阳霉素族的喹奴普汀/达福普汀对多重耐药的需氧革兰阳性球菌敏感，剂量为7.5mg/kg，每8～12小时，静脉滴注一次；环酯肽类抗生素达托霉素也具有抗绝大多数耐药革兰阳性球菌的作用。

金黄色葡萄球菌肺炎的疗程相对较长，抗生素使用时间需2～4周，一般在体温正常后7天，大部分肺部体征消失时才可停用抗生素。

此外需加强支持疗法和痰液引流。对于血源性/继发性感染，须尽早清除原发感染灶。

病例22 术后发热、咳嗽咳痰1天

男性，63岁，2007年9月10日入院。

一、主诉

阑尾炎术后3天，发热伴咳嗽咳痰1天。

二、病史询问

（一）初步诊断思路及问诊目的

患者年龄偏大，阑尾炎术后3天，在院期间出现发热、咳嗽咳痰症状，应优先考虑呼吸道感染性疾病，尤其是"医院获得性肺炎"，因此问诊应围绕感染性疾病的诱因（原因）、发病时主要症状及特点、伴随症状、是否正规抗感染治疗及治疗效果等问题展开，并兼顾主要鉴别疾病的临床表现，以寻找符合感染性疾病表现的证据。

（二）问诊主要内容及目的

1. 患者行阑尾炎手术前、后情况？ 术前患病时间、病情，有无呼吸道症状？术后有无长时间昏迷、误吸、刀口感染等。了解这些情况帮助判断发热、咳嗽、咳痰的可能原因。一般来说阑尾炎化脓感染甚至穿孔合并腹膜炎患者，多有脓毒血症倾向，易继发肺部感染。患者术前营养精神状态亦决定预后。

2. 手术过程如何？术中应用何种麻醉方式？ 通常全身麻醉须经口插管进行机械通气，对气道会有一定刺激，特别是年龄大和（或）伴有呼吸系统基础疾病的患者。且术式的选择、手术过程中生命体征的控制、术后局部处理均影响患者的一般状态，可能与肺部等感染有一定关系。

3. 手术前后用药如何？ 主要关注抗生素应用是否合理，患者出现呼吸道症状后是否给予了相应的检查和处理？

4. 患者既往是否存在慢性疾病？ 主要询问既往是否有呼吸系统疾病史，如慢性支气管炎或支气管哮喘等。如存在基础疾病，手术时机体抵抗力下降，很容易合并呼吸道感染。

5. 发病以来体温如何？ 患者的热型如何，是否伴有寒战，是否应用了退热药以及应用药物治疗后的体温变化如何？感染程度和原因不同，热度和热型亦有所不同。

6. 咳痰的性状和量如何？ 伴随咳嗽逐渐出现咳痰是感染的重要证据，如出现黄痰更能提示存在细菌感染。

7. 是否存在其他呼吸系统症状？ 问诊同时明确是否有呼吸困难，是否有咯血或痰中带血、胸痛等症状。如患者术后或长期卧床后活动时出现咯血、胸痛，注意肺栓塞可能。

（三）问诊结果及思维提示

问诊结果：患者为老年男性，9月10日因"急性腹痛6小时"到我院急诊，经外科医生会诊诊断为"急性化脓性阑尾炎"，全麻下行阑尾切除术后收入外科病房，给予补液抗感染对症治疗，应用左氧氟沙星0.4g每日1次静脉滴注，患者术后腹痛症状缓解，术后第3天（9月13日）凌晨4点自觉发热，测体温37.9℃，不伴寒战，未给予特殊处置，患者于当日出现咳嗽，咳少量黄痰，痰黏稠不易咳出，无咯血，无胸痛，无呼吸困难，无腹痛等不适症状。下午行胸片检查。患者既往吸烟30余年，每日10余支，未戒。无支气管哮喘等其他呼吸系统疾病史。无冠心病、高血压、糖尿病史，无结核、肝炎病史。

思维提示：通过问诊可明确，患者既往无明确的呼吸系统疾病史，吸烟30余年，此次阑尾炎手术后3天，于住院期间出现呼吸系统感染的症状，应在查体时重点注意肺部听诊是否存在啰音，并通过实验室检查和影像学检查进一步寻找感染的证据。同时，患者为急性化脓性阑尾炎，查体时应注意腹部体征及手术切口愈合情况，是否存在术后继发化脓感染。

三、体格检查

（一）重点检查内容及目的

考虑患者呼吸系统感染的可能性最大，因此在对患者系统全面检查的同时，在进行生命体征检测时应注意准确测量体温，肺部查体重点注意是否有啰音，时相及部位等。腹部查体要特别注意手术部位有无有红肿、化脓及局部压痛等。

（二）体格检查结果及思维提示

体格检查结果：T 38.3℃，R 20次/分，P 90次/分，BP 120/75mmHg。口唇无发绀，气管居中，无三凹征，胸廓对称，双侧呼吸运度对称，右肺腋下及后背部可闻及湿啰音，未闻及干啰音。左肺呼吸音清，未闻及干湿啰音。心界不大，心音纯，律整，未闻及奔马律和各瓣膜区杂音。腹平软，术区无压痛，敷料清洁，局部无红肿及渗出。四肢和神经系统检查未见异常。

思维提示：体格检查结果与问诊后初步考虑呼吸道感染的思路吻合。体温38.3℃，右肺闻及湿啰音，提示气道内有分泌物。手术部位无红肿、渗出及压痛，提示术区感染可能性小。进一步行实验室和影像学检查以明确病变部位、病原学，并判断病情，为诊断和治疗方案的制定提供依据。

四、实验室和影像学检查

（一）初步检查内容及目的

1. 血常规　进一步明确感染诊断，并提示感染程度。
2. 血清支原体、衣原体、军团菌、病毒抗体检查　明确病原。
3. 动脉血气分析　评价病情，提示预后。
4. 胸部影像学　明确诊断并了解病变部位和范围。
5. 痰涂片及痰培养　明确病原。

（二）检查结果及思维提示

检查结果：①血常规：WBC 12.5×10^9/L；S 79%，L 20%，M 1%，RBC 3.46×10^{12}/L；Hb 129g/L；PLT 235×10^9/L。②血清支原体、衣原体、军团菌、病毒抗体检查：均阴性。③动脉血气：pH7.43，$PaO_2$72.5mmHg，$PaCO_2$36.1mmHg。④胸部影像学：右肺上野外侧带密度增高斑片影（图22-1）。⑤痰涂片及痰培养：痰涂片查到革兰阳性球菌，痰培养3天后出结果。

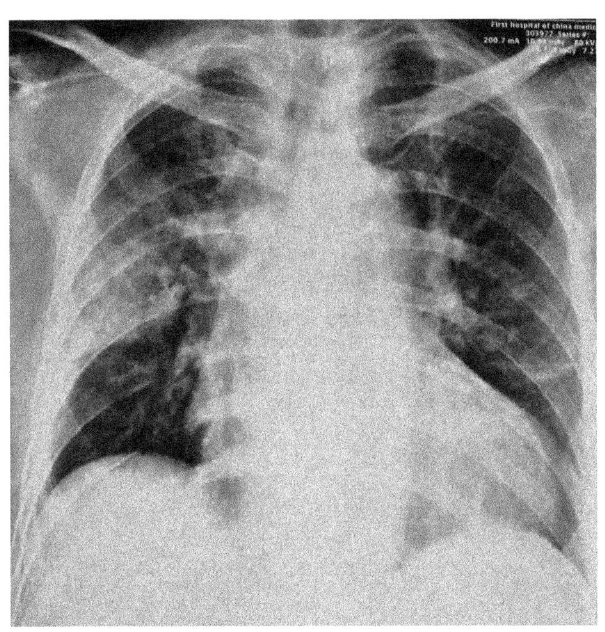

图22-1　肺部正位片

重要的检查结果有两项：①外周血白细胞增高，WBC 12.5×10^9/L；②胸部影像学：右肺上野外侧带密度增高斑片影。结合病史和体格检查可诊断为医院获得性肺炎（hospital acquired pneumonia，HAP）。

思维提示： 医院获得性肺炎（HAP）亦称医院内肺炎（nosocomial pneumonia，NP），是指患者入院时不存在、也不处于潜伏期，而于入院48小时后在医院内发生的肺炎（包括老年护理院、康复院）。临床表现有发热、咳嗽、气急、肺部湿性啰音等，但常被其他基础疾病掩盖。早期诊断有赖于临床医生对HAP的高度警惕性，高危人群如老年、慢性阻塞性肺疾病（COPD）、免疫功能低下、胸腹部手术、人工气道机械通气者，如出现以下情况，均应怀疑HAP可能：①原因不明或持续时间较长的发热或热型改变；②咳嗽咳痰或原有症状加重，如痰量增加或脓性痰；③呼吸困难，或氧疗患者所需吸氧浓度增加，或机械通气者所需每分通气量增加等。该患者结合病史、肺部湿性啰音和胸部影像学呈现炎性浸润或新生病灶，在除外其他疾病基础上，可作出HAP的临床诊断。

五、治疗方案及理由

（一）方案

抗感染，化痰对症治疗。

1. 哌拉西林/他唑巴坦，4.5g/次，每8小时一次，静脉滴注。
2. 盐酸氨溴索，30mg/次，每日2次，静脉注射。
3. 盐酸氨溴索2ml，异丙托溴铵/沙丁胺醇 2.5ml，布地奈德吸入混悬液2ml每日2次雾化吸入。

（二）理由

HAP的治疗包括抗炎治疗、呼吸治疗（如吸氧和机械通气）、免疫治疗、支持治疗以及痰液引流等，以抗炎治疗最重要。“临床经验”是最初确定用药方案的主要依据。免疫功能抑制、COPD或ICU患者，铜绿假单胞菌肺炎较为多见，治疗应包括对其有杀灭作用的抗菌药物如青霉素类的哌拉西林和替卡西林、第三代头孢菌素的头孢他啶和头孢哌酮、其他β-内酰胺类的亚胺培南和氨曲南、氨基糖苷类如阿米卡星和氟喹诺酮类如氧氟沙星和环丙沙星等。大面积烧伤或严重创伤并发HAP，金黄色葡萄球菌感染常见，选药时应加用苯唑西林或第一代头孢菌素；如为抗甲氧西林金黄色葡萄球菌（MRSA），应选万古霉素。病情严重或发展迅速者，所选药物以对革兰阳性和阴性细菌均有杀灭作用的广谱抗生素为宜。该患者年纪大，术后抵抗力下降，既往吸烟30余年，首选药物应为广谱抗生素，以覆盖铜绿假单胞菌、肠杆菌属、非发酵菌等。

六、治疗效果及思维提示

治疗效果：经过上述治疗，呼吸道症状明显缓解，治疗第2日体温降至正常，第3日痰转为白色、不黏易咳出。

思维提示：该患者诊断为HAP，经抗炎化痰对症治疗后病情明显缓解，说明诊断正确，用药对症，但仍不能放松警惕，应积极进行痰菌培养，以明确病原，复查血常规、胸片等明确疾病进展或好转情况。

七、再次实验室检查，调整治疗方案和疗效

（一）检查结果

1. 血常规　WBC 8.9×10^9/L；S 70%，L 29%，M 1%，RBC 3.38×10^{12}/L；Hb 131g/L；PLT 256×10^9/L。

2. 痰培养　阴沟肠杆菌，对哌拉西林/他唑巴坦敏感。

（二）新方案

1. 哌拉西林/他唑巴坦，4.5g/次，每12小时一次，静脉滴注。（由每日3次减为每日2次）

2. 盐酸氨溴索，30mg/次，每日2次，口服（由静脉给药改为口服用药）。

（三）疗效

患者经抗炎化痰对症治疗后症状明显好转，无发热，无呼吸困难，咳少量稀薄白痰，肺部听诊湿啰音消失，复查血常规及胸片恢复正常，于我院住院治疗10天后出院。

八、对本病例的思考

该患者为典型的医院获得性肺炎，经及时正规治疗后好转出院，对于医院获得性肺炎我们应该将关注焦点放在预防上，而不是发病后的治疗。对于HAP的易感因素除了患者抵抗力下降、存在基础疾病等患者因素外，还应注意医院方面的问题如：病房的定期消毒、医务人员的消毒等。医务人员的手和听诊器等常带有革兰阴性杆菌和金黄色葡萄球菌，正确的洗手方法与消毒操作规范可减少致病菌传播。对粒细胞减少症、器官移植等高危人群，应采用保护性隔离技术，如安置于层流室，医务人员进入病室时戴口罩、帽子和穿无菌隔

离衣。细菌疫苗在肺炎球菌肺炎的预防上取得较明显效果，近年来有采用多价铜绿假单胞菌疫苗预防该类肺炎的报告，具体效果如何还有待于进一步研究。

病例23 发热、咳痰、咯血，双肺脓气胸

患者男性，18岁，于2005年12月16日入院。

一、主诉

左足痛半个月，发热、咳痰伴呼吸困难4天，加重伴咯血1天。

二、病史询问

（一）初步诊断思路及问诊目的

青年男性患者，病程仅4天，迅速出现发热、咳嗽咳痰、呼吸困难、咯血，症状进行性加重，初步考虑为感染性疾病所致，且病原体毒力强。患者左足疼痛后出现发热，两个时间点相近，完善病史询问时应围绕几个症状出现的时间点，明确产生症状的诱因及加重因素、主要症状的特点及伴随症状等。同时患者用药史及效果有助于评估疾病的程度和类型。对于感染性疾病，尤其对起病急、发展迅猛的疾病，应拓宽思路，追问是否存在周身其他部位的感染或潜在感染因素，注意除外传染病。

（二）问诊主要内容及目的

1. 发病前是否有感冒、劳累或其他诱因？需明确患者左足疼痛前是否有外伤史或蚊虫叮咬，发热和咳嗽咳痰症状出现前是否有受凉或劳累等病史，或左足痛与系列症状的出现是否相关。如左足痛程度明显与发热、咳嗽等症状相伴行，倾向左足部疾病为主要致病因素。

2. 主要症状的特点及伴随症状　需明确左足疼痛的具体部位，表面是否有红、肿、热、痛的炎症表现，是否有破溃等。发热的程度及热型与疾病相关，如结核多为低热，重症感染多为高热，败血症有明显的弛张热等等。咳痰的量与颜色与感染病原体有关，化脓性病灶的患者咳痰量较大，且多为脓臭痰。同时，咯血量及颜色需要详细询问，是大量咯血还是痰中带血等等。

3. 是否应用药物治疗，效果如何？　感染性疾病的用药史在临床上具有鉴别意义，如患者于当地应用大量不同类型抗生素，体温仍不下降且有症状加重趋势，侵袭性非典型致病菌或结核菌感染的可能性大。临床上许多患者经过长期大量抗生素治疗后，仍表现高热，而无其他伴随症状，应注意药物热的可能。

4. 患者自身情况的询问，包括既往史及职业接触史等　18岁男性患者，年纪较轻，如考虑存在感染性疾病，尤其是败血症倾向，需追问患者既往的身体状况，是否经常患病、存在免疫力低下等因素。此外需询问患者有无结核患者密切接触史，有无其他不良生活嗜好等。

（三）问诊结果及思维提示

问诊结果：患者半月前无明显诱因出现左足䠀趾处疼痛，伴局部皮肤发红、肿胀，当时未在意。2天后逐渐感觉双下肢疼痛不适，以左侧明显，伴发热，体温最高达42 ℃，发热前无畏寒，于当地医院予青霉素抗感染对症治疗1周，效果不佳。且开始出现双下肢水肿，伴间断上腹痛。4天前患者无明显诱因出现咳嗽，咳黄脓痰，量大，伴有呼吸困难，于当地医院应用阿奇霉素和头孢呋辛钠常规剂量治疗，效果不佳。1天前患者出现咯血，量不大，

为鲜红和暗红色血块混合，呼吸困难进一步加剧。为求进一步治疗入我院。

发病以来一般精神状态差，食欲减退，2天前出现排尿困难，尿量减少，量约500ml/d，色深黄。自幼身体较差，常患“感冒”，否认肺炎、结核病史，否认手足癣等真菌感染史，否认手术外伤及过敏史。

思维提示：①左足症状满足感染性疾病特点，呈加重趋势。随之出现的发热、咳痰等症状考虑与左足部疾病相关，病原入血，败血症可能性大，常规抗生素治疗无效，病情较重。②患者表现为高热，咳痰量大，为黄脓痰，而出现进行性呼吸困难，后出现咯血，病程短，进展迅速，常见致病菌少见。③该患者有尿量减少和上腹痛的症状，注意肝肾功能受累可能。④双下肢水肿，可能为肾排泄功能异常、机体消耗量大且营养状态差所致低蛋白血症等原因导致，但对于有下肢感染征象的患者，要注意是否有下肢静脉血栓形成。⑤既往常患感冒，表明机体免疫力较低。

三、体格检查

（一）重点检查内容及目的

重点注意肺部相关体征的检查，是否有啰音或实变体征，同时注意下肢局部的检查，如感染源明确，则病原细菌入血，需注意观察生命体征，患者是否存在休克、体液丢失等情况。该患者有尿量减少和上腹痛的症状，需针对肾脏、肝脾做相关的体格检查，考虑是否为疾病本身造成对其他系统的损害。

（二）体格检查结果及思维提示

体格检查结果：T 38.9℃，P 150次/分，R 42次/分，BP 84/42mmHg。神清语明，面色潮红，呼吸急促，颜面水肿，双侧腹股沟可触及肿大淋巴结，质软，有压痛。双肺可闻及大量湿啰音，右肺可闻及支气管呼吸音。心界不大，心律整。右上腹压痛，肝区叩痛，无反跳痛，肝脾肋下未触及，移动性浊音阴性。双下肢水肿，右侧较重。左踝局部皮肤发红，皮温高，外侧关节处可见一约6cm×8cm大小皮肤破溃面，深达骨面，内可见大量软组织坏死，有少量血性液体渗出。

思维提示：①青年男性患者，初始为下肢局部炎症，随之出现高热、咳嗽、咳脓痰、呼吸困难、咯血表现，查体呼吸急促、高热、双肺可闻及湿啰音，踝关节红肿、触痛、局部皮肤破溃。满足感染性疾病、败血症特点，可进一步行血常规及培养检查。②患者表现呼吸急促，面色潮红，血压下降，与感染本身有关，考虑休克可能性大。尿量减少应注意是休克本身所致还是肾功能受损。需进一步鉴别。③感染发热消耗能量大，发病以来一直进食差，且左踝创面一直渗出组织液，流失较多，注意营养状态如低蛋白血症的可能，患者颜面水肿，双下肢水肿，虽可用低蛋白血症等原因解释，但同时应注意肾功能受损、水排泄障碍等其他原因。④双下肢水肿不对称，可能与体位有关，也需注意静脉血栓形成等原因。⑤腹股沟肿大淋巴结、有压痛，其余浅表淋巴结未触及，感染所致可能性大。如周身多部位淋巴结肿大，注意淋巴瘤等恶性疾病可能。

四、实验室和影像学检查

（一）初步检查内容及目的

1. 血常规、ESR、CRP 评估感染程度，同时注意是否有贫血和血小板异常。
2. 血结核抗体检测、支原体抗体、军团菌抗体 除外结核及非典型致病菌感染。
3. 尿常规、肝功能、肾功能、血离子 掌握患者肝肾功能受损情况。
4. 痰涂片查细菌、痰培养 明确病原。
5. 血培养、左踝部创面部分组织细菌培养 明确病原。
6. 动脉血气分析 明确低氧情况，评价病情。
7. 肺CT 明确病变性质、部位及范围。
8. 心电图 明确有无心律失常等疾病。

（二）检查结果及思维提示

检查结果：①血常规：WBC 15.3×10^9/L，S 80%，L 15%，Hb 106g/L，PLT 17×10^9/L 。②ESR、CRP：升高。③血结核抗体检测、支原体抗体、军团菌抗体检测：均为阴性。④尿常规、血离子：未见异常。⑤肝功能 ：TP 38g/L，ALB 13g/L，ALT 87U/L，AST 116U/L，LDH 7225 U/L。⑥肾功能：BUN 14.7mmol/L，Cr 75μmol/L。⑦凝血功能：FIB 4.44g/L，APTT 42.9s。⑧痰涂片查细菌、痰培养、血培养、左踝部创面组织细菌培养：待结果回报。⑨动脉血气分析：pH 7.51，$PaCO_2$22mmHg，$PaO_2$77mmHg。⑩双肺CT：双肺多发大片状高密度影，内可见气柱征，双侧少量胸腔积液（图23-1）。⑪心电图：未见异常。

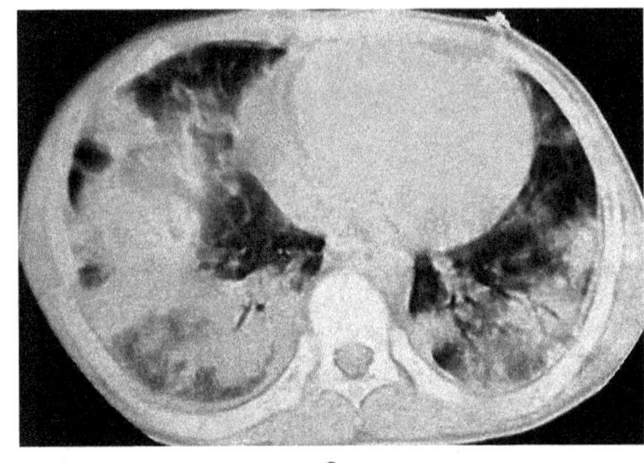

a

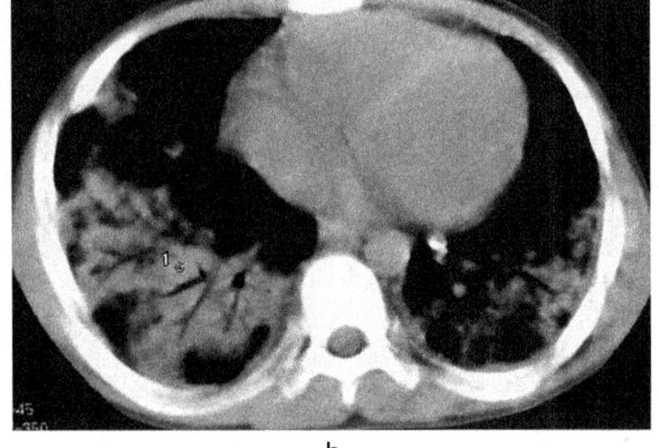

b

图23-1 肺CT所见（肺窗和纵隔窗）

思维提示：①患者下肢局部炎症起病发展至呼吸系统症状，血常规提示白细胞和粒细胞分数明显升高，肺部影像表现为双侧弥漫性大片实变影，故诊断肺炎、左下肢感染成立。由于表皮感染多为葡萄球菌致病，故肺炎为葡萄球菌感染可能性大，但仍需痰、血培养等细菌学检查以明确诊断。②患者呼吸急促、面色潮红、血压下降、结合感染病史和化验检查支持，感染性休克诊断成立。伴有血压下降、呼吸急促，少尿等症状及双肺影像学改变符合我国制定的重症肺炎诊断标准。③尿常规、血肌酐无异常改变，提示肾脏无器质性改变，血尿素氮升高考虑为重症感染所致蛋白质、脂肪分解代谢增强所致。双下肢水肿可能与低蛋白血症有关，出现尿量减少症状，注意是否存在向功能性肾功能不全发展的趋势。肝区叩痛，结合肝功能异常改变，考虑存在由重症感染所致肝功能受损。④初步诊断：重症肺炎（葡萄球菌感染可能性大），感染性休克。

五、治疗方案及理由

（一）治疗方案

1. 哌拉西林/他唑巴坦，4.5g/次，每8小时一次，静脉滴注。

2. 抗休克、对症治疗。

3. 下肢局部皮肤清创换药，对症处理。

（二）理由

1. 患者治疗上按败血症处理，由左下肢创面感染至呼吸系统，最常见的细菌为表皮葡萄球菌、金黄色葡萄球菌，其次为铜绿假单胞菌及革兰阴性杆菌属。故给予兼顾球菌和铜绿假单胞菌等革兰阴性杆菌的哌拉西林+酶抑制剂治疗。

2. 针对该患者的休克症状以及严重低蛋白血症给予补液、补充白蛋白、补充能量等对症治疗。

3. 局部清创对于该患者尤其重要。防止局部组织坏死引起腐败菌感染或坏疽（图23-2）。

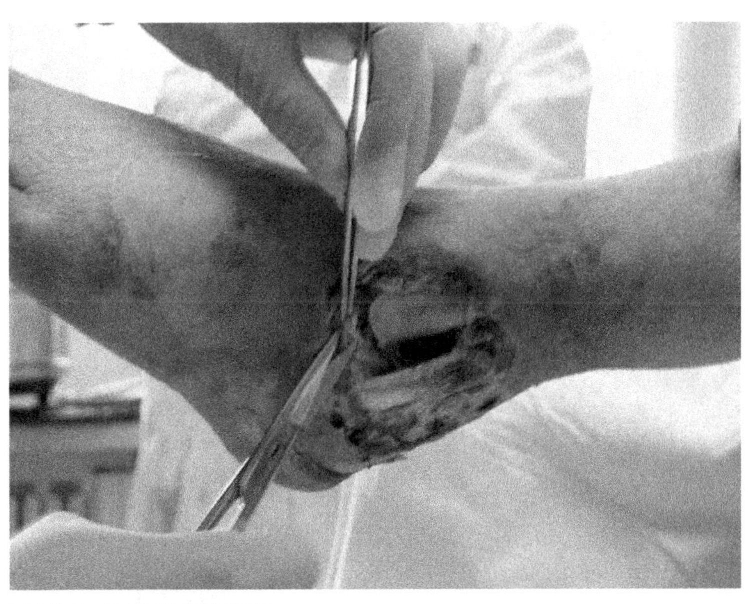

图23-2 下肢局部清创图

六、治疗效果及思维提示

患者治疗1周后，体温有所下降，但仍高于正常，休克症状在治疗前3天得到缓解。咳痰量仍较大，仍为黄脓痰，呼吸困难较前明显减轻，颜面及双下肢水肿减轻，但右下肢仍比左下肢略粗，两侧围度差约5cm，肝区叩痛症状减轻。

思维提示：①患者休克症状和呼吸道症状缓解，体温有所下降，抗感染治疗有效；②双下肢围度不一致，结合上述分析，下肢静脉血栓形成可能性大。

七、检查结果补充回报及思维提示

（一）化验结果补充回报

1. 入院时取骨髓涂片报告　为重症感染骨髓象。

2. 入院时送检的血培养及痰培养回报均为　凝固酶（+）金黄色葡萄球菌，药敏结果显示对万古霉素、呋喃妥因、替考拉宁敏感。

3. 腹部CT　脾大，肝内条状低密度影，疑肝内胆管扩张。

4. 双下肢血管彩超　右股总静脉及右大隐静脉近心端阻塞性病变（栓子可能性大）。

（二）复查化验结果回报

1. 动脉血气分析（5L/min吸氧中）　pH 7.46，$PaCO_2$37.1mmHg，$PaO_2$105mmHg，$SaO_2$98.7%。

2. 血常规　WBC 6.2×10^9/L，S 66.74%，Hb 84g/L，PLT 180×10^9/L。

3. 肝功能　TP 48g/L，ALB 17g/L，TBIL 24.3mmol/L，ALT 139U/L，AST 135U/L，LDH 1596 U/L 。

4. 肾功能　BUN 9.1mmol/L，Cr 60μmol/L。

5. 胸片　双肺弥漫性炎症，左侧气胸（图23-3）。

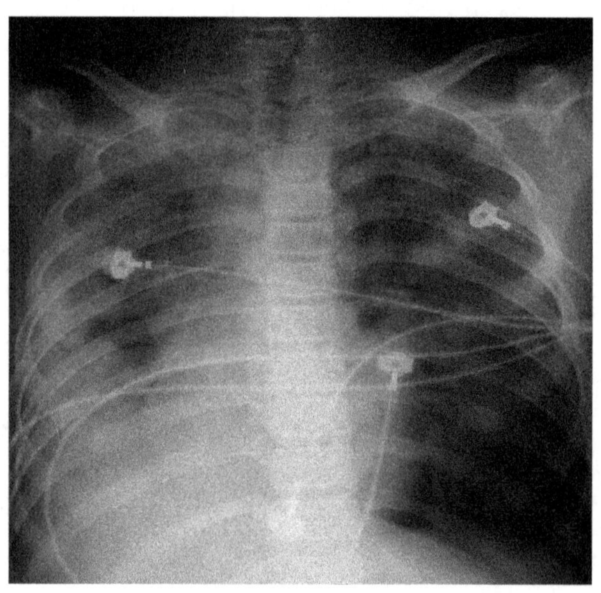

图23-3　治疗过程中复查胸片出现气胸的胸部正位片

思维提示：①补充诊断：血源性金黄色葡萄球菌肺炎，自发性气胸。②痰及血培养等病原学检查明确致病菌为凝固酶（+）金黄色葡萄球菌，初期经验性治疗对症。该患者病情较重，有菌血症，如等待血培养结果再行有效抗菌治疗会延误治疗时机，增加患者死亡的可能性。③在复查胸片时发现患者出现自发性气胸，符合金黄色葡萄球菌肺炎的表现。④患者从左下肢踝关节疼痛进展为双下肢双髋部疼痛、肿胀，右大腿较左侧肿胀明显，针对长期卧床易导致下肢静脉血栓形成的危险，患者住院期间一直间断变换体位，且注意肌肉张力训练，很大程度上减少了由于长期卧床血流淤滞引起下肢静脉血栓形成的可能。该患者下肢肿痛的进展特点为从左下肢感染创面上行发展至髋关节，直至对侧下肢，与感染伴行，故考虑感染性（炎性）栓子栓塞可能性大，经双下肢静脉彩超证实，进一步说明存在炎性栓子播散。同时肝肾功能及相关症状提示有多脏器受累功能衰竭。

八、补充治疗方案及疗效

1. 行左侧胸腔闭式引流术　利于气液的引出。

2. 调整抗生素　万古霉素，0.5g/次，每8小时一次，静脉滴注。

3. 余治疗方案不变，监测液体出入量、离子情况。加强对症支持治疗，防治并发症，注意脑膜炎、ARDS的发生。

调整抗生素3天后，患者体温明显下降，1周后患者症状明显减轻，生命体征平稳，尿量恢复正常，肝功能、肾功能异常指标趋于正常，胸腔闭式引流管夹闭48小时后无气体逸出，拔出引流管。患者回到当地医院继续治疗。

九、对本病例的思考

1. 重症肺炎目前还没有普遍认同的标准，如果肺炎患者需要呼吸支持（急性呼吸衰竭、气体交换障碍伴高碳酸血症或持续低氧血症）、循环支持（血流动力学障碍、外周低灌注）和需要加强监护和治疗（肺炎引起的感染中毒症或基础疾病所致的其他器官功能障碍）可认为重症肺炎。目前许多国家制定了重症肺炎的诊断标准，虽然有所不同，但均注重肺部病变的范围、器官灌注和氧合状态。我国制定的重症肺炎标准如下：①意识障碍；②呼吸频率＞30次/分；③ PaO_2＜60mmHg、PaO_2/FiO_2＜300，需行机械通气治疗；④血压＜90/60mmHg；⑤胸片显示：双侧或多肺叶受累，或入院48小时内病变扩大≥50%；⑥少尿：尿量＜20ml/h，或＜80ml/4h，或急性肾衰竭需要透析治疗。

2. 该患者以下肢炎症为主要诱因，后出现双下肢水肿，继发咳嗽咳大量脓痰、咯血等呼吸系统症状，整个病史具有一致性，感染征象明确，病程进展迅速。以皮肤感染为起因者，首先考虑的病原体为葡萄球菌。葡萄球菌菌血症病情进展迅速，如患者无明确用药禁忌，应积极给予经验性抗感染治疗，在等待标本培养前争取治疗时机，以免患者因菌血症、脓毒血症致多器官功能衰竭死亡。对于金黄色葡萄球菌感染的患者，如应用普通抗生素无效，应注意MRSA的存在，酌情应用万古霉素或替考拉宁。经验性诊断和治疗在本病例中显得尤为必要。

病例24 咯血2个月

患者女性，60岁，2007年11月14日来诊。

一、主诉

咯血2个月。

二、病史询问

（一）初步诊断思路及问诊目的

患者为老年女性，以咯血为主要临床表现，咯血是呼吸系统疾病常见的临床症状，能够引起咯血的疾病很多，咯血的常见病因有支气管扩张症、肺结核、肺癌、肺栓塞等。因此，问诊的目的主要针对咯血的特点、伴随症状及鉴别诊断的内容，以寻找咯血的病因，做出正确的诊断。

（二）问诊主要内容及目的

1. 咯血的特点及伴随症状　咯血的诱因，咯血量、颜色、频次、伴随症状。通过了解咯血的特点和伴随症状，提供诊断思路。如咯血伴低热需注意肺结核，咯血伴胸痛和呼吸困难需注意肺栓塞，咯血伴黄痰需注意支气管扩张症，咳痰带血需注意肺癌等。

2. 既往史和个人史询问　既往是否身体健康，是否有慢性呼吸系统疾病史，如肺结核、支气管扩张症病史。有无下肢深静脉血栓病史，下肢深静脉血栓脱落是造成肺栓塞最常见的原因。有无吸烟史，吸烟的患者有咯血症状，要警惕肺癌。

（三）问诊结果及思维提示

问诊结果：患者2个月前无明显诱因咯血，多为痰中带血，偶有整口鲜血，间断咯血。口服罗红霉素及头孢菌素和云南白药，止血效果不明显。发病以来无发热，无黄痰，无胸痛和呼吸困难症状。

既往30岁时患肺结核，当时系统抗结核治疗1年，已治愈。退休职员，无烟酒嗜好，无下肢水肿史，近期无骨折及手术史。

> **思维提示**：通过问诊明确患者有肺结核基础疾病史，无吸烟史，无支气管扩张症病史。既往史中无发生肺栓塞的危险因素。此次咯血需注意结核活动性病变的可能性，陈旧肺结核如形成纤维化常合并支气管扩张症，也是咯血的常见原因。因此，在体格检查时应注意肺部体征。

三、体格检查

（一）重点检查内容及目的

根据问诊结果考虑咯血原因与肺结核或结核性的支气管扩张症有关，因此，在体格检查时需注意检查肺部，尤其是肺部听诊有无湿啰音或固定性湿啰音，肺部听诊固定性湿啰音常提示支气管扩张症。

（二）体格检查结果及思维提示

体格检查结果：T 36.6℃，R 16次/分，P 80次/分，BP 120/80 mmHg。神志清，自主体位。口唇无发绀，气管居中，胸廓对称，双肺呼吸动度均等，双肺叩诊清音，听诊无干湿啰音。心音纯，节律规整，心率80次/分，各瓣膜听诊区未闻及心脏杂音。腹部、四肢及神经系统检查未见异常。

思维提示：体格检查结果未发现阳性体征。进一步的实验室和辅助检查诊断尤为重要，主要针对痰的细菌学和细胞学检查，以及肺部的影像学检查，为诊断提供依据。

四、实验室和辅助检查

（一）初步检查内容及目的

1. 血常规　进一步除外感染性疾病。

2. 痰涂片结核菌检测，明确病原学；痰细胞学检查，除外肺部恶性肿瘤。

3. 胸部影像学　了解肺部病变的部位和范围，了解病变的特点，是明确诊断的最重要的检查。

（二）检查结果及思维提示

1. 检查结果　①血常规正常；痰涂片未查到结核菌；痰查瘤细胞阴性。②胸部影像学：肺CT见双肺上叶尖后段斑块状阴影，右肺病灶中间有空洞，空洞内有一赘生物，一侧与洞壁相连（图24-1）；空洞呈新月征及蚕食征，空洞周围肺纹理纠集，与胸膜有牵连（图24-2）。

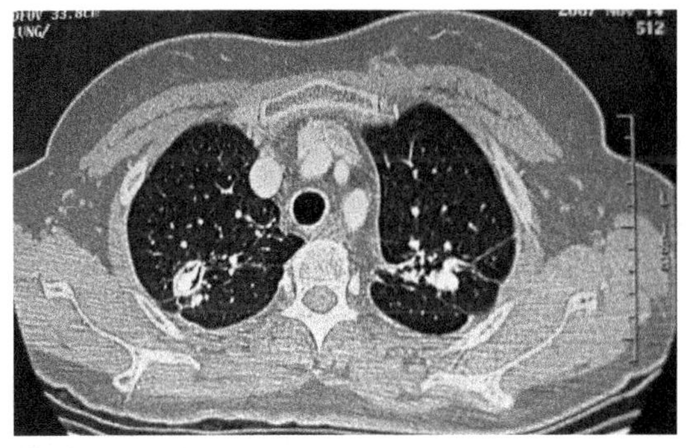

图24-1　肺CT空洞赘生物窗面

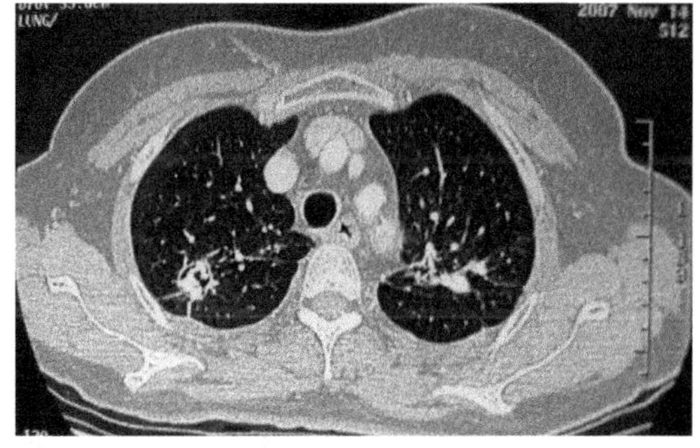

图24-2　肺CT空洞内新月征窗面

思维提示：重要的有异常的检查结果为肺CT，双肺上叶影像学改变支持既往患有肺结核病史，病变密度较高，有钙化，周围纤维条索影。右肺上叶空洞病灶，可能为结核空洞。空洞内赘生物的影像学特点应当考虑为曲霉菌球。结核空洞内继发曲霉菌感染，形成曲霉球的可能性大。也可以解释临床的咯血症状。因此，应围绕曲霉菌感染进一步检查，并注意检查结核是否有活动性，除外恶性病变。痰涂片结核菌阴性，提示病灶不排菌。

2. 进一步检查结果　ESR正常；结核抗体阳性；PPD试验硬结直径5 mm（+），血清肿瘤相关抗原（癌胚抗原，CEA）正常。痰涂片未检出真菌；血清1,3-β-D葡聚糖59.98

pg/ml高于正常值（10pg/ml）。

思维提示：在肺CT发现双肺上叶病变后，有针对性的检查支持陈旧性肺结核，结核空洞，无活动性。继发真菌感染，空洞内形成曲霉菌球，尽管痰中未检出真菌，但血清1,3-β-D葡聚糖增高，支持曲霉菌感染诊断。除外肺部恶性肿瘤。患者此次咯血的治疗主要应用罗红霉素和头孢菌素抗感染，及云南白药对症止血治疗，并没有针对病因治疗，因此治疗效果不好，咯血不止。上述检查结果为诊断和下一步的治疗提供了依据。

五、诊断

双肺上叶陈旧性肺结核，右肺上叶结核空洞继发曲霉菌感染，曲霉菌球。

六、治疗方案及理由

（一）治疗方案

伏立康唑，第一天0.2g，每日2次静脉滴注，第二天以后0.2g，每日1次静脉滴注7天，改为0.2g，每日1次口服10天。

（二）理由

伏立康唑为广谱抗真菌药物，能够覆盖念珠菌和曲霉菌，对曲霉菌无耐药。采用静脉与口服序贯用药的方法，口服吸收好，有较高的生物利用度。

七、治疗效果及思维提示

治疗效果：治疗后1周咯血症状消失。随访血清1,3-β-D葡聚糖，治疗1周后111pg/ml，治疗2周后85pg/ml，4周后31.65pg/ml。

胸部影像学：肺CT示右肺上叶空洞内病灶与前对比变实，赘生物与洞壁间的缝隙减少，但病灶依然存在（图24-3、图24-4）。

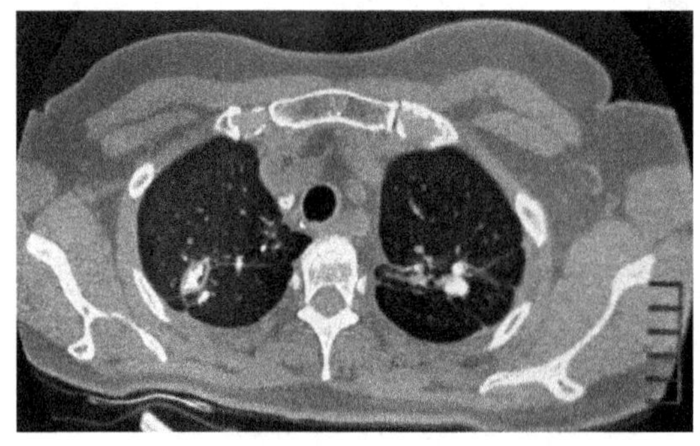

图24-3 治疗2周后复查肺CT（1）

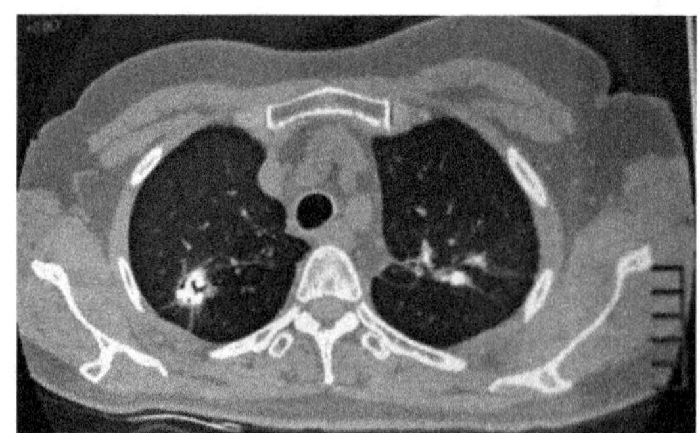

图24-4 治疗2周后复查肺CT（2）

思维提示：在结核空洞的基础上可能继发曲霉菌感染，因曲霉菌球被包绕在空洞内，痰涂片和痰培养很难检出病原学，血清1,3-β-D葡聚糖升高有助于曲霉菌感染的病原学诊断。采用抗真菌药物治疗1周后血清1,3-β-D葡聚糖值较治疗前反而升高，解释为伏立康唑破坏了真菌的细胞壁，使抗原释放增多。随着疗程延长，第2周、第3周血清1,3-β-D葡聚糖值逐渐下降，结合患者咯血症状消失，提示伏立康唑抗真菌治疗有效。但是内科保守治疗很难彻底治愈空洞内的曲霉菌球，最终需采用外科手术切除病灶。

八、对本病例的思考

咯血是呼吸系统疾病常见的临床症状之一，寻找咯血的病因，对咯血症状进行鉴别诊断尤为重要，只有找出咯血的病因，作出正确的诊断，才能有针对性的治疗。在对本病例的病史询问中发现既往有肺结核病史，胸部影像学检查肺部病变的特点对临床诊断、血清1,3-β-D葡聚糖检测对病原学诊断起到重要作用。

病例25 发热、咳嗽、咳痰带血、多发肺球形空洞影1个月

男性，85岁，于2008年10月7日入院。

一、主诉

发热，咳嗽，咳痰带血1个月。

二、病史询问

（一）初步诊断思路及问诊目的

该患者的主要临床表现是近期出现的发热及呼吸道症状，本着常见病、多发病优先考虑的原则，应将呼吸道感染性疾病放在首位。因此，问诊内容应着重于是否存在感染性疾病的诱因，发病时的主要症状及特点，伴随症状，是否接受过抗感染治疗、具体的治疗措施以及治疗效果如何等问题展开。考虑到患者高龄，问诊时还要注意是否存在基础疾病，尤其是那些可以导致免疫功能下降的疾病，这对于病原体的判断以及药物的选择有着重要的指导意义。同时兼顾与那些能够引起相似临床表现的非感染性疾病相鉴别，以找到支持感染性疾病的证据。

（二）问诊主要内容及目的

1. 发病前是否有明确的诱因？ 下呼吸道感染或肺炎常有一定的诱发因素，如受凉、感冒、疲劳或误吸，在年轻人误吸可能是由于醉酒所致，而在老年人则往往与脑血管病有关。

2. 咳嗽、咳痰的特点，是否存在其他伴随症状？ 如咳嗽伴随出现咳痰，尤其黄痰，是感染的重要依据。这时应格外注意痰的性状、痰量的多少，是否伴有胸痛、咯血、呼吸困难、盗汗等呼吸系统或其他非呼吸系统症状，这对疾病的诊断具有提示作用。

3. 入院前是否应用了抗生素？什么药？疗程多长？效果如何？ 通过了解院外抗感染治疗的情况，来判断感染性疾病及病原体的可能性，并进一步分析药物选择的合理性。

4. 既往有何种基础疾病，是否存在免疫功能低下？ 老年患者经常存在基础疾病，如糖尿病、肿瘤化疗等，均可导致机体免疫力下降，易受各种条件病原体侵袭，此时对病原体的判断还应考虑到一些非典型病原体及条件致病菌。

（三）问诊结果及思维提示

问诊结果：患者为退休工人，既往无慢性呼吸系统疾病，5个月前曾因患膀胱癌行电切术，未予放化疗。1个月前无明确诱因出现发热，体温可达40℃，伴咳嗽，咳白色黏痰，偶有痰中带血，轻度气短，曾静脉应用抗生素（头孢哌酮/舒巴坦钠、头孢吡肟、左氧氟沙星等）治疗，但疗效不佳，仍高热不退，咳血性黏痰，遂来诊。

思维提示：通过问诊可明确，患者既往无呼吸系统疾病，本次发病先为高热，继之出现咳嗽，咳白黏痰，偶有痰中带血，符合感染性疾病特点，应在体格检查时重点注意肺部听诊（啰音、管状呼吸音等），并通过实验室检查和影像学寻找肺部感染的证据。

三、体格检查

（一）重点检查内容及目的

因首先考虑为呼吸系统感染性疾病，因此在体检时应重点注意肺部感染的相关体征，尤其是啰音、异常支气管呼吸音。同时，对于任何感染性疾病，都要准确测量体温，包括对热型的监测，这有利于疾病的诊断和疗效的判断。另外，由于是高龄患者，合并基础疾病且病程较长，因此体检时还要注意对病情严重程度的判断。考虑到患者既往有恶性肿瘤病史，体检时不要遗漏浅表淋巴结的检查。

（二）体格检查结果及思维提示

体格检查结果：T 38.9℃，P 86次/分，R 20次/分，BP 130/70mmHg。神志清晰，呼吸略促，自主体位，口唇无发绀，浅表淋巴结未触及，气管居中，无三凹征。胸廓对称，双侧呼吸运动一致，双肺触觉语颤对称，无增强或减弱，叩诊双肺呈清音，听诊双肺呼吸音粗，中下野闻及散在水泡音，无胸膜摩擦音。心界不大，心音纯，律齐，HR 86次/分，各瓣膜区未闻及病理性杂音。腹部、四肢、神经等系统检查无异常。

思维提示：体格检查结果支持呼吸系统感染的诊断思路。体温38.9℃，肺部水泡音均提示肺部感染，进一步实验室和影像学检查的重点在于发现病变的部位、病原学检查、评估病情，为此后治疗方案的确定提供依据。

四、实验室和影像学检查

（一）初步检查内容及目的

1. 血常规　进一步证实感染性疾病。
2. 血清支原体抗体、军团菌抗体、结核抗体检测　提示感染的病原体。
3. 痰细菌涂片、痰菌培养、痰查菌丝孢子、痰查结核杆菌　明确病原。
4. 血培养　是否存在败血症。
5. 动脉血气分析　评价病情。
6. 胸部影像学　明确诊断并了解病变部位和范围。

（二）检查结果及思维提示

检查结果：①血常规：WBC 11.2×10^9/L，S 75%，L 15%，M 10%，RBC 5.9×10^{12}/L，Hb 105g/L，PLT 250×10^9/L。②血清支原体抗体、军团菌抗体、结核抗体：阴性。③痰细菌涂片：查到革兰阳性球菌。④痰查菌丝孢子、痰查结核杆菌：阴性。⑤痰菌培养、血培养：结果待回报。⑥动脉血气分析（未吸氧）：pH 7.486，PaO_2 62.1mmHg，$PaCO_2$ 34.7mmHg。⑦胸部CT：双肺多发结节空洞影，主要分布在双肺周边部（图25-1）。

思维提示：重要的检查结果有三项：①末梢血白细胞总、分数均升高。②痰细菌涂片：查到革兰阳性球菌。③胸部影像学示双肺多发斑片、结节空洞影，呈外周分布。其中最具有提示意义的就是影像学所见。临床上以双肺多发结节空洞为主要影像表现的疾病主要包括以下几种：①感染性疾病：按病原体可分为细菌性（如葡萄球菌、肺炎链球菌、肺炎克雷伯杆菌、铜绿假单胞菌及厌氧菌等）、真菌性（放线菌、奴卡菌、组织胞浆菌、隐球菌、毛霉菌、曲霉菌等)、寄生虫感染(肺吸虫病、肺包虫病、阿米巴病)以及结核杆菌感染等。②非感染性疾病:常见的有肿瘤(转移瘤、淋巴瘤)、血管炎性疾病(类风湿结节、韦格纳肉芽肿等)。结合该患者的病史和体格检查结果,优先考虑感染性疾病可能性大。目前病原学尚不能确定(虽然痰细菌涂片查到革兰阳性球菌,但这也可能是污染所致),但患者自发病以来应用多种广谱抗生素,如头孢哌酮/舒巴坦钠、头孢吡肟、左氧氟沙星等治疗,症状体征未见改善,故考虑可能为特殊病原体感染或者是产酶耐药菌感染,尤其是抗甲氧西林金黄色葡萄球菌(MRSA)感染,故上述用药未能奏效。因此,进一步的处理应是立即选择合适的抗感染药物进行治疗,目的有二:①治疗感染;②通过治疗明确或修正诊断。

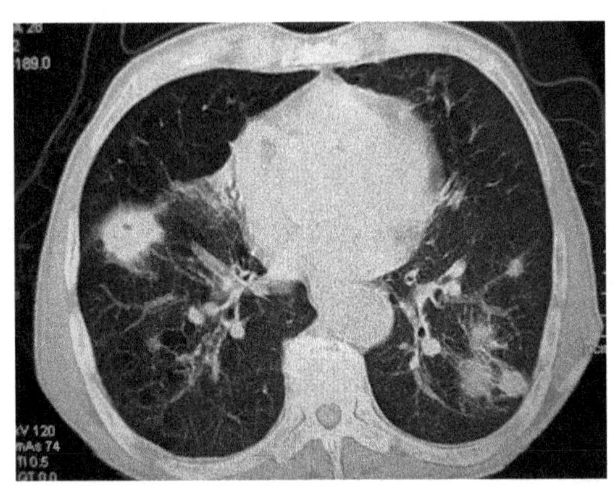

图25-1 肺CT多发结节空洞影

五、治疗方案及理由

(一)方案

万古霉素0.5g,每8小时1次静脉滴注;莫西沙星0.4g,每日1次静脉滴注。

(二)理由

在对呼吸道感染性疾病实施治疗初期,通常尚未经微生物学检查明确病原体。因此,初诊治疗常是经验性的。本患者为老年人,既往曾患膀胱癌,且于入院前已应用多种广谱抗生素规律抗感染治疗,症状仍不缓解,高热不退,因此常见菌感染可能性不大。结合影像多发结节空洞影、外周为主的特点,高度怀疑金黄色葡萄球菌,尤其是耐甲氧西林金黄色葡萄球菌(MRSA)感染,因此首选万古霉素,同时联合用药以增加抗菌效果,并覆盖其他非典型病原体。由于本患者为老年人,应用万古霉素时应密切注意肾功能的变化。

六、治疗效果及思维提示

治疗效果:经莫西沙星、万古霉素治疗7天体温仍不降低,最高可达40.2℃,血痰明显增多,气短加重,双肺水泡音同前。此间实验室检查结果:① WBC 9.69×10^9/L,S 74.1%,L 16.5%,M 7.5%。②血清肿瘤标志物:CEA、 AFP、NSE、CA125、CA199均在正常范围内。③痰菌培养未生长细菌、真菌。④ 1,3-β-D 葡聚糖 80pg/ml（正常值＜10pg/ml）。⑤血培养未生长细菌。⑥复查痰真菌涂片：查到孢子、菌丝。⑦胸部CT（治疗1周后）：双肺斑片、结节空洞影未吸收，且有融合趋势。⑧心脏彩超及肝胆脾双肾B超均无阳性发现。

思维提示：患者拟诊金黄色葡萄球菌肺炎，经过适当治疗但病情好转不明显，应考虑如下几种可能：①是否为非感染性疾病：根据患者临床特点及病变区域周边化、空洞化的所见，目前非感染性疾病依据尚不充分。可进一步完善相关检查，以排除转移癌、胶原血管病，如韦格纳肉芽肿、类风湿结节、类风湿肺尘埃沉着症（患者曾有矿工职业史20年）这些非感染性疾病的可能。②是否为其他特殊病原体感染：患者老年，有导致免疫力低下的基础疾病，咳血痰，尤其是结合影像学的特点，除金黄色葡萄球菌外还应该考虑的病原体包括真菌（主要是曲霉菌、毛霉菌、隐球菌）、结核杆菌以及部分革兰阴性杆菌（铜绿假单胞菌）。结合化验真菌涂片查到孢子、菌丝，1,3-β-D 葡聚糖异常增高，在排除MRSA的感染后，此时首先考虑曲霉菌感染的可能，为明确病原菌有必要行肺穿刺活检。

七、补充实验室检查结果

实验室检查结果：① CTD Ⅱ、Ⅲ均正常。②抗中性粒细胞胞浆抗体（ANCA）阴性。③ 肺穿刺活检证实为烟曲霉菌感染。

补充上述临床资料后，患者的诊断逐渐清晰起来，结合患者临床特点及检查结果，均提示曲霉菌性肺炎的诊断。

八、调整治疗方案及疗效

（一）新方案

停用莫西沙星、万古霉素静脉滴注。

伊曲康唑：200mg/次，每日2次，静脉滴注2天；3～14天 200mg/次，每日1次，静脉滴注。15天后，伊曲康唑改为200mg/次，每日2次，口服，8周后停药。

（二）疗效

治疗1周后，体温逐渐下降，最高37.8 ℃，咳嗽咳痰减轻，咳痰带血减少，肺部水泡音明显减少。

治疗1个月后，无发热，轻咳，咳少量白黏痰，无咳痰带血，动脉血气分析 pH 7.41，PaO_2 79mmHg，$PaCO_2$ 38mmHg。真菌抗原水平逐渐下降。治疗结束时（8周），病情稳定，肺部CT病灶基本吸收。

最终诊断：侵袭性肺曲霉菌病。

九、对本病例的思考

对于急性侵袭性肺曲霉菌病，诊断往往比较困难。典型病例为粒细胞缺乏、接受广谱抗生素或免疫抑制的患者，咳嗽、胸痛虽为常见症状，但缺乏特异性。由于曲霉菌内毒素所具有的溶血作用和抗凝作用，所以咯血症状很重要，往往具有提示性意义。在具有高危发病因素的患者，发热、肺部持续或进展性浸润阴影、对抗生素治疗无反应时均应考虑本病，诊断的关键是病原体的检出。因此，只要临床病情允许，尽可能采用侵袭性诊断技术。

病例26 咳嗽、咳痰3周，伴发热、呼吸困难2周

患者女性，25岁，于2007年10月18日入院。

一、主诉

咳嗽、咳痰3周，伴发热、呼吸困难2周。

二、病史询问

（一）初步诊断思路及问诊目的

患者为青年女性，呼吸道咳嗽咳痰的症状出现仅仅3周，起病较急，逐渐进展，后期伴有发热，呼吸困难，按照常见病优先考虑的原则应将社区获得性呼吸道感染性疾病放在首位。因此，问诊主要围绕患者起病的诱因，有无常见的疲劳、受凉、醉酒等感染性疾病的诱因；发病时主要症状及特点，如咳嗽咳痰的性质、量、颜色等情况；伴随症状的情况，有无畏寒、寒战、大汗或盗汗等；后期出现呼吸困难应注意和心源性呼吸困难相鉴别；目前的诊疗经过和治疗效果，详细询问具体的药物和疗程；以及患者既往有何种疾病、职业史、过敏史、接触史等一般情况。

（二）问诊结果及思维提示

问诊结果：患者为个体户，经营日用小商品，未接触过特殊的物品。既往身体健康，无呼吸系统和其他系统的疾病史，无外伤和手术病史。3周前受凉感冒后出现干咳，偶有少量金黄色痰，无发热、胸闷及气短。自服红霉素7天后症状不见好转，到当地医院就诊，行胸片检查，显示双肺大片密度增高影，诊断为“肺炎”（图26-1），静脉滴注青霉素1天和第二代头孢菌素3天（具体剂量不详）治疗，症状加重，咳嗽、咳金黄色黏痰，量较多；病后1周开始出现发热，最高达40.2℃，伴寒战，体温呈稽留热，服用非甾体退热药后短时间能降到38℃左右；并出现呼吸困难，以活动后尤其明显，同时伴有右季肋部疼痛，深吸气明显。肺CT显示双肺大片密度增高影（图26-2）。由于呼吸困难进行性加重，为进一步诊治来诊。

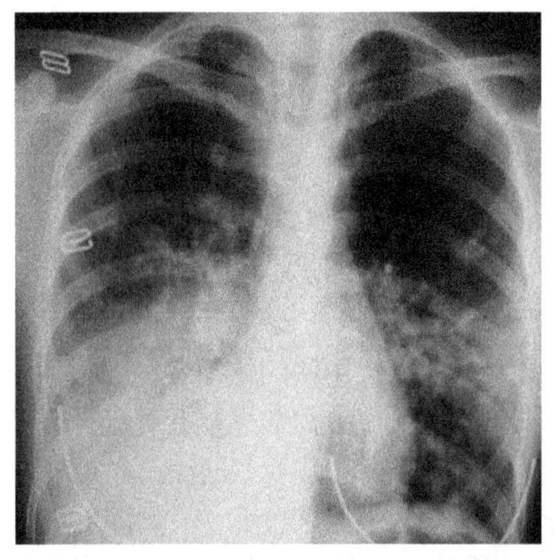

图26-1 当地医院胸片检查，显示双肺大片密度增高影

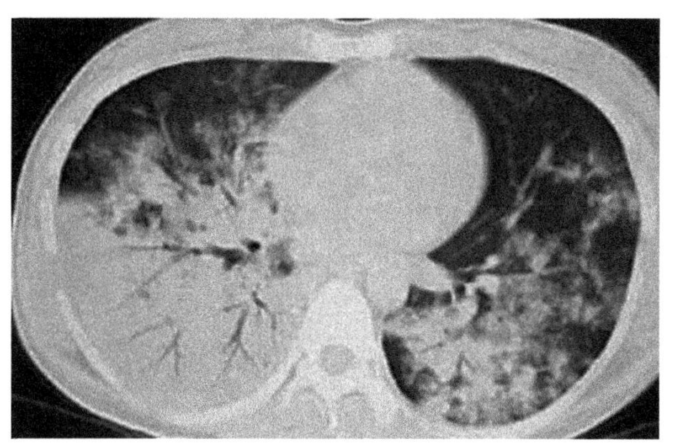

图26-2　外院肺CT显示双肺大片密度增高影（2007-10-15）

思维提示：患者既往身体健康，无慢性疾病史，本次发病以典型的呼吸道症状为主，先是干咳，后出现金黄色痰，伴发热，最后出现呼吸困难，胸片和肺CT均显示双肺中下肺野大片实变影，有“气柱征”符合典型的社区获得性肺炎，但其常见病原学应注意肺炎球菌、军团菌、支原体、衣原体、病毒和结核菌。胸痛考虑与患者的胸膜受累有关，进行性的呼吸困难则可能是感染进一步加重的伴随症状。接下来的体格检查和辅助检查应寻找更多的支持感染的证据，印证诊断；同时还应评估患者的病情程度。

三、体格检查

（一）重点检查内容及目的

患者的主要临床症状为呼吸道症状，胸片和肺CT均显示双肺病变，因此在对患者进行系统、全面检查的同时，应重点注意患者的肺部体征，如呼吸音增强还是减弱，干湿啰音的分布。同时患者是以呼吸困难进行性加重来诊，应注意反映患者病情程度的体征，如口唇有无发绀、神志情况等。

（二）体格检查结果及思维提示

体格检查结果：T 38℃，R 35次/分，P 90次/分，BP 110/70mmHg。神清，半卧位，口唇发绀，球结膜无水肿。气管居中，无三凹征，颈静脉无明显的怒张。呼吸急促，胸廓对称，双肺呼吸运动一致，双下肺叩诊呈浊音，右下肺呼吸音增强，可闻及管状呼吸音及细小水泡音，左下肺呼吸音强，散在干鸣音。心界不大，心音纯，律齐，各瓣膜听诊区未闻及杂音。腹部、四肢、神经等系统及浅表淋巴结触诊检查均未见异常。

思维提示：患者口唇发绀提示可能存在低氧血症，病情严重；双下肺叩诊呈浊音及听诊的阳性体征提示患者可能存在肺部的实变，尤其是管状呼吸音的出现；肺部干湿啰音则提示患者存在炎症及伴随气道的痉挛。体格检查结果与问诊后初步考虑呼吸系统感染的思路相吻合。进一步的辅助检查主要目的是印证诊断，明确病变的分布，病原学，并判断病情，有无呼吸衰竭。

四、实验室和影像学检查

（一）初步检查内容及目的

1. 血常规　进一步证实感染性疾病。
2. 血清支原体、衣原体、军团菌、病毒抗体、血结核抗体检测　明确病原。
3. 痰涂片查细菌，结核菌，真菌；痰菌培养加药敏连续3天，血培养加药敏3次。
4. 动脉血气分析　评估病情，诊断呼吸衰竭的必要指标。
5. 床头胸片（由于病情重，患者不能搬动）了解病变部位和范围，动态对比。
6. 肝功能、肾功能、K^+、Na^+、Cl^-　了解全身一般情况。

（二）检查结果及思维提示

检查结果：①血常规：WBC 14.2×10^9/L，S 85%，E 0%，PLT 289×10^9/L，HB 100g/ L。②血清支原体、衣原体、军团菌、病毒抗体、血结核抗体检测阴性。③痰涂片结果阴性；痰培养和血培养待3～5天后出结果。④动脉血气分析（未吸氧）：pH 7.49，PaO_2 45.5mmHg，$PaCO_2$ 27.7mmHg，HCO_3^- 23.1mmol/L。氧合指数：216。⑤胸部X线（2008-10-19）：双肺大片的密度增高影，肋膈角显示不清。与10月11日旧片对比病变范围明显扩大（图26-3）。⑥血生化检查：TP 50g/L，ALP 22g/L，ALT 126U/L，ALP 206U/L，GGT 150U/L。

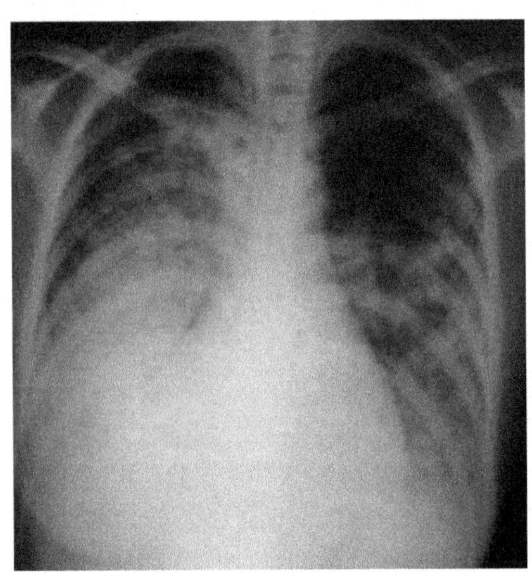

图26-3　入院复查胸片（2007-10-19）：双肺大片的密度增高影，肋膈角显示不清

思维提示：血常规提示患者存在感染因素。血清支原体、衣原体、军团菌、病毒抗体虽然阴性，单次的结果也不能除外相关的病原体的感染，应动态观察其变化。动脉血气分析提示患者存在严重的低氧血症，炎症病变累及的范围已严重地影响了气体交换。氧合指数等于动脉血氧分压除以吸氧浓度，小于300为急性肺损伤。该患者氧合指数为216，提示病情的严重。胸部影像学检查：提示双肺大片的浸润影，以双肺下部为主，与旧片对比，病变在进展，提示既往的治疗无效。血生化检查从侧面提示患者存在严重感染，肝功能继发性改变，酶学指标的异常，机体处于高分解代谢状态，已经出现低蛋白血症。

五、初步诊断

结合患者病史、临床表现、体格检查和辅助检查的结果，诊断为：重症社区获得性肺炎、Ⅰ型呼吸衰竭。

六、初始治疗方案及理由

（一）方案

1. 生理盐水 100ml+ 美罗培南 1.0g 每 8 小时静脉滴注。

2. 左氧氟沙星 0.5g 每日 1 次静脉滴注。

（二）理由

患者目前诊断为：重症肺炎，初始治疗如果不恰当充分，会大大增加患者的死亡率，应按照降阶梯治疗的原则，经验性、尽可能地覆盖可能的病原体。患者的临床特点是青年女性，既往健康，发病时间短，进展快，血象明显升高，结合患者进行性的影像学改变，考虑可能的病原体为：肺炎球菌肺炎、支原体肺炎、军团菌肺炎、干酪性肺炎。虽然患者既往曾应用过红霉素治疗，但临床上仍不能除外非典型病原体。另外，患者曾诊断为“肺炎”，在当地医院住院 4 天，有无医院获得性肺炎的可能应该引起我们的注意。因此治疗上既要覆盖院外获得性感染的病原体，同时也应该包括院内获得性感染的病原体，同时还应考虑到耐药的问题。因此我们选用的碳青霉烯类抗生素能很好地覆盖耐药或不耐药的革兰阳性菌和阴性菌，而左氧氟沙星为广谱抗生素，对非典型病原体也有很好的疗效。

七、治疗效果及思维提示

治疗效果：经过上述治疗 4 天后，患者体温没有明显的下降，体温仍波动在 38℃左右，最高可至 39℃。仍有咳嗽，咳金黄色痰液，量没有减少，呼吸困难有所加重。辅助检查结果：痰涂片查细菌、结核菌、真菌菌丝和孢子均阴性，痰培养阴性，血常规：WBC 14.7×10^9/L，分叶 91%，嗜酸 0%，PLT 329×10^9/L，Hb108g/L。血气分析：pH 7.50，$PaO_2$65mmHg，$PaCO_2$ 28.4mmHg（鼻导管吸氧 6L/min），氧合指数：144。复查肺 CT（10 月 23 号）与院外 10 月 15 号肺 CT 对比，双肺斑片状浸润影面积增大，向上肺野扩散（图 26-4）。

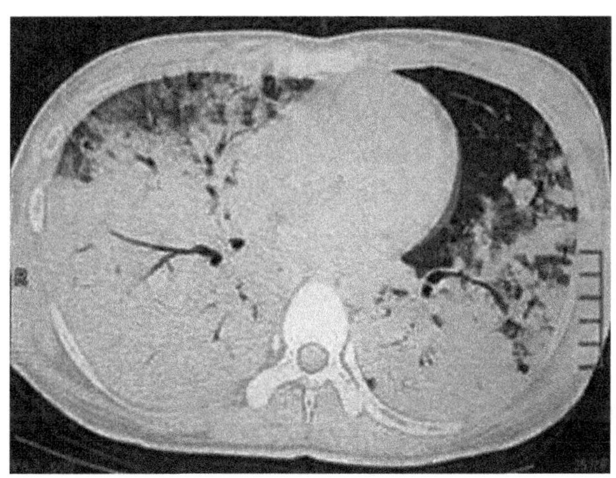

图 26-4 治疗 4 天后肺 CT（2007-10-23）

思维提示：给予广谱联合的抗生素治疗后，患者病情无好转，氧合情况加重，抗生素治疗无效。说明该感染不是肺炎球菌、非典型病原菌、革兰阴性杆菌的感染。此时应该注意以下几种情况：①药物未能覆盖致病菌，或细菌耐药；②特殊病原体感染如结核分枝杆菌、真菌、病毒等；③出现并发症或存在影响疗效的宿主因素（如免疫抑制）；④非感染性疾病误诊为肺炎。患者具有明显呼吸道症状，影像学上双肺实变影，血象明显升高，而非感染性疾病依据尚不充分，应该注意我们初始治疗中未覆盖的特殊病原体感染：如耐药的金黄色葡萄球菌（MRSA）、结核杆菌、真菌、病毒、寄生虫等。全科讨论后，认为患者感染中毒症状明显，血象显著升高，很可能是致病力很强的细菌感染，近年来社区获得性MRSA感染的报道屡见不鲜，所以不能除外MRSA感染。同时患者的影像学的改变也不能除外肺结核。

八、调整治疗方案和疗效

（一）新方案

生理盐水100ml+万古霉素0.5g每8小时静脉滴注。

异烟肼300mg每日1次口服，对氨基水杨酸钠6g每日2次口服，乙胺丁醇0.75g每日1次口服。

停用美罗培南，改用生理盐水100ml+哌拉西林/他唑巴坦4.5g每8小时静脉滴注。

继续左氧氟沙星静脉滴注。

再次痰查细菌、结核菌、真菌菌丝孢子，痰培养。

（二）疗效

治疗7天后，患者的病情无缓解，呼吸困难进行性加重，仍有发热，最高体温可达40℃，伴明显的寒战。查体：呼吸急促，呼吸频率可达40次/分，双中下肺叩诊浊音，可闻及管状呼吸音及小水泡音。复查血气分析：pH 7.52，PaO_2 58mmHg，$PaCO_2$ 26.4mmHg（面罩10L/min）。

思维提示：用万古霉素治疗1周无效，可以否定MRSA感染。尽管抗结核治疗1周时间尚短，但用左氧氟沙星治疗已2周，所以结核感染的可能性虽然尚不能完全排除，但可能性不大。那么，对于临床常见的病原菌，目前治疗尚未覆盖的只有真菌感染。由于患者的病情严重，进展迅速，侵袭性曲霉菌的感染可能性最大。但通常情况下，曲霉菌的感染需要有特殊接触史，常接触发霉的物质，吸入大量的曲霉菌孢子，另外机体的免疫功能多有严重低下。深入询问病史，对于诊断非常重要。因此，应追问相关病史和进行相关检查，如血1,3-β-D葡聚糖，并建议患者行CT引导下经皮肺活检。

九、再问病史和实验室检查结果

通过再次有针对性的询问病史得知：患者经营小商品，经常到自家较潮湿的地下库房取货，库房的墙壁和地面大面积发霉，有些存放的物品表面也有发霉的现象，从仓库取出物品后，经常需要拍打和擦拭。而此时血1,3-β-D葡聚糖结果回报：76.85pg/ml，而且经皮肺活检的病理结果也回报：在急性炎症渗出的病变中可见曲霉菌丝。目前的临床资料可以明确诊断为：侵袭性肺曲霉菌病。

十、再次调整治疗及疗效

（一）新方案

停用哌拉西林/他唑巴坦、左氧氟沙星、万古霉素、异烟肼、对氨基水杨酸钠、乙胺丁醇。

伏立康唑：第1天400mg/次，2次/天，静脉滴注，第2天以后200mg/次，2次/天，静脉滴注。

（二）疗效

治疗1周后，患者呼吸困难消失，体温正常，复查血气分析：pH 7.41，PaO_2 76mmHg，$PaCO_2$ 25.2mmHg（未吸氧）。复查肺CT（2008-11-07）显示肺内阴影明显吸收（图26-5）。静脉滴注伏立康唑2周后，患者无明显呼吸道症状，改为伏立康唑200mg/次，2次/天，口服，并出院，门诊复查。

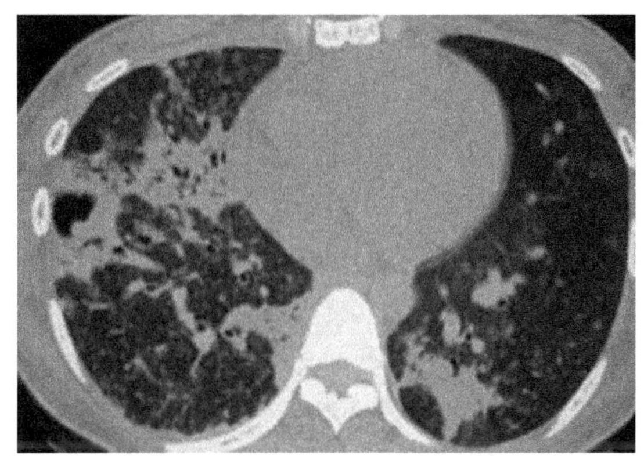

图26-5　治疗1周后复查肺CT（2008-11-07）显示肺内阴影明显吸收

十一、对本病例的思考

1. 侵袭性肺曲霉菌病是肺曲霉菌病中最严重的类型，病情凶险，病死率高。过去认为侵袭性肺曲霉菌病多见于医源性，或自身免疫功能低下的患者，故对来自社区的侵袭性肺曲霉菌病常误诊为细菌感染，因而继续应用大量抗生素，给曲霉菌创造了良好的繁殖环境，促使其快速增殖，病情更难以控制。目前来看，原发性侵袭性肺曲霉菌病在临床上并不罕见，应引起足够的重视，特别是患者有明确的大量吸入发霉物质时更应引起我们的警惕。

2. 问诊不但要全面，而且要深入细致。本病例中，我们问到患者的职业为个体小商品的经营户，我们自己想当然的认为患者就是坐在柜台售货，不可能接触特殊物质，因而遗漏了重要的细节。

3. 临床上很多感染性疾病，我们往往都不能及时获得病原学结果，而且阳性率大多很低，面对这样的情况，我们一方面应该在科学分析基础上尽可能采用能有效覆盖病原体的抗生素经验性的初始治疗，特别是重症肺炎，初始治疗相当关键，可采用降阶梯治疗的策略，另一方面，我们应该重视积极获取肺部的病理，经皮肺活检技术目前已经比较成熟，并发症在临床上并不多见，在诊断困难的情况下，应该考虑尽早活检，以免延误最佳的治疗。

病例27 咳嗽、呼吸困难、多发肺浸润影2周

患者女性，39岁，于2007年8月18日入院。

一、主诉

咳嗽、呼吸困难2周，发热4天。

二、病史询问

（一）初步诊断思路及问诊目的

患者年龄相对较轻，新近出现呼吸道症状并在后期有发热，按常见病优先考虑的原则应将呼吸道感染性疾病放在首位。因此，问诊目的主要围绕感染性疾病的诱因（原因）、发病时主要症状及特点、伴随症状，是否曾抗感染治疗及效果如何等问题展开，并兼顾重要鉴别疾病的临床表现，以寻找符合感染性疾病表现的证据。

（二）问诊主要内容及目的

1. 发病前是否有受凉、感冒或醉酒史？ 下呼吸道感染或肺炎患者常有一定的诱发因素；醉酒后的误吸可导致吸入性肺炎。

2. 咳嗽是否伴有咳痰？ 如伴随咳嗽逐渐出现黄痰则是感染的重要依据。

3. 刚发病时是否测了体温？是否用了治疗感冒的药物？ 明确发病时是未发热还是温度不高未引起注意，亦或体温受到了解热药物的影响。

4. 入院前是否应用了抗生素？什么药？效果如何？ 通过了解院外抗感染治疗的情况来考虑感染性疾病的可能性，并进一步分析药物的选择是否合理等问题。

5. 既往有何种疾病，是否有呼吸系统症状？ 某些慢性呼吸系统疾病发病可能是隐袭性的，在发病过程中急性加重如肺结核。本患者有呼吸困难症状，要注意既往是否患支气管哮喘，此次由于呼吸道感染引起哮喘发作的可能性。还要询问呼吸困难是否平卧加重或夜间平卧时憋醒，以与心源性呼吸困难鉴别。

6. 何种职业？ 诸多呼吸系统疾病与职业相关，既有急性或亚急性发病者（如外源性过敏性肺泡炎），亦可表现为隐袭起病（硅沉着病等）。

（三）问诊结果及思维提示

问诊结果：患者为农民，主要从事家务。既往身体健康，无呼吸系统疾病。本次发病前无明确诱因，虽有睡觉时因天气炎热盖被较薄经历可追问，但未觉受凉。病初干咳，伴有轻度气短，未介意。咳嗽持续存在，呼吸困难时重时轻，平卧或睡眠时不加重。自服抗感冒药，未感觉发热，未测体温，但略觉无力。7天后咳黄痰，先后自服红霉素、阿奇霉素等抗生素，疗效不佳。发病10天后出现发热，上述症状日趋加重遂来诊。

> **思维提示**：通过问诊可明确，患者既往无呼吸系统疾病，本次发病先为干咳，后出现黄痰并伴发热，符合感染性疾病的特点，应在体格检查时重点注意肺部听诊是否存在啰音，并通过实验室检查和影像学检查寻找感染的证据。呼吸困难主要考虑是感染的伴随症状，心源性可能性不大。

三、体格检查

（一）重点检查内容及目的

考虑患者呼吸系统感染的可能性最大，因此在对患者进行系统地、全面地检查同时，应重点注意准确测量体温和肺部体征，尤其是啰音。同时，为除外心源性呼吸困难，对心脏大小，是否有心脏杂音和奔马律及啰音是否分布在双肺底等亦应格外注意。

（二）体格检查结果及思维提示

体格检查结果：T 38.2℃，R 22次/分，P 96次/分，BP 124/80mmHg。神志清楚，呼吸平稳，自主体位。口唇无发绀，气管居中，无三凹征。胸廓对称，双侧呼吸运动对称，双肺叩诊呈清音。双肺听诊可闻及散在干啰音，右背肩胛区可闻及小水泡音。心界不大，心音纯，律整，未闻及奔马律和各瓣膜区杂音。腹部、四肢、神经等系统检查未见异常。

思维提示：体格检查结果与问诊后初步考虑呼吸系统感染的思路相吻合。体温38.2℃，肺部小水泡音提示有感染，散在干啰音表明气道内可能有分泌物或炎症所致痉挛。心脏检查未见异常，不支持心源性疾病。进一步实验室和影像学检查的主要目的是明确病变部位、病原学，并判断病情，以为治疗方案提供依据。

四、实验室和影像学检查

（一）初步检查内容及目的

1. 血常规、CRP、ESR　进一步证实感染性疾病。
2. 血清支原体、衣原体、军团菌、病毒抗体检查　明确病原。
3. 痰菌涂片、痰菌培养　明确病原。
4. 动脉血气分析　评价病情。
5. 胸部影像学　明确诊断并了解病变部位和范围。

（二）检查结果及思维提示

检查结果：①血常规：WBC 16.3×10^{9}/L，S 83%，L 15%，M 2%，RBC 4.22×10^{12}/L，Hb 132g/L，PLT 332×10^{9}/L。②CPR、ESR：正常范围。③痰菌培养：待3天后出结果。④动脉血气分析（未吸氧）：pH 7.44，PaO_2 68mmHg，$PaCO_2$ 34.2mmHg。⑤胸部影像学：双肺多发浸润影（图27-1）。

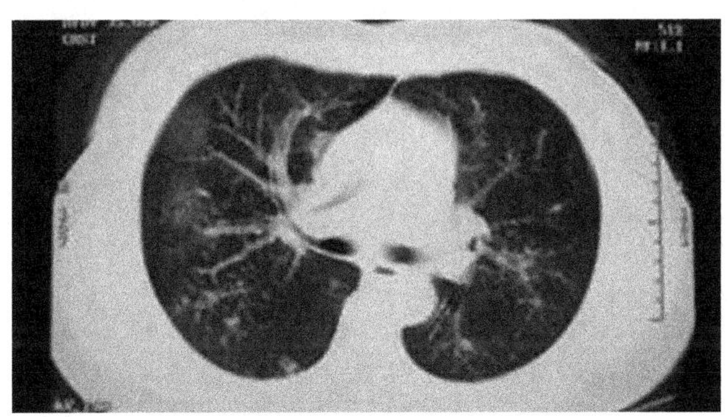

图27-1　肺CT显示双肺多发浸润影

思维提示：重要的检查结果有三项：① 末梢血白细胞总、分数均增高；② 胸部影像学示双肺多发浸润影；③ 动脉血氧分压降低。结合患者的病史和体格检查结果，进一步支持感染性疾病——社区获得性肺炎（community acquired pneumonia，CAP）的诊断，但目前病原学尚不明确。患者发病以来曾自用过红霉素等药，考虑可能因未能覆盖病原体，故未能奏效。动脉血氧分压降低和多发浸润影说明炎症已累及多肺叶并已影响到气体交换，因此患者自觉呼吸困难。进一步的处理应是立即选择合适的抗感染药物进行治疗，其目的有二：① 治疗感染；② 通过治疗明确或修正诊断。

五、治疗方案及理由

（一）方案

莫西沙星，0.4g，每日1次静脉滴注。

（二）理由

在对CAP实施抗感染治疗时常常尚未经微生物学检查明确病原体。因此，初诊治疗常是经验性的。CAP最主要的病原体包括肺炎链球菌、葡萄球菌属、肺炎支原体、肺炎衣原体以及军团菌等，后三者为非典型病原体。本患者为年轻人，既往无肺部疾病，因此肠杆菌科和葡萄糖非发酵菌（铜绿假单胞菌、鲍曼等）感染的可能性不大。选择药物如能覆盖肺炎链球菌和非典型病原体则胜算很高。莫西沙星属“呼吸喹诺酮”，对CAP的主要病原体均有效，包括非典型病原体。该药在肺部的血药浓度很高，更有利于CAP的经验性治疗。

六、治疗效果及思维提示

治疗效果：经莫西沙星5天治疗体温稍降低，但仍可达38℃。双肺干啰音较前增加，呼吸困难加重。此间实验室检查结果：① WBC 11.2×10^9/L；S 0.81，L 0.19；② 血清各种抗体（支原体、衣原体、军团菌）未增高；③ 痰菌培养：未生长细菌、烟曲霉菌生长（2次）。胸部CT（治疗1周后）：双斑片浸润影未减轻，沿支气管走行特征凸显，部分区域出现小空洞或支气管扩张影（图27-2）。

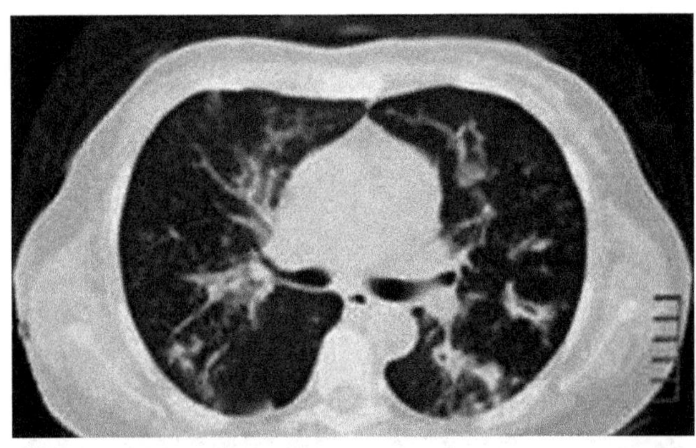

图27-2 肺CT（治疗1周后）

思维提示：患者拟诊为CAP，经过适当的治疗但病情好转不明显，应该考虑两个问题：① 是否为特殊病原体感染；② 是否是非感染性疾病？根据患者的临床特点及病变沿支气管走行分布，变化快并部分区域有空洞化的所见，目前非感染性疾病的依据尚不充分，应注意特殊病原体感染的可能性。患者肺部干啰音增加，呼吸困难加重，痰培养2次烟曲霉菌生长等特点应引起注意，即过敏性支气管肺曲霉菌病（allergic bronchopulmonary asepergillosis，ABPA）的可能性，同时注意排除可能形成空洞的疾病：金黄色葡萄球菌肺炎、肺结核、韦格纳肉芽肿（非感染性疾病）等。因此，重新深入询问病史特别是接触发霉物的病史并进行有针对性的检查非常重要。

七、再问病史和实验室检查结果

通过再次深入且有针对性地询问病史得知：患者家中制作干酱，发病前正处发酵阶段。由于天气较热，干酱块普遍发霉。患者发病于处理干酱块表面发霉物质后。且发病后又多次接触干酱块，接触后呼吸困难常加重。实验室检查结果：① 血清IgE明显增高，＞2000ng/ml；② 外周血嗜酸细胞数量正常；③ 肺功能检查FEV_1/FVC为53%，舒张试验阳性；④ 血1,3-β-D葡聚糖253.4pg/ml（正常＜10pg/ml）；⑤ 痰真菌培养：烟曲霉菌生长。

补充上述临床资料后，诊断思路变得清晰起来。患者的主要临床特点、检查结果以及CAP的“诊断性治疗”的疗效均提示变应性支气管肺曲霉菌病的可能性。

八、调整治疗方案及疗效

（一）新方案

1. 停用莫西沙星。

2. 伊曲康唑，前2天200mg/次，2次/天，静脉滴注；3～14天200mg/次，1次/天，静脉滴注；15天后200mg/次，2次/天，口服；8周后停药。

3. 泼尼松，前2周40mg/d，口服；2周后：25mg/d，口服，并渐减量；6周后停药。

（二）疗效

1. 治疗1周后，呼吸困难和肺部干鸣音消失，体温正常，肺CT变化不明显（图27-3）。

2. 治疗1个月后，无临床症状，动脉血气分析（未吸氧）：PaO_2 88mmHg，$PaCO_2$ 38mmHg，pH7.38；肺CT病变明显吸收（图27-4）。

3. 治疗结束时（8周）病情稳定，肺部CT病变基本吸收。

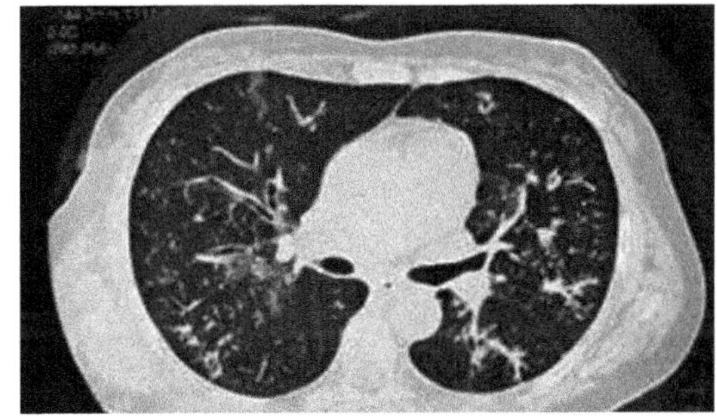

图27-3　修正治疗1周后复查肺CT

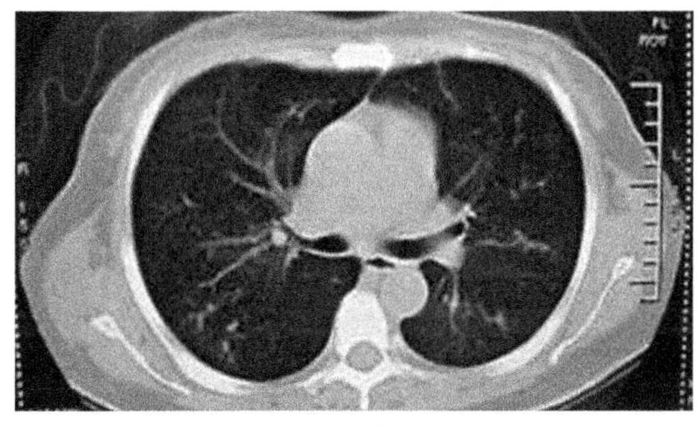

图27-4　修正治疗1个月后复查肺CT

最终诊断：肺曲霉菌病——过敏性支气管肺曲霉菌病（ABPA）。

九、对本病例的思考

ABPA是肺曲霉菌病的一种，其特征性表现为反复发作的呼吸困难（喘息），周围血嗜酸细胞增高和血清IgE及特异性IgE升高，影像学示沿气道分布的浸润影和（或）中心性支气管扩张，黏液嵌塞，痰涂片和培养常见烟曲霉菌。如有明确的大量吸入发霉物的病史则更有利于提高对本病的警惕。临床上ABPA在早期易被误诊为支气管哮喘或支气管肺炎等病，部分患者被长期误诊。因患者并不是在发病初就表现出全部的临床特征，故保持对本病的警惕性是十分重要的。

该患者初诊时已有发作性呼吸困难症状，肺部查体亦可闻及干鸣，但未引起足够的重视。更应汲取教训的是未对发作性呼吸困难的诱因和特点进行深入的、挖掘性的问诊，致使初诊时将反复吸入发霉干酱的病史遗漏，恰恰这一病史是提示诊断的关键。应牢记医学前辈Osler的一句名言，“listen to your patient， he is telling the diagnosis to you”。

本病例初诊时考虑为肺感染性疾病，病原学不清楚。临床上面对不少肺炎患者，往往不能等到实验室病原学结果的出现才实施治疗，那将会延误病情。因此，建立在科学分析基础上所采用的经验性治疗在临床工作中十分重要。应该明确，这种经验性治疗既是实实在在的治疗，也是诊断的过程。出现与预期一致的治疗效果就进一步证实了原诊断；反之，则应修正原诊断。这种“寓诊断于治疗中”的思维方法常用于临床实践中。

病例28 呼吸困难伴咳嗽、发热1个月，双肺间质改变

患者男性，53岁，于2008年2月28日入院。

一、主诉

呼吸困难伴咳嗽、发热1个月。

二、病史询问

（一）初步诊断思路及问诊目的

患者新近出现呼吸道症状并有发热，按照常见病优先考虑原则应将呼吸道感染性疾病放在首位。因此，问诊的目的应该主要围绕感染性疾病的诱因（原因）、发病时所处的环境、主要症状的特点、伴随症状以及是否曾抗感染治疗及效果如何等问题展开，并兼顾相关鉴别疾病的临床表现，以寻找符合感染性疾病表现的证据。

（二）问诊主要内容及目的

1. 发病前是否有着凉感冒或醉酒史？ 下呼吸道感染或肺炎患者常有一定的诱发因素；醉酒后的误吸可导致吸入性肺炎。

2. 咳嗽是否伴有咳痰或黄痰？ 先咳嗽后咳痰，且咳黄痰，脓性痰，可视为感染的主要证据。

3. 发病初是否测了体温？病程中是否用了解热镇痛类药物？ 通过对发热的详细询问了解体温上升的快慢、发热程度及热型，有无解热镇痛药对热型的影响等，以明确体温的升高或下降是否与解热药的应用有关。

4. 病程中是否应用了抗生素？具体为哪类抗生素？剂量及疗程如何？效果如何？ 可通过了解抗感染治疗的情况来考虑感染性疾病的可能性，并进一步分析药物的选择是否合理；以及为今后治疗选药提供帮助。

5. 有无其他伴随症状？ 详细询问有无发冷、寒战、呛咳、咯血、胸痛、呼吸困难等，有助于确诊及鉴别诊断。

6. 既往有何种疾病？ 是否伴有基础疾病和免疫功能低下？有无慢性阻塞性肺疾病、心力衰竭、肿瘤、糖尿病、尿毒症、大型手术、应用免疫抑制剂和器官移植等，综合分析患者的基本状态。

7. 何种职业及爱好？ 诸多呼吸系统疾病与职业、爱好相关，如硅沉着病、饲鸽者肺等。

（三）问诊结果及思维提示

问诊结果：患者来自中国香港特别行政区，为某投资公司经理，8年来一直于内地工作，地点不固定。既往身体健康，否认呼吸系统疾病及其他慢性疾病史。1个月前着凉后出现咳嗽，咳少许白痰，10～30ml/d，并伴有发热，体温最高达38.7℃，活动后呼吸困难。于当地医院行肺CT检查，提示“双肺弥漫性病变合并感染”，予抗感染治疗，先后静脉滴注红霉素（剂量不详）10天，静脉滴注头孢哌酮/舒巴坦钠（剂量不详）7天，自觉上述症状有所减轻，体温下降至37.9℃，但仍呼吸困难，气促，活动后加重，为求进一步诊治来诊。2个月来体重下降5kg，无腹泻，无咯血。

思维提示：通过问诊可明确患者既往无呼吸系统疾病及其他慢性疾病史。此次发病主要症状为咳嗽，少许白痰，发热伴呼吸困难，符合肺部感染性疾病的特点，应在体格检查时重点注意肺部听诊是否存在啰音。此外，患者病程中始终存在呼吸困难，气促，活动后加重，且抗感染治疗后无改善，结合肺CT支持间质性肺疾病的特点，查体时尚应注意有无口唇及四肢末梢发绀，双肺是否存在Velcro啰音，有无杵状指（趾）等，并通过实验室检查和其他辅助检查寻找感染病原体及间质性肺疾病的证据。

三、体格检查

（一）重点检查内容及目的

考虑患者肺部感染性疾病和间质性肺疾病的可能性大，因此在对患者进行系统地、全面地检查同时，应重点注意准确监测体温和检查肺部体征，尤其听诊是否存在干、湿啰音，有无Velcro音，有无肺实变体征，还应注意有无口唇发绀及四肢末梢发绀，有无杵状指（趾）。

（二）体格检查结果及思维提示

体格检查结果：T 37.8℃，R 22次/分，P 102次/分，BP 120/80mmHg。神志清楚，呼吸急促，自主体位，消瘦，口唇略发绀，气管居中，无三凹征，浅表淋巴结未触及。胸廓对称，双侧呼吸运动一致，双肺叩诊清音。听诊双肺中下部可闻及散在较高调小水泡音，可疑Velcro音，未闻及干啰音。心界不大，心音纯，律整，未闻及奔马律，各瓣膜听诊区未闻及病理性杂音。腹平软，肝脾肋下未触及，双下肢无水肿，未见杵状指。

思维提示：体格检查结果与问诊后初步考虑肺部感染性疾病和间质性疾病的思路相吻合。体温37.8℃，呼吸急促，口唇略发绀，听诊双肺中下野可闻及较高调小水泡音，可疑Velcro音。进一步实验室和影像学、其他辅助检查的主要目的是明确病原学，尤其是可以造成双肺间质改变的病原体，判断病情，为治疗方案提供依据。同时，排除其他疾病。

四、实验室和影像学检查

（一）初步检查内容及目的

1. 血常规　进一步证实是否为感染性疾病。

2. 血清支原体、衣原体、军团菌、病毒抗体、结核抗体检测及1,3-β-D葡聚糖等检查明确病原。

3. 痰菌涂片、痰菌培养　明确病原。

4. 痰查结核菌及瘤细胞　除外肺结核及肺部肿瘤。

5. 动脉血气分析　评价病情严重程度。

6. 血细菌培养及药敏　明确病原，指导用药。

7. 胸部影像学　明确诊断并了解疾病的进展。

（二）检查结果及思维提示

1. 血常规　WBC11.1×10^9/L，中性粒细胞90.3%，PLT 470×10^9/L。

2. 血清支原体、衣原体、军团菌、结核抗体检测及1,3-β-D葡聚糖均正常，除巨细胞病毒抗体（+）外、余病毒抗体均正常。

3. 两次痰涂片找到革兰阳性球菌及菌丝孢子。

4. 痰中未找到结核菌及瘤细胞。

5. 动脉血气分析（未吸氧）　pH 7.479，PaO_2 68.6mmHg，$PaCO_2$ 29.4mmHg。

6. 痰及血培养　待回报。

7. 肺CT　示双肺弥漫性多发斑片状渗出、网格及索条影，有实变，可见支气管充气征（图28-1）。

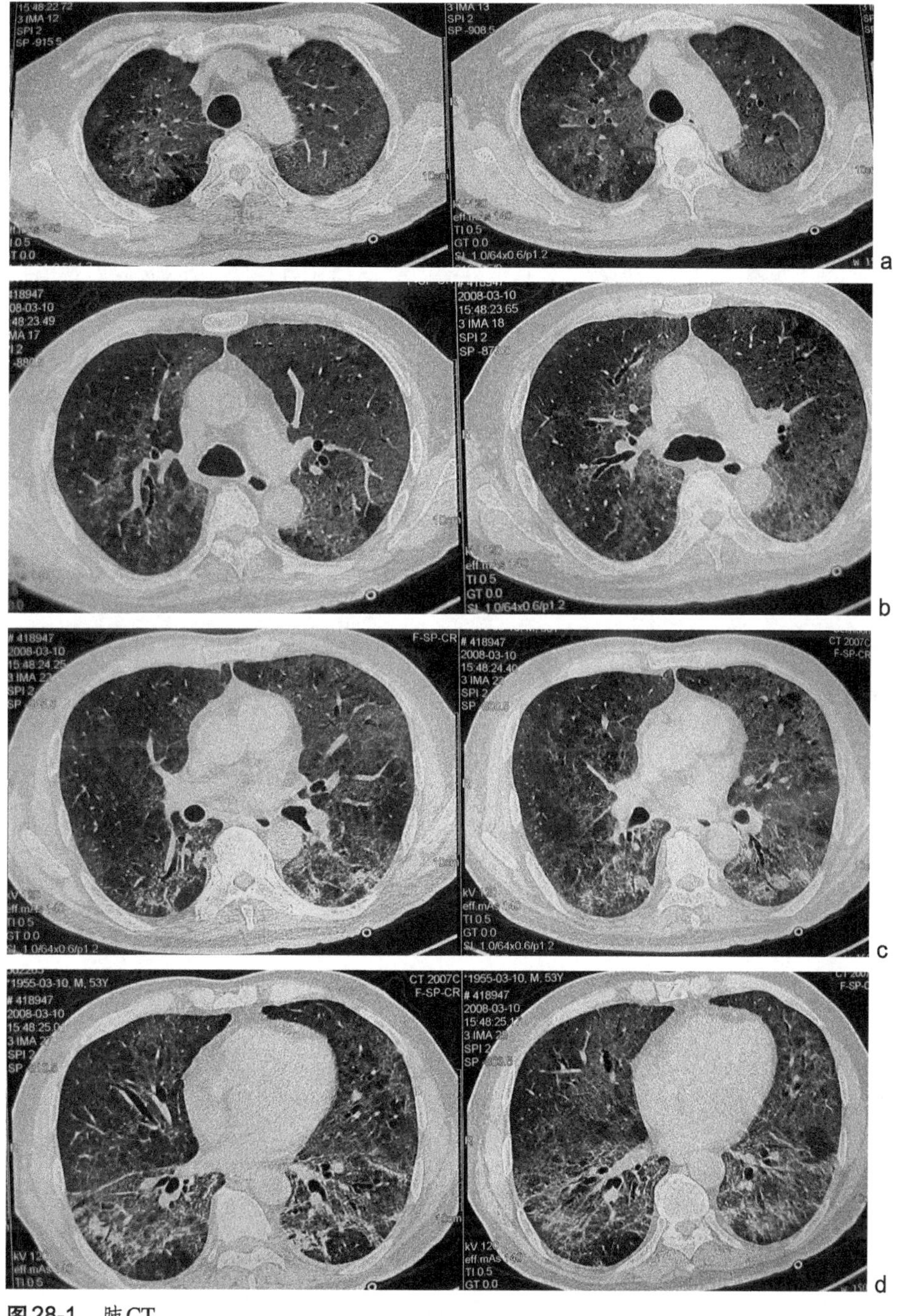

图28-1　肺CT

思维提示：重要的检查结果有：①末梢血白细胞总分数均升高；②痰涂片找到革兰阳性球菌2次；③痰涂片找到菌丝孢子2次；④PaO_2 68.6mmHg；⑤肺HRCT所示。结合患者病史和体格检查所见，进一步支持病原体感染造成肺间质炎症的诊断思路，但目前病原学尚不明确。根据检查所见以及患者发病以来曾用过红霉素、头孢哌酮/舒巴坦钠无效，并且患者状态较差，出现低氧血症，当前重要的是选择合适的抗感染药物进行经验性治疗，改善患者状况，观察疗效。

五、治疗方案及理由

（一）治疗方案

莫西沙星，0.4g，每日1次，静脉滴注。

氟康唑，200mg（首日加倍），每日1次，静脉滴注。

（二）理由

患者53岁，既往健康，病程仅1个月。发病以来曾应用红霉素、头孢哌酮/舒巴坦钠无效，目前2次痰涂片找到革兰阳性球菌，2次找到菌丝孢子，莫西沙星属于“呼吸喹诺酮”，对社区感染的主要病原体（包括非典型病原体）有效，而氟康唑对白色念珠菌疗效甚佳。

六、治疗效果及思维提示

治疗效果：经莫西沙星及氟康唑5天治疗体温无下降，仍发热，双肺水泡音未见减少，呼吸急促，呼吸困难较前明显。此间实验室检查结果：①血WBC 28.5×10^9/L，S 94.31%；②CRP 76.9mg/L；③痰培养未生长细菌及真菌；④血培养阴性。临床效果不理想，病情加重。

思维提示：根据患者的临床特点及肺CT所见考虑与特发性肺纤维化（idiopathic pulmonary fibrosis，IPF）、隐源性机化性肺炎（COP）及急性间质性肺炎（acute interstitial pneumonia，AIP）不同。依据初步检查结果，针对革兰阳性球菌及白色念球菌治疗无效，结合患者2个月来体重明显下降，发病短时间内呼吸困难进行性加重，巨细胞病毒抗体阳性，应该考虑患者可能存在免疫功能低下，在免疫功能低下基础上合并特殊病原体的感染。因此，重新深入询问病史尤其是不洁性接触史，此时进行有针对性地检查显得尤为重要。

七、再次询问病史和实验室检查

通过再次深入且具有针对性地询问病史得知：患者8年前在香港曾与妓女接触（事后得知此女为艾滋病患者），之后离港前往内地工作，但身体一直无恙，而且多次检查过HIV抗体，均为阴性。针对此项进行了专门的检查，结果如下：①HIV抗体阳性；②血T淋巴细胞绝对计数28个（正常范围410～1590个/μl）；③纤维支气管镜刷检发现肺孢子菌（pneumo-cystis，PC）。

补充上述临床资料后，诊断思路立刻清晰起来。患者的主要临床特点、检查结果以及针对常见病原体治疗的疗效均提示患者为HIV感染后免疫功能低下造成卡氏肺孢子虫肺炎（pneumocystis carinii pneumonia，PCP）。调整治疗方案：停用莫西沙星及氟康唑，给予磺胺甲基异噁唑及卡泊芬净。同时，由于患者巨细胞病毒抗体阳性，肺CT所见不能除外病毒感染所致，结合既往针对细菌及真菌治疗效果不佳，给予并用更昔洛韦。

八、调整治疗方案及疗效

（一）新方案

1. 停用莫西沙星及氟康唑。

2. 磺胺甲基异噁唑，2.0g，每日3次，口服。

3. 更昔洛韦，250mg，每日1次，静脉滴注。

4. 卡泊芬净 50mg（首日 70mg），每日1次，静脉滴注。

（二）疗效

应用上述药物后，患者病情没有明显好转，呼吸困难持续加重，PaO_2进行性下降，达到21.2mmHg，于3天后临床死亡。

九、经验和教训

PCP是由卡氏肺孢子虫引起的间质性浆细胞性肺炎，见于各种原因引起的免疫功能抑制的患者，尤为获得性免疫缺陷综合征（AIDS）患者的机会感染与致死的主要原因。卡氏肺孢子虫分布广泛，隐性感染相当常见，患者和孢子虫携带者为本病的传染源，主要感染途径为空气传播和体内潜伏状态PC的激活。其致病性低、生长繁殖缓慢，在宿主健康、免疫功能正常时，只形成潜在性感染。当各种原因使宿主免疫功能低下时，潜在的肺孢子虫大量繁殖而出现明显的症状，导致肺孢子虫肺炎。

本例留给我们的经验和教训是当遇到弥漫性肺病变的患者时，应该常规进行HIV筛查，有针对性地询问病史，特别是不洁性接触史、输血及手术史等，尤其在常规检查发现巨细胞病毒、疱疹病毒抗体阳性时。本例患者发病迅速，多种病原体感染同时存在，呼吸衰竭进行性加重，虽然给予对因治疗终因病情严重而死亡。

病例29 血糖高20年，高热伴咳嗽1个月

患者男性，65岁，于2005年1月10日入院。

一、主诉

糖尿病20年，高热伴咳嗽1个月。

二、病史询问

（一）初步诊断思路及问诊目的

65岁老年男性，发现血糖高20年，明确为糖尿病患者，而且最大可能是2型糖尿病，但应该了解既往患病和用药史，有无“三多一少”等症状以与1型糖尿病相鉴别。2型糖尿病由于症状轻或不特异，病程长，是否及时进行系统治疗决定并发症的多寡，因此询问治疗情况、血糖监测情况，明确有无四肢麻木、视力改变、皮肤感染、神志改变等对于判断有无并发症的发生及严重程度有重要价值。感染是糖尿病最常见、最危险的并发症，严重感染是糖尿病死亡的重要原因之一。本次发热伴有咳嗽，倾向为肺部感染，应通过详细地询问诱因、发病时所处的环境、传染病接触史、生活习惯嗜好、伴随的症状以及治疗情况，以分析此次发病是全身感染的肺部表现，还是仅为肺内局部感染。此外，还需明确致病菌类型是病毒、一般细菌、非典型致病菌、结核菌还是真菌。

（二）问诊内容及目的

1. 发病时的一般情况　是身体不适就诊还是健康体检发现糖尿病，是否有多饮、多食、多尿、体重减轻，以与1型糖尿病相鉴别。

2. 控制血糖治疗的情况　包括控制血糖的药物种类、剂量、持续时间及使用药物后的血糖情况，以便对疾病严重程度及预后进行评估。

3. 病程中并发症的情况　肢体麻木、视力情况、二便、神志情况、昏迷等以判定糖尿病并发症是否存在。若存在，采取了哪些治疗措施，疗效情况。应特别注意了解有无酮症酸中毒等严重并发症发生。

4. 本次发病前的一般情况　有无皮肤破损、手足癣感染、疖痈的化脓等，以判断感染的部位。发热时体温波动范围、持续时间，有否伴发冷、寒战等，以判断败血症是否存在。

5. 呼吸道情况　有无咳嗽伴咯血、咳痰的性状、胸痛和呼吸困难等，判断有无肺炎、肺结核、肺脓肿，疾病的严重程度的判定，以及常见导致吸入性肺炎的原因询问。

6. 病情发展过程中的情况　高热伴咳嗽治疗后的情况，对于指导下一步治疗方案的制定有参考价值。

7. 既往史　有无胰腺炎，是否长期应用糖皮质激素，有无内分泌疾病，以除外继发性糖尿病。有无结核病，判断本次是否为结核病的复发。有无结核病患者接触史，有无糖尿病家族史。

（三）问询结果及思维提示

问诊结果：65岁，男性患者，退休工人。20年前体检时发现空腹和餐后血糖升高，被诊断为“2型糖尿病”，未规律治疗。10年前出现手脚麻木、时有针刺样疼痛，伴有腰痛、腹泻2～3次/日而诊断为“2型糖尿病、糖尿病肾病、糖尿病周围神经病变”，当时建议胰

岛素治疗，但患者拒绝应用胰岛素，使用口服降糖药，曾口服格列喹酮、阿卡波糖、格列齐特和中成药等，血糖控制不佳。近 2 年曾 3 次因“糖尿病酮症酸中毒”入院治疗，但仍一直未规律使用胰岛素控制血糖。近 1 个月无明显诱因出现高热，体温达 39 ~ 41℃，无发冷和寒战，伴有咳嗽、咳黄痰，偶有咳痰带血及血痰，无胸痛和气短。外院曾应用过左氧氟沙星、依米卡星、第二代头孢菌素和阿奇霉素等抗感染治疗，病情无好转转入我院。发病以来无皮肤破损和化脓，食欲差，睡眠不佳，稀便 2 ~ 3 次 / 日，夜尿多，体重明显减轻。

既往史：无肝炎和结核病，无其他疾病。吸烟 30 年 ×30 支 / 日，饮酒 30 余年，常饮白酒和啤酒。父亲已故，曾患糖尿病，妹妹患有糖尿病。无结核病患者密切接触史。

思维提示：问诊可以明确该患者糖尿病多年，没有早期及时地治疗，曾出现糖尿病肾病、糖尿病周围神经病变、糖尿病酮症酸中毒，说明糖尿病控制不良，病情进行性进展。在此基础疾病的背景下，出现了高热，考虑感染性发热可能性最大，伴咳嗽、咳黄痰、咳痰带血，提示可能合并了肺部感染。那么，需要明确肺部感染是肺部本身炎症还是全身败血症所导致的肺部受累。发病前虽有恶心、呕吐、神志不清，但经治疗很快清醒，1 个月后才发生高热伴咳嗽，暂不考虑吸入性肺炎。住院期间出现高热伴咳黄痰，抗生素无效，是否为耐药菌感染？还是所应用的抗生素未覆盖的致病菌或结核杆菌感染？还是条件致病性真菌感染？肺部感染的严重程度如何？有待于下一步全身体格检查、实验室和影像学检查来回答这些问题。

三、体格检查

（一）重点检查内容及目的

1. 呼吸、血压、脉搏、体温有助于判断肺部感染的严重程度。

2. 皮肤黏膜有无疖痈等化脓性病灶，有无手足癣及感染。糖尿病患者容易合并皮肤黏膜的感染，由此导致败血症。

3. 肺部的查体需明确肺部感染的有无、部位和范围。

4. 全身系统的体检，了解有无糖尿病并发症的存在。

（二）体格检查结果及思维提示

体格检查结果：T 39.3℃，P 120 次 / 分，R 32 次 / 分，BP 90/50mmHg，发育正常，营养中等，神志清楚，热病容，自主体位。皮肤黏膜干燥，无疖痈等化脓性病灶，无出血点及皮疹。浅表淋巴结无肿大。睑结膜充血，巩膜无黄染。口唇无发绀，牙龈无出血及溢脓，咽黏膜充血，扁桃体无肿大。颈软，气管居中，颈静脉无怒张。胸廓对称，胸式呼吸为主，呼吸浅促，双肺触觉语颤无增强及减弱，叩诊呈清音。双下肺可闻及散在干鸣，左下肺中小水泡音。心界不大，心率 120 次 / 分，心音纯，律整，各瓣膜听诊区未闻及病理性杂音。腹平软，肝脾未触及。脊柱四肢活动自如，双下肢无水肿。生理反射存在，病理反射未引出。有足癣，无化脓。

思维提示：体格检查发现：T 39.3℃，热病容，感染性发热可能性大。T 39.3℃，P 120 次 / 分，R 32 次 / 分，呼吸浅促，BP 90/50mmHg，为重度感染的表现，感染性休克不能除外。皮肤黏膜无化脓性病灶，由皮肤黏膜感染引起的败血症可能性不大。胸式呼吸为主，呼吸浅促。双下肺可闻及散在干鸣，左下肺中小水泡音，提示肺内存在感染，病变范围波及两肺，范围较大。

四、实验室和影像学检查

（一）初步检查内容及目的

1. 血糖监测、血浆糖化血红蛋白测定　了解近期糖尿病控制情况，指导临床选择胰岛素类型、剂量，更好地控制糖尿病。

2. 血常规、CRP　提示感染存在的依据。

3. 肺CT　了解肺部受累的范围、程度、可能的性质。

5. 血培养、消毒中段尿培养、痰涂片和培养查细菌、抗酸杆菌、真菌　有助于明确感染的病原体。

6. 血沉、血清结核抗体、肺炎支原体抗体、军团菌抗体、1,3-β-D葡聚糖追踪感染的原因。

7. 尿常规、肝功能、肾功能、血离子、血气分析、心电图等　判断感染的程度及主要脏器受累情况。

（二）检查结果及思维提示

检查结果：①空腹血糖11.0mmol/L，餐后2小时血糖14.3mmol/L，糖化血红蛋白7.4%。②血常规WBC 19.10×10^9/L，S 82%，RBC 450×10^{12}/L，Hb 120g/L，PLT 340×10^9/L。③血CRP 26mg/L。④尿常规：尿蛋白（++），酮体（+），尿糖（+），余未见异常。⑤肝肾功能正常，血K^+ 3.4mmol/L，Na^+ 138mmol/L，Cl^- 98mmol/L。⑥血沉38mm/h，结核抗体（－），肺炎支原体抗体（－），军团菌抗体（－），血1,3-β-D葡聚糖21ng/L。⑦痰涂片可见革兰阳性球菌和革兰阴性杆菌，未查到抗酸杆菌和真菌。⑧肺CT：见图29-1。⑨心电图正常。⑩动脉血气分析（未吸氧）：pH7.40，PaO_2 52mmHg，$PaCO_2$ 34.1mmHg，HCO_3^- 22mmol/L。

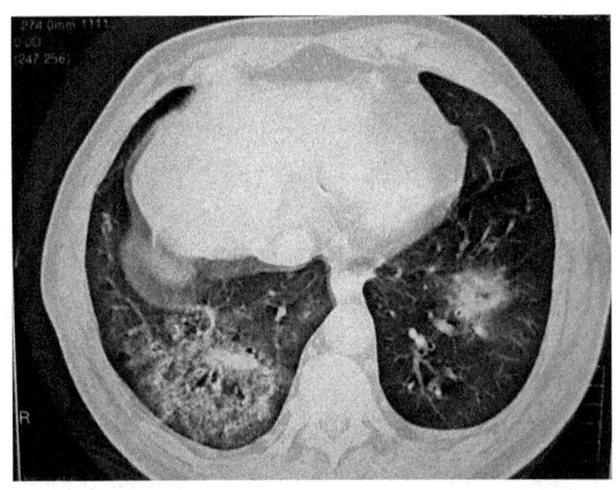

图29-1　肺CT示双下肺片状阴影

思维提示：①空腹及餐后2小时血糖均高，糖化血红蛋白＞7.0%，尿糖（+），说明糖尿病控制不良。②血WBC总数及中性粒细胞分数升高、血小板升高，肺CT示双下肺团片状密度不均、边界模糊阴影，结合临床症状和体征，可以确诊“双下肺炎”。从影像学看，肺CT肺门无肿块阴影，纵隔淋巴结无肿大，无阻塞性不张，可以除外肿瘤所致的阻塞性肺炎。③血肺炎支原体抗体及军团菌抗体阴性，暂不考虑非典型致病菌感染，但需动态观察。血1,3-β-D葡聚糖＞20ng/L，仅一次结果也不能确立真菌的感染，需要动态重复观察。痰液涂片可见革兰阳性球菌和革兰阴性杆菌，不能除外口腔定植菌或污染菌，仅有参考价值，尚无诊断意义。④血气分析：PaO_2 52mmHg，存在Ⅰ型呼吸衰竭，结合呼吸频率＞30次/分；BP＜90/60mmng，考虑存在重症肺炎。

目前诊断：2型糖尿病、重症肺炎、Ⅰ型呼吸衰竭。

五、治疗方案及理由

1. 氧疗　存在Ⅰ型呼吸衰竭，是氧疗的适应证，既往无慢性阻塞性肺疾病病史，此次因肺炎引起的缺氧，可给予2～4L/min持续吸氧。

2. 补液抗休克　血压低（90/50mmHg），皮肤黏膜干燥，有脱水和血容量不足表现，补液量2000～2500ml/d，以补盐为主，待血压升至正常水平，可减少输液量，以进食补液为主。

3. 控制血糖　应用胰岛素，根据监测的血糖，调整胰岛素的用量。

4. 积极控制感染　亚胺培南/西司他汀 0.5g每8小时1次静脉滴注，联合万古霉素0.5g每8小时1次静脉滴注。在病原菌未明确之前，该患者有严重的基础疾病糖尿病，老年患者，重症肺炎。外院2代头孢菌素等治疗无效。因此选择广谱高效的碳氢酶烯类抗生素覆盖常见的革兰阳性球菌、革兰阴性杆菌，兼顾了厌氧菌的感染，联合针对抗甲氧西林金黄色葡萄球菌（MRSA）有效的氨基糖苷类抗生素。

5. 对症和支持疗法。

六、诊疗效果

（一）治疗效果及思维提示

1周后治疗效果：

（1）经氧疗和补液治疗，血氧和血压得到改善。PaO_2达到65～78mmHg（吸氧状态），PaO_2/FiO_2＞300，血压上升达110～100/70～60mmHg，呼吸频率24～28次/分。

（2）经胰岛素治疗血糖仅得到一般控制，空腹血糖8.0～9.0mmol/L，餐后血糖10～11.0mmol/L。

（3）抗生素治疗1周患者仍有高热，T 38.8～39.5℃，口服洛索罗芬等退热药物出汗，体温可降至正常，但药效过后再度发热，黄痰量较前减少，仍有黄白黏稠痰，咳痰，痰中带血，左肺可闻及干湿啰音，临床症状、体征未见明显好转。亚胺培南具有高效、广谱耐酶的特点，对于革兰阳性球菌和革兰阴性杆菌、需氧菌和厌氧菌、产β-内酰胺酶的阴性杆菌均具有显著的抗菌活性。一般患者应用3～5天能达到明显的临床疗效，但对于MRSA、肠球菌无效，为此联合应用了万古霉素。治疗1周并无明显疗效。可能的原因：存在上述抗生素无效的致病菌感染，如结核菌、真菌、产金属β-内酰胺酶的革兰阴性杆菌，耐亚胺培南的铜绿假单胞菌。

（二）血、尿、痰检查结果及思维提示

1周后痰检结果回报：

1. 血培养阴性，消毒中段尿培养阴性。

2. 痰荧光法3次均未查到抗酸杆菌。

3. 痰培养1次铜绿假单胞菌生长、1次表皮葡萄球菌生长、1次为阴性。

4. 痰培养1次为阴性，2次为毛霉菌生长。

5. 血常规　WBC 16.0×10^9/L，S 88%，PLT 341×10^9/L，肝功能正常，血BUN 9.8mmol/L，Cr 156μmol/L。肾功能出现异常，考虑药物对肾脏的毒性作用所致，停用上述抗生素。

思维提示：血尿培养阴性，无败血症的证据。3次痰均未查到抗酸杆菌，无肺结核感染的证据，3次痰培养为非同一细菌生长，对于诊断的意义不大，可能为污染菌，或上呼吸道的定植菌，也可能是混合菌感染。痰培养2次为毛霉菌生长，为诊断提供了重要的线索，可能是条件致病性真菌：毛霉菌的肺部感染？立即复查肺CT：双肺多发片状阴影较前加重，复查血浆1,3-β-D葡聚糖为17ng/L。

七、重新调整诊断和诊断思维

诊断：2型糖尿病、Ⅰ型呼吸衰竭、毛霉菌肺炎、糖尿病肾病、糖尿病周围神经病变。

诊断思维：该患者患糖尿病多年，一直控制不佳，慢性过程中已经出现了糖尿病并发症和几次出现糖尿病酮症酸中毒，近1个月因肠道感染诱发酮症酸中毒，继之出现严重肺内感染。糖尿病是细胞免疫功能低下的一种代谢性疾病，由于机体内环境处于高血糖状态，加之细胞免疫功能极度低下，容易发生全身感染，尤其是肺部感染。肺部感染的菌群除了常见的致病菌之外，还有金黄色葡萄球菌、军团菌、革兰阴性杆菌、结核菌和真菌等致病菌的感染。各种致病菌的肺部感染在症状和体征上很难鉴别，肺CT的影像学改变也缺乏特异性，因此诊断的金标准还是痰菌的培养。几次痰培养的结果并不一致，给诊断带来了难度，此时经验性治疗也是诊断和鉴别诊断的重要依据。该患者应用了确切可靠的广谱抗生素无效时，应该考虑结核或真菌感染。糖尿病是易患结核病的一个独立危险因素，当合并肺结核时，往往症状重、病情变化快、肺内容易形成空洞，排菌的机会多，但该患者几次痰涂片均未查到抗酸杆菌，肺结核的可能性不大。此时条件致病性真菌是高度怀疑的病原体。糖尿病患者是曲霉菌或毛霉菌的易感宿主，曲霉菌或毛霉菌感染肺部引起肺炎，其最终确立诊断的依据是病灶处检出病原菌，该患者2次痰查到毛霉菌为确立诊断提供了可靠的依据。

八、治疗方案和理由及疗效

选择两性霉素B联合5-氟胞嘧啶，该联合方案为目前治疗毛霉菌病唯一有效的方案。

两性霉素B 0.5mg 每12小时静脉滴注。5-氟胞嘧啶100mg每8小时静脉滴注。根据患者的情况逐渐增加两性霉素的剂量，当增加至3mg/d时，患者血BUN、Cr增高，肾功能进一步恶化。在抗真菌治疗的第8天，患者突然大咯血，经抢救无效死亡。

九、对该病例的思考

糖尿病特别是血糖控制不良的糖尿病患者是毛霉菌易感的宿主，吸入毛霉菌孢子沉积在肺内引起毛霉菌肺炎，又叫肺毛霉菌病。毛霉菌肺炎在临床上和其他肺炎有其共同特点：发热、咳嗽、咳痰、呼吸困难等症状。由于毛霉菌具有侵袭血管形成血栓的特点，临床上容易出现咯血及大咯血死亡，但是结核、曲霉菌、葡萄球菌、军团菌等也可以引起咯血，因此咯血并不是毛霉菌肺炎的特异性症状。体征和肺部影像学也并没有特异性改变。病原学的检出是诊断的依据，但是，有时因受各种因素的影响和临床的复杂性，使痰检的阳性率比较低。毛霉菌由于具有侵袭血管的特点，因此肺部病灶具有容易形成空洞、阴影变化快等特点，应注意动态的观察。由于具有血浆1,3-β-D葡聚糖明显增高或有动态的变化对于诊断深部念珠菌和曲霉菌感染有重要的诊断价值，但对于毛霉菌感染可呈假阴性，因此血浆1,3-β-D葡聚糖的检测对于不同种属真菌感染有鉴别意义。

毛霉菌病进展迅速、病情凶险，病死率高，如临床高度疑诊，可以经验性抗真菌治疗。对于糖尿病患者，控制血糖，纠正糖尿病酮症酸中毒对于毛霉菌病的治疗也是十分重要的。

病例30 发热7天，活动后气短3天，双肺多发磨玻璃影

患者女性，26岁，于2007年12月18日入院。

一、主诉

发热7天，活动后气短3天。

二、病史询问

（一）初步诊断思路及问诊目的

青年女性患者，急性起病，突出症状为发热及活动后气短，由于发热的最常见原因为感染，而活动后气短常提示呼吸或循环系统受累，因此根据症状出现的先后，按常见病优先考虑的原则应将呼吸系统感染性疾病放在首位。因此，问诊目的主要围绕感染性疾病的诱因/原因，发病时主要症状及特点、伴随症状，是否接受过治疗及效果如何等问题展开，收集符合感染性疾病的证据。问诊同时还要涵盖常见的能引起上述表现的非感染性疾病的临床表现，以求初步鉴别。

（二）问诊主要内容及目的

1. 发病前是否有受凉、感冒？ 上呼吸道感染常以受凉或感冒为诱因，下呼吸道感染有时继发于感冒。

2. 起病时是否测了体温？体温最高为多少？体温的变化情况？

3. 发热时是否伴有寒战？

4. 是否咳嗽？是否伴有咳痰以及痰的性状和量？是否有过咯血？ 如伴随咳嗽逐渐出现黄痰则是感染的重要依据，尤其是细菌感染。

5. 气短是突发的，还是逐渐出现的？什么情况下加重或缓解？

6. 起病以来接受了哪些治疗？尤其是抗感染治疗。具体用了哪些药物？效果如何？ 通过对治疗方案和治疗效果的评估进一步分析治疗方案的合理性和有效性，以及感染性疾病诊断的倾向性等等。

7. 系统回顾 是否有皮肤受累的表现，如皮疹、红斑，往往一些急性传染病如伤寒、猩红热等会引起皮疹；另外结缔组织病如青年女性常见的红斑狼疮等亦可出现皮疹。循环系统受累的表现：心前区疼痛、心悸等等。泌尿系统受累表现：是否有腰痛，小便颜色和量的变化，需注意肺－肾综合征的可能。骨骼和肌肉受累情况的评估：如关节、肌肉疼痛的情况以及关节是否肿胀、肌力有无下降等等。

8. 既往有何种疾病？

9. 个人史 何种职业？习惯嗜好？冶游史？诸多呼吸系统疾病与职业相关，既有急性或亚急性发病者（如外源性过敏性肺泡炎），亦可表现为隐袭起病（硅沉着病等）。一些不良嗜好如吸毒、酗酒往往对感染性疾病的常见致病原具有一定的指向性作用，而具有冶游史和（或）静脉吸毒的患者又是HIV感染的高危人群，因此个人史需详细询问。

（三）问诊结果及思维提示

问诊结果：该患者为某公司会计，无有毒有害物质接触史，无宠物饲养史，无不良嗜好。入院前7天无明显诱因出现发热，体温最高达38.2℃，无畏寒、寒战，无咳嗽、咳痰，

无胸痛，无心悸，无咯血，无盗汗，无肌肉疼痛，无周身皮疹。就诊于社区门诊，诊断为上呼吸道感染，给予口服“感冒清热冲剂、罗红霉素”治疗。3天前体温进一步升高，最高达39.3℃，伴轻度咳嗽，咳少量白痰。自觉气短，活动后明显。自发病以来食欲欠佳，睡眠可，夜间可平卧，无憋醒。二便正常。

既往史：5年前诊断为“慢性肾小球肾炎”，1年前因“慢性肾衰竭”开始行血液透析治疗。2个月前在我院行“肾移植术”。术后一直服用“骁悉、环孢素、泼尼松”预防移植器官排斥。

思维提示：通过问诊可明确，患者既往无呼吸系统疾病，本次为急性起病，发热、无寒战，后出现活动后气短，伴有轻微咳嗽，少量白痰，无咯血，符合急性呼吸道感染性疾病的特点。但最重要也是最为突出的一条线索是既往疾病史——患者为肾移植术后接受免疫抑制剂治疗的宿主，此时，对疾病的评估应建立在免疫妥协宿主的基础上。而对该患者的发热、气短应重点集中在免疫抑制宿主的继发感染上。在体格检查时应重点注意肺部听诊是否存在啰音，并通过实验室检查和影像学检查寻找感染的证据。呼吸困难主要考虑是肺部感染的伴随症状，当然注意除外肺水肿和肺栓塞，两者是肾移植常见的非感染性并发症。

三、体格检查

（一）重点检查内容及目的

鉴于患者呼吸系统感染的可能性最大，因此在对患者进行系统地、全面地检查同时，应重点注意准确测量体温、呼吸频率，以及肺部体征，尤其是肺部听诊，注意有无啰音，啰音的性质、分布。同时，为除外心源性呼吸困难，对心脏大小，有无节律异常和心脏杂音亦应注意。

（二）体格检查结果及思维提示

体格检查结果：体温38.4℃，脉搏93次/分，呼吸27次/分，血压130/80mmHg。神志清楚，自主体位。口唇及甲床无发绀，气管居中，无三凹征。胸廓对称，双侧呼吸运动一致，双肺叩诊清音。双下肺可闻及散在细湿啰音。心界不大，心率92次/分，律齐，各瓣膜听诊区未闻及病理性杂音。腹平软，右下腹可见手术瘢痕。全腹无压痛、反跳痛、肌紧张，肝脾肋下未触及。双下肢无水肿。骨骼、肌肉和神经系统查体未见异常。

思维提示：体温38.4℃，肺部听诊细湿啰音提示存在肺部感染的可能性大，心脏检查未见异常，不支持心源性疾病。进一步实验室和影像学检查的主要目的是明确病变部位、程度，综合评价病情；寻求病原学诊断，尤其是条件致病原，因为肾移植患者在移植术后2～6个月常发生条件致病原感染，如病毒、真菌的感染（其中以巨细胞病毒和曲霉菌最为常见），为治疗方案提供临床依据。

四、实验室和影像学检查

（一）初步检查内容及目的

1. 血常规、ESR、CRP　进一步证实感染性疾病。

2. 血清支原体、衣原体、军团菌、病毒抗体、CMV-PP65，以及1,3-β-D葡聚糖检查 明确病原。

3. 痰涂片查细菌、真菌菌丝及孢子，痰查结核菌，痰菌培养及药敏试验 明确病原。

4. 肝、肾功能，LDH，血清离子，尿常规，凝血三项，D-二聚体，T细胞亚群，动脉血气分析，心电图 综合评价病情，其中D-二聚体作为初步排查肺栓塞的指标。

5. 胸部影像学 明确诊断并了解病变部位和范围。

（二）急诊检查结果及思维提示

检查结果：①血常规：白细胞9.15×10^9/L，中性粒细胞分类88%，淋巴细胞分类10%。②血沉：102mm/h。③动脉血气（未吸氧）pH 7.45，PaO_2 56mmHg，$PaCO_2$ 30mmHg。④肾功能：BUN 5.5mmol/L，CRE 89μmol/L。⑤肝功能、血清离子、尿常规、凝血三项、D-二聚体均在正常范围。⑥心电图正常。⑦肺HRCT示双肺弥漫性磨玻璃影，双侧少量胸腔积液（图30-1）。

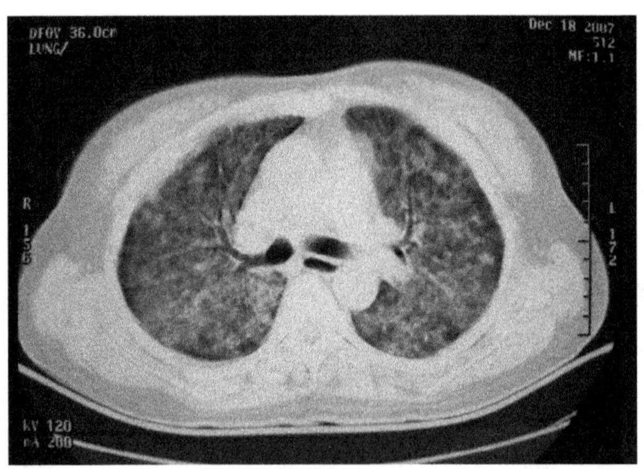

图30-1 肺HRCT：双肺弥漫性磨玻璃影

思维提示：现有阳性结果三项：①末梢血白细胞总、分数均增高，淋巴细胞减少；②胸部影像学示双肺多发磨玻璃影；③动脉血氧分压降低，存在Ⅰ型呼吸衰竭。结合患者的病史和体格检查结果，进一步支持肺部感染性疾病。另外D-二聚体定量检测在正常范围，基本除外急性肺栓塞。下面应考虑初始经验性治疗问题。血白细胞总、分数的增高支持细菌或非典型致病原感染的可能，但需要注意的是淋巴细胞的减少，究其原因：免疫抑制剂的使用可以造成淋巴细胞减少，但某些具有免疫调节能力的病毒（如流感病毒、巨细胞病毒）在感染宿主后将影响宿主的免疫功能，抑制抗原特异性细胞毒T淋巴细胞反应，并引起T淋巴细胞各亚群的比例发生变化，例如使$CD4^+/CD8^+$比例倒置。因此不能忽视病毒感染的可能，尤其是CMV肺炎。肺内多发磨玻璃影，渗出病变程度并非很重，但动脉血氧分压降低明显，说明炎症很可能累及肺间质较重引起弥散障碍，可行肺弥散功能以求证实。

五、初始治疗方案及理由

1. 持续中等流量吸氧（3 ~ 5L/min），以改善缺氧，同时监测血氧饱和度和血氧分压变化，评估疗效和及早发现ARDS，以便及时给予机械通气治疗，改善氧合。

2. 莫西沙星 0.4g，每日1次静脉滴注。在致病原尚未明确时应先选择能覆盖社区获得性肺炎常见致病原，社区获得性肺炎最主要的病原体包括肺炎链球、流感嗜血杆菌、肺炎支原体、肺炎衣原体以及军团菌等，呼吸喹诺酮类药物能较好地覆盖常见致病原，另外莫西沙星对肾功能影响很小，所以选用莫西沙星作为初始用药。

3. 更昔洛韦 250mg，每日2次静脉滴注。对于移植术后2 ~ 4个月内出现高热、气短、双肺多发磨玻璃影、伴有低氧血症的患者应经验性覆盖巨细胞病毒，否则，一旦错过治疗时机患者很可能进展到病情难以控制的地步。

4. 甲泼尼龙 80mg，每日1次，静脉推注。抑制非特异性炎症反应、减少肺内渗出、防止发生肺纤维化。

六、后续的实验室检查结果及思维提示

血清支原体、衣原体、军团菌抗体阴性，痰涂片查细菌、真菌菌丝及孢子、结核菌均为阴性，LDH和1,3-β-D葡聚糖处于正常范围。

T淋巴细胞亚群示：$CD3^+$ 388/μl，$CD4^+$ 206/μl，$CD8^+$ 162/μl，$CD4^+/CD8^+$为1.27。

病毒抗体示：CMV-IgM阳性、CMV-pp65阳性。

肺功能示：肺弥散功能中度障碍。

思维提示：CMV-pp65抗原是CMV复制早期在白细胞内表达的一种结构蛋白，其定量检测水平和CMV病毒血症及CMV感染的严重程度密切相关，患者CMV-IgM阳性、CMV-pp65阳性基本可以诊断巨细胞病毒感染，但我们需注意巨细胞病毒感染增加机体对其他机会性致病微生物（如卡氏肺孢子菌、白色念珠菌）的易感性，因此，混合感染并非少见，尤其是合并卡氏肺孢子菌。虽然LDH和1,3-β-D葡聚糖处于正常范围，但不能除外卡氏肺孢子菌的感染，进一步行支气管肺泡灌洗液（BALF）检查是必要的。另外，患者已使用更昔洛韦，更昔洛韦常见的不良反应是白细胞减少、血小板减少、贫血、骨髓抑制、溶血、肾毒性等，治疗过程中应注意监测血常规。由于CMV还可诱导移植器官排斥反应，故应注意移植肾的功能，应定期监测肝肾功能。若抗病毒治疗有效，CMV-pp65将会转为阴性，故应定期复查。

七、治疗方案的调整及理由

加用人免疫球蛋白20g，每日1次静脉滴注。因为该患者巨细胞病毒肺炎的诊断基本明确，而研究证实联合应用免疫球蛋白治疗可大大提高CMV肺炎患者的存活率。

八、治疗效果及思维提示

治疗效果：经上述治疗后第7天，患者的一般状态明显好转，体温降至正常，活动后无明显气短。复查动脉血气（未吸氧），pH 7.40，PaO_2 88mmHg，$PaCO_2$ 40mmHg。胸部

HRCT可见双肺磨玻璃影较前明显减轻，双肺外周及双下肺可见小叶间隔增厚（图30-2）。复查CMV-pp65阴性。

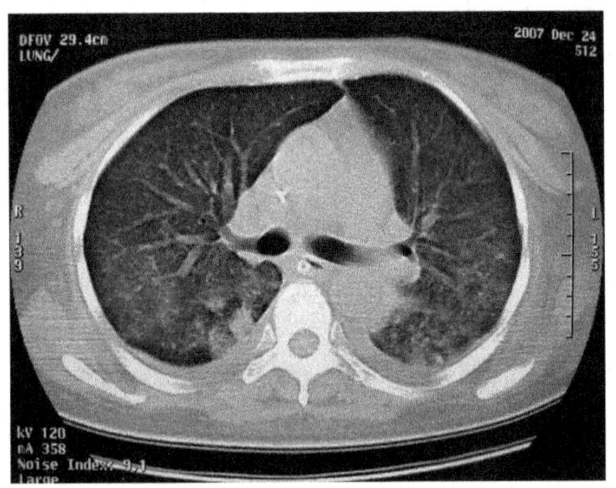

图30-2 治疗7天后肺HRCT影像明显减轻

治疗期间其他检查结果回报：痰培养阴性。BALF查卡氏肺孢子菌阴性。血常规：白细胞及粒细胞分数正常。肝、肾功能较治疗前无明显变化。

> **思维提示**：结合后续的检查结果和治疗反应，可以明确诊断巨细胞病毒肺炎，目前治疗有效。白细胞及粒细胞分数正常、体温正常，可停用莫西沙星。甲泼尼龙剂量减至40mg，每日1次，静脉推注。

九、后续治疗经过

治疗2周后，方案调整为：更昔洛韦250mg，每日1次，静脉滴注。人免疫球蛋白10g，每日1次，静脉滴注。甲泼尼龙24mg，每日1次口服。

入院治疗第3周结束后，患者康复出院，出院后继续口服更昔洛韦1g，每日3次。甲泼尼龙24mg，每日1次口服，定期门诊随访。出院4周后肺CT示双肺野清晰，右肺少许索条影，双侧胸腔积液吸收（图30-3）。

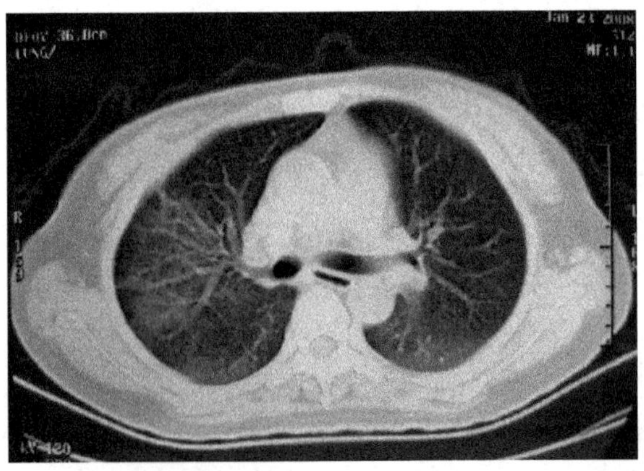

图30-3 出院4周后肺CT

十、最终诊断

1. 巨细胞病毒肺炎。

2. 肾移植术后。

十一、对本病例的思考

（一）问诊的重要性

在本病例中既往史对诊断思路具有重要的指向作用，应用免疫抑制剂的宿主出现感染性疾病必须聚焦到条件致病原的感染。在临床思维过程中，既往疾病史是非常重要的信息。临床诊治过程中需要整体观和横向思维，一些基础疾病往往是另一些疾病的易患因素，如糖尿病、硅沉着病的患者是结核的易感人群，又如下肢骨折长期卧床是肺栓塞的高危因素，再如因低氧血症、高碳酸血症而就诊的患者并非均患有慢性气道疾病，而是长期未治疗的甲状腺功能减退。以上这些均提示我们整体观的重要性，临床诊断过程中必须尽可能多而准确地收集信息，并将所收集的患者信息进行整合。

（二）实体器官移植患者出现肺部并发症的评估

实体器官移植术后肺部并发症的评估应从非感染和感染因素来考虑。以肾移植为例，18%～24%的肾移植患者出现肺部并发症，其中30%～40%为非感染性，主要是肺水肿，其次是血栓性疾病。肺部钙化、原发肿瘤肺转移、肾肺综合征复发等罕见。而对感染性肺部并发症的评估，要综合以下因素：①发病的时间处在移植术后什么时间段；②免疫抑制的程度如何；③是否预防性应用抗感染药物。在移植术后何时发病尤为重要，因为移植术后不同时期易感染的病原体具有一定的规律性，掌握这些规律对不同时期感染的判断和治疗具有指导意义。

（三）巨细胞病毒感染的相关问题

CMV感染是器官移植包括实体器官移植和造血干细胞移植后常见和重要的并发症。绝大多数正常人在20岁以前即感染过CMV，然后CMV与宿主细胞的染色体整合进入潜伏期，或者在正常免疫系统的控制下持续低水平复制。正常宿主对CMV的防御主要是通过细胞免疫，由于器官移植受者接受大量免疫抑制剂治疗使得免疫功能受损，因此感染CMV后不能迅速建立有效的CMV特异性细胞免疫防御机制，CMV复制速度增快，导致进展性CMV感染。器官移植受者感染CMV的途径有3个：①原发感染：血清CMV抗体阴性受者接受来自血清CMV抗体阳性供者的血液制品或器官；②继发感染或复发：血清CMV抗体阳性受者体内潜伏的病毒在器官移植后激活；③双重感染：CMV血清学阳性的受者接受来自血清CMV抗体阳性供者的细胞或器官，即受者感染了来自供者的CMV，同时伴有CMV的复发。临床上很难区分复发感染和双重感染，目前看后者更为常见。原发感染时，病毒在体内迅速复制，患者往往病情危重，病死率高。继发感染时，由于机体的免疫机制可以动员回忆反应，患者通常病情较轻，很少出现严重的临床感染症状。发生在器官移植受者的CMV感染通常症状轻微或无症状，表现为亚临床病毒血症，但可在患者的尿液或呼吸道中发现脱落的病毒。症状性CMV感染既可以表现为“CMV感染综合征”即出现发热、疲劳、肌肉酸痛、白细胞减少等；也可以表现为器官特异性疾病如CMV肺炎、CMV肝炎、CMV心肌炎以及脉络膜视网膜炎等。严重CMV感染中40%～60%为原发感染。其中CMV肺炎最常见的影像学表现为弥漫性肺实质或间质浸润，也可以表现为结节病灶和盘状肺不张，临床以呼吸困难、低氧血症为突出表现，重者可出现ARDS。

（四）巨细胞病毒感染的诊断手段评估

诊断CMV感染的金标准是在组织、体液或细胞学标本分离到病毒包涵体，但临床实际操作过程中活检标本很难获取。目前临床常用的诊断方法是：①传统培养及快速培养法：CMV培养具有诊断特异性好的优点，但传统培养法耗时长，敏感性低，而快速培养法大大缩短了培养时间，16～40小时内即可作出诊断，敏感性和特异性较好，尤其适用于BALF中检测CMV。②CMV抗原检测：pp65抗原是目前最为公认和常用的指标，具有较好的敏感性和特异性，而且能定量分析，实现早期诊断。③CMV-DNA检测：PCR检测CMV-DNA具有高度的敏感性，但定性PCR不能区分是潜伏还是活动性感染；定量PCR则可提高诊断特异性，用定量PCR方法监测外周血中CMV病毒载量的动态变化，有助于筛选出发生症状性CMV感染的高危患者，并及时开始预防治疗；也有助于观察抗病毒治疗的疗效和治疗后复发的预测。④CMV-mRNA检测：目前最为敏感的定量检测方法，检测的低限能达到700个RNA分子，另外有研究显示CMV-mRNA同样具有非常高的特异性，而且mRNA在活动性感染的2～3周前即可呈阳性，有利于早期预测和防治，但在临床应用中的价值有待进一步的评估。⑤CMV血清抗体检测：CMV-IgG和CMV-IgM对诊断进展性CMV感染意义有限。CMV-IgG阳性反映既往曾经感染，CMV-IgM阳性提示近期或急性感染，而由于免疫抑制剂的应用，抗体产生延迟，即使CMV-IgM阴性也不能排除CMV感染。主要用于了解患者有无原发感染及筛查供者的血制品和器官。

（五）巨细胞病毒肺炎的治疗

1. 抗病毒治疗　目前更昔洛韦是防治CMV感染的首选用药。起始强化治疗用量为：5mg/kg 每12小时或8小时一次静脉滴注，至少2～3周，继而维持治疗以5mg/kg 每日1次静脉滴注或更昔洛韦口服制剂1000mg每8小时一次。由于更昔洛韦口服制剂的生物利用度较低，口服更昔洛韦一般用于CMV感染的维持治疗和预防治疗。更昔洛韦常见的不良反应是白细胞减少、血小板减少、贫血、骨髓抑制、溶血、肾毒性等，治疗过程中应注意监测血常规及肾功能，根据肾功能调整用药剂量。缬氨酸酯修饰的更昔洛韦，其口服制剂生物利用度较高，适用于CMV感染的维持治疗和预防治疗，但缬更昔洛韦的价格昂贵，而且有研究显示实体器官移植患者口服更昔洛韦和口服缬更昔洛韦预防CMV感染的效果无显著差异，故其临床应用受到一定的限制。膦甲酸钠适用于对更昔洛韦耐药的CMV感染和不耐受更昔洛韦的患者，但该药的肾毒性较大，患者耐受性差。关于疗程问题，与AIDS患者不同的是实体器官移植受者不需要更昔洛韦长期维持治疗，但总疗程达3个月可显著降低CMV感染的复发率。

2. 免疫治疗　CMV肺炎需要病毒大量复制启动，但随后的病理发展过程则主要是免疫损害，并不一定需要病毒持续大量复制。单独应用更昔洛韦疗效欠佳，易发生耐药，病死率高，研究证实联合应用免疫球蛋白治疗可大大提高存活率。由于正常人多数在20岁以前感染过CMV，体内产生特异性抗体，故人免疫球蛋白中含有CMV抗体，而高效价CMV免疫球蛋白中CMV中和抗体的滴度是普通人免疫球蛋白的5～8倍。抗病毒治疗联合高效价CMV免疫球蛋白可显著提高实体器官移植术后患者CMV感染的疗效，其潜在机制不仅与提供了CMV中和抗体，也与被动免疫有关。常用剂量为200～500mg/kg 每日1次，静脉滴注，疗程2～3周；维持治疗 200～500mg/kg 隔日一次，静脉滴注。

（六）提高预防意识

随着移植技术的成熟，我们会接触到越来越多的器官移植术后的患者，对于这类患者预防感染显得尤为重要，预防感染不仅提高移植成功率，改善患者预后，还能节约医疗资源。对于CMV感染的预防需重点收集供者和受者CMV血清学状态、所使用的免疫抑制剂、移植物排斥情况，评估其CMV感染的风险，从而决定是否采取预防用药，预防的手段主要包括静脉滴注更昔洛韦和使用高效价CMV免疫球蛋白。

病例31 咳嗽、咯血，伴胸痛1周

患者男性，41岁，于2007年8月20日入院。

一、主诉

咳嗽、咯血，伴胸痛1周。

二、病史询问

（一）初步诊断思路及问诊目的

患者为中年男性，急性病程，新近出现咳嗽、咯血及胸痛。问诊中首先应明确三个症状的诱因/原因及相互关系，对于以多个症状为首要表现的疾病不能首先将思路禁锢于某一种疾病，而应发散思维，细致询问每一个症状的特点，按照疾病“一元论”的观点进行逆向思维分析，当用“一元论”难以解释时，再通过不同症状的特点结合体征以及辅助检查完善诊断。按从鉴别诊断入手寻求正确诊断的原则，首先应注意常见病和急重症的可能，如支气管扩张症合并感染，常会出现咳嗽、咯血或咳痰带血及胸痛，但这类患者往往在此次之前就有相关的表现：间断咳黄痰伴痰中带血或只有间断咯血，即所谓的干性支气管扩张症。另外40岁以上人群肺癌发生率较高，尤其是男性吸烟者出现上述症状一定警惕肺癌的可能。当然一些化脓性肺炎或肺脓肿同样可出现上述症状，需在问诊及查体中加以注意，如误吸史、牙周疾病史等。对于急重症应放到首要位置加以鉴别，如肺栓塞，肺栓塞临床表现的经典三联征——呼吸困难、胸痛、咯血，但最常见的症状为呼吸困难，虽然本例患者无明显呼吸困难亦应加以除外。另外，需要注意鉴别的包括心瓣膜病或系统性疾病累及肺脏等。

（二）问诊主要内容及目的

1. 疾病的诱因/原因　咯血及胸痛应首先想到呼吸科的一些急症如肺栓塞等，应仔细询问相关诱因/原因，如长期卧床、近期骨科大手术病史、恶性肿瘤病史等，而支气管扩张症引起的咯血、胸痛往往有前期的感染为诱因。

2. 胸痛的部位、性质、持续时间，与呼吸是否相关　鉴别是否为胸膜炎性疼痛。胸膜炎的疼痛可因深呼吸和咳嗽加重，停止胸廓运动则胸痛减轻或消失。

3. 咯血量　大咯血的定义为24小时内咯血量超过500ml或1次咯血超过100ml，但是咯血的量对于患者实际出血量的估计常常是不可靠的，即使是少量的咯血也是需要注意的症状，常提示严重的疾病，例如，弥漫性肺泡出血时患者可以不表现为咯血或仅有少量咯血。此外大咯血是威胁生命的急症，临床工作中应及早予以生命支持。

4. 咳嗽的时间、节律以及痰液性状和量　如慢性气管炎、支气管扩张症和肺脓肿往往于清晨或夜间变动体位时咳嗽加剧，并伴咳痰；左心衰竭、肺结核夜间咳嗽明显可能与夜间肺淤血加重及迷走神经兴奋性增加有关。咳痰的性状可以帮助我们进一步鉴别诊断，如铁锈色痰主要见于肺炎球菌所致大叶性肺炎、肺吸虫和肺泡出血；砖红色胶冻样血痰主要见于肺炎克雷伯杆菌肺炎；急性左心衰竭时可以咳血性泡沫痰。

5. 伴随症状　伴随发热常提示感染或非特异性炎症，尤其是不易被发觉的长期低热病史；伴随呼吸困难可能存在肺通气或换气功能障碍，尤其是要注意肺栓塞的可能。

6. 加重及缓解因素　如为细菌性感染所致，抗感染治疗可能有效；如为心源性，活动后或劳累而加重。

7. 病程发展过程　是逐渐加重还是时轻时重。对于某些可能隐匿起病的疾病尤其要注意疾病发展过程的询问，如肿瘤性疾病，初始可能仅有一些微小的非特异性症状，未引起患者足够的注意，随着疾病的进展，出现一些显性症状引起患者注意而就医，但也正是通过初期这些细微之处的询问能帮助我们明确真实的疾病病程。此外患者存在胸痛，对于胸膜炎引起的胸痛随着胸腔积液的出现及增加胸痛可有好转趋势，甚至消失。

8. 既往史　对于咯血的患者既往史是非常具有提示作用的。既往是否有支气管扩张症的诱因？如儿时患过麻疹、百日咳。是否患有肺结核？是否有基础心脏疾病？如二尖瓣狭窄、主动脉夹层或主动脉瘤等。是否有肾脏疾病？如肾小球肾炎，需注意肺出血肾炎综合征的可能。

9. 个人史　某些特殊职业有利于隐匿起病的硅沉着病等职业病的诊断；药物史中应注意是否服用激素，有无能引起高凝或出血的药物服用史；有无不良嗜好，吸烟人群警惕肺癌的可能；有无家族史及家中类似疾病史；有无疫区居留史等。

（三）问诊结果及思维提示

问诊结果：患者为公司职员，主要从事文职工作，无特殊物质接触史。既往身体健康，1周前曾因气温变化而出现感冒症状，但无发热，按感冒对症治疗无好转。近1周先出现咳嗽，继之咯血，随后出现胸痛。胸痛随呼吸及咳嗽加重，主要为左侧，无放射，近2日胸痛似有好转；咳嗽无明确节律性，痰量不多，为褐色血痰，无大量咯血，无明确头晕、心悸、四肢湿冷等症状，偶有呼吸困难及胸闷。

思维提示：通过问诊可明确，患者既往无呼吸系统疾病，本次发病先为咳嗽，后出现咯血并伴胸痛，按照常见病和急症优先的考虑顺序，首先应除外肺栓塞的可能性。患者目前无明显呼吸困难，症状也相对较轻，没有血流动力学变化，目前不支持大面积肺栓塞。通过病史询问考虑诊断可能是肺部感染、肺部肿瘤以及肺血管病变。但应除外全身性疾病的肺部表现，如结缔组织病等。对于肺栓塞、心肌梗死以及其他可能引起咯血的急症我们也要做进一步筛查，以防漏诊引起严重后果。

三、初步的体格检查

（一）重点检查内容及目的

由于初始考虑患者以咳嗽、咯血和胸痛为主要就诊原因，因此在对患者进行系统地、全面地查体时，应注意准确测量体温、生命指征和肺部体征，尤其是啰音、胸膜摩擦音等。同时，为除外急性心肌梗死，对心脏大小、心音等亦应格外注意。既然肿瘤性疾病和结缔组织病等全身性疾病也需鉴别，周身的细致检查也会有提示意义，如浅表淋巴结的触诊、皮疹、皮下结节、黏膜溃疡，有无关节肿痛、变形等。

（二）体格检查结果及思维提示

体格检查结果：T 36.6℃，P 80次/分，BP 110/80mmHg，一般情况好，神清，皮肤无色素沉着、无皮疹及皮下结节，巩膜无黄染，浅表淋巴结未触及，胸廓无畸形，双侧对称，右肺呼吸音清，左肺呼吸音略减弱，可闻及少许湿啰音，心律齐，各瓣膜听诊区未闻及杂音。腹部平坦，未见肠型及腹壁静脉曲张，腹软，无压痛，肝脾肋下未触及，移动性浊音（－）。四肢关节无红、肿、痛及功能障碍。

思维提示：生命体征平稳提示目前无大量失血的证据。左肺呼吸音减弱需要明确是否左肺存在病变，结合患者有左侧胸膜炎性疼痛，强烈提示存在左侧胸膜炎症，但是胸膜炎可以是感染性、非特异性炎症性或恶性的，需要进一步鉴别。并且同侧肺部可闻及少许湿啰音，提示患者可能有肺部感染及胸膜受累，当然也需注意肿瘤引起阻塞性肺炎伴发胸膜转移之可能。心脏检查未见异常，暂不支持心源性疾病。通过目前的查体还不能除外结缔组织病等相关疾病。实验室和影像学检查的主要目的是明确病变部位、进一步明确病因，并判断病情。

四、实验室和影像学检查

（一）初步检查内容及目的

1. 常规检查　血常规、尿常规、便常规、肝功能、肾功能，血清离子，血糖，心电图。对患者进行基本的系统评估，注意心电图的改变，以发现心肌缺血或心肌梗死证据。

2. 痰菌涂片、痰菌培养、痰查结核菌　明确病原。

3. CRP、ESR，血清肺炎支原体及军团菌抗体　进一步证实是否为感染性疾病。

4. PPD试验　初筛是否存在活动性结核。

5. 凝血功能及血浆D-二聚体　明确咯血是否为肺栓塞或与凝血功能障碍相关。

6. 痰查瘤细胞　明确病因。

7. 肺CT　进一步评估肺内情况，尤其是胸膜受累情况。

8. 动脉血气分析　明确患者氧合情况，尤其对肺栓塞具有提示作用，如出现难以解释的低氧血症需注意肺栓塞。

9. 心脏彩色超声检查　进一步评价心脏结构和功能情况。

10. 行ANA/ENA系列抗体，ANCA，RF检测，以了解是否存在结缔组织病的可能。

（二）检查结果及思维提示

检查结果：①血常规：WBC 10.5×10^9/L，S 58%，EC 23%。②CPR正常范围、ESR：20 mm/h。③痰菌培养：待3天后出结果。④支原体、衣原体及军团菌抗体均为阴性，免疫指标也均为阴性，凝血功能正常，血浆D-二聚体正常。⑤动脉血气分析（未吸氧）：pH 7.42，PO_2 88mmHg，PCO_2 36mmHg。⑥胸部CT：左肺下叶见一大小约4cm×3cm的实性包块，界限清，密度不均，内有空洞，洞壁欠光滑（图31-1）。⑦肿瘤标志物CEA、CA125、CA199、NSE等均正常。

思维提示：重要的检查结果有4项：①末梢血白细胞总数增高，嗜酸性粒细胞分数增高；②胸部影像学示左下肺块影伴空洞形成，左侧胸膜轻度肥厚；③动脉血氧分压轻度降低；④血沉稍快。结合患者的病史和体格检查结果，支持肺部感染性疾病——肺化脓症，由于D-二聚体正常范围基本除外急性肺栓塞，而肿瘤标志物正常不能除外肿瘤的可能，应继续寻找肿瘤的证据。嗜酸性粒细胞增高需注意是检验误差还是疾病本身造成，故需复查血常规，并行嗜酸性粒细胞绝对计数。目前拟按照肺化脓症进行经验性治疗，在开始治疗前应再次留取痰液标本送检细菌培养及药敏、痰查结核菌、痰查瘤细胞、痰液涂片等。尽快行纤维支气管镜检查以明确是否存在支气管管腔内占位病变。

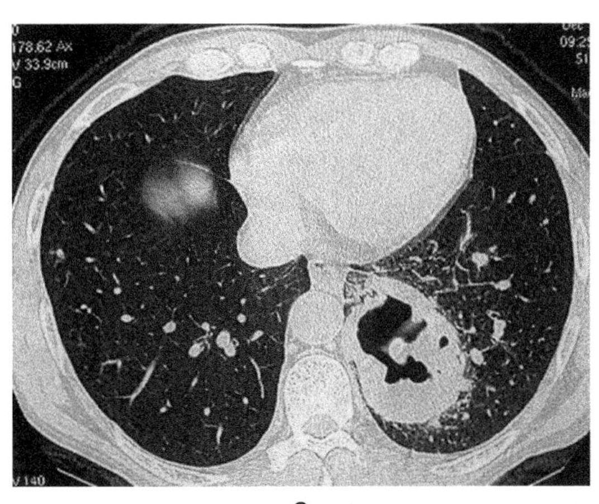
a

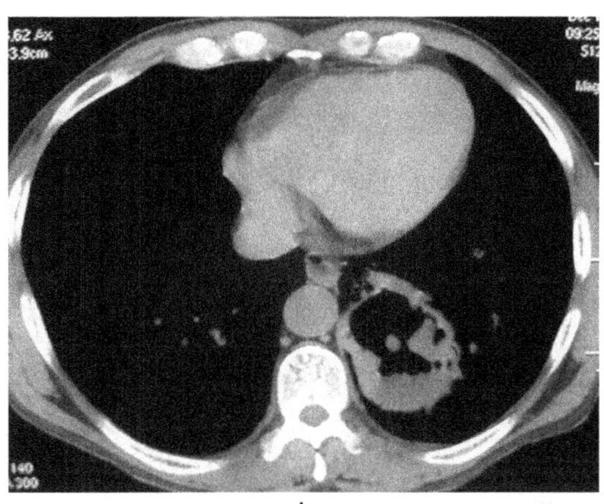
b

图31-1 肺CT（肺窗和纵隔窗）
a.左下叶块状密度增高影，其内见空洞形成；b.纵隔窗见其密度不均匀

常见肺空洞病变的原因见表31-1。

表31-1 常见肺空洞病变的原因

感染性空洞的病因	非感染性空洞的病因
厌氧菌、结核菌、毛霉菌、曲霉菌、金黄色葡萄球菌、军团菌、肺炎克雷伯杆菌、铜绿假单胞菌、卡氏肺孢子菌、放线菌、奴卡菌、寄生虫、肺隔离症合并感染、阻塞性肺炎	Wegener肉芽肿、肺梗死、肺癌（鳞癌多见）、肺转移癌、肺癌化疗后改变、霍奇金病、结节病、类风湿关节炎伴坏死性结节、变应性肉芽肿性血管炎、支气管－肺囊肿

五、初步诊断

肺化脓症，肺癌待除外。

六、初步的治疗方案

予头孢呋辛钠1.5g，每8小时1次静脉滴注，同时予左氧氟沙星，0.5g，每日1次静脉滴注。理由：患者为中年男性，无肺部疾病、糖尿病、免疫低下等病史，患者来自于社区，故其肺化脓症的初始经验性抗感染治疗覆盖社区获得性感染的常见致病原及厌氧菌即可，再根据培养及药敏试验结果调整用药。择日行纤维支气管镜检查，在肺内空洞形成的患者行纤维支气管镜检查应慎重，尤其是大的薄壁空洞时，一旦刷检过程中出现空洞与管腔引流，大量脓液溢出来不及吸引可能造成窒息。纤维支气管镜检查的目的是诊断而不是引流空腔中的脓液。

七、治疗效果及思维提示

治疗效果：抗生素联合治疗5天，患者症状改善不明显，复查血常规、血气分析、嗜酸性粒细胞绝对计数，IgE，ESR检测。实验检查结果：①白细胞为11.5×10^9/L，嗜酸性粒细胞为3.1×10^9/L，嗜酸性粒细胞分数为28%，总IgE升高。ESR为36mm/h。纤维支气管镜可及处镜下未见异常改变，刷检瘤细胞阴性，刷检结核杆菌阴性，刷检镜下见较多嗜酸性粒细胞。

思维提示：患者按照肺化脓症常规治疗5天后症状无明显改善，我们应重新审视先前的诊断。该患者外周血嗜酸性粒细胞明显增高，支气管刷检见嗜酸性粒细胞也增高。所以诊断思路应该从伴有外周血嗜酸性粒细胞增高的肺部疾病考虑，如寄生虫感染、嗜酸细胞肺浸润、变应性肉芽肿性血管炎（Churg-Strauss syndrome）、变应性支气管肺曲霉菌病（allergic bronchopulmonary aspergillosis，ABPA）等。结合患者无喘息病史，查体无喘鸣音及神经病变，故变应性肉芽肿性血管炎可能性不大，ABPA的可能性也很小。目前综合临床情况需高度注意肺寄生虫的可能，故再次详细追问病史，尤其是饮食史。

欧洲呼吸学会2000年制订的嗜酸性粒细胞肺炎分类方案见表31-2。

表31-2 嗜酸性粒细胞肺炎分类（欧洲呼吸学会2000年）

已知原因	原因不明
ABPA、蠕虫感染、药物反应、其他摄入因子（西班牙中毒性油综合征、嗜酸性粒细胞增多多肌痛综合征）	慢性嗜酸细胞性肺炎、变应性肉芽肿性血管炎、急性嗜酸性粒细胞肺炎

八、再问病史和实验室检查结果

通过再次深入且有针对性地询问病史，我们得知患者在病前2个月有生食腌制喇蛄的情况，遂建议其去市疾控中心进一步检查。于疾控中心行痰查肺吸虫卵（++），抽取外周血用酶联免疫吸附试验法(ELISA)查肺吸虫血清IgG(+++)。连续3天痰查虫卵均为阳性。最终该患者诊断为卫氏肺吸虫。

九、调整治疗方案及疗效

吡喹酮，25 mg/kg，每4小时1次口服，连续4天。患者用药3天后咳嗽、咳棕褐色痰等症状有所减轻，2周后咳痰及咯血症状消失。痰查肺吸虫卵呈阴性。

十、对本病例的思考

1. 提高对非疫区肺部寄生虫散发病例的警惕性　我国主要有2种致病肺吸虫：卫氏并殖吸虫、斯氏并殖吸虫（或四川并殖吸虫）。其虫卵随终宿主（人）的痰或粪便排入水中，发育成毛蚴，侵入第一中间宿主淡水螺内，形成尾蚴，进入石蟹、喇蛄、沼虾等第二中间宿主，发育成囊蚴，终宿主吞食后囊蚴进胃，尾蚴脱囊而出，穿过肠壁进入腹腔，部分穿越膈肌至肺发育成成虫，在肺形成囊肿。有些可寄生在皮下、肌肉、眼眶、心包等处。人感染肺吸虫的主要途径为食用未煮熟或腌、醉的蟹类、喇蛄、沼虾等，另一种途径是食用未煮熟的猪肉，因为猪也是中间宿主之一。本病起病多缓慢，平均潜伏期6个月左右。

临床表现较复杂，症状与肺吸虫种类、受累脏器、感染程度以及机体反应等多种因素相关。患者可有低热、咳嗽、咳烂桃样痰或血痰、胸痛、乏力、盗汗、食欲不振、腹痛、腹泻或荨麻疹等表现。按其侵犯的主要器官不同，临床上可分为四型：①胸肺型；②腹型；③结节型；④脑型。临床常见的为胸肺型。肺为卫氏肺吸虫最常寄生的部位，主要表现为咳嗽、血痰、胸痛。痰中可找到虫卵，典型的痰呈铁锈色或棕褐色，可持续数年而不断，如伴肺部坏死组织则呈烂桃样血痰，痰中可找到虫卵，移行入胸腔时，可引起胸痛、渗出性胸腔积液或胸膜肥厚等改变。四川并殖吸虫引起咳嗽、血痰较少，而胸痛、胸腔积液较多。多数患者外周血嗜酸性粒细胞增多，血沉增快，肺吸虫皮内试验、外周血抗体阳性，ELISA法检测敏感性和特异性均高。10%～20%患者胸部X线片有异常：浸润、空洞、纤维化、渗出、胸膜肥厚、液气胸等。

对于非疫区的散发病例，该病易误诊。流行病学资料是本病的诊断基础，但许多患者往往忽视这一点，因此，病史询问不易得到准确资料，但食用醉蟹、虾、蟹酱等可能为重要的线索。患者的临床症状和胸部X线表现虽有一定的特征性，但由于肺吸虫病临床表现多样化，误诊率高，因此，应注意与肺结核、结核性胸膜炎、结核性腹膜炎、原发性癫痫、肿瘤等鉴别。本病诊断的金标准是痰中找到并殖吸虫卵，并殖吸虫皮内试验或免疫学试验阳性及活检标本中找到虫体或虫卵。对于此类误诊率高的疾病尤其考验内科医生从问诊、查体、辅助检查，进而鉴别诊断的基本功。询问病史时， 不能忽略对流行病学史和饮食习惯的询问。

2. 详细分析检查、检验结果，不能轻易判断为：异常但无临床意义。目前一些医生看血常规只看白细胞总数及粒细胞分数、红细胞数、血红蛋白、血小板数目，而忽视淋巴细胞计数和嗜酸性粒细胞的计数，其实通过简单的血常规我们可以看到很多线索，但前提是要细心，逐一指标的筛查，本例中血常规显示嗜酸性粒细胞呈进行性升高。抓住这一线索，就使我们在肺空洞型病变，临床表现为咳嗽、咯血伴胸痛的鉴别诊断中迅速地缩小范围，很快的聚焦到肺寄生虫上来，通过进一步询问病史接近病因。

本例带给我们的最终思考是要强化内科问诊、查体等基本功，只有基本功扎实才能在繁杂的疾病信息中理出头绪，并且不能遗漏病史问诊中的主要项目，真谛往往隐藏在生活的细节中。

病例32 发热、胸痛1个月，咳嗽咳脓痰20天，皮肤多发脓肿

患者男性，26岁，于2006年6月12日入院。

一、主诉

发热、胸痛1个月，咳嗽、咳脓痰、周身多发脓肿20天。

二、病史询问

（一）初步诊断思路及问诊目的

本例为青年男性，急性起病，进行性进展，初始为高热、胸痛，继而出现咳嗽，咳脓痰，首先应考虑为肺部感染性疾病，且为化脓性炎症，尤其是肺脓肿。另外，患者周身多发脓肿提示病变范围不仅仅是肺脏，而有全身播散的可能。这提示两种可能：第一是患者所感染的致病原毒力强或短期大量的侵入；第二是患者基础免疫状态差，虽然致病原毒力不是很大而且量也不多，但可以造成感染病变范围较大，易于播散。因此，问诊中应注意患者的基础情况及有无相关联的基础疾病。

（二）问诊主要内容及目的

1. 疾病的诱因/原因　有无吸入因素、周身其他感染继发或者其他易感因素，如近期拔牙史、醉酒后呕吐史等。

2. 发热热型特点　热型有助于帮助我们明确发热病因，但目前抗生素和解热镇痛药的广泛使用使临床上具有典型热型的疾病表现也变得不再典型，但是发热的过程仍是病史中的重要信息。

3. 咳嗽的特点以及痰液性状和量　本例为湿性咳嗽，可见于诸多呼吸系统感染性疾病，如肺炎、肺脓肿、肺囊肿合并感染、支气管扩张症、支气管胸膜瘘等，其中肺脓肿、支气管胸膜瘘或支气管扩张症合并感染等疾病的咳嗽在清晨和夜间体位变动时加剧，并伴有咳痰。脓痰的气味、性状对于诊断亦有提示：如伴有恶臭气味提示厌氧菌感染；黄绿色提示铜绿假单胞菌感染等。

4. 伴随症状　寒战、皮疹、盗汗、关节肿痛、周身其他感染灶等。对于持续发热的患者还应注意询问有无体重减轻、周身淋巴结肿大、顽固性腹泻、皮下结节等HIV感染的相关症状。

5. 诊疗经过　诊疗过程中的加重及缓解因素有助于排除和鉴别某些感染，如怀疑肺炎支原体感染时大环内酯类及喹诺酮类药物治疗有效、激素的使用可以掩盖热型特点等。

6. 既往史，是否有呼吸系统症状　如早期的结核病史及幼年时的麻疹病史往往提示基础即存在支气管扩张症的可能；脑血管病史，很多脑血管病患者易发生误吸；牙周疾病史等。

7. 个人史　详尽的职业史可能暴露患者所接触的动物、潜在的感染因素、可能的抗原物质、工作环境中其他发热或非发热的感染患者接触史；患者疫区居留史及旅游史；特殊的习惯、饮食嗜好（如生肉、生鱼、未经加工的牛奶等）；冶游史和危险性行为史；毒品尤其是静脉注射毒品史；用药史；家族史（如结核感染和其他感染或发热性疾病患者）。

（三）问诊结果及思维提示

问诊结果：患者为农民，无特殊物质接触史。无呼吸系统疾病史。6个月前因全身水肿在当地就诊，诊断为肾病综合征，应用骁悉、泼尼松治疗，水肿消退，目前仍于小剂量激素使用中。1个月前出现发热，体温最高达39.0℃，随后出现有咳嗽、咳黄色痰，无特殊气味，再发双下肢凹陷性水肿，伴乏力、盗汗，并逐渐出现周身多发脓肿，脓肿分布无规律，有红肿、疼痛，质硬，无波动感，无特殊分泌物，未破溃。于当地经胸部X线片等检查诊断为"肺部感染"，应用头孢呋辛、阿奇霉素等治疗2周无效。

思维提示：本例患者通过症状表现可以初步判定为肺部感染，但同时应注意的是患者基础疾病为肾病综合征，长期使用激素及免疫抑制剂等药物，以此可初步判定其为免疫低下宿主，此时需注意肺部感染为免疫低下宿主感染。另外，患者皮肤出现脓肿，更加提示为免疫低下宿主，可能由于感染没有被局限，而发生了播散。诊疗过程中的用药及疗效对某些致病原鉴别诊断也很有意义，如患者病程中曾使用头孢呋辛联合阿奇霉素治疗，是社区获得性肺炎的标准初始治疗方案之一，已基本覆盖了常见致病原，但病情不见好转，可能有以下原因：剂量不足；疗程不足；出现新的并发症；未覆盖到致病原等。对于免疫低下宿主应注意条件致病原感染的可能。

三、初步的体格检查

（一）重点检查内容及目的

由于患者以发热、咳嗽、咳痰及周身脓肿为主要就诊原因，虽然患者的症状主要指向肺部感染，但是对于发热患者，尤其是低免疫宿主的发热患者应注意全身的细致检查，如有无鹅口疮、口腔溃疡、周身淋巴结肿大等对发热和感染有特殊提示意义的指征。此外，患者存在周身脓肿，因此应注意有无咽部脓肿、肛周脓肿等相对隐匿部位的感染，同时对于肝区叩痛、肾区叩痛可能提示相应脏器的肿大或是脓肿的体征应着重检查，对于免疫低下宿主患者每一个细微的体征都可能是揭示疾病的重要线索。长期使用激素治疗的患者，出现发热，且为亚急性起病，应注意结核的可能，注意脑膜刺激征、腹膜刺激征等提示结核周身播散的体征。在寻找本次发病原因的同时，还应注意患者基础疾病的评估，即对肾病综合征的评估，包括多浆膜腔积液等。感染是肾病综合征主要的诱因和并发症，因而感染可以是本次肾病综合征加重的原因，也可能是肾病综合征的并发症。在对患者周身水肿进行评估的同时还应注意其他常见的并发症如深静脉血栓等，如患者下肢肿胀明显应注意有无深静脉血栓形成。

（二）体格检查结果及思维提示

体格检查结果：T 38.5℃，P 103次/分，R 20次/分，BP 120/85 mmHg，贫血貌，头枕部、背部及下腹部可触及多发皮下脓肿，直径2～3cm不等，部分表面呈紫红色，质硬，有压痛，无波动感。浅表淋巴结未触及。神志清楚，双下肺呼吸音弱，可闻及散在湿啰音，腹部平坦，未见肠型及腹壁静脉曲张，腹软，无压痛，肝脾肋下未触及，肝区叩痛（－）；移动性浊音（－）。肾区叩痛（－）。肛周无脓肿。四肢关节无红肿、疼痛及功能障碍，双下肢轻度水肿，双侧水肿对称，且皮温皮色均正常，足背动脉波动良好。

思维提示： T 38.5℃，P 103次/分说明患者无相对缓脉，相对缓脉常见于军团菌和伤寒的感染。贫血貌提示患者感染期间消耗较重，因而对因治疗的同时应注意营养支持等对症处理。头枕部、背部及下腹部可触及多发皮下脓肿应注意血源播散性感染，常见的致病原如金黄色葡萄球菌、真菌等，免疫低下宿主还应注意结核的可能性；肝区及肾区叩痛阴性提示尽管患者存在周身脓肿但目前尚不支持肝脓肿和肾周脓肿。移动性浊音阴性提示无大量腹腔积液；双下肢轻度水肿，双侧水肿对称，且皮温皮色均正常，不支持双下肢深静脉血栓形成。目前通过查体可以将注意力主要锁定在肺部及周身脓肿上，但同时也应注意到患者的肾病综合征可能较前已有加重。

四、实验室和影像学检查

1. 初步检查内容及目的

（1）血常规、CRP、ESR：进一步证实是否为感染性疾病。

（2）痰涂片查细菌、结核菌、真菌菌丝及孢子，痰细菌、真菌培养及药敏试验：明确病原。

（3）血清肺炎支原体、衣原体、军团菌、病毒抗体、HIV初筛实验、1,3-β-D-葡聚糖：从血清学角度寻求病原学线索。

（4）动脉血气分析：评价病情。

（5）肾病综合征评估：24小时尿蛋白定量、血白蛋白、肾功能、血脂水平等。

（6）免疫功能评估：体液免疫－免疫球蛋白定量，细胞免疫-T细胞亚群等。

（7）胸部影像学：明确病变部位和范围，进一步评估病变性质。

2. 检查结果及思维提示

检查结果： ①血常规：WBC 11. 7×10^9/ L， S 94. 5 %，Hb 120g/L，PLT159×10^9/L；②CRP：50mg/L，ESR：80 mm/h；③尿常规：相对密度（SG）1.015，蛋白（+++），无红白细胞；④血清白蛋白 26g/L；⑤肾功能正常；⑥血脂：TC 5.2mmol/L，TG 1.6mmol/L；⑦痰涂片查细菌、真菌菌丝及孢子阴性；⑧动脉血气分析（未吸氧）：pH 7.35，$PO_2$83mmHg，$PCO_2$40mmHg；⑨胸部CT：双下肺见片状密度增高影，其内密度不均，有透光区，周围见结节样病灶，内有空洞（图32-1）。

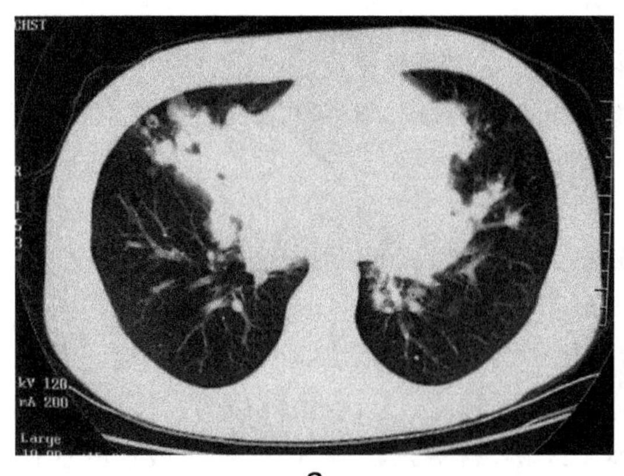
a

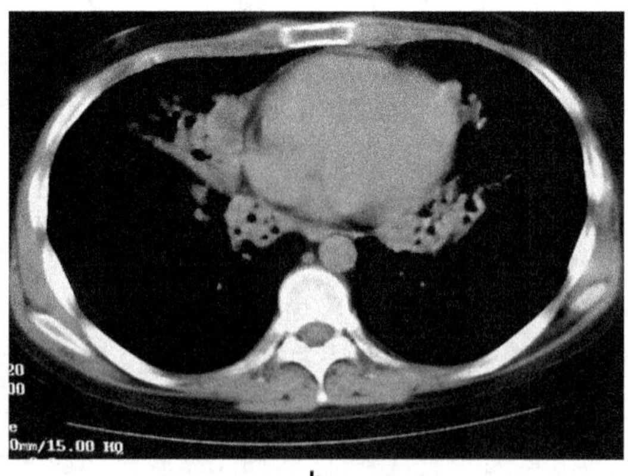
b

图32-1 肺CT（肺窗和纵隔窗）

a.双下叶片状密度增高影，周围见结节影部分有空洞；b.病变密度不均，有透光区

思维提示：检查结果提示：①血白细胞总数及分数增高；②肺CT示双下肺片状密度增高影，其内密度不均，有透光区，周围见结节样病灶，内有空洞；③动脉血氧分压降低；④尿蛋白及血白蛋白水平支持肾病综合征；⑤CRP及ESR增高；⑥长期应用激素及免疫抑制剂，而且尿蛋白增加、血清白蛋白水平低，均提示免疫水平及营养水平低下。结合患者的病史和体格检查结果，进一步支持肺部感染性疾病——社区获得性肺炎（community acquired- pneumonia，CAP）及肾病综合征的诊断。但患者病程中曾经使用过头孢呋辛、环丙沙星及大环内酯类抗生素，疗效不佳，考虑其原因为：①药物用量或疗程不够；②药物未能覆盖所感染的致病菌或耐药；③肺部感染出现并发症；④特殊病原体如结核、真菌、病毒等。此外对于用药期间的发热还应除外药物热。对于本例患者近期曾经使用抗生素并住院治疗，应当注意能否在原有感染基础上合并耐药致病原感染的可能性。免疫低下宿主的感染发展迅速，并且表现具有不典型性，因而即使培养的结果未能回报，也应及早开始经验性治疗。同时病程中注意监测各脏器功能指标，积极预防其发展为有器官功能损害的重症肺炎。

五、初步诊断

社区获得性肺炎，肾病综合征。

六、初步的治疗方案

（一）治疗方案

1. 哌拉西林/他唑巴坦，4.5g，每8小时一次静脉滴注。

2. 左氧氟沙星0.5g，每日1次口服。

（二）理由

住院治疗前患者曾在外地进行初始经验治疗，为第二代头孢菌素+大环内酯类，治疗效果不佳。胸部影像学显示肺内病变范围较大，双下叶为主，有坏死的趋势。另外，患者为肾病综合征患者，曾使用过免疫抑制剂，长期使用糖皮质激素，这些均为耐青霉素肺炎链球、铜绿假单胞菌等的易感因素，因而本次住院后的初始经验治疗可以选择β-内酰胺类/酶抑制剂联合喹诺酮类抗生素，观察72小时，对病情再进行评价。同时对本例患者应当注意评估肾病综合征在感染的诱因下出现加重，激素的用量亦相应提高，此时更应加强对患者免疫功能的检测，当细胞免疫功能进一步下降至$CD4^{+}$ T细胞＜200/μl时，某些特殊致病原的预防性用药也应开始。此外，对于该患者还应加强营养支持和维持内环境平衡等对症支持。

七、治疗效果及思维提示

经上述治疗5天，患者体温高峰有所下降，但仍有发热，血象降至正常，肺部影像学改变不明显。此时，一些检查结果陆续回报：血清支原体、衣原体、军团菌、病毒抗体、HIV初筛试验均为阴性，1,3-β-D-葡聚糖正常范围；T细胞亚群正常。24小时尿蛋白定量：1.5g。痰菌培养：无致病菌生长。痰抗酸杆菌染色：弱阳性。根据痰液抗酸涂片为弱阳性，结合其长期应用激素免疫功能受到一定的抑制，我们想到患者可能为结核或者奴卡菌感染，但肺结核出现在双下肺者少见，而周身脓肿更支持奴卡菌感染。

八、调整治疗方案及疗效

调整治疗药物,加用复方磺胺甲噁唑 2g,每日3次口服。同时,延长了痰细菌培养的时间,再次留取痰培养及药敏试验。并进行了支气管肺泡灌洗液查结核菌和奴卡菌。6天后体温降至正常范围。

九、诊断、治疗方案的调整及疗效

在BALF中检出了星形奴卡菌，后来细菌培养亦证实为星形奴卡菌，药敏试验显示：对磺胺、阿米卡星、亚胺培南、头孢曲松、头孢噻肟、左氧氟沙星敏感，对庆大霉素、氨苄西林、红霉素、头孢唑啉、头孢他啶、头孢哌酮、头孢吡肟耐药。

最终诊断：肺部感染——奴卡菌病。

调整治疗方案：复方磺胺甲噁唑 2g，每日3次口服。加用左氧氟沙星0.5g，每日1次口服。4周后将复方磺胺甲噁唑改为2g，每日2次口服，总疗程达到6个月以上。

4周后电话随访患者皮下脓肿有所吸收。

十、对本病例的思考

本例中患者基础疾病的情况是非常值得注意的，该患者为肾病综合征，长期应用激素治疗，存在免疫妥协。因此，在评价和治疗感染的过程中，不仅要按照常见社区获得性感染来考虑致病原，并加以覆盖，而且要不断寻找一些条件致病原感染的线索，以免漏诊及延误治疗。在本例中有一个细节需要注意——痰涂片抗酸染色弱阳性。痰涂片查结核菌常用抗酸染色，但需要注意的是抗酸染色阳性和弱阳性不能代表就是结核杆菌，一定要加以仔细区分，因为抗酸染色阳性可以见于以下细菌：结核杆菌、奴卡菌、炭疽杆菌等。

奴卡菌属放线菌科，革兰阳性需氧菌，抗酸染色不规则，其中对人类致病的有：星型奴卡菌、巴西奴卡菌和豚鼠奴卡菌，以星型奴卡菌最为常见。奴卡菌广泛分布在土壤中，可经呼吸道、皮肤伤口和消化道入侵。奴卡菌病多发生于免疫低下的宿主，如肿瘤、器官移植、长期应用激素、应用免疫抑制剂、AIDS人群。感染主要累及肺、皮肤、中枢神经系统，并可全身播散，大约有75%为原发于肺，通过吸入途径感染。主要病理改变为急性坏死性肺炎、肺脓肿、胸膜炎等。临床表现有发热、咳脓性或黏液脓性痰，痰量一般不多。肺部一叶或多叶密度增高影是最常见的X线表现；病变以下叶多见，易引起坏死性肺炎，因而常形成空洞；也可有孤立或多发结节影，胸腔积液、支气管胸膜瘘等；肺内粟粒性阴影少见，侵袭肋骨及胸壁较放线菌少见。确诊的依据是培养或痰涂片鉴定出奴卡菌，然而奴卡菌痰培养的阳性率仅30%左右，主要因为痰培养一般只观察72小时，而奴卡菌的生长需要数天乃至数周，因此可通过延长培养时间（2～3周）或接种于多种培养基上（如血琼脂、巧克力琼脂、沙堡培养基等）培养，以提高阳性率。另外选择经纤维支气管镜肺泡灌洗液及经胸壁针吸活检，可明显提高奴卡菌的检出率。

临床治疗奴卡菌感染的最佳药物是磺胺，目前仍为首选，以TMP-SMX（复方磺胺甲噁唑）使用最普遍，TMP -SMX对大多数奴卡菌分离株是有效的。TMP为15mg/（kg · d），SMX为75mg/（kg · d），如疗效确切，在治疗4～6周可减量，TMP10mg/（kg · d），SMX为50mg/（kg · d），应用6个月。在某些情况下，不能使用磺胺类药物而换用其他治疗方案时，可根据药敏试验结果加以相应的调整，治疗星形奴卡菌最有效的非磺胺药物是阿米卡星（7.5mg/ kg，q12h），部分星形奴卡菌对亚胺培南/西司他汀、头孢噻肟敏感。研究显示含有磺胺的治疗方案能改善生存率，故建议条件允许时以磺胺为基础，进行联合治疗。对免疫功能正常者单独皮肤、肺感染的疗程为3 个月，免疫功能抑制者单独皮肤、肺感染的疗程为6 个月， 免疫功能正常发生中枢神经系统或播散性感染的疗程为6个月。疗程大于6个月的复发率很低。

本例患者的病情并不复杂，但是因其发生在免疫低下宿主，使得需要考虑的东西更多，尤其是对检查结果的细致思考和判断，并结合患者的特点——肺部感染伴多发皮肤脓肿，从而发现了奴卡菌病的线索。只有在临床诊治过程中思考缜密、细致检查，以及根据治疗反应评估先前诊断，提出新的思路，才能找到病因。

病例33 发热2个月，咳嗽20余天

患者女性，42岁，2004年10月21日入院。

一、主诉

发热2个月，咳嗽20余天。

二、病史询问

（一）初步诊断思路及问诊目的

1. 中年女性，发热持续2个月为长期发热。应询问发热的诱因，发热前是否伴有发冷或寒战，每日体温的变化及用药情况，初始发病的伴随症状。以此大致判断是感染性发热还是非感染性发热。

2. 病程中伴有咳嗽，诊断的范围缩小，可能为呼吸系统疾病。应详细询问咳嗽的性质和伴随症状，进一步分析可能为呼吸系统某种疾病。刺激性干咳见于支气管内膜结核、咳嗽变异型哮喘、支气管肺癌；咳嗽、咳白痰见于慢性支气管炎、支气管哮喘等；咳嗽、咳黄痰见于肺炎、支气管扩张、肺脓肿等；咳痰带血常见于肺结核、支气管扩张、肺癌等，咳嗽伴气短见于结核性胸膜炎、肺间质疾病等；咳嗽伴胸痛见于肺炎、胸膜炎、肺栓塞等。

3. 病程中用药情况，包括药物种类、剂量、疗程，有无皮疹等过敏反应。药物热亦应引起重视。

4. 既往有无慢性心肺疾病，判断此次发病与既往心肺疾病之间的因果关系。

5. 个人史，是否有结核病患者接触史等。长期中低热伴咳嗽最常见于肺结核，因此结核病接触史对于诊断有重要的提示意义；有无药物过敏史，借以除外药物热；疫区居住或旅游史，是诊断肺寄生虫病的重要依据之一。

（二）问诊结果及思维提示

问诊结果：患者为工人，女，已婚。2个月前无明显诱因出现发热，体温在37.9～38.7℃，以午后和夜间为著，伴乏力，无发冷及盗汗，自以为“感冒”未介意。2周后病情未见好转，就诊于当地医院，化验血常规WBC 5.8×10^9/L、S 90%，尿常规正常，支原体抗体阴性，胸片示右下肺斑片影，按“肺内感染”先后应用过左氧氟沙星0.4g/d，阿奇霉素0.5g/d静脉滴注2周，仍发热，体温波动在38～39℃，伴周身关节肌肉酸痛，改用头孢菌素（药名、用量不详）静脉滴注2周，发热时临时降温用过糖皮质激素（用量不详）。20天前自觉咽痛，咳嗽，有少量黄白黏痰，发热前有发冷，当地肺CT示双下肺斑片状阴影。诊断为“肺炎”改用头孢哌酮/舒巴坦（用量不详）静脉滴注，因病情无好转，出现气短，转我院进一步诊治。发病以来无咯血及胸痛，无皮疹及脱发，无头痛及呕吐，无腹痛及腹泻，睡眠尚可，食欲正常，二便正常。既往健康，无烟酒嗜好，无结核病患者密切接触史，无药物过敏史。无外地居住及旅游史。月经正常。

思维提示：中年女性，既往健康，以发热起病，外周血中性粒细胞增高，病程中出现咽痛、发冷、咳嗽、咳黄痰，可能为感染性发热。结合肺CT斑片状阴影，诊断首先考虑可能为社区获得性肺炎。但发热在先，病程长达2个月，先后应用左氧氟沙星、阿

奇霉素、头孢菌素、头孢哌酮/舒巴坦等抗生素系统治疗，病情未见好转，因此由肺炎链球菌、支原体、衣原体、流感嗜血杆菌等常见致病菌引起的社区获得性肺炎可能性小。分析肺炎可能的原因是：①一般抗菌药物治疗无效的特殊病原体感染，如结核分枝杆菌、病毒、寄生虫等。②耐药菌或上述抗菌药物未能覆盖的致病菌感染，如耐甲氧西林金黄色葡萄球菌（MRSA）等引起的医院获得性肺炎。但是，我国医院获得性肺炎主要发生于有基础疾病的老年人或ICU住院的危重症患者，特别是接受有创性呼吸机辅助治疗的患者，而且诊断医院获得性肺炎一项重要的依据，是应该排除其他肺部疾病。因此，该患者不能轻率地诊断医院获得性肺炎，需进一步行疾病病原学检查。③非感染性肺疾病如嗜酸细胞增多伴肺浸润（或嗜酸细胞性肺炎）、过敏性肺炎、肺血管炎、隐源性机化性肺炎、非特异性间质性肺炎、闭塞性细支气管炎伴机化性肺炎、肺部肿瘤等。

三、体格检查

（一）初步体格检查内容及目的

1. 注意呼吸运动、呼吸频率、呼吸节律，有无发绀，大致判断病情的严重程度。

2. 注意观察皮肤黏膜颜色，有无皮疹、出血点、结节红斑、关节有无肿胀畸形，有无脱发等非感染性肺疾病的肺外表现。

3. 注意有无浅表淋巴结肿大、杵状指（趾）、腹部有无包块，有无恶性肿瘤的全身非特异性体征。

4. 系统的肺部检查，判断肺部病变范围、程度、性质。

（二）体格检查结果及思维提示

体格检查结果：T 38.5℃、P 90次/分、R 26次/分、BP 120/80mmHg，发育正常、营养良好、神志清楚、热病容，自主体位。皮肤黏膜无出血点和皮疹。浅表淋巴结无肿大，睑结膜充血，巩膜无黄染，口唇轻度发绀，咽黏膜充血，扁桃体Ⅱ°肿大，无脓点。颈软，气管居中，甲状腺不大。胸廓无畸形，双肺呼吸动度一致，触觉语颤正常，双肺叩诊清音。双肺呼吸音粗糙，未闻及干湿啰音。心界不大，心率90次/分，心律齐，各瓣膜听诊区未闻及杂音。腹平软，未触及包块，肝脾肋下未触及。脊柱四肢活动正常，无畸形。生理反射存在，病理反射未引出。

思维提示：T 38.5℃，热病容，客观反映存在发热性疾病。血压脉搏基本正常，无血流动力学异常。呼吸稍快，口唇轻度发绀，提示肺部病变较重。浅表淋巴结无肿大，皮肤黏膜无异常，无特异性提示诊断的肺外表现。双肺呼吸音粗糙，提示支气管可能存在炎症，需进一步行辅助检查。

四、实验室和影像学检查

（一）初步检查内容及目的

1. 血常规、血沉、结核抗体、PPD试验、肺炎支原体抗体、军团菌抗体、病毒抗体、

CRP 有助于寻找感染性疾病及其病因。

2. 痰涂片和培养（一般细菌、结核菌） 明确可能的病原体。

3. 风湿三项、抗核抗体、ENA谱、ds-DNA、ANCA、免疫复合物、IgE、血嗜酸细胞计数、痰嗜酸细胞计数，除外非感染性疾病。

4. 尿常规、肝功能、肾功能、凝血三项、心肌酶学、腹部超声检查，了解有无全身其他器官受累。

5. 复查肺CT 了解肺内病变范围、性质和动态变化。

6. 血气分析和肺功能（通气+弥散） 判断肺部病变程度和性质。

（二）检查结果及思维提示

检查结果：①血常规WBC 4.1×10^9/L、S 82%、RBC 3.40×10^{12}/L、Hb 110g/L、PLT 298×10^9/L。②尿蛋白（+）。③肝功能ALT 67U/L、LDH 356U/L、肾功能、心肌酶学、凝血三项均正常。④血沉40mm/h、结核抗体（－）、PPD（－）、肺炎支原体抗体（－）、军团菌抗体（－）、病菌抗体（－）。CRP 32mg/L、抗O正常、类风湿因子阴性、抗核抗体（－）、ENA谱（－）、ds-DNA（－）、ANCA（－）、免疫复合物（－）、IgE正常、血嗜酸细胞和痰嗜酸细胞计数无增高。腹部脏器彩超未见异常。⑤动脉血气分析（未吸氧）：pH7.39，PaO_2 55mmHg，$PaCO_2$ 37.6mmHg。⑥肺功能提示轻度弥散功能障碍。⑦肺CT：双肺多发斑片状阴影（图33-1）。痰涂片可见革兰阳性球菌。

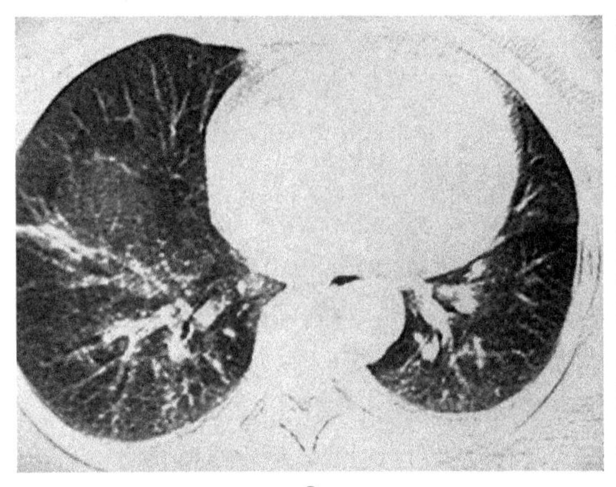
a

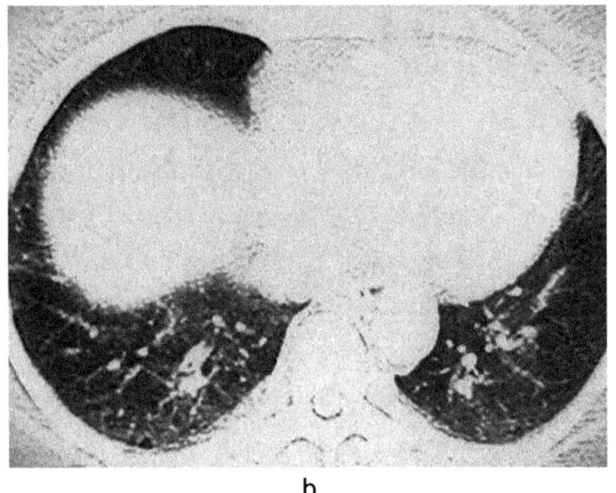
b

图33-1　肺CT

a. 双下肺沿肺纹理走行片状阴影；b. 双下肺斑片影

思维提示：①血WBC 4.1×10^9/L，S 82%，中性粒细胞明显升高，CRP高，ESR增快，提示感染性疾病。②尿蛋白（+）、肝功能ALP和LDH增高可能与发热、感染有关，无特异性提示。③肺弥散功能轻度异常，PaO_2 55mmHg，存在着Ⅰ型呼吸衰竭。④肺炎支原体抗体、军团菌抗体、病毒抗体均阴性，尚不支持非典型致病菌和病毒的感染。⑤血沉40mm/h，结核抗体（－）和PPD（－）也可见于重症肺结核。⑥风湿免疫指标除CRP增高外均为阴性，不支持血管炎和结缔组织病。⑦IgE、血和痰嗜酸细胞计数正常，除外嗜酸细胞性肺炎和过敏性肺炎等。⑧痰涂片见到革兰阳性球菌，需要鉴别是污染菌、定植菌还是致病菌。

⑨结合病史和治疗经过，患者曾应用过喹诺酮类和头孢菌素类抗菌药物，不能除外MRSA的感染，有待于痰菌培养。肺CT：双肺多发斑片状阴影，与外院肺CT比较没有吸收，病灶无游走性。肺部感染性疾病可能性大，待痰培养结果明确，暂经验性抗感染治疗。

五、治疗方案及理由

1. 抗感染治疗　万古霉素0.5g每8小时静脉滴注。肺内感染，院外先后应用过喹诺酮类和头孢菌素类抗生素治疗1个月，病情未见好转，痰涂片为革兰阳性球菌，尚不能完全除外MRSA的感染。

2. 氧疗　吸氧2～3L/min，纠正Ⅰ型呼吸衰竭。

六、住院期间连续痰检结果及思维提示

1. 连续3次痰涂片1次查到革兰阳性球菌，2次阴性结果。

2. 连续3次痰涂片荧光染色未查到抗酸杆菌。

3. 3次痰培养均无细菌生长。

4. 2次痰培养白色念珠菌生长。

思维提示：1次痰涂片的阳性结果没有诊断意义，3次涂片无抗酸杆菌，肺结核的可能性不大，3次痰培养均阴性可能原因：①痰检前已经应用较长时间的抗生素，痰菌量低难以得出阳性结果；②特殊病原体，如寄生虫、原虫、卡氏肺孢子菌、真菌等。2次痰培养见到白色念珠菌生长，对此结果解读的可能原因：①由于长时间应用抗生素使局部定植的念珠菌过度增殖，并非是致病菌；②污染菌，没有临床意义；③二重感染，由于长时间应用抗生素，可考虑停用抗生素；④致病菌，对于一位既往健康的患者，出现原发性条件致病性念珠菌感染可能性很小，应考虑是否存在获得性免疫功能低下或免疫功能妥协。

七、再次询问病史和查体及思维提示

该患者痰培养发现白色念珠菌生长，考虑可能是口咽部定植菌或污染菌，或者由于应用抗生素导致局部菌群失调，寄生在口咽部的念珠菌的过度繁殖所致。进一步检查发现，患者痰液异常黏稠，自述“痰黏拉丝”，查体发现一个重要的阳性体征：口腔黏膜白斑，舌苔白腻，白苔不易剥离，患者存在“鹅口疮”。“鹅口疮”系白色念珠菌感染导致的口腔炎，常发生于免疫功能极度低下或妥协的患者，或者长期应用广谱抗生素、糖皮质激素或免疫抑制剂的患者。

该患者既往健康，应考虑：①是否为长期应用激素导致的二重感染；②是否为长时间应用抗菌药物引起的继发真菌感染；③是否存在免疫妥协或HIV感染；④是否存在糖尿病。针对上述问题，我们进一步追问病史：患者是纺织工人，无有毒有害等气体接触，平素无特殊嗜好。家族成员无糖尿病史。丈夫健康，无不良嗜好及不洁生活史，无冶游史，患者孕2次，自然顺产1次，8年前因宫外孕大出血，失血性休克于当地输血800ml。患者既往

输血史，给我们一个重要的警示，即是否存在HIV感染。

八、进一步进行实验室检查结果和思维提示

1. HIV抗体检测　明确有无HIV感染，是否为获得性免疫缺陷综合征（AIDS）患者。结果：HIV抗体阳性，$CD4^+$细胞计数56（＜200），明确诊断AIDS。

2. 2次不同时间血浆1,3-β-D葡聚糖测定结果　分别为92ng/ml、105ng/ml（正常值＜10 ng/ml）。

3. 口腔黏膜分泌物涂片检查　明确鹅口疮的病原学，纤维镜下见大量菌丝和孢子。

4. 纤维支气管镜检查　镜下见各支气管腔通畅，无狭窄，无脓性分泌物，支气管黏膜充血，无出血点。右下叶支气管行防污染毛刷刷检涂片和培养。结果：刷检可见大量酵母菌菌丝和孢子，培养见白色念珠菌生长。

思维提示：患者8年前有过输血史，存在输血感染HIV的可能，血液检查HIV抗体阳性，$CD4^+$细胞计数下降，符合AIDS诊断。感染至发病经历了8年的潜伏期。口腔黏膜白斑涂片镜下见大量菌丝和孢子，结合查体符合鹅口疮诊断。2次不同时间血浆1,3-β-D葡聚糖均明显增高具有辅助诊断深部念珠菌或曲霉菌感染的价值。纤维支气管镜防污染毛刷刷检培养查到与痰培养一致的白色念珠菌生长，具有病原学诊断意义。

九、诊断

患者诊断为：获得性免疫缺陷综合征（AIDS），念珠菌肺炎，Ⅰ性呼吸衰竭。

诊断依据：①8年前有输血史；②HIV抗体阳性；③$CD4^+$细胞计数下降；④发热、呼吸道症状；⑤肺部有啰音；⑥血中性粒细胞比值增高；⑦肺CT有斑片状阴影；⑧痰和纤维支气管镜防污毛刷刷检见大量酵母菌菌丝和孢子，培养白色念珠菌生长。

十、治疗原则

1. 针对AIDS，目前采用高效抗反转录病毒治疗。

2. 抗真菌治疗　对于念珠菌肺炎可以选用：氟康唑联合5-氟胞嘧啶，或二性霉素B联合5-氟胞嘧啶，或伊曲康唑。该患者选择氟康唑0.4g/d，首次加倍静脉滴注，2周后体温下降，临床症状明显好转，转入专科医院继续抗病毒和抗真菌治疗。

3. 对症和支持疗法。

十一、对本病例的思考

中年女性出现发热伴咳嗽2个月，病程中血中性粒细胞增高，胸部CT有炎症渗出性阴影，首先应考虑社区获得性肺炎，应用抗生素覆盖常见的致病菌和非典型致病菌，给予足剂量、足疗程治疗，病情未见好转。需考虑是否为肺结核、非感染性疾病或过敏性疾病所致。详细的查体，一些阳性体征对于疾病的诊断能提供重要的线索，该病例出现鹅口疮对于既往“健康”患者难以解释。因此，应该考虑是否存在潜在的免疫功能低下和妥协问题，如HIV感染。通过询问病史发现该患者既往有输血史，为临床诊断提供了重要线索。最后的诊断标准还有赖于实验室的HIV抗体和$CD4^+$细胞计数。获得性免疫缺陷综合征（acquired immune deficiency syndrome， AIDS）是由人类免疫缺陷病毒（human immunodeficiency virus， HIV）引起的一种致命性慢性传染病。自 1981 年美国发现第一例艾滋病后，HIV 在全世界范围迅速流行。我国 1985 年发现第一例艾滋病患者，据估计，目前我国 HIV 感染人数已超过 80 万，可见艾滋病离我们并不遥远。因此，提高对本病的认识和警惕，是及时诊断的前提。对于有高危因素的个体，如果出现以下情况：①短期内体重下降明显消瘦；②慢性咳嗽或腹泻 1 个月以上；③间歇或持续发热 1 个月以上；④鹅口疮等应高度考虑 HIV 感染的可能。人体感染 HIV 数年后才发展为 AIDS，患者潜伏期一般为 7 ~ 10 年，在此期间因患者无任何症状，不易被诊断。HIV 侵犯和破坏 $CD4^+T$ 淋巴细胞，造成人体细胞免疫功能缺陷，才出现症状，最后因并发各种严重的机会性感染和肿瘤而导致死亡。真菌、结核杆菌、条件致病性寄生菌等各种病原体均可引起 AIDS 患者严重的肺部感染。

病例34 间断发热4个月

患者男性，32岁，于2002年10月10日入院。

一、主诉

间断发热4个月。

二、首次病史询问

（一）初步问诊思路及问诊目的

青年男性患者，发热4个月，病程较长。发热的病因可分为感染性和非感染性，其中感染性占首位，各种病原体均可引起发热，细菌最常见，其次为病毒、支原体、立克次体、真菌、寄生虫等，非感染性包括血液病、恶性肿瘤、结缔组织病、变态反应疾病等。患者病程较长，不支持一般的细菌感染，应针对非感染性疾病及其他特异性感染的主要临床特点展开详细问诊。

（二）问诊主要内容及目的

1. 起病缓急情况　一般感染性疾病起病较急，尤其是细菌、病毒感染（伤寒、结核等除外），而非感染性疾病发病相对较慢。急性起病的发热伴呼吸系统症状常提示急性呼吸系统感染性疾病，如：急性支气管炎、肺炎，缓慢起病的低热则提示结核病。但并不能以发病的急缓作为重要的鉴别诊断依据，在非感染性疾病中，恶性组织细胞病、淋巴瘤等血液系统疾病可以表现为急骤起病，且病情凶险。

2. 是否有诱因　发病前是否有淋雨、过度疲劳、酗酒、上呼吸道感染史。社区获得性肺炎常有一定的诱因，淋雨感冒，易感染肺炎链球菌，醉酒后误吸可导致吸入性肺炎。

3. 发热程度、热型　不同的病因所致发热的程度及热型常不相同，稽留热常见于大叶性肺炎、伤寒、副伤寒等，弛张热多见于败血症，波状热常见于布氏菌病、淋巴瘤等。

4. 伴随症状　寒战在某些细菌感染和疟疾中最为常见。询问有无其他系统症状如咳嗽、咳痰，头痛，腹痛、腹泻，尿路刺激症状，皮疹、关节肌肉肿痛等，是否伴有乏力、盗汗、食欲不振和消瘦。

5. 既往有何种疾病，有无呼吸系统的基础疾病，既往的病史可能与本次发病有密切的关系。

6. 本次就诊前的诊疗经过　应问明使用过的药物名称、剂量、时间和疗效，为本次诊治疾病提供参考。

（三）问诊结果及思维提示

1. 患者发热，慢性起病，没有明确诱因，体温在38～39℃之间，发热没有规律，无寒战，无其他系统症状。伴有咳嗽、咳少量白痰和活动后气短。提示患有呼吸道和肺部疾病可能。

2. 患者发热既往无关节疼痛史，无贫血史。虽有长期发热，结缔组织病和血液系统疾病的可能性不大。

3. 患者发热伴有乏力、盗汗、腹泻、食欲不振和消瘦等症状。考虑患者年纪较轻，长期（4个月）发热，结核病（肺结核和肠结核）不能除外。

三、初步实验室、肺功能和肺部影像检查及检查结果提示

（一）实验室检查

1. 血常规检查　血常规3次均在正常范围内，Hb140g/L，无贫血。可除外一般细菌感染和血液系统疾病。

2. 风湿免疫疾病检查　如抗“O”，dsDNA，ENA，抗Sm抗体，SSA，SSB，RCL-70和抗中性粒细胞胞浆抗体（ANCA）等指标均阴性。可除外风湿免疫疾病引起的长期发热。

3. 患者长期发热伴有乏力、盗汗、腹泻、食欲不振和消瘦（体重4个月下降15kg）症状，应高度怀疑结核病（肺结核和肠结核）。检测结核抗体和结核菌素试验均阴性，全胃肠道钡餐透视未见特殊改变，不支持结核病。

（二）肺功能检查和血气分析

1. 肺功能　FVC为1.07L，$FEV_{1.0}$占预计值89%，$FEV_{1.0}$/ FVC 为 83%，TLC占预计值62%，DL_{CO}占预计值51%。提示限制性通气功能障碍，弥散功能降低。

2. 动脉血气分析（未吸氧）　pH 7.34，PaO_2 78.9mmHg，$PaCO_2$ 38.1mmHg，提示气体交换障碍，轻度低氧血症。

（三）胸部X线和肺HRCT

1. 胸片　双侧肺门影增大，双肺中下野多发斑片影（图34-1）。提示炎症改变。该患者经多种抗生素长时间治疗效果不佳，可除外一般细菌感染。

2. 肺HRCT　双肺弥漫分布斑片及斑点状阴影，边缘模糊，部分融合，双肺多发囊状透光区，双肺门及纵隔淋巴结肿大（图34-2）。

肺功能和肺部影像检查结果提示：本例为弥漫性间质性肺疾病，具体属于哪一类间质性肺疾病，需要补充询问病史及特殊检查以明确。

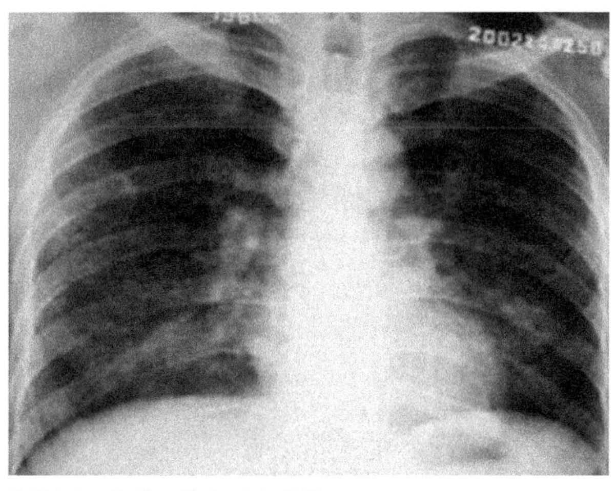

图34-1　胸片双肺中下斑片影

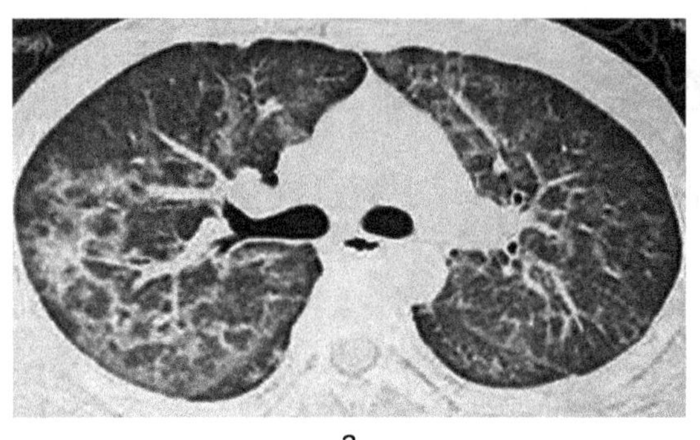

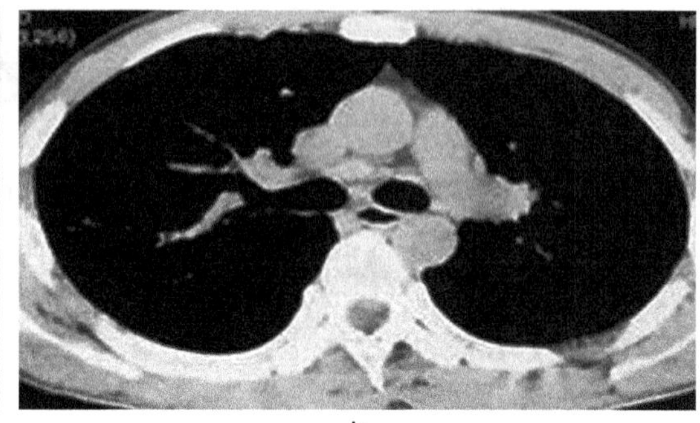

a b

图34-2 肺HRCT（肺窗和纵隔窗）

四、再次询问病史

1. 职业/非职业性环境暴露史 对于弥漫性间质性肺疾病患者，应常规查询有关无机粉尘和有机粉尘暴露史。各类无机粉尘包括井下凿岩（硅尘肺）、煤矿（炭末沉着病），耐火材料（石棉沉着病）和航天、核工业（铍肺）等，进一步除外吸入无机粉尘所致硅沉着病造成弥漫性间质性肺疾病。询问有无有机粉尘的高危环境如鸟类、动物(宠物或实验饲养者)、木材（红杉尘、软木加工）、蔗糖加工、蘑菇养殖、奶酪、酿酒加工、发霉稻草暴露史，水源（热水管道，空调、湿化器）以及农业杀虫剂或除草剂等暴露病史，有助于提供过外源性过敏性肺泡炎诊断线索。

患者原籍黑龙江人，20岁外出在河南省打工，主要做服装生意。否认无机粉尘和有机粉尘接触史，因此肺部病变可以排除与粉尘有关的肺尘埃沉着症和过敏性肺泡炎。

2. 询问基础疾病与既往药物应用史 特别要注意询问原有的基础疾病和相关用药史。目前已知众多的药物，诸如抗生素类，心血管药物和抗心律失常药物，降血糖药，抗肿瘤药、细胞毒类药，抗惊厥药以及非甾体抗炎药物（NSAIDs）等至少有50余种药物可引起药物性肺疾病，呈现出慢性间质性肺炎和肺纤维化改变。

患者既往身体健康，从未患过任何基础疾病（如风湿免疫病等），也未服用过任何可引起肺纤维化的药物，故可排除药物性肺病。

3. 询问与免疫缺陷病（艾滋病）相关的病史 患者否认冶游史和同性恋史，否认吸毒史。但10年前在打工所在县城献过血，每月献血1～2次，每次400ml，取血浆后细胞成分回输，9个月来共献血十几次。通过再次询问病史，了解到患者平素经常有类似流感样症状，结合伴有乏力、盗汗、腹泻、食欲不振和消瘦等症状。本例患者应考虑人类免疫缺陷病毒（HIV）感染所致的艾滋病的可能。肺部病变考虑为由免疫缺陷引起的机会感染。

五、免疫缺陷病和与免疫缺陷相关机会感染的检查

（一）艾滋病相关检查

1. 人类免疫缺陷病毒（HIV）抗体 血中HIV抗体2次阳性。

2. 外周血T淋巴细胞亚群及绝对计数 辅助性T细胞（$CD4^+$）6%，抑制性T细胞（$CD8^+$）52%，$CD4^+$绝对值28/μl（< 200/μl）。

（二）机会感染相关检查

1. 纤维支气管镜 经支气管肺活检（TBLB）和经支气管肺泡灌洗检查。肺活检组织切

片和肺泡灌洗液（BALF）染色见肺泡内泡沫状嗜伊红物质的团块，富含原虫。乌洛托品硝酸银染色，可见黑褐色圆形或椭圆形的囊体（彩图34-3、彩图34-4）。

2. 经纤维支气管镜保护性灌洗和毛刷刷检，细菌和真菌培养均阴性。

六、最终诊断与治疗

（一）诊断

艾滋病合并卡氏肺孢子虫肺炎。

诊断依据：

1. 有多次献血，血细胞回输病史。

2. 有发热伴乏力、盗汗、腹泻、食欲不振和消瘦等症状。

3. 肺HRCT示：双肺弥漫分布斑片及斑点状阴影，边缘模糊、部分融合，双肺多发囊样透光区，双肺门及纵隔淋巴结肿大。

4. 血中HIV阳性，T淋巴细胞亚群：$CD4^+$6%，$CD8^+$52 %，$CD4^+$绝对值28/μl（＜200/μl）。

5. TBLB肺活检组织切片染色肺泡腔内见卡氏肺孢子虫，BALF中见到卡氏肺孢子虫囊体。

（二）治疗

1. 支持疗法包括肌内注射丙种球蛋白或胎盘球蛋白，以增强自身免疫力。

2. 口服磺胺－复方磺胺甲噁唑（coSMZ），5/25（TMP/SMZ）mg/kg 每8小时一次，疗程3周。

3. 卡氏肺孢子虫属于真菌类， 卡泊芬净可能有一定疗效，目前尚缺乏大样本的前瞻性研究结果。

本病为严重细胞免疫缺陷性疾病，可发生各种机会性感染，死亡率极高。本例患者确诊后2周内死亡。

七、对本病例的思考

1. 卡氏肺孢子虫肺炎（pneufocystis carinii pneumonia，PCP）又称为卡氏肺孢子虫肺炎、间质性浆细胞肺炎，是一种严重的机会感染性疾病。常发生于机体免疫功能低下、免疫缺陷患者，如器官移植、大量应用免疫抑制剂和肿瘤化疗患者，特别是细胞免疫缺陷的艾滋病患者，辅助性T细胞（$CD4^+$）计数≤200/μl时发生PCP危险甚大。艾滋病患者$CD4^+$淋巴细胞计数越低，发生PCP的危险性越大（本例$CD4^+$计数28/μl）。

2. 本病临床表现缺乏特异性，常有发热、乏力、盗汗、腹泻、食欲不振和消瘦等症状，需要与肺结核相鉴别。确诊主要依据病史和免疫功能低下客观指标，以及肺活检和肺泡灌洗液中查到卡氏肺孢子虫及囊体。

3. 病史中有免疫缺陷病、免疫功能低下、器官移植及长期大量应用免疫抑制剂患者出现肺部感染应高度警惕卡氏肺孢子虫肺炎。

病例35 反复咳嗽、咳痰6个月

患者男性，45岁，于2006年1月6日入院。

一、主诉

反复咳嗽、咳痰6个月，加重伴发热1天。

二、病史询问

（一）初步诊断思路及问诊目的

中年男性患者，反复出现呼吸系统症状，病程较长，常见于慢性呼吸系统感染性疾病，问诊时重点围绕感染性疾病的诱发因素，起病的情况，发病时主要症状的特点，病情的演变和发展，伴随症状，诊治经过，病程中的一般情况等问题展开，同时兼顾相关疾病的鉴别诊断，以寻找符合假设诊断的依据，在诊治过程中验证假设、修正假设。

（二）问诊主要内容及目的

1. 发病前是否有受凉、感冒？ 呼吸道感染患者发病前常有一定的诱因。

2. 咳嗽是轻是重，咳嗽是单声还是连续的，嗅到异味咳嗽是否加剧？ 咳嗽的特点对鉴别咳嗽的原因有重要意义。如发作性咳嗽或嗅到异味时咳嗽加剧多见于支气管哮喘患者，长期干咳（3个月以上）需注意鼻后滴流、变异性哮喘、慢性支气管炎和胃食管反流病。

3. 咳嗽多出现在什么时间？ 晨起咳嗽多见于上呼吸道慢性炎症、慢性支气管炎、支气管扩张症患者，夜间咳嗽多见于肺结核、心力衰竭、支气管扩张症、胃食管反流患者。

4. 咳嗽是否伴有咳痰，痰的颜色，痰量的多少，是否有异味？ 痰的特点对协助诊断有一定提示作用，如大量脓痰见于肺脓肿、支气管扩张症、肺囊肿合并感染。痰液呈黄色黏稠，量较多，常提示细菌性肺炎。克雷伯杆菌肺炎的痰液为砖红色，血样或呈果冻状，肺炎链球菌肺炎的痰液可为铁锈色，铜绿假单胞菌肺炎的痰液为绿色。厌氧菌感染的痰液有恶臭。真菌感染的痰液黏稠，不易咳出，可拉成长丝。

5. 发热的热型及咳嗽的其他伴随症状如何？ 是否伴有发热，发热的程度，是持续性的还是间歇性的，多在什么时候发热，发热前后是否有寒战，是否伴有盗汗、乏力。还要注意咳嗽时是否有胸痛、气短等其他伴随症状。

伴随症状是鉴别诊断的重要依据，伴高热者应考虑肺炎、肺脓肿、脓胸等感染性疾病，伴低热、盗汗、乏力者多见于结核，伴胸痛可能为胸膜性疾病和肺部病变如肺炎、肺癌、空洞性肺结核。伴咯血时应注意肺栓塞、支气管扩张症、肺结核、肺癌和肺血管病。伴活动后气短者应考虑慢性阻塞性肺疾病、肺间质纤维化等。

6. 病初是否有服过什么药物，是否在外院诊治过，具体用药情况，效果怎样？ 了解患者既往诊治经过，为本次诊治提供参考。

7. 既往患过什么疾病，是否有呼吸系统症状？ 某些慢性呼吸系统疾病在病程中可有急性加重期，本例患者有咳嗽、咳痰、发热应注意有无慢性支气管炎病史，发作性咳嗽、咳痰应注意有无哮喘病史。

8. 职业史及个人史　许多呼吸系统疾病与职业有关，长期接触有害粉尘者应考虑相应的肺尘埃沉着病；教师、吸烟或酗酒者的咳嗽可由慢性咽炎引起；服用ACEI者应考虑药物性咳嗽，有过敏史者应考虑哮喘、气道高反应或过敏性肺泡炎。

（三）问诊结果及思维提示

问诊结果：患者为乡村教师，儿童时期患过麻疹，本次入院前6个月无明确诱因出现咳嗽、咳黄色黏痰，早晨起床时痰量较多，偶有痰中带血，无臭味，自觉发热，未测体温，在当地医院按“肺炎”静脉滴注头孢类抗生素略好转，此后一直有咳嗽、咳黄痰，近日于受凉后出现发热，体温达39℃，伴有寒战，痰量较前明显增多，遂来就诊。

> **思维提示**：患者的主要症状无特异性，咳嗽、咳痰可见于咽喉部、支气管病变、肺部病变及心血管病变。咳痰伴发热应考虑呼吸系统感染性疾病，患者既往患过麻疹，提示患者有支气管扩张症合并感染的可能性，应进性系统体格检查，体格检查时重点注意肺部有无湿啰音，同时勿遗漏咽喉部及心脏查体，还要注意有无杵状指（趾）。

三、体格检查

（一）重点检查内容及目的

应进行全面、系统的检查，重点注意肺部体征，有无啰音，是弥漫性还是局限性啰音，以及啰音的部位，为鉴别心源性咳嗽应注意心界是否扩大，各瓣膜区有无器质性杂音等心脏体征。

（二）体格检查结果及思维提示

体格检查结果：T 38.5℃，P 100次/分，R 21次/分，BP 100/60mmHg，神清语明，自主体位，口唇无发绀，咽不赤，双侧扁桃体无肿大，浅表淋巴结未触及肿大，呼吸略促，左侧胸廓略塌陷，左肺背部肩胛下角以下叩诊呈浊音，听诊呼吸音减弱，左肺下野可闻及中小水泡音，心前区无异常隆起，心界不大，心率为100次/分，心律齐，各瓣膜听诊区未闻及病理性杂音及额外心音，腹部、四肢、神经系统检查未见异常。

> **思维提示**：左侧胸廓略塌陷可能是先天发育或后天疾病引起；左肺背部叩诊呈浊音，听诊呼吸音减弱，可能有胸腔积液；T 38.5℃，左肺中小水泡音，提示肺部局部有感染。心脏查体无异常，不支持心源性疾病，进一步影像学检查可以帮助明确病变部位，实验室检查可以寻找感染的证据、明确病原学，评价患者的一般情况，并判断病情，协助诊断，指导治疗。

四、实验室和影像学检查

（一）初步检查内容及目的

1. 血常规、CRP、ESR　进一步证实感染性疾病。
2. 血清支原体、衣原体、军团菌、病毒系列检查　明确病原。
3. 痰查结核杆菌、痰涂片查细菌、痰培养及药敏　明确病原，同时参考药敏试验结果决定是否调整抗生素。
4. 胸部影像学　明确诊断并了解病变部位和范围。

（二）检查结果及思维提示

1. 血常规　WBC 12.7×10^9/L，S 86.31%，L 9.02%，M 4.1%，RBC 4.37×10^{12}/L，Hb 130g/L，PLT 310×10^9/L；CRP、ESR正常范围。

2. 支原体抗体、衣原体抗体、军团菌抗体和病毒系列阴性。

3. 痰查结核菌和涂片查细菌阴性；痰培养3天后出结果。

4. 影像学　肺CT示左肺下叶多个大小不等囊样透光区，部分病灶内可见液平面，胸壁下胸膜增厚见水样密度影，纵隔左偏，其内未见肿大淋巴结，心影大小基本正常（图35-1）。

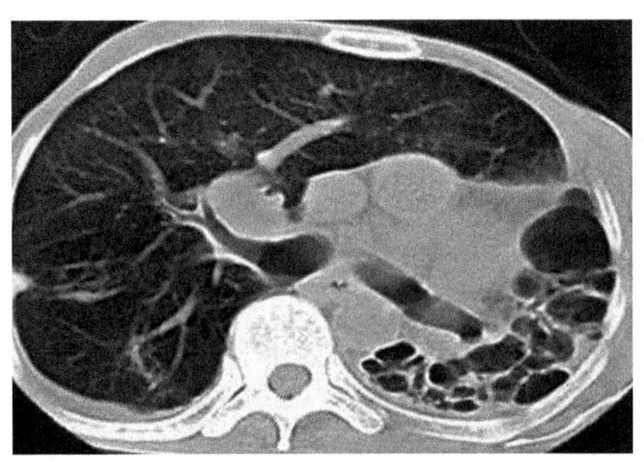

图35-1　肺CT

思维提示：血常规进一步支持感染性疾病，结合病史、查体、尤其是肺CT可初步诊断为支气管扩张症合并感染。下一步的处理主要是控制感染，促进痰液引流，由于患者现在病原学尚不明确，暂给予经验性治疗。

五、治疗方案及理由

（一）方案

1. 头孢哌酮/舒巴坦钠，2.0g，每日2次静脉滴注；阿奇霉素0.5g，每日1次静脉滴注。

2. 生理盐水2ml，复方异丙托溴铵2.5ml，盐酸氨溴索30mg，每日3次雾化吸入。

（二）理由

本患者为年轻人，一般状态可，选择药物可以覆盖支气管扩张症患者常见致病菌，如流感嗜血杆菌、铜绿假单胞菌、肺炎链球菌等。头孢哌酮抗菌谱广，对革兰阳性球菌、革兰阴性杆菌均有效，对铜绿假单胞菌也有较好作用，舒巴坦对多数革兰阴性杆菌产生的β-内酰胺酶有很强和不可逆的抑制作用。应用大环内酯类主要是利用以下几个作用：①免疫调节作用：大环内酯类可以改善肺功能，减少炎症因子，减少痰液分泌和保护气道上皮。②破坏生物膜作用：14、15元大环内酯类抗生素能破坏或阻止具有保护铜绿假单胞菌作用的生物膜形成。

支气管舒张药可以改善气流受限，并帮助清除分泌物，应用祛痰药可以稀释痰液，促进痰液排出，以减少继发感染和减轻全身中毒症状。

六、治疗效果及思维提示

治疗效果：经抗感染治疗3天，咳嗽咳痰症状略有好转，体温仍在38℃左右，复查血常规示WBC 12×10^9/L，S 87%。

思维提示：患者初步诊断为支气管扩张症合并感染，经过治疗病情未见明显好转，可能有以下几个问题：①是否为耐药菌感染；②抗生素未覆盖病原菌；③是否是非感染性疾病。根据患者的临床表现、影像学改变，目前暂不考虑非感染性疾病，应重点调整抗生素。下一步主要明确病原学。

七、实验室检查结果

痰细菌培养示铜绿假单胞菌感染，对头孢哌酮/舒巴坦、头孢他啶以及环丙沙星耐药，对哌拉西林/他唑巴坦、丁胺卡那、亚胺培南/西司他汀和美罗培南敏感。

八、调整治疗方案及疗效

（一）新方案

停用头孢哌酮/舒巴坦，改为哌拉西林/他唑巴坦4.5g，每8小时一次静脉滴注，同时继续应用阿奇霉素。

（二）疗效

治疗3天后，咳黄痰量明显减少，肺部水泡音减少，患者体温逐渐降至正常；1周后，痰逐渐转为白色，血常规恢复正常，2周后停药出院。

最终诊断：支气管扩张症合并感染。

九、对本病例的思考

支气管扩张症大多继发于急慢性呼吸道感染和支气管阻塞，尤其是麻疹、百日咳后，反复发生支气管炎症，导致支气管壁结构破坏、管腔变形和扩张。本例患者为中年男性，儿童时期患过麻疹，此次发病的确切病史为6个月，追问病史得知，患者经常“感冒”，每次都伴有咳嗽咳痰，抗感染治疗后症状好转。根据患者慢性咳嗽、大量脓痰、咳痰带血和肺部同一部位反复感染等病史，肺部闻及固定而持久的局限性粗湿啰音，结合童年有诱发支气管扩张症的呼吸道感染病史，通过胸部HRCT可以明确诊断。有些偏远地区，无法做肺CT，只能做胸部X线，或者肺CT分辨度不够时，主要根据病史和临床表现作出诊断，因此，支气管扩张症确诊前还要除外一些疾病，例如慢性支气管炎：多见于40岁以上患者，常在冬春季发病，虽有慢性咳嗽、咳痰但多为白色泡沫痰或黏液痰，很少咳脓痰，亦很少反复咯血，查体两肺部散在干湿啰音，部位不固定。此外，囊状支气管扩张症还应和先天性肺囊肿鉴别，病变广泛的还要和弥漫性泛细支气管炎鉴别。

引起支气管扩张症感染的常见病原体为铜绿假单胞菌、金黄色葡萄球菌、流感嗜血杆菌、肺炎链球菌和卡他莫拉菌，临床治疗过程中，抗生素应用前最好先留痰培养加药敏，并且根据经验选用覆盖常见病原菌的抗生素，然后根据临床治疗效果和痰培养及药敏的结果调整抗生素，晚期支气管扩张或反复使用抗生素，应注意多重耐药菌感染。

病例36 咳嗽、咳黄痰2周，痰中带血3天

患者男性，56岁，于2007年5月12日入院。

一、主诉

咳嗽、咳黄痰2周，痰中带血3天。

二、病史询问

（一）初步诊断思路及问诊目的

患者为中年男性，突发咳嗽、咳黄痰、痰中带血，应主要围绕肺癌、支气管扩张症、肺脓肿等疾病进行问诊。

（二）问诊主要内容及目的

1. 诱因　患者发病仅2周，表现为急性下呼吸道感染，常有一定的诱发因素，如发病前受凉、感冒、醉酒等情况。发病前受凉、感冒可为肺脓肿、支气管扩张症合并感染的诱发因素，醉酒可能为肺脓肿、吸入性肺炎的诱发因素。

2. 主要症状及特点　患者主要症状为咳嗽、咳黄痰；应详细询问痰量多少，是否有特殊气味；普通肺炎的痰量不多，多在数口至数十毫升，肺脓肿时可突然咳出大量脓痰；合并厌氧菌感染时有腥臭味；体温情况，发热是否有一定规律，是否伴有寒战，持续高热伴寒战者可能为肺炎；如为午后低热应注意是否为肺结核；发热10余天后咳大量脓臭痰伴体温下降可能为肺脓肿等；而痰中带血常见于肺结核和肺癌。

3. 基础疾病　是否有脑血管疾病，如有则提示可能有吸入因素的参与；是否有糖尿病、使用糖皮质激素或免疫抑制剂，如有则提示可能存在免疫力低下，应注意除外结核菌和真菌感染的可能。

4. 既往的健康状况　是否有慢性咳嗽，如有则应注意肺结核和肺癌的可能；是否儿时患肺炎、麻疹等疾病，如有则应注意支气管扩张症的可能。

5. 是否吸烟　重度吸烟者是肺癌的高发人群。

（三）问诊结果及思维提示

问诊结果：患者于感冒后3天感周身不适，咳嗽，咳黄痰，无臭味，量20～30ml/d；无发热，无寒战。自服罗红霉素0.5g，每日1次，共3天，上述症状无改善。在当地诊所静脉滴注青霉素10天后症状仍无好转，且近3天痰中带血，为进一步诊治来诊。发病以来体力可，无胸痛，食欲轻度下降，二便正常，体重无明显变化。患者既往无慢性咳嗽咳痰病史，无脑血管疾病及糖尿病史。无使用糖皮质激素或免疫抑制剂的病史。既往身体健康，无慢性咳嗽史，儿时无肺炎、麻疹等疾病。吸烟30年，约1包/天。

思维提示：患者为急性起病，病程仅2周，发病前曾感冒，为急性感染的诱发因素；发热、咳嗽、咳脓痰均表明为急性感染。应用罗红霉素口服和青霉素静脉滴注并没有控制病情，提示病情可能较重；患者为56岁男性，有长期吸烟史，应注意除外肺癌合并感染的可能；由于我国肺结核病发病率较高，尽管患者无慢性咳嗽，无糖尿病病史，应注意除外肺结核合并感染的可能。当然，也应该注意除外肺囊肿合并感染、支气管扩张症伴感染的可能。

三、体格检查

（一）重点检查内容及目的

1. 锁骨上淋巴结　如发现淋巴结肿大应注意肿大淋巴结的大小、硬度、活动度以除外恶性肿瘤淋巴结转移。

2. 肺部检查　是否局部叩诊浊音，是否有异常呼吸音。

（二）体格检查结果和思维提示

体格检查结果：T 36.2C，P 76次/分，R 14次/分， BP110/70mmHg。一般状态可，平卧位，神志清楚。口唇颜面无发绀，球结膜无水肿，双锁骨上未触及肿大淋巴结。胸廓饱满，左下肺叩诊略浊，听诊呼吸音弱，可闻及少量细湿啰音，未闻及干鸣音。心率76次/分，节律规整。各瓣膜听诊区未闻及病理性杂音。腹软，肝肋下未触及。双下肢无水肿，无杵状指。

思维提示：从病史中得到急性肺部感染的印象，体格检查仅发现左下肺叩诊略浊，听诊呼吸音弱，左下肺少量细湿啰音，符合肺部实变的体征。双锁骨上未触及肿大淋巴结提示未发现恶性肿瘤淋巴结转移的证据。但多种疾病可出现以上体格检查结果，如肺癌（空洞）伴感染、肺结核空洞伴感染、肺囊肿伴感染、支气管扩张症伴感染等，需行胸部影像学检查及其他实验室检查以明确诊断。

四、辅助检查

（一）初步检查结果及目的

1. 血常规以确定是否存在感染。

2. 痰查结核菌、血结核抗体检测以除外肺结核。

3. 痰查瘤细胞、血CEA以除外肿瘤。

4. 痰涂片查细菌　看痰中优势细菌的种类为革兰阳性球菌还是革兰阴性杆菌。

5. 痰细菌培养加药敏　寻找细菌学证据，并可指导下一步抗生素的选择。

6. 胸片及肺CT　明确是否存在肺内病变；病变性质、大小、分布；纵隔情况等特点。

（二）检查结果及思维提示

1. 血常规　白细胞总数12.8×10^9/L，中性粒细胞75%，淋巴细胞23%，Hb 121g/L，PLT 228×10^9/L。白细胞总数增高，中性粒细胞分数增高，表明有感染的存在。

2. 痰查结核菌阴性，血结核抗体检测阴性，未取得结核的证据。

3. 痰查瘤细胞阴性，血CEA2.5μg/L，未取得肿瘤的证据。

4. 痰涂片查细菌　查到革兰阳性球菌。

5. 痰细菌培养加药敏　未见细菌生长。

6. 胸片及肺CT　左肺下叶后基底段主动脉旁见一类圆形肿块，最大径约5.5 cm，有包膜，其内密度均匀。

思维提示：患者为中年男性，咳嗽、咳痰、痰中带血2周，肺CT发现左肺下叶后基底段主动脉旁一类圆形肿块，CT值20 HU，临床上应高度重视除外肺肿瘤，尽管血肿瘤标志物和痰查瘤细胞为阴性。由于病灶部位距离支气管较远，纤维支气管镜看不到相应支气管，故选择行增强肺CT进一步判断病变性质。

五、进一步的检查

增强扫描示肿块包膜强化。但其内部无强化，CT疑诊左肺下叶肺隔离症。行3D增强CT后见胸主动脉左后方有一分支血管与肿块相连接。由此左肺下叶肺隔离症的诊断确立。

六、治疗方案及理由

手术切除是治疗本病的主要方法。

七、对本病例的思考

肺隔离症是肺部先天发育畸形，表现为一部分肺组织单独发育并接受体循环的血供，与正常肺组织分离。临床表现无特异性，仅在合并感染时有类似“肺炎”的症状。以往主要依靠主动脉造影等有创检查确定诊断。近年来螺旋CT增强扫描三维重建及三维动态MRI血管造影对肺隔离症的诊断也是安全、有效的检查方法。

病例37 发热伴咳嗽、大量脓痰7天

患者男性，55岁，于2008年9月7日入院。

一、主诉

发热伴咳嗽、咳脓痰7天，加重2天。

二、病史询问

（一）初步诊断思路

患者此次发病1周，伴咳嗽、脓痰，很可能为呼吸系统感染性疾病，如肺炎、肺脓肿、支气管扩张症、结核等，因此问诊应针对这些感染性疾病的特点加以描述。

（二）围绕主诉进一步询问

1. 发病前是否有受凉、感冒或醉酒史？ 下呼吸道感染或肺炎患者常有一定诱发因素，如醉酒后的误吸可导致吸入性肺炎。

2. 咳嗽持续存在，还是时重时轻，昼夜有无差异？ 慢性支气管炎、支气管扩张症和肺脓肿等，咳嗽往往于清晨或夜间变动体位时加剧。痰的颜色、性状、量，有何特殊气味？是否伴有咯血？脓痰有恶臭气味者提示厌氧菌感染，黄绿色或翠绿色痰提示铜绿假单胞菌感染，咯血常见于肺结核、肺炎、肺脓肿。

3. 发热程度如何？有无寒战？持续多长时间？入院前抗生素的治疗情况，效果如何？通过对院外治疗的情况来考虑感染性疾病的可能性，并为指导进一步的用药提供参考。

4. 既往有何种疾病？是否有呼吸系统症状？有无结核接触史，药物，食物过敏史？烟酒嗜好的时间及摄入量？

5. 何种职业？ 诸多呼吸系统疾病与职业相关，询问工种，劳动环境，对工业毒物的接触情况及时间用于鉴别职业病。

（三）问诊结果及思维提示

问诊结果：患者入院前1周饮酒后出现昏睡，醒来后呕吐较多胃内容物，自觉有发热，体温最高可达39.2℃，伴有寒战。病初咳嗽较轻伴有胸痛，而后咳嗽加剧且持续存在，痰量剧增，约100ml/d，为黄棕色脓性痰，有腥臭味，夜间变动体位时加剧。3天前出现胸闷气短，平卧时为重， 伴有咯血。曾于当地医院静脉滴注青霉素治疗5天，未见明显改善。近2天上述症状日趋加重，出现呼吸困难不能平卧。为求进一步诊治收入我院，发病以来精神状态可，二便正常，饮食睡眠可，体重无明显减轻。

患者为农民，主要在家务农，既往身体健康。无结核病及结核密切接触史，无哮喘及特应性体质家族史。吸烟40年，10支/天。饮酒20余年，每日200g左右。

思维提示：患者55岁，既往身体健康，无呼吸系统疾病。本次发病前曾有昏睡呕吐，之后出现高热，咳嗽，大量脓臭痰，考虑存在误吸造成吸入性肺炎。本患者呼吸困难症状较突出，经询问患者既往无哮喘史，由于呼吸道感染引起哮喘发作的可能性不大。呼吸困难主要考虑是感染的伴随症状。咳嗽、咳痰，咯血，呼吸困难，不能平卧，应注意是否存在心源性呼吸困难。

三、体格检查

（一）重点检查内容及目的

患者呼吸系统感染性疾病的可能性比较大，在全面系统检查的同时应注意浅表淋巴结是否有肿大，呼吸音的强弱，是否有啰音及管状呼吸音。心脏大小，是否有心脏杂音和舒张期奔马律及肺部啰音是否随体位而变化？以除外因心功能不全引起的心源性呼吸困难。

（二）体格检查结果及思维提示

体格检查结果：T 38.9℃，R 20次/分，P 90次/分，BP 100/60mmHg，营养不良，神清语明，步入病房，自主体位，口唇无发绀，未触及肿大的浅表淋巴结，气管居中，双肺叩诊清音，听诊呼吸音减弱，右肺可闻及少量湿啰音，未闻及干啰音，心音纯，心率88次/分，律齐，各瓣膜区未闻及病理性杂音，腹部，神经等系统未见异常。

思维提示：发热体温达38.9℃，右肺闻及少量湿啰音，支持肺部感染性疾病的诊断。右肺呼吸音减弱应考虑到气胸的可能性。心脏检查未发现异常，不支持心源性呼吸困难，需要进一步完善实验室和影像学检查以了解肺部的情况。

四、实验室和影像学检查

（一）初步检查内容及目的

1. 血常规　进一步证实感染性疾病。
2. 血清支原体，衣原体，军团菌，病毒抗体检查　明确病原。
3. 痰菌涂片，痰菌培养+药敏　明确病原。
4. 痰脱落细胞，肿瘤标志物　除外肿瘤。
5. 动脉血气分析　评价病情，明确是否存在缺氧及其严重程度。
6. 痰查结核菌　帮助明确是否存在结核感染。
7. 肺CT　了解病变部位和范围。

（二）检查结果及思维提示

1. 血常规　WBC 24×10^9/L，S 84.54%。
2. 支原体，衣原体，军团菌，病毒抗体检查均阴性。
3. 痰涂片　见革兰染色阳性球菌及阴性杆菌。
4. 痰培养+药敏　未生长细菌。
5. 动脉血气分析（未吸氧）　PO_2 70.7mmHg，PCO_2 35mmHg，pH 7.43。
6. 痰脱落细胞未见肿瘤细胞，肿瘤标志物均正常。
7. 痰查结核菌阴性。
8. 肺CT　右肺下叶背段大片致密影，其内可见透光区（图37-1）。

思维提示：根据急性发作的高热，寒战，咳大量脓臭痰等病史和体格检查的结果，结合患者曾有呕吐（可能有误吸）史，血常规提示末梢血白细胞总数、分数均显著增加，肺CT示右肺下叶背段（肺脓肿的好发部位）大片影，其内有空洞形成这些临床特点，可以作出初步诊断——肺脓肿。但肺CT的空洞影应注意与肺结核、支气管肺癌和肺囊肿继发感染等疾病相鉴别。进一步的处理应是根据经验选用抗生素进行治疗。

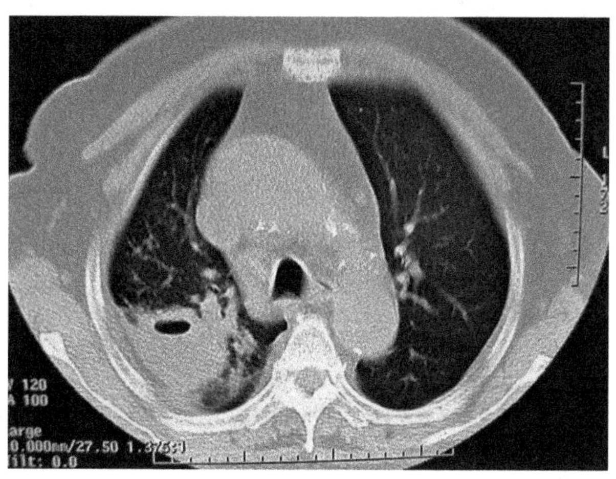

图37-1　肺CT

五、治疗方案及理由

（一）治疗方案

1. 抗感染　哌拉西林/他唑巴坦4.5g每8小时一次静脉滴注，奥硝唑0.25g，每日2次静脉滴注。

2. 痰液引流　使用痰液溶解药标准桃金娘油300mg，每日3次口服，患者目前一般状况较好，可采用体位引流排脓。使脓肿部位（右肺）处于高位，轻拍患部。每日2～3次，每次10～15分钟。可酌情调节次数。

3. 营养支持　加强支持疗法，进食富于营养，易于消化食物。

（二）理由

急性肺脓肿的治疗原则是抗菌，脓液引流，营养支持。

1. 在细菌培养，药敏试验没出结果之前，可根据患者病情特点（如痰液的颜色，气味等）经验性选用抗生素，待结果出来之后再做相应调整。因为肺脓肿常是多种细菌的混合感染，多合并厌氧菌感染，应选择覆盖厌氧菌的药物。

2. 痰液稠不易咳出者可应用化痰药，支气管舒张药以利脓液引流，目前患者身体状况较好，采取体位引流有助于排痰，促进愈合，提高疗效。

3. 肺脓肿为慢性消耗性疾病，应给予营养支持，提高体质。

六、治疗效果及思维提示

1. 治疗效果　经过7天的治疗体温降至37℃左右，呼吸困难明显缓解。病灶明显吸收(图37-2)。其间实验室检查结果：①痰培养+药敏（2次）：未生长细菌；②痰涂片：找到革兰阳性球菌、革兰阴性杆菌。

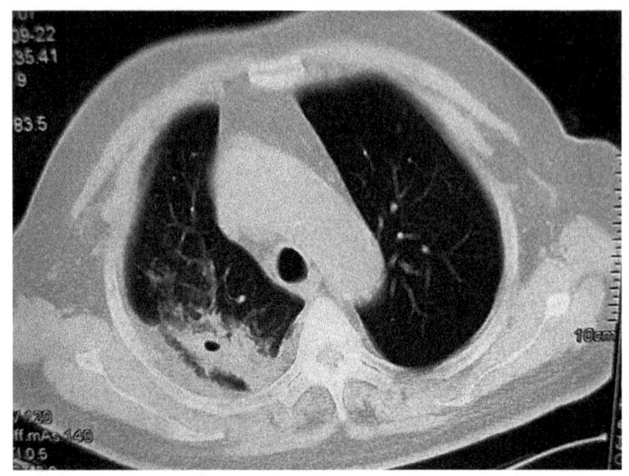

图37-2　治疗后肺CT

思维提示：患者诊断为肺脓肿，经过抗感染治疗后体温下降，呼吸困难明显缓解，治疗有效。疗程须持续8～12周，直至病灶完全吸收。

2. 最终诊断　右肺脓肿。

七、对本病例的思考

肺脓肿是由多种病原菌引起的肺部化脓性病变，早期为化脓性肺炎，继而坏死、液化、脓肿形成。因此，在脓肿形成并向支气管内破溃而咳出大量脓臭痰之前，可与肺炎的表现完全相同，容易误诊。自抗菌药物广泛应用以来，肺脓肿的病死率已从60%下降到10%。目前最常见的为吸入性肺脓肿，根据吸入的内容不同，临床表现及治疗也不同。一般吸入的种类有胃内容物，化学性物质，溺水时呛入的污水。此患者于发病前有昏睡呕吐，可能存在异物吸入史，因此考虑吸入的是胃内容物。在吸入胃内容的同时将定植于口腔的细菌经支气管一并吸入肺内，病原菌在局部生长繁殖，导致肺脓肿的发生。

病例38 咳嗽、咳脓臭痰、发热10天

患者男性，59岁，于2007年3月10日入院。

一、主诉

咳嗽、咳痰、发热10天。

二、病史询问

（一）初步诊断思路及问诊目的

患者为中年男性，新近出现咳嗽、咳痰等呼吸道症状，并伴有发热，应首先考虑呼吸道感染性疾病。问诊应主要围绕感染性疾病的诱因、主要症状及特点、伴随症状、前期治疗及效果等问题进行，并注意主要鉴别疾病的特点。

（二）问诊主要内容及目的

1. 诱因　急性下呼吸道感染常有一定的诱发因素，如发病前受凉、感冒、醉酒等情况。

2. 主要症状及特点　咳嗽为刺激性干咳还是伴有咳痰；痰液性质如何，是白痰还是脓性痰，痰量多少，是否有特殊气味；体温情况，发热是否有一定规律，是否伴有寒战。

3. 伴随症状　是否伴有咯血，支气管扩张症为反复咯血且量较大；肺癌咯血多为痰中带血。是否伴有胸痛，有胸痛则表明病变波及胸膜。

4. 前期治疗及效果　前期的治疗方案对诊断及后续的治疗均具有一定的指导意义。前期治疗采用了何种抗生素，剂量及疗程是否合理，疗效如何，如果无效原因是什么，这些都为下一步的治疗（尤其是抗生素的选择）提供了思路。

5. 基础疾病　是否有脑血管疾病，如有则提示可能有吸入因素的参与；是否有糖尿病、使用糖皮质激素或免疫抑制剂，如有则提示可能存在免疫力低下；是否长期吸烟，注意除外肺癌的可能。

（三）问诊结果及思维提示

问诊结果：患者于醉酒后3天感乏力、周身不适。咳嗽，咳脓痰，无臭味，量约50ml/d；发热，体温波动于38～39.5℃，无寒战。在当地诊所静脉滴注青霉素960万单位，每日1次，体温降至37～38℃。但7天后痰量明显增加，约150ml/d，有臭味，痰液分层，底层似有腐烂物质。发病以来体力差，无胸痛，无咯血，食欲轻度下降，二便正常，体重无明显变化。患者既往无慢性咳嗽咳痰病史，无脑血管疾病及糖尿病史。无使用糖皮质激素或免疫抑制剂的病史。吸烟40年，约1包/天。

思维提示：患者为急性起病，病程仅10天，发病前曾醉酒，为急性感染和误吸的诱发因素；发热、咳嗽、咳脓痰均表明为急性感染。应用青霉素静脉滴注后尽管体温有所下降，但咳痰量明显增加，表明使用青霉素并没有控制病情，咳脓臭痰常常提示合并厌氧菌的感染。综合上述病史，考虑存在吸入因素，发热咳嗽咳痰7天后咳大量脓臭痰比较符合肺脓肿的典型症状；但患者为59岁男性，有长期吸烟史，应注意除外肺癌合并感染的可能；由于我国肺结核病发病率较高，尽管患者无慢性咳嗽，无糖尿病病史，但是应注意除外肺结核合并感染的可能。当然，也应该注意除外肺囊肿合并感染、支气管扩张症伴感染的可能。

三、体格检查

（一）重点检查内容及目的

1. 锁骨上淋巴结　如发现淋巴结肿大应注意肿大淋巴结的大小、硬度、活动度以除外恶性肿瘤淋巴结转移。

2. 肺部检查　是否局部叩诊浊音，是否有异常呼吸音。

3. 杵状指　慢性肺脓肿、肺癌可见到杵状指。

（二）体格检查结果及思维提示

体格检查结果：T 38.5℃，P 86次/分，R 20次/分，BP 120/80mmHg。一般状态可，平卧位，神志清楚。口唇颜面无发绀，球结膜无水肿，双锁骨上未触及肿大淋巴结。胸廓饱满，右下肺叩诊略浊，听诊呼吸音弱，可闻及少量细湿啰音，未闻及干鸣音。心率86次/分，节律规整。各瓣膜听诊区未闻及病理性杂音。腹软，肝肋下未触及。双下肢无水肿，无杵状指。

思维提示：从病史中得到急性肺部感染、肺脓肿的印象，体格检查仅发现右下肺叩诊略浊，听诊呼吸音弱，右下肺少量细湿啰音，符合肺部实变的体征。双锁骨上未触及肿大淋巴结提示未发现恶性肿瘤淋巴结转移的证据。但多种疾病可出现以上体格检查结果，如肺癌（空洞）伴感染、肺结核空洞伴感染、肺囊肿伴感染、支气管扩张症伴感染等，需行胸部影像学检查及其他实验室检查以明确诊断。

四、辅助检查

（一）初步检查结果及目的

1. 血常规　以确定是否存在感染。

2. 痰查结核菌、血结核抗体检测以判断有无结核感染。

3. 痰查瘤细胞、血CEA以寻找肺部恶性肿瘤的证据。

4. 痰涂片查细菌　看痰中优势细菌的种类为革兰阳性球菌还是革兰阴性杆菌。

5. 痰细菌培养加药敏　寻找细菌学证据，并可指导下一步抗生素的选择。

6. 胸片及肺CT　胸片可初步明确是否存在肺内病变及性质；肺CT则可详细观察病变性质、大小、分布、周边情况及纵隔情况等特点。如肺脓肿常见发病部位为上叶后段、下叶背段或后基底段，薄壁空洞，洞壁光滑，并可见液平，空洞周围大片致密影，无卫星灶，无纵隔淋巴结肿大。肺结核空洞病灶多位于肺尖及锁骨上下，影像浓淡不均，多可见卫星灶。也有病灶位于下叶的肺结核病，可反复痰查结核菌，必要时行气管镜以明确诊断。癌性空洞多为厚壁偏心空洞，可伴肺门及纵隔淋巴结肿大。支气管扩张症在CT表现为支气管呈囊状或柱状扩张，以双肺下野为著。肺囊肿多为多发的薄壁病变，合并感染时可见液平。

（二）检查结果及思维提示

1. 血常规　白细胞总数11.9×10^9/L，中性粒细胞72%，淋巴细胞26%，嗜酸细胞2%，Hb 106g/L，PLT 223×10^9/L。提示白细胞总数及中性粒细胞分数均增高，表明有感染的存在。

2. 痰查结核菌阴性，血结核抗体检测阴性，提示尚无结核感染的证据。

3. 痰查瘤细胞阴性，血CEA 2μg/L，提示尚无恶性肿瘤的证据。

4. 痰涂片查细菌　查到革兰阳性球菌。表明感染以革兰阳性球菌为主。

5. 痰细菌培养加药敏　未见细菌生长。

6. 胸片及肺CT

（1）胸片：右肺下叶后基底段见大片致密影，内有薄壁空洞及液平（图38-1）。

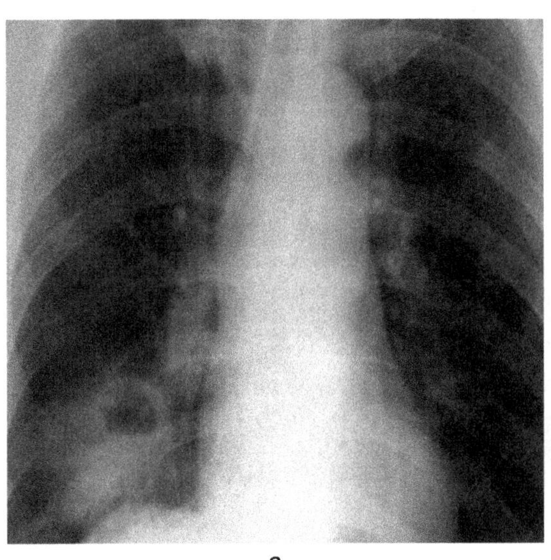
a

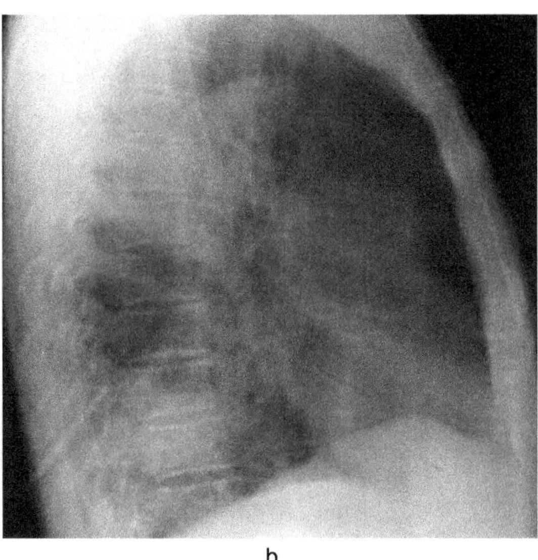
b

图38-1　胸片（正侧位）

（2）肺CT：右肺下叶后基底段见大片致密影，内有薄壁空洞，洞壁光滑，并可见液平。无卫星灶，纵隔淋巴结无肿大（图38-2）。

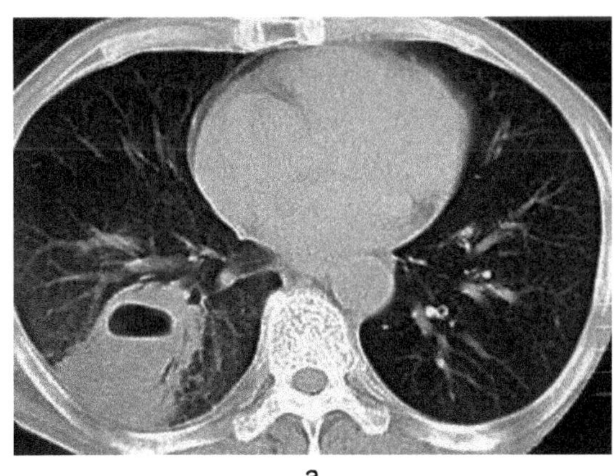
a

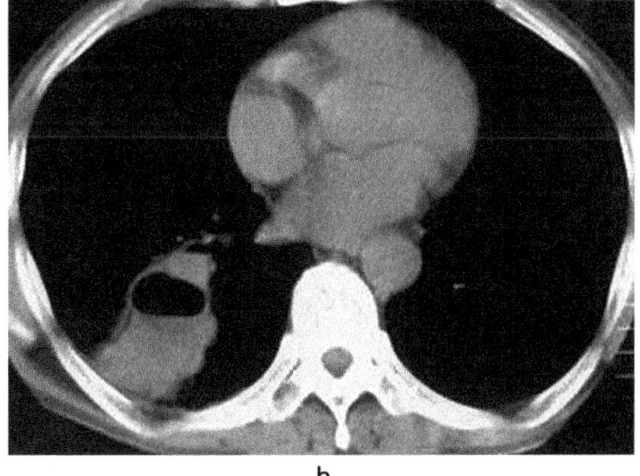
b

图38-2　肺CT

思维提示：影像学检查符合急性肺脓肿的诊断，并可除外支气管扩张症和肺囊肿合并感染。但尚不能完全除外肺结核空洞合并感染及癌性空洞合并感染的可能。在规范抗生素治疗的基础上，反复痰查结核菌和瘤细胞，如仍无结核和肿瘤的证据，且症状改善，病灶吸收，可确诊为肺脓肿。

五、治疗方案及理由

1. 抗生素治疗　患者痰中查到革兰阳性球菌，符合急性肺脓肿细菌学感染的特点。按照经验治疗青霉素作为首选药物的选择是正确的，按照药动学的要求，青霉素每日分为2～3次使用效果更佳，因此我们选择青霉素320万单位，每日3次静脉滴注。另外，患者咳痰有臭味，考虑合并厌氧菌的感染。应加用抗厌氧菌的药物甲硝唑0.4g，每日2次静脉滴注。

2. 痰液引流　有效的痰液引流可以缩短病程。使用盐酸氨溴索30mg，每日3次口服。并行体位引流，每日2次，每次15分钟。

六、治疗效果

经过上述治疗3天后患者热退，5天后痰量明显减少，无臭味。一般状态较入院前明显好转，食欲改善，体力有所恢复。提示治疗方案正确，继续目前治疗。经过2周的治疗，患者一般状态明显好转，无发热，几乎无咳嗽，偶有少量白痰。停用甲硝唑。复查肺CT脓腔明显吸收，周围炎亦明显吸收；血常规、肝肾功能均无异常。可确诊为急性肺脓肿。可出院继续治疗。出院后要求患者按照肺脓肿治疗的原则继续治疗，即抗生素疗程为8～12周，直到临床症状完全消失，胸部影像学显示脓腔及炎症病变完全消失，仅留下少量纤维条索影时停药。

七、对本病例的思考

本病例诊断正确，早期治疗选择青霉素也是合理的。但青霉素的使用应按照药物代谢动力学的要求，合理使用，并辅助使用抗厌氧菌的药物及体位引流才能达到良好的效果。另外对于老年人出现的空洞性病变，除考虑急性肺脓肿的可能外，应着重除外癌性空洞及结核性空洞的可能，以免造成误诊。

病例39 发热，咳嗽，咳痰10余天

患者女性，58岁，于2008年9月18日入院。

一、主诉

发热，咳嗽，咳痰10余天。

二、病史询问

（一）初步诊断思路及问诊目的

中年女性，急性起病，以发热及呼吸道症状为主要临床表现，故首先考虑呼吸道感染性疾病所致。因此，问诊时主要集中在找出呼吸道感染的依据，包括是否存在发生呼吸道感染的诱因（原因），主要临床表现是否符合感染性疾病的特点，是否接受抗感染治疗以及疗效如何等问题展开，同时在问诊的过程中，也要注意对能够引起上述症状的各种呼吸道感染性疾病进行鉴别，以便尽早发现此次发病的病因。

（二）问诊主要内容及目的

1. 发病是否有明确的诱发因素？呼吸道感染的患者常有一定的诱发因素，如受凉、劳累、外伤、拔牙、醉酒史等。

2. 发热时的伴随症状，是否监测体温、热型？发热时是否有寒战、是否存在口唇疱疹、皮疹、关节肿痛等伴随症状，发热的程度、热型如何，这都对感染性疾病的判定以及病原菌有重要的提示意义。

3. 痰量、痰的性状及伴随症状？痰量、痰的性状对呼吸道感染性疾病的诊断及病原体的判断有重要作用，如铁锈色痰提示肺炎链球菌感染，黄绿色痰提示铜绿假单胞菌感染，痰白黏稠、牵拉成丝，难以咳出可能提示白色念珠菌感染，脓痰有恶臭可能是厌氧菌感染。咳痰量多、静止分层往往提示支气管扩张症、肺脓肿、支气管胸膜瘘。另外还要注意咳嗽、咳痰的伴随症状，如胸痛、咯血、呼吸困难等。

4. 入院前是否应用抗生素治疗，何种药物，疗程及疗效？通过了解院外抗感染治疗的情况，有利于判定呼吸道感染性疾病的可能性，合理选择抗生素等。

5. 既往有何种疾病，是否有呼吸系统症状？很多基础疾病都是某些特定感染性疾病的易患因素，如硅沉着病、糖尿病患者易患结核，脑血管病患者因反复误吸，易发生吸入性肺炎，而免疫缺陷则成为机会性感染的高危因素。

（三）问诊结果及思维提示

问诊结果：患者58岁，既往无呼吸系统疾病史。10余天前受凉后出现发热，体温最高可达39.5℃，伴寒战、咳嗽，咳白痰，于外院静脉滴注头孢菌素（具体不详）及阿奇霉素抗感染1周，体温下降不明显，仍间断发热，体温波动于37.5～38.5℃，并出现右季肋部疼痛，疼痛与呼吸运动有关，无咯血，无呼吸困难，遂来门诊就诊。

思维提示：通过问诊可明确，该患者既往无呼吸系统疾病。本次急性发病，以发热、咳嗽、咳痰为主要表现，符合感染性疾病的发病特点，因此体格检查时应注意肺部感染体征，如实变体征、啰音。

三、体格检查

（一）重点检查内容及目的

考虑患者呼吸系统感染的可能性最大，因此在对患者进行全面系统检查的同时，应重点注意患者肺部体征，尤其是是否存在实变体征和啰音。

（二）体格检查结果及思维提示

体格检查结果：T 36.8℃，P 65次/分，R 20次/分，BP 135/90mmHg。神志清楚，查体合作呼吸平稳，自主体位，口唇无发绀，气管居中，无三凹征。胸廓对称，双侧呼吸动度一致，双肺叩诊呈清音，听诊左肺呼吸音清，右下肺可闻及水泡音，心界不大，心律整，各瓣膜听诊区未闻及病理性杂音，腹部查体无异常，双下肢无水肿，无杵状指。

思维提示：体格检查结果与问诊后初步考虑呼吸系统感染的思路相吻合。肺部有小水泡音，提示肺部感染的存在。进一步实验室和影像学检查的目的是明确病变的部位，病原学，并判断病情，为选择治疗方案提供依据。

四、实验室和影像学检查

（一）初步检查内容及目的

1. 血常规　进一步证实感染性疾病。
2. 血清支原体、衣原体、军团菌、病毒抗体检查　明确病原。
3. 痰菌涂片、痰菌培养　明确病原。
4. 胸部影像学　明确诊断并了解病变的部位和范围。

（二）检查结果及思维提示

检查结果：①血常规：WBC 8.3×10^9/L，S 83.34%，L 8.42%，M 6.6%，RBC 4.43×10^{12}/L，Hb 123g/L，PLT 353×10^9/L。②血清支原体、衣原体、军团菌、病毒抗体检查：均阴性。③痰细菌涂片：查到革兰阳性球菌。痰菌培养结果待回报。④胸部X线检查：右下肺大片高密度影（图39-1）。

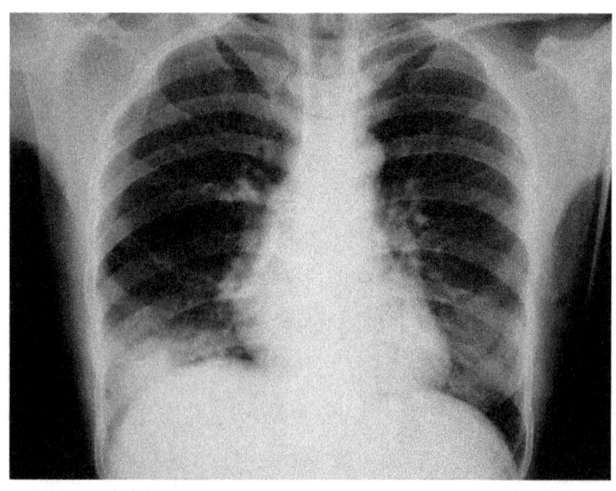

图39-1　肺部正位片

思维提示：通过实验室和影像学检查发现：①末梢血粒细胞分数增高（83.34%）；②痰细菌涂片：查到革兰阳性球菌；③影像学示右下肺大片状高密度影。结合病史和查体的结果，支持社区获得性肺炎（CAP）的诊断。但目前病原学尚不明确，虽然患者曾于外院应用抗生素治疗但效果不佳，考虑可能因未覆盖病原体。因此，应调整抗生素继续进行抗感染治疗，同时通过对治疗效果的观察来明确或修订诊断。

五、治疗方案及理由

（一）方案

莫西沙星，0.4g，每日1次静脉滴注。

（二）理由

在对社区获得性肺炎（CAP）抗感染治疗时，常常尚未查明病原体。此时抗生素的选择往往是经验性的，CAP的各种病原体的感染率根据不同地区、不同年龄段、不同季节等有所不同，肺炎链球菌目前仍是CAP最重要的病原体，同时非典型病原体的重要性在不断增加，且多重感染（如细菌合并非典型病原体、病毒感染）比较常见。而莫西沙星可以覆盖CAP的常见主要病原体，因此选择莫西沙星作为该患者CAP的经验性治疗药物。

六、治疗效果及思维提示

治疗效果：经莫西沙星治疗6天后，该患者体温无明显下降，仍咳嗽，咳黄痰，量较多，且有臭味。痰菌培养未见细菌生长。行肺部CT检查显示右肺下叶外基底段片状影，其内可见空洞及气液平面，边缘模糊（图39-2）。

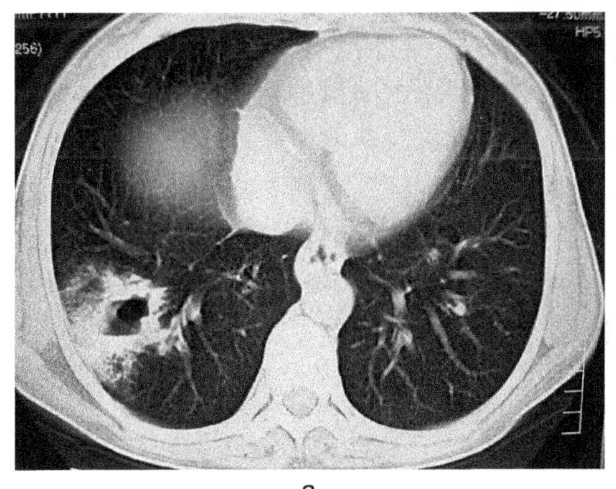

a

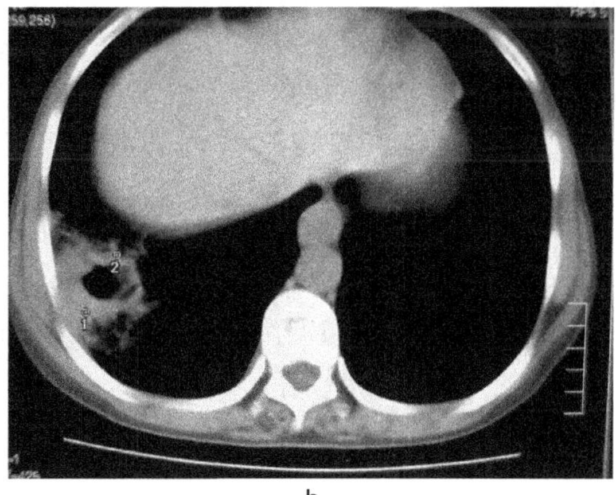

b

图39-2 治疗6天后肺CT（肺窗和纵隔窗）

思维提示：患者经初始治疗无效，考虑如下可能：药物未能覆盖致病菌或细菌耐药，非感染性疾病误诊。结合该患者病史、实验室及影像学检查，非感染性疾病可能性很小，应重点考虑是否药物未能覆盖致病菌或细菌耐药，此时病原学检查格外重要。另外，也应注意排除形成空洞并发症的可能，应进一步检查和确认。该患者此时肺部CT检查发现肺部病灶已出现空洞和液化，提示肺脓肿形成。

引起肺脓肿的病原菌一般与口腔、上呼吸道的正常寄生菌菌群相一致，多为混合性感染，包括需氧菌、厌氧菌和兼性厌氧菌感染，其中厌氧菌占主要地位。脓臭痰往往是厌氧菌感染的特征表现。因此肺脓肿的治疗一般应寻找两种以上抗生素联合应用，且应联合应用抗厌氧菌药物。

七、调整治疗方案及疗效

（一）新方案

1. 停用莫西沙星。

2. 哌拉西林/他唑巴坦，4.5g，Q8h，静脉滴注；甲硝唑，250ml，每日2次，静脉滴注。

3. 体位引流，每天3次，每次10～15分钟。

（二）治疗效果

经上述药物治疗3天后，患者体温下降，偶咳嗽，咳黄痰减少。上述药物治疗10天后，患者无发热，少咳无痰，复查肺CT示原有病灶明显吸收。出院后巩固治疗8周，肺CT病灶基本吸收。

八、对本病例的思考

在临床实践中，经常遇到肺部感染性疾病经初始治疗后，症状无改善或一度改善复又恶化，均视为治疗无效。出现这种情况时，应逐步分析以下几个问题：首先，是否为非感染性疾病误诊为肺部感染？通过病史、仔细体检和进行有关检查，这个问题多可作出明确判断。其次，是否存在并发症（如肺脓肿、脓胸、迁徙性病灶）或影响疗效的宿主因素（如免疫损害）？此时应进一步检查和确认，进行相应的处理。最后，是否药物未能覆盖致病菌，或细菌耐药甚至特殊病原体感染（如结核分枝杆菌、真菌、卡氏肺孢子虫、病毒和寄生虫）？此时应重新对有关资料进行分析，并进行相应检查，包括对通常细菌的进一步检测，必要时采用有创性检查技术，明确病原学诊断并调整治疗方案。

急性肺脓肿临床表现多较典型，结合影像学检查诊断多不困难。部分患者缺乏典型临床表现时，需注意与以下疾病相鉴别：①支气管肺癌：肿瘤阻塞支气管可导致远端肺组织感染出现脓肿，此时多发病缓慢，毒血症状相对较轻，痰中可见瘤细胞，空洞壁较厚且内壁凹凸不平，必要时可行纤维支气管镜活检；②肺结核空洞：起病缓慢，多有低热、盗汗、乏力等结核中毒症状，而无严重毒性症状，影像学空洞壁较厚，一般无液平面，周围可见卫星灶，痰中查到结核杆菌可确诊；③肺囊肿合并感染：肺囊肿患者多有反复肺部感染的病史，炎症反应相对较轻，囊肿壁薄而光滑，感染控制后仍可见薄壁的透光区。

病例40 突发左胸痛、气促伴发热3天

患者男性，47岁，于2008年9月10日住院。

一、主诉

突发左胸痛、气促伴发热3天。

二、病史询问

（一）初步诊断思路及问诊目的

患者中年男性，突发胸痛，注意心肺疾病，如心肌梗死、肺梗死、肺炎、气胸、主动脉夹层动脉瘤等，问诊围绕诱发因素、主要症状、伴随症状、诊治经过及治疗效果等，寻找心肺疾病的证据。

（二）问诊主要内容及目的

1. 诱因　发病前是否有着凉、感冒、醉酒史、洗澡按摩史。

2. 主要症状临床特点　胸痛是持续性疼痛还是阵发性疼痛，疼痛的性质，是刺痛、钝痛、闷痛还是刀割样疼痛，疼痛是否与呼吸有关，呼吸困难是否与体位有关。

3. 伴随症状　有否伴咳嗽、咳痰、咯血，咳嗽是干咳还是伴有咳痰，咳痰的颜色、量，是否伴咯血，咯血的量、颜色，是否有发热及气促。

4. 既往有何疾病　既往是否有冠心病、高血压、糖尿病、下肢静脉血栓及呼吸系统疾病等。

5. 职业　诸多呼吸系统疾病与职业有关。

6. 吸烟　一些心肺部疾病与吸烟有很大关系如COPD、肺癌、冠心病等。

7. 有无手术外伤史，下肢有无水肿，有无过劳、过激动、静脉曲张等。

8. 治疗情况　用药否，用何种药、具体剂量，效果如何，以利于迅速选择药物。

（三）问诊结果及思维提示

问诊结果：患者为司机，既往偶有血压偏高2年，血压在145/80mmHg左右，未治疗，无呼吸系统疾病，无烟酒嗜好，3天前患者于回家途中，突发左胸针刺样疼痛，深呼吸时加重，持续不缓解，与体位无明显关系，伴有气促、干咳、无痰。后出现发热，体温38℃左右，于当地医院静脉滴注头孢菌素3天无效来诊。

思维提示：通过问诊证实为胸膜炎性疼痛，应考虑是否有胸膜炎、气胸、肺梗死、肺炎波及胸膜，需进一步通过体格检查及影像学等辅助检查帮助判断哪一种疾病可能性大。

三、体格检查

（一）重点检查内容及目的

根据病史有突发左胸痛、气促伴发热，心肌梗死、肺梗死、肺炎、胸膜炎可能性均存在，故对患者进行全面检查，重点是心肺及下肢检查。

（二）体格检查结果及思维提示

体格检查结果：T 38.2℃，R 28次/分，P 100次/分，BP 130/70mmHg，神志清楚，呼吸略急促，卧位，气管居中，胸廓对称，左肺呼吸运动减弱，左下肺叩诊浊音，听诊左下肺呼吸音减弱，可闻及小水泡音，无胸膜摩擦音，心界不大，心率100次/分，律齐，心音弱，P_2略增强，各瓣膜听诊区未闻及杂音，腹部未见异常，右下肢轻度静脉曲张，神经系统未见异常。

> **思维提示**：体格检查结果可以排除气胸，P_2亢进提示有肺动脉高压，左下肺水泡音，叩诊浊音，提示可能有肺泡渗出及胸腔积液，心音弱，不能排除心源性疾病。

四、实验室检查及影像学检查

进一步实验室检查及影像学检查，明确病变部位，病原学，判断病情，为治疗提供依据。

（一）初步检查内容及目的

1. 血常规、ESR、CRP　进一步证实感染性疾病。
2. 血清支原体抗体、军团菌、病毒抗体系列　以查找致病原。
3. 血浆D-二聚体　协助诊断有无急性肺血栓栓塞。
4. 血气分析　明确是否有呼吸衰竭。
5. 心电图、心肌酶谱、肌钙蛋白　判断是否有急性心肌梗死。
6. 心脏彩超　明确心脏大小及其内部结构。
7. 胸部影像学　明确病变部位及范围。

（二）检查结果及思维提示

检查结果：①血常规：WBC 10.8×10^9/L，S 74%，L 15%，M 4%，RBC 4.22×10^{12}/L，Hb 147g/L，PLT 223×10^9/L，血沉16mm/h。心肌酶谱：AST 75U/L、ALT 108U/L、ALP 80U/L、CK-MB 20U/L、γ-GT 70U/L、LDH 78U/L。在外院查肌钙蛋白：9月8日为21.8μg/ml，9月9日为15.6μg/ml，9月10日为0.0μg/ml，CRP 106mg/L，血沉30mm/h。②血浆D-二聚体：4.2mg/L。③动脉血气分析（未吸氧）：pH 7.40，$PaCO_2$ 30mmHg，PaO_2 68mmHg，HCO_3^- 22mmol/L。④心电图：$V_1\sim V_6$导联冠状T波，Ⅱ、Ⅲ、aVF导联ST段下移0.05mV。⑤肺部CT：左胸腔积液，左下肺渗出影。⑥心脏彩超：右心房内径：35mm×40mm，右心室内径：19 mm，主肺动脉略增宽，室间隔未见偏移，左心室内径：45mm，射血分数（EF）60%。⑦PPD试验示硬结直径10 mm×10mm，军团菌抗体、肺炎支原体抗体、病毒抗体系列均阴性。

> **思维提示**：以上结果所示，心肌酶谱升高，血浆D-二聚体升高，心电图广泛心肌缺血改变，心脏彩超示右心负荷增大，低氧血症，左胸腔积液，左下肺渗出影。肺炎时尤其是军团菌肺炎，也可累及心肌，引起心肌炎、心包炎，但军团菌抗体阴性，需动态检测，2周复查此项化验；如为急性心肌梗死，该患者心电图示广泛心肌缺血且有动态变化，肌钙蛋白连续2次均升高，不排除急性心肌梗死的可能，但很快肌钙蛋白下降至正常，CK-MB正常，为进一步排除心肌梗死，应行冠状动脉造影；患者职业是司机，血浆D-二聚体明显升高，肌钙蛋白先升高，后迅速降低，心电图示广泛心肌缺血改变，心脏

右心负荷大，P_2亢进均提示肺动脉高压，结合下肢静脉曲张，肺梗死不排除，进一步需查肺动脉增强CT（CTPA），肺通气灌注扫描，下肢静脉彩超检查。

结果分析：冠状动脉造影提示无冠状动脉闭塞，除外急性心肌梗死，肺动脉增强CT（CTPA）示左下肺动脉多支栓塞、充盈缺损区，下肢静脉彩超示右下肢腘静脉可见血栓。根据以上检查结果，结合病史，临床确诊为急性肺栓塞，栓子来源于右下肢腘静脉（图40-1）。

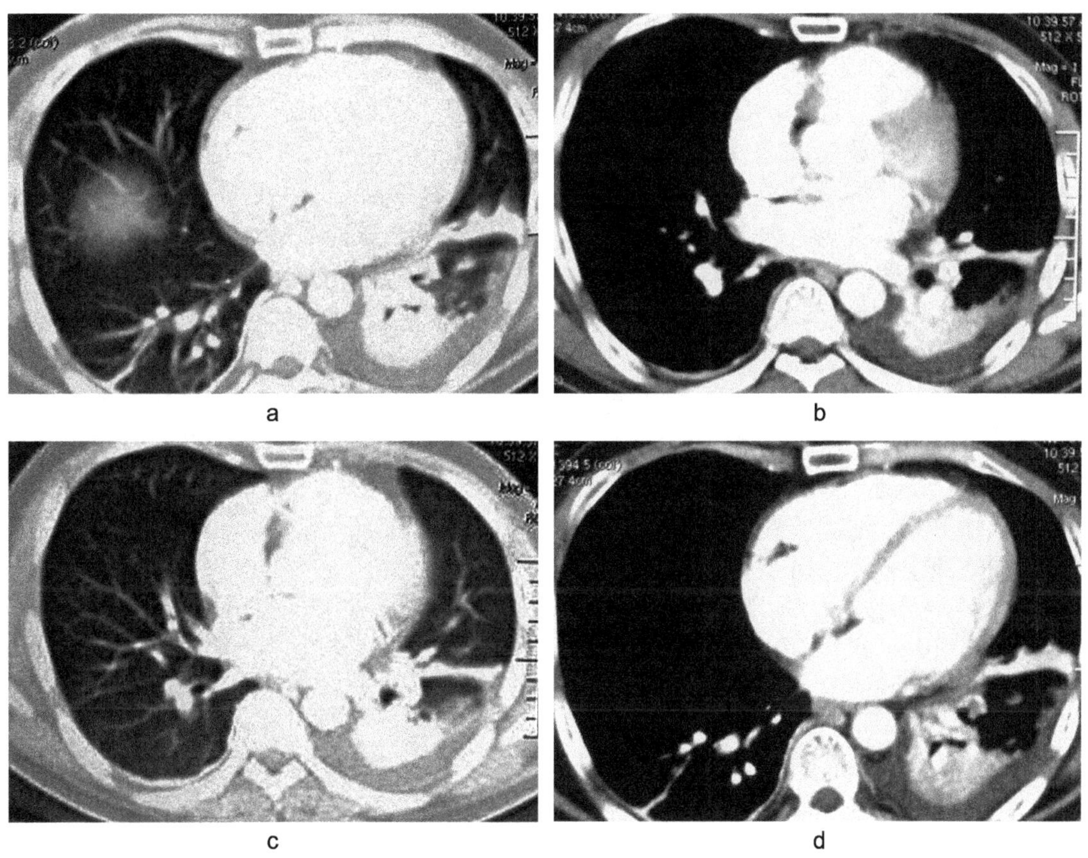

图40-1　肺动脉CTA

a. 左下肺后基底段梗死伴少量胸腔积液；b. 左下肺动脉－分支中心充盈缺损伴左侧胸腔积液肺不张；c. 左下肺后基底段梗死伴少量胸腔积液；d. 左下肺动脉多支充盈缺损区左胸腔积液左下肺不张

五、治疗方案及理由

肺栓塞的治疗原则为抗凝溶栓，如为大面积肺栓塞（主要表现为休克和低血压）或次大面积栓塞（出现右心功能不全或右心室负荷过重）可行溶栓治疗，该患者左下肺动脉多支栓塞，但血压尚平稳，室间隔未见偏移，无溶栓治疗指征，故可行抗凝治疗，在排除出血性疾病、凝血功能障碍、血小板减少等禁忌证后，予低分子肝素0.4ml 每12小时一次皮下注射，2～3日后加华法林3.0～5.0mg起始，每日1次口服，逐步加量，观察国际标准化比值（INR）指标达2.0～3.0时，可停用肝素，单独使用华法林，并维持治疗3～6个月，每月监测一次INR，使INR稳定在2.5左右。

疗效：用药后患者疼痛缓解，气促好转，血气分析示动脉氧分压为88mmHg，胸腔积液吸收，病灶略缩小。入院1周后复查军团菌抗体为阴性。

六、对本病例的思考

肺栓塞是各种栓子脱落后经静脉血流嵌塞在肺动脉及其分支，阻塞组织血液供应所引起的一组疾病或临床综合征，肺血栓栓塞最为多见。该患者为中年男性，有吸烟史，突发胸痛气促，心肺均受累，首先注意急性心肌梗死，经冠状动脉造影可除外冠心病；其次该患者有发热、左肺实变及胸腔积液表现，需除外肺炎，尤其是军团菌肺炎。军团菌肺炎除肺脏受累外，可致中毒性心肌炎、心内膜炎、心包炎等。患者入院后2次查军团菌抗体均阴性，可除外军团菌肺炎；此外，心肺均受累，化验检查示D-二聚体升高，动脉氧分压下降，心电图有心肌缺血的改变，心脏彩超示右心负荷过重，临床虽无咯血，但不能除外急性肺栓塞，故行CTPA检查，最后确诊为肺栓塞，但确诊肺栓塞不是终点，应寻找栓子来源。该患者是司机，有吸烟史，久坐工作，加之下肢静脉曲张，存在血流瘀滞等肺血栓栓塞的诱发因素，故行下肢静脉彩超，寻找栓子来源，最终证实为下肢静脉血栓脱落至肺。该患者因为是非大面积肺梗死，故只行抗凝治疗，治疗过程中应注意用抗凝药之前应排除禁忌证，用药必须达到合适的剂量，如用肝素应监测活化的部分凝血活酶时间（APTT），用低分子肝素不用监测APTT，注意加用华法林，二药重叠达到APTT正常值的2倍时，可停用肝素，单用华法林，监测INR，达2.5左右为宜。因小于2.0易复发，大于3.0易出血。华法林剂量因人而异，从小剂量逐渐调整，开始时3～4天复查INR，以后每周复查一次INR，达到稳定时维持原剂量治疗，每月复查一次INR，如肺栓塞的诱发因素可去除，用3个月至6个月，如诱发因素不能去除则应用大于6个月甚至终生。

病例41 胸痛1个月，发热、咳痰带血10天

患者男性，43岁，于2007年4月18日入院。

一、主诉

胸痛1个月，发热、咳痰带血10天。

二、病史询问

（一）初步诊断思路及问诊目的

患者为中年男性，以胸痛为首发症状，引起胸痛的原因主要为胸部疾病，此后患者出现咳痰带血及发热，应重点考虑心肺疾病，特别是呼吸系统疾病应放在首位。因此，问诊主要围绕起病情况与患病时间，胸痛的特点，胸痛的诱因，伴随症状，病情的发展与诊治经过，还要注意疾病的鉴别诊断内容。

（二）问诊主要内容及目的

1. 发病前是否有诱发因素，有无受凉、饮酒或外伤史？ 受凉感冒是很多肺部感染的诱因，醉酒可以引起吸入性肺炎，胸部外伤可以引起胸痛。

2. 胸痛伴有咳痰及发热的情况？ 患者如果有发热及咳嗽、咳痰，提示支气管肺部感染，咳痰带血或咯血应注意支气管肺癌、肺栓塞、肺结核、支气管扩张症，以及心脏瓣膜病等。

3. 胸痛是否伴有呼吸困难？ 呼吸困难常提示病变范围大，如大叶性肺炎、胸膜炎、气胸和肺栓塞等。

4. 胸痛的临床特点，部位、性质、持续时间、影响因素等？ 胸膜炎性疼痛多在侧胸部，与呼吸运动有关，常呈隐痛、钝痛或刺痛。心绞痛常在胸骨后、心前区或剑突下，有放射，呈压榨样痛，并有窒息感，发作时间短，可在劳力或精神紧张时诱发，心肌梗死时疼痛长时间不缓解，疼痛更加剧烈，可有濒死感。肺栓塞突发剧痛或绞痛，常伴呼吸困难。

5. 患者的年龄？ 一般青壮年胸痛以肺炎、胸膜炎、自发性气胸、心肌炎和风湿性心脏病等多见，中年以上应该注意心绞痛、心肌梗死和肺癌。

6. 入院前治疗情况，是否应用了抗生素？如何应用的，效果如何？ 通过了解入院前治疗情况来了解感染性疾病的可能性，决定进一步治疗的药物选择。

7. 患者既往有什么疾病？ 如果有心血管疾病史，胸痛要注意心绞痛和急性心肌梗死。慢性阻塞性肺疾病突发胸痛，应注意气胸。既往有下肢静脉炎，应注意肺栓塞。

（三）问诊结果及思维提示

问诊结果：患者入院前1个月无明确诱因出现左下侧胸痛，为持续性，吸气及活动时明显，疼痛逐渐加重，平卧时即疼痛，10余天前出现咳嗽，咳痰带血，先为暗红色血丝，后加重为黑红色血块，痰为灰白色胶冻样，伴发热，体温最高38.2℃，无寒战，于当地医院静脉滴注左氧氟沙星5天，咳痰带血减轻，仍发热，胸痛累及右下侧，为进一步诊治而入院。患者10年前曾反复出现口腔溃疡、外生殖器溃疡，皮肤红斑，服用中药后好转，近5年未发病。8年前出现左下肢疼痛，水肿，诊断为左下肢深静脉炎。

思维提示：通过问诊可提示，患者既往无呼吸系统疾病史，此次胸痛、发热、咳痰带血，符合肺部感染性疾病特点，但应注意患者既往有左下肢深静脉炎，肺栓塞可引起类似表现，因此，体格检查时不仅要注意肺部听诊是否存在啰音，还要注意心脏各瓣膜区听诊，并通过实验室辅助检查和影像学检查明确诊断。

三、体格检查

（一）初步体格检查内容及目的

患者症状以呼吸系统为主，按常见病考虑首先考虑呼吸系统感染可能性最大，同时肺栓塞引起的胸痛咯血不能除外，而肺栓塞的常见原因为下肢深静脉血栓。因此，在对患者全面系统地体格检查同时，应重点注意生命体征，心肺部视、触、叩、听的检查，双下肢的周径以及有无水肿。

（二）体格检查结果及思维提示

体格检查结果：T 37.5℃，P 108次/分，R 25次/分，BP 95/70mmHg，神清语明，口唇轻度发绀，颈静脉无怒张，胸廓对称，双肺叩诊呈清音，右下肺呼吸音弱，双肺未闻及干湿啰音。心界不大，心率108次/分，$P_2 > A_2$，律整，各瓣膜听诊区未闻及病理性杂音。腹软，无压痛，无反跳痛和肌紧张，肝脾肋下未触及，左下肢指压痕阳性，双下肢周径：髌下缘15cm处，左下肢39cm，右下肢37.5cm；髌上缘10cm处，左下肢56cm，右下肢54cm。神经系统检查未见异常。

思维提示：患者体温37.5℃，提示患者发热，口唇轻度发绀提示可能有低氧血症。肺部未闻及干湿啰音，肺部感染的可能性降低。左下肢肿胀，周径增粗，应注意有无左下肢深静脉血栓形成。患者呼吸略促，口唇发绀，心动过速，$P_2 > A_2$，血压偏低，应注意有无左下肢深静脉血栓引起的肺栓塞，特别是大面积栓塞，进一步的实验室和辅助检查的主要目的是明确有无肺部感染性疾病，有无下肢深静脉血栓和肺栓塞，为进一步治疗提供依据。

四、实验室和辅助检查

（一）初步检查内容及目的

1. D-二聚体　筛查有无急性肺血栓栓塞症。
2. 动脉血气分析　了解有无低氧血症，评价病情。
3. 心电图　了解有无心肌缺血，排除急性心肌梗死，典型表现提示肺栓塞。
4. 双下肢深静脉彩超　明确有无下肢深静脉血栓。
5. 超声心动图　评价心功能，筛查可疑大面积或次大面积肺栓塞，鉴别其他心脏疾病。
6. 肺动脉3D增强CT　明确段以上肺动脉内的栓子，确诊肺栓塞。
7. 血、尿、便常规　评价病情。
8. 血清支原体、衣原体、军团菌、结核抗体、病毒抗体检查，痰菌涂片　明确有无感染及致病原。

（二）检查结果及思维提示

检查结果：①D-二聚体：900μg/L。②动脉血气分析（未吸氧）：pH 7.478；PaO_2 50.1mmHg；$PaCO_2$ 28.2mmHg。③心电图：电轴右偏，$S_{I}Q_{III}T_{III}$，胸前导联T波低平。④双下肢深静脉彩超：左股深静脉、腘静脉深静脉血栓形成。⑤超声心动图：右心室内径24mm，间接估测肺动脉压68mmHg，三尖瓣轻度反流，左心室容量减少，收缩功能正常。⑥肺动脉3D增强CT：肺动脉增宽，右肺动脉主干及左肺下动脉内栓子形成，右肺下叶肺梗死（图41-1、图41-2）。⑦血常规：WBC 10.6×10^9/L；S 68.1%；L 30%；红细胞和血小板正常；尿便常规正常。⑧血清支原体、衣原体、军团菌、结核抗体、病毒抗体，痰菌涂片检查：阴性。

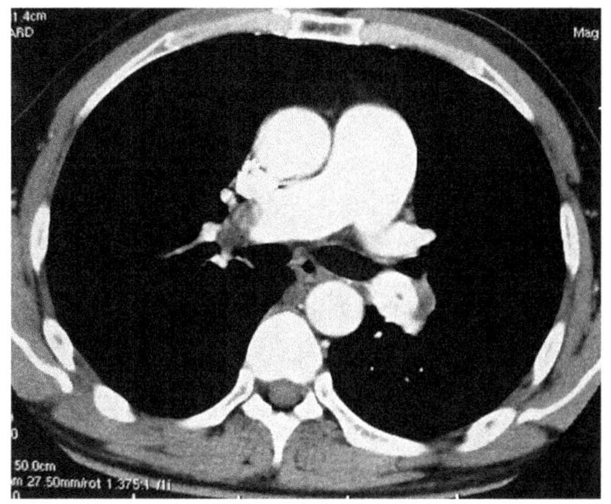

图41-1　肺动脉3DCT（1）

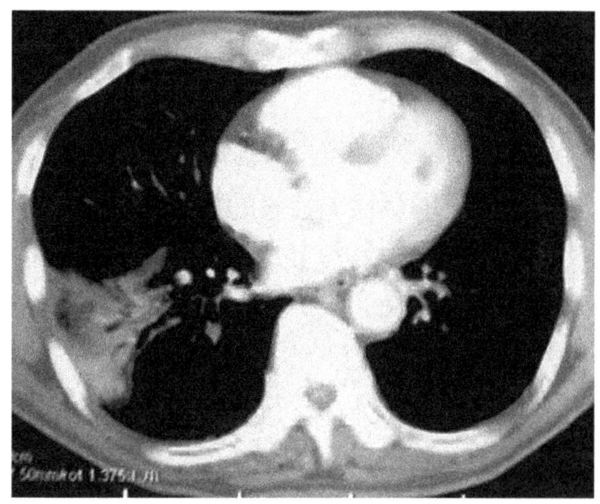

图41-2　肺动脉3DCT（2）

思维提示：D-二聚体＞500μg/L，提示有急性肺栓塞的可能；血气提示Ⅰ型呼吸衰竭，过度通气；心电图为典型的肺栓塞改变；超声心动图提示肺动脉压增高，右心室负荷增高，右心室扩大；双下肢深静脉彩超和肺动脉3D增强CT提示下肢深静脉血栓形成和肺动脉栓塞；血常规白细胞总数增高考虑与肺组织缺血坏死引起的炎症有关。病原学检查进一步排除肺部感染的诊断。

五、治疗方案及理由

该患者诊断明确，急性肺栓塞，右肺下叶肺梗死，急性肺源性心脏病，Ⅰ型呼吸衰竭，左下肢深静脉血栓形成。虽然患者病史1个月，超过了2周的最佳溶栓治疗期，但患者右肺动脉主干及左肺下动脉栓塞，栓塞面积大，出现肺梗死，血压偏低，伴有呼吸衰竭，考虑次大面积肺栓塞，综合考虑，还是应该行溶栓治疗。患者左下肢深静脉血栓，血栓位置高，溶栓过程中有可能血栓脱落，再次肺栓塞的问题，且患者存在肺动脉高压，低氧血症，心肺功能差，再次肺栓塞有可能危及生命，所以溶栓前应行下腔静脉滤器置入术。

六、诊治过程中遇到的问题及处理

下腔静脉滤器置入术前，常规行彩色超声明确放置滤器的髂股静脉通路和下腔静脉有无血栓形成。

下腔静脉彩超提示下腔静脉内可见7.7cm×2.3cm中低混合回声团块，考虑下腔静脉内有大块血栓，这样就面临一个问题，下腔静脉滤器置入术的穿刺部位和滤器置入部位如何选择？常规的穿刺部位是健侧股静脉，经下腔静脉顺行而上，滤器置于肾静脉水平以下。如果选择常规穿刺部位和路径，会使下腔静脉内血栓脱落，引起再发性肺栓塞。本病例选择颈内静脉穿刺，穿刺成功后插管行下腔静脉造影，发现下腔静脉内（肾静脉水平以下）大块栓子形成，将滤器置于双肾静脉开口下缘水平以上。

此后，患者安返病房，监测PT和APTT，当APTT降至正常2倍时，给予低分子肝素钙0.4ml每日2次皮下注射，第2天加用华法林，监测INR，维持INR 2～3之间。

七、患者病情平稳后，还需解决什么问题

此例患者急性肺栓塞的栓子来源考虑为左下肢深静脉血栓形成，与8年前左下肢深静脉炎有关，那么引起深静脉炎的原因又是什么呢？应注意有无胶原血管病引起的血管炎，进一步完善检查后，患者ANA谱、ENA谱、ANCA、抗磷脂抗体、补体及循环免疫复合物都正常，结合患者10年前曾反复出现口腔溃疡、外生殖器溃疡，皮肤红斑，服用中药后好转的病史，患者表现符合白塞病。虽然近5年无复发，但是需要追踪病情变化，对症处理。

八、对本病例的思考

肺栓塞（PE）是以各种栓子阻塞肺动脉系统引起的一组临床综合征的总称，包括肺血栓栓塞症（PTE）、脂肪栓塞、羊水栓塞、空气栓塞等。PTE为PE最常见类型，通常所称的PE即指PTE。引起PTE的血栓主要来源于深静脉血栓形成（DVT），DVT与PTE实质上为一种疾病过程在不同部位、不同时期的表现，两者统称为静脉血栓栓塞症（VTE）。

过去我们曾将PTE视为少见病，这种观念近年已发生彻底改变，随着诊断意识和检查技术的提高，诊断率明显增加，但由于PTE起病隐匿，确诊需特殊检查，临床仍存在严重的漏诊和误诊现象，因此，必须加强对VTE的认识，特别是对引起VTE的危险因素要给予充分关注。本例患者既往存在左下肢深静脉炎，回顾病史，考虑为白塞病引起，白塞病为血管炎性疾病，可以引起大、中动脉炎和大、中静脉炎，并且可以形成血栓，如果对原发病有充分认识，积极干预治疗，可能防止PTE的发生。任何疾病的诊断，都应该遵循一定的诊断思路，根据初步资料疑似诊断，进一步完善检查后确定诊断，还要溯本求源，寻找疾病的原发病因，从而更好地治疗疾病。

通过本例患者的诊治，还应注意以下两个方面：一方面，肺栓塞患者进行介入治疗前，应明确放置滤器的髂股静脉通路和下腔静脉有无血栓形成，以免人为造成肺栓塞；同时，还要慎重选择腔静脉滤器置入的适应证，置入滤器后，如无禁忌证，应长期口服华法林抗凝，定期复查有无滤器上血栓形成。另一方面，重症患者在行检查及介入治疗时，除备有氧气袋、气管插管等急救物品外，还应携带尿激酶等溶栓药，以备紧急抢救时用。

病例42 发热、咳嗽2周

患者男性，17岁，于2007年7月10日来诊。

一、主诉

发热、咳嗽2周。

二、病史询问

（一）初步诊断思路及问诊目的

患者年轻，主要表现为发热、咳嗽症状，按常规思维顺序应首先考虑急性呼吸系统感染的可能性大。问诊时应重点了解主要症状发热、咳嗽的特点、伴随症状、用药情况及治疗反应，尽量寻找支持呼吸系统感染性疾病和排除其他疾病的有用线索和证据。

（二）问诊主要内容及目的

1. 发热的程度？热型？持续时间？退热方式等？ 发热的原因多见于感染性疾病，发热的程度、热型、持续时间及伴随症状等对诊断具有重要提示意义。如稽留热多见于大叶性肺炎、流行性感冒、干酪性肺炎，肺脓肿早期。午后低热多见于肺结核。发热伴有寒战常见于大叶性肺炎、肺脓肿、败血症等。

2. 咳嗽的性质？是否咯血？ 干咳或刺激性咳嗽常见于急性上呼吸道感染、急性支气管炎、肺部炎症早期、肿瘤、咳嗽变异型哮喘、过敏或烟雾吸入等。咳嗽伴咳痰常见于支气管炎、肺炎、肺结核、肺脓肿、支气管扩张症等呼吸系统感染性疾病。肺结核、肺脓肿常有程度不等的咯血。

3. 咳痰的性状、痰量、黏稠度、气味？ 若咳嗽伴有黄痰提示为细菌感染，咳大量脓臭痰是急性肺脓肿的典型表现。

4. 有无乏力、盗汗等结核中毒症状？ 结核中毒症状虽然无特异性，但可以协助结核病的诊断。

5. 入院前的用药情况 根据院外应用药物的种类及时间、治疗反应等有助于诊断的判断和治疗计划的制定。

6. 周围人群中是否有类似咳嗽症状？ 普通呼吸道病毒感染、支原体感染时可出现咳嗽人群聚集现象或小的流行。流感季节尚需询问疫区居住史。

7. 是否具有结核密切接触史？ 仔细询问患者的家庭和周围人群中有无肺结核患者，有助于判断是否有感染结核的可能。

8. 既往有何种疾病？ 判断既往的健康状况。

（三）问诊结果及思维提示

问诊结果：患者为高中学生，既往身体健康。于入院前2周无明确诱因出现发热，体温最高37.8℃，一般多在37.2～37.6℃之间，发热多于午后及夜间出现，同时咳嗽，偶有咳痰，为少量黄白痰，无特殊气味，曾在当地诊所静脉滴注青霉素6天、克林霉素4天，体温未下降。发病以来有明显乏力、盗汗，食欲差，无恶心及呕吐，无头痛。否认结核病患者密切接触史，无烟酒嗜好。

思维提示：患者既往无呼吸系统疾病史，本次发病以发热、咳嗽为主要临床表现，咳少量黄痰，符合呼吸系统感染性疾病的病史特点。感染的病原体应考虑以肺炎链球菌、流感嗜血杆菌、卡他莫拉菌、肺炎衣原体和肺炎支原体等常见的社区获得性感染为主，但患者有午后及夜间低热、盗汗、乏力等结核中毒症状，虽然病史不长，无结核密切接触史，也应注意有结核菌感染的可能。体格检查的重点主要是注意有无呼吸系统阳性体征。

三、体格检查

体格检查结果：T37.5℃，P 96次/分，R 18次/分，BP 110/60mmHg，神志清楚，瘦高体型，营养欠佳，周身浅表淋巴结未触及，呼吸平稳，口唇无发绀，咽部无充血，双侧扁桃体不大，气管位置居中，胸廓对称，双侧呼吸运动一致，双肺叩诊呈清音，右肺上部可闻及少许小水泡音，余肺野呼吸音清。心界不大，心音纯，律整，各心脏瓣膜听诊区未闻及杂音。腹部平软，肝脾肋下未触及，四肢、神经系统检查未见异常。

思维提示：患者体温37.5℃，听诊右肺上可闻及少许小水泡音，提示右上肺部可能有感染性病变，与问诊后初步考虑可能是呼吸系统感染性疾病的诊断思路相吻合。进一步应进行实验室和影像学检查，以确定感染的部位及可能的病原学，明确诊断，指导治疗。

四、实验室和影像学检查

（一）初步检查内容与目的

1. 血常规、ESR、CRP　证实感染性疾病及判断病变的活动性。
2. 血清支原体抗体、衣原体抗体、军团菌抗体、病毒抗体系列测定　明确致病原。
3. PPD试验、结核抗体检测　辅助判断结核菌感染。
4. 痰涂片查结核菌、痰细菌培养、痰结核菌培养　明确致病原。
5. 胸部影像学　明确病变的部位和范围。

（二）检查结果及思维提示

检查结果：①血常规：WBC 5.8×10^9/L，S 65%，L 35%，RBC 3.08×10^{12}/L，Hb 95g/L，PLT 213×10^9/L。②ESR：32 mm/h。③CRP：正常范围内。④肺部CT：右肺上叶可见浓淡不均片影（图42-1）。

思维提示：检查结果主要异常改变是肺部CT可见右肺上叶有明显的炎症性实变、渗出性阴影和化验血沉增快。结合病史及体格检查结果，考虑社区获得性肺炎可能性较大。患者曾应用青霉素6天、克林霉素4天，症状未见好转，考虑可能与所用药物未能覆盖感染的病原体有关，下一步在等待病原学检查同时，应当经验性选用抗菌谱更广一些的抗菌药物治疗，观察疗效。因患者年轻，病变位于右肺上叶，并且具有结核中毒症状，虽然病史较短，但是肺结核的可能也不能除外。

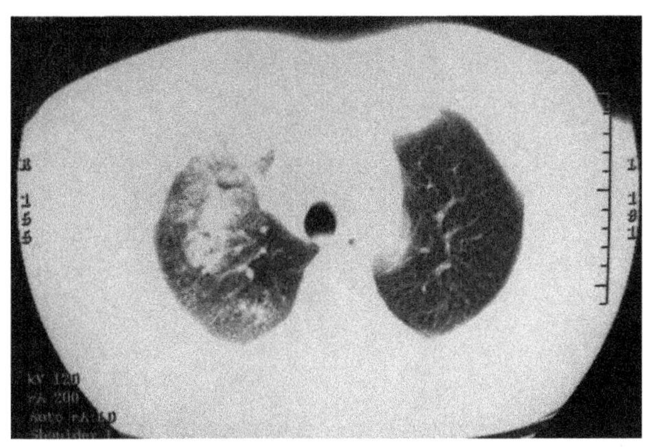

图42-1　肺CT

五、初步诊断及依据

根据发热、咳嗽、咳少量黄白痰，肺部听诊右上肺可闻及湿啰音，临床初步诊断为右上肺社区获得性肺炎，肺结核待除外。

六、治疗方案及理由

（一）方案

头孢呋辛，1.5g，每日2次，静脉滴注；红霉素，0.9g，每日1次，静脉滴注。

（二）理由

社区获得性肺炎感染的主要病原体为肺炎链球菌、流血嗜血杆菌、卡他莫拉菌、肺炎支原体、肺炎衣原体及军团菌等。患者既往无慢性支气管－肺部疾病史，除结核外，目前判断感染其他少见病原体的可能性不大，因此应选择能够覆盖上述主要病原体的抗菌药物。由于患者年龄不到18岁，不适合应用氟喹诺酮类药物。头孢呋辛属第二代头孢菌素，其抗菌谱能够覆盖除非典型病原体（肺炎支原体、肺炎衣原体及军团菌）以外的主要社区获得性肺炎病原体，而红霉素对非典型病原体有效，故选用两药联合经验性治疗。

七、治疗效果及思维提示

治疗效果：经头孢呋辛和红霉素治疗2周后，患者体温略有下降，在37～37.6℃之间，仍咳嗽，咳少量黄白色黏痰。其间实验室结果回报：肺炎支原体抗体、衣原体抗体、军团菌抗体及病毒抗体系列滴度均在正常范围；PPD试验强阳性，结核抗体阳性；痰涂片结核菌2次、痰一般细菌培养2次均阴性。复查肺部CT：病变范围增大，整个右肺上叶呈不均匀密度增高影，期内有致密索条影和小结节影，其间见少量正常含气的肺组织存在（图42-2）。

思维提示：患者经过充分的广谱抗生素联合大环内酯类抗生素治疗2周，病情未见好转，肺部CT示病灶较前加重，不支持一般社区获得性肺炎诊断。结合患者年轻，病变部位在右上肺，PPD试验强阳性，结核抗体阳性，考虑肺结核可能性非常大。应再询问相关病史，反复痰查结核菌，等待痰结核菌培养同时，可考虑试验性抗结核治疗。

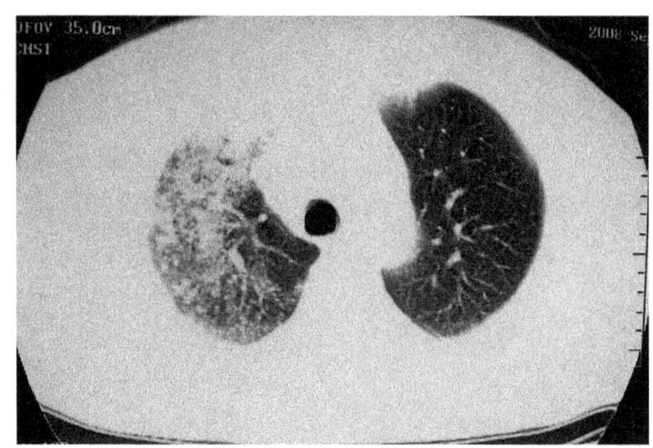

图42-2 治疗2周后复查肺CT

八、再问病史和实验室检查结果

再次有针对性地询问病史了解到，患者为高三学生，近1年来学业功课繁重，精神紧张，此外住校食堂伙食不好。结合查体时发现患者营养状况欠佳，比较瘦弱，属于结核病的易感人群，目前可以初步诊断为肺结核。3天后，第三次痰涂片查结核菌及痰结核菌培养结果先后回报均为阳性。

根据痰涂片及痰菌培养结果最后确定诊断：继发型肺结核（浸润性）右上 培（+），初治。

九、调整治疗方案及疗效

（一）调整后的治疗方案

1. 停用头孢呋辛和红霉素。

2. 抗结核治疗　异烟肼0.3g，每日1次口服；利福平0.45g，每日1次口服；吡嗪酰胺0.5g，每日3次口服；乙胺丁醇0.75g，每日1次口服。

治疗分为强化期和巩固期两个阶段。强化期3个月：异烟肼、利福平、吡嗪酰胺、乙胺丁醇，巩固期应用异烟肼、利福平、乙胺丁醇3种药物治疗。总疗程9个月。

3. 同时常规口服保肝药，定期复查肝功能、血常规等。

（二）疗效

经过系统抗结核治疗2周，患者咳嗽症状减轻，热退。

抗结核治疗2个月后，偶尔出现轻咳，复查肺CT示右肺上叶多发小结节、小囊状及索条阴影，与抗结核治疗前对比病灶明显吸收好转。

十、对本病例的思考

肺结核的病史及临床表现各种各样，多无特异性，在临床上凡遇下列情况之一时应考虑肺结核的可能：①反复发作或迁延不愈的咳嗽、咳痰，或经抗感染治疗2周以上仍无效；②痰中带血或咯血；③长期低热或各种原因不明的发热；④具有结核病发病的易感因素，如患有糖尿病、免疫抑制性疾病或者长期使用免疫抑制剂治疗等；⑤关节疼痛和皮肤结节性红斑等变态反应的表现，但不支持风湿热等结缔组织疾病者；⑥有渗出性胸膜炎、既往有长期淋巴结肿大或婴幼儿和儿童有家庭开放性肺结核的密切接触史。

浸润性肺结核是成人肺结核最常见的类型，好发于肺尖、肺上野，如上叶尖后段和下叶背段，本例患者病变位于结核的好发部位，但因影像学表现早期与肺炎的改变无明显差异，初步诊断主要考虑为社区获得性肺炎，其诊断思路是正确的。本病例给我们的启示是作为呼吸科医生，在临床工作遇到与一般肺炎相似的疾病时，尽管病史短，也应时刻警惕有肺结核的可能，认识到反复痰查结核菌和结核菌培养的重要性。

病例43 胸闷、乏力3个月，咳嗽半个月

患者女性，51岁，于2008年6月19日入院。

一、主诉

胸闷、乏力3个月，咳嗽半个月。

二、病史询问

（一）初步诊断思路及问诊目的

患者为中年女性，有3个月的胸闷、乏力症状，在考虑诊断时，首先应考虑有慢性呼吸系统或循环系统疾病的可能，但由于胸闷症状无特异性，非呼吸或循环系统疾病所特有，其他系统疾病累及呼吸或循环系统时也可出现胸闷。患者近半个月出现咳嗽，可能是原有疾病新的表现或进展，也可能是在原有疾病基础上出现了新的疾病。因此，在病史询问时应重点围绕胸闷的特点及其伴发症状进行仔细地问诊，同时对咳嗽的性质、既往患病及诊治等情况进行详细了解，才能从众多具有类似非特异性症状的疾病中得出初步的印象诊断，并为拟进行的实验室和辅助检查提供科学依据。

（二）问诊主要内容及目的

1. 是否发热？ 发热是感染性疾病的重要特征之一。

2. 是否伴咳嗽、咳痰？ 有咳嗽、咳痰提示呼吸系统疾病的可能性大，咳黄或脓性痰说明有呼吸系统细菌感染，咳血痰提示有肺部肿瘤或慢性肺栓塞、肺动脉高压的可能，咳粉红色泡沫痰提示有左心功能不全。应仔细询问咳嗽的性质，咳嗽出现的时间及节律，咳痰的性状、痰量等。

3. 是否伴胸痛？胸痛的部位及性质，与呼吸及体位的关系？ 心绞痛与心肌梗死的疼痛部位常位于胸骨后或心前区，常呈阵发性、压榨样痛，与呼吸无关；原发性支气管肺癌及胸膜转移瘤、纵隔肿瘤等可有胸部闷痛。

4. 有无结核中毒症状？ 午后低热、盗汗、乏力等是结核病的重要征象，对结核病有辅助诊断价值。

5. 是否有气短？是活动时气短，还是休息时气短？夜间能否平卧？有无憋醒现象？ 间质性肺疾病、胸腔积液、慢性阻塞性肺疾病（COPD）、心脏病等活动后气短明显，如夜间不能平卧伴有憋醒现象提示左心功能不全，睡眠呼吸暂停患者也可以有夜间憋醒症状。

6. 是否伴喘鸣？ 支气管哮喘、急慢性支气管炎、心功能不全时可有胸闷伴喘息症状，肺部肿瘤压迫气道时也可有胸闷伴喘息症状，患者自己可听到喘鸣声。

7. 是否有高血压、冠心病、慢性支气管－肺部疾病等病史？ 这些病史的了解有助于临床判断哪个系统疾病可能性大。

8. 是否有结核密切接触史、长期用药史、长期染发史等？ 用于帮助寻找疾病的可能原因。

9. 是否吸烟，吸烟量？ 吸烟是慢性阻塞性肺疾病、肺癌等疾病的主要危险因素，也是心血管疾病的危险因素之一，对疾病的诊断有一定的提示作用。

10. 从事何种职业？ 许多疾病的发生与工作环境有密切关系，询问患者过去和现在的

职业、工作情况，有助于对疾病进行全面的判断。

（三）问诊结果及思维提示

问诊结果：患者为银行职员，于入院前3个月无明显诱因渐出现胸闷，多呈持续性，伴乏力，偶有咳嗽，咳少量白色黏痰，无发热，无胸痛及气短，无心悸，未介意。近半个月来，一次受凉后出现轻咳，咳少量白痰，伴有右背部不适感，因入院当日咳3口血丝痰来诊。发病以来无盗汗，体重未下降。既往体健，否认结核接触史。无烟酒嗜好。

思维提示：患者胸闷时间较长，多呈持续性，无阵发性胸痛、心悸等症状，能平卧，未出现过夜间憋醒现象，且既往无心血管疾病史，考虑心血管疾病所致胸闷的可能性不大。患者于受凉后出现咳嗽、咳血丝痰，虽然未出现发热症状，但是仍首先考虑为呼吸系统感染性疾病所致。体格检查重点是注意有无呼吸系统阳性体征，同时注意有无杵状指（趾）。

三、体格检查

体格检查结果：T37.0℃，P87次/分，R16次/分，BP130/65mmHg，神志清楚，营养中等，周身浅表淋巴结未触及，呼吸平稳，口唇无发绀，气管位置居中，胸廓对称，双侧呼吸运动一致，右下肺叩诊略呈浊音，听诊右下肺呼吸音减弱，可闻及少许痰鸣音，余肺野呼吸音清，心界不大，心音纯，律整，各心脏瓣膜听诊区未闻及杂音。腹部、四肢、神经系统检查未见异常。

思维提示：患者有时咳嗽、咳少量白色黏痰，右下肺听诊呼吸音减弱，可闻及少许痰鸣音，提示有呼吸系统疾病，病变可能主要在右下肺，右下肺如有炎症、胸腔积液、肿瘤、不张等均可出现呼吸音减弱。患者心界不大，心音纯，律整，各瓣膜听诊区未闻及杂音，目前尚无提示患有心血管疾病的线索。根据病史及体格检查，进一步考虑可能的主要疾病为肺炎、肺结核、肺部肿瘤或胸腔积液。进一步进行实验室和影像学检查，以确定病原学及病变部位，明确诊断，指导治疗。

四、实验室和辅助检查

（一）初步检查内容及目的

1. 血常规、ESR、CRP　可帮助判断是否为感染性疾病。

2. 血清肺炎支原体抗体、衣原体抗体、军团菌抗体、人类免疫缺陷病毒（HIV）抗体、1，3-β-D葡聚糖　明确病原。

3. PPD试验、结核抗体　辅助判断有无结核菌感染。

4. 肿瘤标志物　辅助诊断恶性疾病。

5. 痰涂片查结核菌、痰细菌培养、痰结核菌培养　明确病原。

6. 胸部影像学　明确病变部位和范围。

7. 肺功能检查　通过通气功能判断，有助于支气管哮喘、COPD、间质性肺疾病等的鉴别。

8. 心电图、心脏超声心动图、心功能检测　排除心血管疾病。

（二）检查结果及思维提示

检查结果：①血常规：WBC12.0 × 10^9/L，S76%，L 24%，RBC 3.43 × 10^{12}/L，Hb 105g/L，PLT 320 × 10^9/L。②ESR：36 mm/h；CRP正常。③肺部CT：右肺下叶后基底段见较致密片状阴影，其远端近胸膜侧伴有小片状渗出病灶，其余肺野未见异常（图43-1）。④心电图、心脏超声心动图及心功能检测结果均正常。

余检查结果待回报。

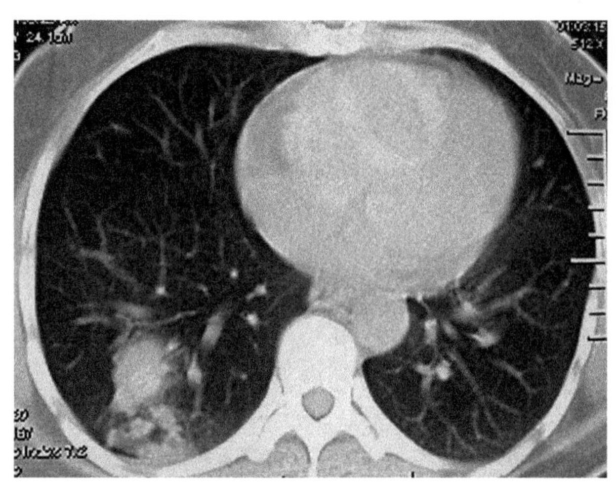

图43-1　肺CT

> **思维提示**：检查阳性结果有：①血常规白细胞总数及中性粒细胞分数均增高；②血沉增快；③肺部CT示右肺下叶后基底段较致密片状阴影。以上均提示为感染性疾病的可能性大，初步诊断为右下肺炎（社区获得性）。但因患者病史较长，右下肺结核或肿瘤合并感染的可能性不能除外。可先经验性应用抗感染药物进行治疗，观察疗效及病情变化。

五、治疗方案及理由

（一）治疗方案

左氧氟沙星，0.2g，每日2次，静脉滴注。

（二）理由

抗生素的应用是肺部感染性疾病治疗的最主要环节，但由于病原学诊断的阳性率和特异性不高，而且培养结果滞后，不利于指导早期的抗菌药物治疗。在病原学尚不清楚的情况下可根据患者感染的地点（院内还是院外）、病情的轻重、既往药物治疗的反应、结合当地常见致病菌类型等情况选择能够覆盖可能感染病原体的抗生素。氟喹诺酮类药物抗菌谱较广，对革兰阴性杆菌和阳性球菌均显示较好的抗菌活性。左氧氟沙星对社区获得性肺炎的主要病原体均有效，对肺炎支原体、衣原体也有较强的活性，可用于经验性抗感染治疗。

六、治疗效果及思维提示

治疗效果：应用左氧氟沙星抗感染治疗1周后，患者右背部不适症状减轻，仍有轻咳，咳少量白痰及胸闷症状，未再咳血丝痰。此间实验室检查结果回报：① WBC 7.5×10^9/L，S 62%，L 38%；②血清肺炎支原体抗体、衣原体抗体、军团菌抗体、HIV抗体、1,3-β-D葡聚糖均阴性；③ PPD试验阳性、结核抗体弱阳性；④肿瘤标志物：均在正常范围；⑤痰细菌培养：未生长细菌；痰结核菌涂片3次未找到结核杆菌。抗感染治疗2周后，复查肺部CT示病变内出现类圆形厚壁空洞，病灶大小未见明显变化，其邻近胸膜侧渗出性病变密度变淡，病变有所吸收（图43-2）。

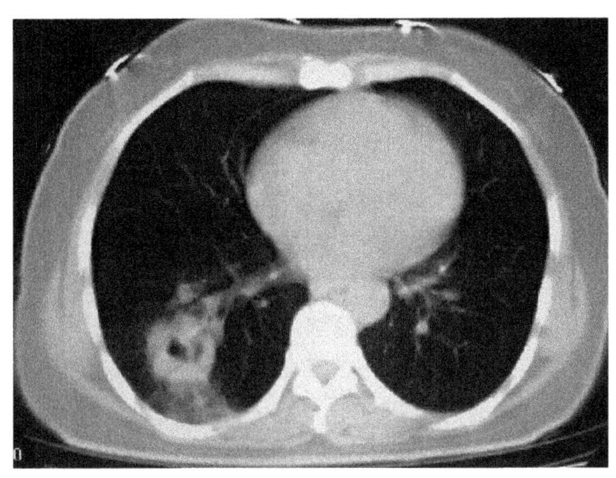

图43-2　治疗2周后肺CT

思维提示：患者初步诊断为右下肺炎，应用左氧氟沙星2周后症状有所好转，肺部CT示右肺下叶后基底段原致密性片状影中心部出现了类圆形厚壁空洞，病灶大小未见明显变化。应考虑是否为特殊病原体感染如肺结核、真菌性肺炎或癌性空洞等非感染性疾病的可能。因患者免疫功能正常且发病前未接触过发霉物质，1,3-β-D葡聚糖阴性，患真菌性肺炎可能性不大。下一步应继续痰中查找病原体及痰查瘤细胞，明确诊断。患者经抗感染治疗2周后肺部CT示邻近胸膜侧渗出性病变有所吸收，说明应用左氧氟沙星有一定疗效，结合末梢血白细胞总数、粒细胞分数增高，目前仍不能排除细菌性感染或其他空洞性病变同时合并细菌感染的可能。

七、进一步的实验室检查结果

痰结核菌培养回报阳性，3次痰查瘤细胞均阴性，从而确定诊断为空洞性肺结核。

八、调整治疗方案及疗效

（一）新方案

停用左氧氟沙星。

采用四联抗结核药物治疗：异烟肼0.3g，每日1次口服；利福平0.45g，每日1次口服；吡嗪酰胺0.5g，每日3次口服；乙胺丁醇0.75g，每日1次口服。治疗分为强化期和巩固期两个阶段。强化期3个月：异烟肼、利福平、吡嗪酰胺、乙胺丁醇。巩固期应用异烟肼、利福平、乙胺丁醇3种药物治疗。总疗程9个月。同时常规口服保肝药保护肝脏功能。

（二）疗效

治疗2周后，患者胸闷、乏力症状减轻，仍有轻咳，无痰，听诊右肺下呼吸音减弱，未闻及干湿啰音。

治疗2个月后，仍有轻咳，无胸部不适感，胸闷及乏力症状消失，听诊右肺下呼吸音略减弱，未闻及干湿啰音。肺部CT示病变略有吸收。

治疗6个月后，患者无不适症状，肺部CT示空洞闭合，病变明显吸收。

患者最后诊断为继发型肺结核（空洞性）右下培（+），初治。

九、对本病例的思考

肺结核是肺部空洞性病变最常见的病因之一，因其症状无特异性，有时在出现空洞病变之前仅靠临床表现很难与肺部其他炎症性疾病甚至肿瘤相鉴别。当肺结核出现空洞时，又易与肺脓肿及癌性空洞相混淆。因此，在病原学明确之前常常被误诊。该患者病史较长，有不典型呼吸道症状，胸部CT示右下肺有高密度片影，应想到有肺结核的可能，但由于病变部位是在下叶后基底段，不是结核病好发部位，近半个月才出现咳嗽和右背部不适症状，末梢血白细胞总数、粒细胞分数升高，很难将肺结核诊断放在首位。但在经过一段时间系统抗感染治疗后，主要病变进展，再用一般炎症不好解释时，提示我们结核或肿瘤的可能性较大。

通过此病例的思维和诊治过程告诉我们，对某一种疾病要做出正确的诊断，不仅需要丰富的医学专业知识，而且要有正确、科学的思维方法，需要我们全面、客观、综合地分析临床资料，既要注意共性，又要注意个性。抓住共性，可以就某些症状和体征全面考虑不致漏诊；抓住个性，则有利于鉴别诊断，减少误诊。两者有机结合，可提高正确诊断率。

病例44 发热、咳嗽1个月

患者女性，35岁，2008年9月7日来诊。

一、主诉

发热、咳嗽1个月。

二、病史询问

（一）问诊主要内容及目的

1. 起病的情况　起病的缓急、程度，发病的时间，急性起病的发热伴呼吸系统症状常提示急性感染性疾病，如：急性支气管炎、肺炎，缓慢起病的低热则提示结核等疾病。

2. 咳嗽、咳痰的性质与痰量　刺激性的干咳常见于喉及支气管的肿瘤，而咳嗽伴咳大量黄痰则提示肺部的化脓性疾病，如：肺脓肿、支气管扩张症，痰的颜色、气味则提示相对应的病原菌感染，如铁锈色痰常提示肺炎球菌感染，砖红色胶冻样痰提示肺炎克雷伯杆菌感染。

3. 发热的临床过程及特点　不同的病因所致发热的热型常不相同，稽留热常见于大叶性肺炎，弛张热常见于化脓性炎症，不规则热可见于结核等疾病。

4. 有无寒战、盗汗、胸痛、体重减轻等伴随症状，这些伴随症状常是鉴别诊断的依据，如盗汗、体重减轻可提示结核病。

5. 既往有何种疾病，有无呼吸系统的基础疾病，既往的病史可能与本次发病有密切的关系。

6. 本次就诊前的诊疗经过　应问明使用过的药物名称、剂量、用药时间和疗效，为本次诊治疾病提供参考。

（二）问诊结果及思维提示

问诊结果：患者为中年女性，既往体健，无呼吸系统疾病，本次发病前无明显的诱因，起病初期为低热，体温37.8℃左右，伴干咳，无咯血及胸痛，无盗汗及体重减轻，无关节疼痛、肿胀等症状。自服抗感染药（具体不详）未见好转，改用“头孢呋辛”静脉滴注1周，病情无缓解，咳嗽症状有所加重，遂入我院治疗。

思维提示：通过问诊明确了患者既往健康，无呼吸系统基础疾病，本次急性起病，以“发热、咳嗽”为主要症状，首先考虑呼吸系统的感染性疾病，痰量少、无脓痰，但咳嗽伴发热，且“头孢呋辛”治疗无效，应注意结核、病毒或支原体等非典型病原体感染可能。

三、体格检查

（一）重点检查内容及目的

患者以发热为主要症状，且有呼吸系统的症状，因此在系统查体的同时，重点检查上、下呼吸道的体征，同时，为除外可引起发热的全身性疾病，如伤寒、系统性红斑狼疮等，应对腹部、皮肤、关节等处进行详细的检查。

（二）体格检查结果及思维提示

体格检查结果：T 38.4℃，P 102次/分，R 18次/分，BP 120/80mmHg，神清，呼吸平稳，自主体位，热病容，口唇无发绀，咽部无充血，双侧扁桃体不大，胸廓对称，双肺叩诊清音，双肺呼吸音粗，左肺上部可闻及干鸣音，心率102次/分，律齐，未闻及奔马律及病理性杂音，腹平软，肝脾肋下未触及，皮肤、关节等处查体未见异常。

> **思维提示**：体格检查结果与初步诊断考虑呼吸系统感染相符合，体温升高，双肺呼吸音粗，左肺上部可闻及干啰音，表明气道内可能有分泌物或炎症所致阻塞或痉挛。体格检查未发现肝脾肿大，皮肤无破溃及皮疹，无关节红肿等体征，未提示伤寒等传染病及风湿免疫性疾病。

四、实验室检查及影像学检查

（一）初步检查内容及目的

1. 血常规、尿常规　提示有无感染性疾病及评价基础病情。
2. 血清肺炎支原体抗体、军团菌抗体检测　针对非典型病原体进行检测。
3. 血培养、痰菌培养、痰涂片查抗酸杆菌　进行病原学检测。
4. 风湿系列检查及ANCA　除外风湿免疫性疾病。

（二）检查结果及思维提示

检查结果：①血常规：WBC 7.4×10^9/L，S 67%，L 21%，M 2%，RBC 3.5×10^{12}/L，Hb 110g/L，PLT 232×10^9/L。②血清支原体抗体、军团菌抗体检测未见异常。③风湿系列检查和传染病检查均未见异常。④血培养、痰菌培养未见细菌生长。⑤肺CT：左侧近肺门区可见团块状高密度影，左上肺可见点、片状浸润阴影，局部肺纹理增强（图44-1、图44-2）。

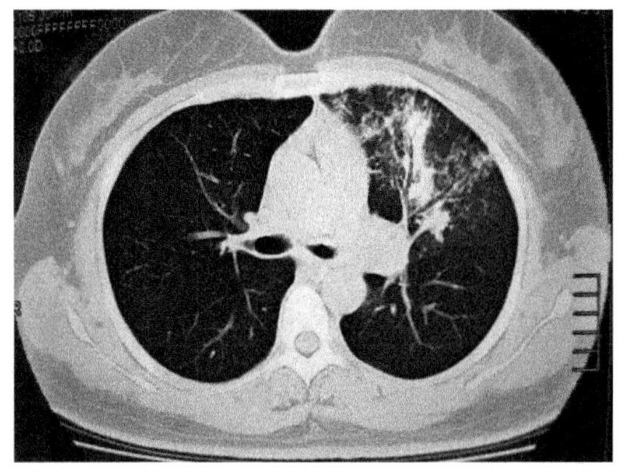

图44-1　肺CT（1）

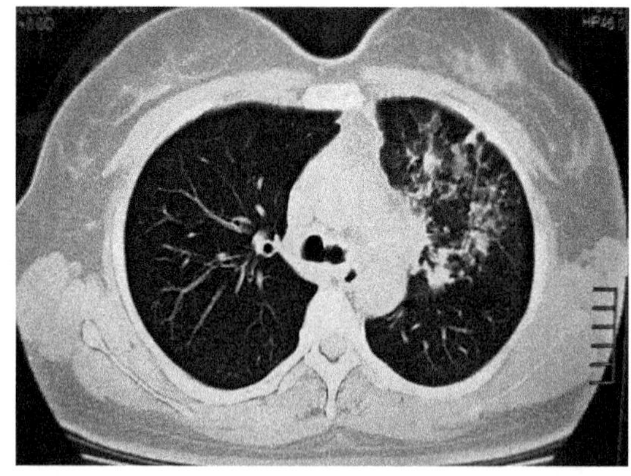

图44-2　肺CT（2）

思维提示：①左侧肺门区团块影不排除肿瘤；②左上肺可见点片状浸润影，不同于普通的炎症改变，应想到结核的可能。结合病史、体格检查及化验检查，考虑肺结核的可能性大，但为除外肺门区肿瘤，应行纤维支气管镜检查。

纤维支气管镜检查结果：左上叶尖后段支气管黏膜充血肥厚，表面粗糙不平，覆有黄白苔，可见管腔狭窄（彩图44-3、彩图44-4）。

纤维支气管镜病理提示结核。

同时期化验回报：痰涂片抗酸杆菌阳性。

追问病史：患者近3个月略感乏力，月经周期异常。

五、最终诊断

左上肺结核，支气管内膜结核。

六、治疗

确诊后该患者转胸科医院抗结核治疗，1个月后电话随访：体温已正常，症状明显好转。

七、对本病例的思考

1. 感染性疾病的诊断除个别因有特殊临床症状不需细菌学诊断外（如破伤风引起的典型痉挛等），一般均需进行病原学诊断以明确病因，明确病原学诊断对指导临床治疗具有重要意义。

2. 肺部的炎症性病变与结核、肿瘤均有各自不同的演变过程，并为其诊断提供依据。如积极抗感染治疗无效的患者，应考虑其他疾病的可能。

3. 对于X线、CT检查等不能定性的肺内占位性病变的诊断，在抗感染治疗并动态观察的同时，应积极寻找病理学的诊断（通过纤维支气管镜检查或肺活检）。

4. 支气管内膜结核的临床症状无特异性，有学者报道误诊率可达30%。最常见症状为长期的顽固性干咳，伴少量咳痰，而一般止咳药和抗生素无效；伴喘息的内膜结核常误诊为“哮喘”而服用泼尼松，使病变范围扩大。纤维支气管镜检查对内膜结核的诊断起着决定性的意义，对长期干咳疑诊支气管内膜结核的患者，应考虑行支气管镜检查。

病例45 咳嗽、发热、呼吸困难1个月，双肺多发小结节影

患者男性，34岁，于2007年6月16日入院。

一、主诉

咳嗽、发热、呼吸困难1个月。

二、病史询问

（一）初步诊断思路及目的

患者年龄相对较轻，新近出现呼吸系统症状并有发热，应先注意有无呼吸系统感染性疾病。因此，问诊的目的应围绕发热、咳嗽及呼吸困难的特点、诱因、伴随症状、治疗经过等问题展开，并兼顾重要鉴别疾病的临床表现。

（二）问诊主要内容及目的

1. 既往健康状态？是否有慢性呼吸系统疾病病史？ 如既往有慢性呼吸系统疾病，此次应注意是否与其相关，是否有慢性疾病的急性加重。

2. 发病前是否有受凉、劳累、醉酒等诱因？近期有无宠物或粉尘等接触史？ 不同的诱因有助于判定疾病是感染性（如肺炎）、心源性（如心功能不全）或过敏性因素（如过敏性肺泡炎）所致。

3. 咳嗽是否伴有咳黄痰？ 如有黄痰，则提示有细菌感染存在。

4. 发热的特点如何？ 热型和体温的高低对诊断有指导意义，肺结核患者多为午后低热，肺炎患者可有高热。

5. 呼吸困难的特点 呼吸困难的时相性对诊断有提示作用，吸气性呼吸困难多见于大气道疾病，如支气管异物、大气道肿物；呼气性呼吸困难多见于小气道疾病如哮喘、慢性阻塞性肺疾病。

6. 有无其他伴随症状 如合并咯血，应注意有无肺结核、肺栓塞、肺癌等疾病；如合并胸痛，应注意胸膜炎、气胸等疾病；如有明显消瘦，应高度注意恶性肿瘤的存在。

7. 是否应用了抗生素或其他药物治疗？疗效如何？ 通过院外的用药和疗效来判定疾病的可能性，并进一步选择合理的治疗方案。

8. 有何职业史？ 许多呼吸系统疾病与职业相关，如硅沉着病、外源性过敏性肺泡炎都可以出现咳嗽、呼吸困难的症状。

（三）问诊结果及思维提示

问诊结果：患者为矿工，既往确诊为硅沉着病3年，但当时具体的肺部病变情况不清，确诊时的肺CT已丢失。本次发病前自觉受凉，病初为干咳，伴轻度活动后气短，未予在意，之后咳嗽持续存在，伴黄痰，呼吸困难进行性加重，不能平卧，体温升高，多于午后出现，体温37.5～38.2℃，盗汗、乏力明显，先后应用阿奇霉素2周、头孢他啶2周，疗效不佳，上述症状日趋加重。

思维提示：患者既往存在硅沉着病，硅沉着病易合并肺结核和肺癌，应高度警惕；另外，本次发病前先有受凉，之后出现黄痰伴发热，符合急性感染性疾病的特点；第三，患者呼吸困难进行性加重，也应注意有无心源性因素所致。因此，在体格检查时注意肺部和心脏的听诊，并通过实验室和影像学检查寻找病因。

三、体格检查

（一）重点检查内容及目的

考虑患者呼吸系统感染的可能性最大，在对患者进行系统、全面检查的同时，应重点检查肺部的啰音，对心脏大小、是否有心脏杂音和奔马律等亦应格外注意。

（二）体格检查结果及思维提示

体格检查结果：T 37.8℃，R 22次/分，P 94次/分，BP 90/60mmHg，消瘦貌，神志清楚，呼吸急促，半卧位，锁骨上未触及肿大淋巴结，口唇发绀，气管居中，胸廓对称，双下肺叩诊呈浊音，听诊呼吸音消失。心界向两侧扩大，心音遥远，心律整，各瓣膜区未闻及病理性杂音。腹部、四肢、神经等系统检查未见异常。

思维提示：患者体温升高，双下肺呼吸音消失，也提示有呼吸系统感染。心脏检查发现心界增大，心音遥远，应注意心源性疾病的存在。进一步实验室和影像学检查的主要目的是明确病变部位和病原学，并判断病情，为制订治疗方案提供依据。

四、实验室和影像学检查

（一）初步检查内容及目的

1. 血常规、ESR、CRP　进一步证实感染性疾病的存在。
2. 血清支原体、衣原体、军团菌、病毒抗体、结核抗体检测　明确病原。
3. PPD试验　明确有无肺结核活动。
4. 痰涂片查细菌、痰涂片查结核菌、痰细菌培养　明确病原。
5. 动脉血气　评价病情。
6. 胸部影像学　明确诊断并了解病变部位和范围。
7. 心电图和心脏彩超　明确心脏病变情况。

（二）检查结果及思维提示

1. 血常规　WBC 10.3×10^9/L，S 73%，L 26%，M 1%，RBC 3.35×10^{12}/L，Hb 92g/L，PLT 332×10^9/L。
2. CRP　轻度升高。
3. ESR　40mm/h。
4. 血清支原体、衣原体、军团菌、病毒抗体　均阴性。
5. 血结核抗体检测　阳性。
6. 痰液涂片检查　为革兰阴性杆菌，未见结核杆菌。
7. PPD和痰培养结果　待3天后出结果。

8. 动脉血气（未吸氧） pH 7.45，PaO_2 69mmHg，$PaCO_2$ 32mmHg。

9. 肺CT 双肺多发小结节影，双侧心缘旁索条状致密影，纵隔淋巴结肿大，双侧胸腔积液，以左侧明显，心包积液（图45-1）。

10. 心电图 肢导低电压。

11. 心脏彩超 心包积液。射血分数（EF）55%，左心室收缩功能正常。

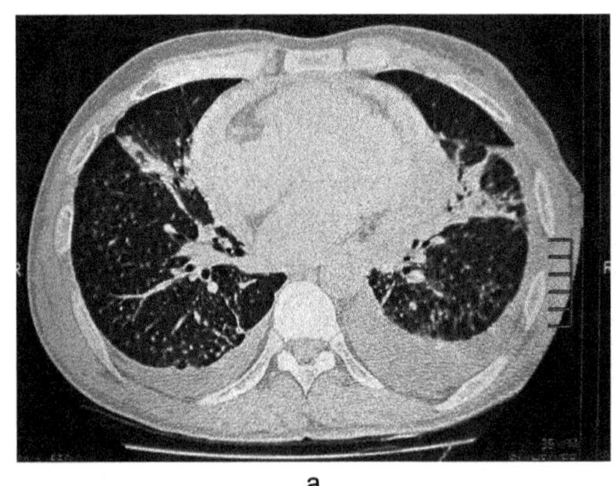

a

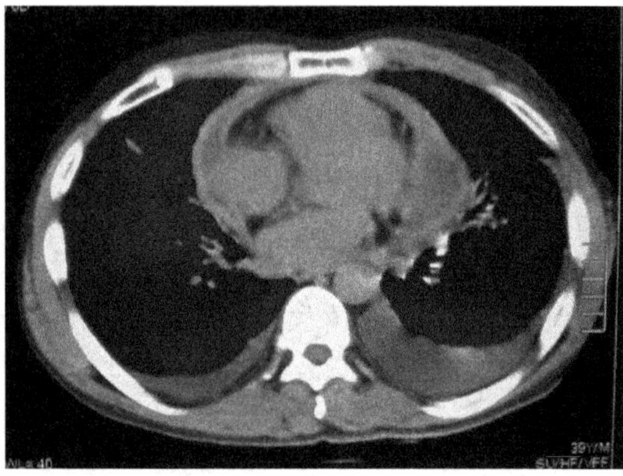

b

图45-1 肺CT改变（治疗前）肺窗和纵隔窗

思维提示：重要的检查结果有：①末梢血白细胞总、分数均增高，贫血；②PaO_2下降；③血结核抗体检测：阳性；④ESR增快；⑤肺CT示双侧多发小结节影，胸腔及心包积液。根据上述结果，目前考虑如下：①患者既往有硅沉着病，硅沉着病本身也可表现为双肺多发结节影，故应寻找既往肺CT，明确基础病变情况；②结合患者的病史和体格检查结果，提示患者存在肺部感染，累及胸膜和心包，病原尚不清，不能除外肺结核；③也应注意与相似CT表现的其他疾病如肺泡癌、外源性过敏性肺泡炎等相鉴别；④因患者有双侧胸腔积液和心包积液，同时也应注意有无感染因素引起的心脏病加重导致心功能不全；⑤由于患者应用阿奇霉素、头孢他啶效果不佳，考虑可能与未覆盖病原体有关，故立即调整抗生素，并通过治疗效果明确诊断。

需在治疗过程中进一步完善其他检查。

痰查瘤细胞、血肿瘤标志物（CEA、NSE、CA125等）：明确肿瘤可能。

胸腔积液、心包积液穿刺：观察颜色、性状、有无特殊气味，同时实验室查常规、LDH、结核菌、瘤细胞等检查。

风湿三项、ANA/ENA谱等指标：除外风湿免疫系统疾病所致多浆膜腔积液可能。

五、治疗方案和理由

（一）方案

头孢哌酮/舒巴坦 2.0g，每日2次，静脉滴注。

（二）理由

由于痰培养结果尚未得到，故抗生素的选择多凭临床经验进行。引起肺部严重感染的病原体主要有葡萄球菌、军团菌、克雷伯杆菌等，而患者已应用过第三代头孢菌素，应注意产超广谱β-内酰胺酶和Ampc酶细菌的感染，所以选取广谱β-内酰胺类/β-内酰胺酶抑制剂进行治疗。另外，因为该患者不除外肺结核，不建议应用喹诺酮类抗生素，以免误导诊断。

六、治疗效果及思维提示

头孢哌酮/舒巴坦治疗5天患者体温无变化，仍可达38℃。

此间检查结果回报：①PPD：皮肤硬结直径20mm×20mm；②血肿瘤标志物：阴性；③痰查瘤细胞：阴性；④痰细菌培养：未见细菌生长；⑤血培养：未见细菌生长；⑥左侧胸腔穿刺抽出淡黄色液体800ml，为渗出液，LDH 230 IU/L，未见结核菌和瘤细胞，胸腔积液结核抗体检测阳性；⑦心包穿刺：抽出淡黄色液体140ml，为渗出液，LDH 212 IU/L，未见结核菌和瘤细胞，结核抗体检测阳性；⑧风湿三项、ANA/ENA谱均阴性。

思维提示：回顾患者既往检查，PPD试验强阳性，血沉增快，出现渗出性胸腔积液和心包积液，头孢菌素和大环内酯类抗生素治疗无效，结合病史，应注意特殊病原体感染的可能，尤其是有无肺结核的存在，因此，重新深入询问病史，特别是结核接触史十分必要。

七、再次追问病史和实验室检查结果

再次询问病史得知，患者父亲为肺结核患者，正在抗结核治疗，患者曾照顾过父亲。另外，经过胸腔和心包穿刺后，患者呼吸困难症状明显缓解，积液生长缓慢，与CT相比，患者症状相对逍遥。反复痰查结核菌阴性，再次痰菌培养仍无致病菌生长。

结合患者的职业史、接触史、症状、辅助检查和抗生素治疗无效等特点，应高度疑诊肺结核，但痰和积液中始终未查到结核菌，故给予试验性抗结核治疗。

八、调整治疗方案及治疗效果

（一）新方案

1. 停用头孢哌酮/舒巴坦。

2. 异烟肼 0.3g，每日1次，口服；利福平 0.45g，每日1次，口服；乙胺丁醇 0.75g，每日1次，口服；吡嗪酰胺 0. 5g，每日3次，口服。

（二）疗效

治疗3周后，患者呼吸困难明显减轻，体温恢复正常，复查肺CT示心包积液和双侧胸腔积液减少。

治疗2个月后，患者无临床症状，体重增加，动脉血气分析（未吸氧）：pH 7.39，PaO_2 90mmHg，$PaCO_2$ 40mmHg，复查肺CT示小结节影有所减少，心包积液和右胸腔积液消失，左胸腔积液明显减少。

治疗6个月后，患者病情稳定，肺CT示小结节影较前无变化，胸膜肥厚（图45-2）。

此时寻找到了诊断硅沉着病时的肺CT，当时也表现为双肺多发小结节影，与现在CT相比无明显变化，故考虑残存的多发小结节影为硅沉着病所致。

最终诊断：由于试验性抗结核治疗有效，故肺结核、结核性胸膜炎、结核性心包炎诊断成立。

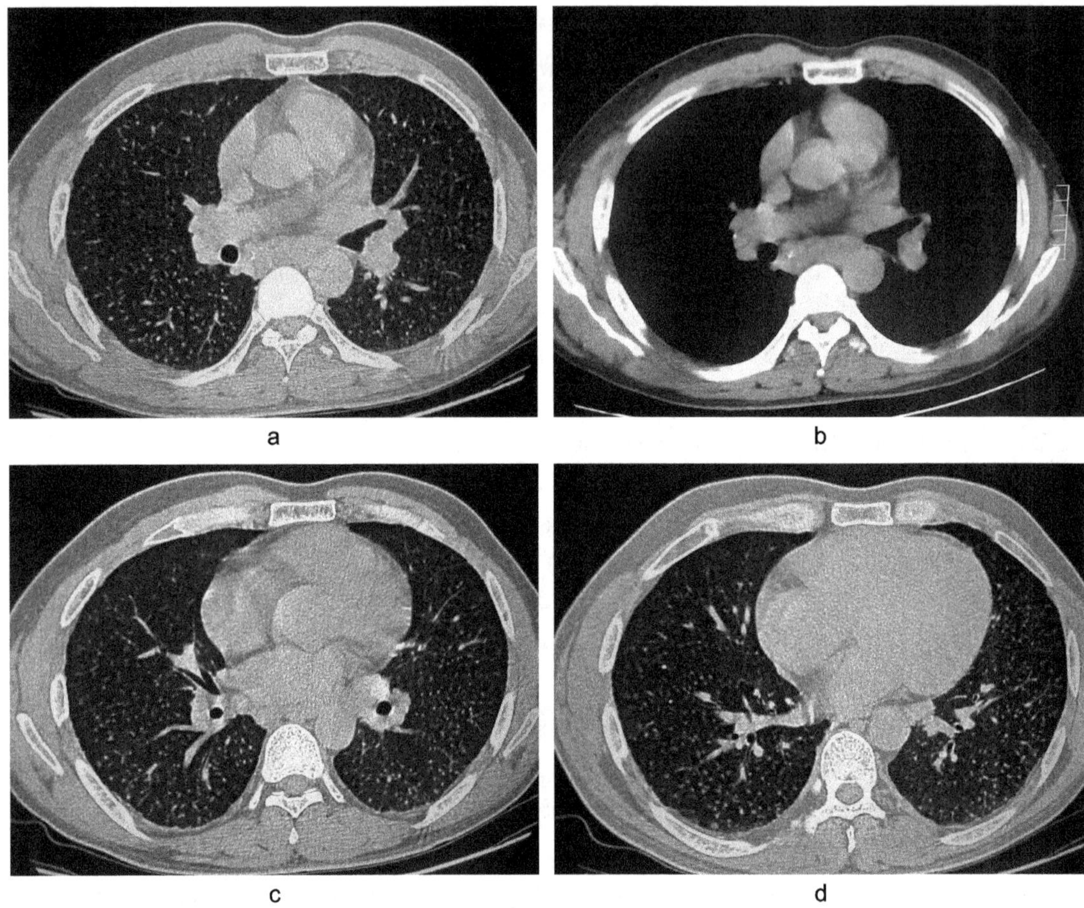

图45-2　肺CT改变（治疗后）

九、对本病例的思考

1. 应重视肺结核　肺结核是常见的肺部感染性疾病，其特征性表现为咳嗽、午后低热、盗汗，易累及胸膜和心包，若痰中查到结核菌可确诊。当患者有呼吸系统感染症状，但抗感染治疗无效或喹诺酮类抗生素治疗部分有效时，不能就此否认感染的存在，应高度注意有无肺结核。

2. 在治疗中进行诊断　本病例初诊时考虑为肺感染性疾病，但病原学不清楚。在临床实际工作中，由于痰细菌学培养所需时间较长，而患者的病情不能等到实验室的病原学结果出来才实施治疗。因此，根据病情分析所采用的经验性治疗十分重要，在分析中应充分考虑到可能的病原体，选择覆盖这些病原体的抗生素，并于治疗中密切观察，如出现与预期一致的治疗效果就进一步证实了诊断，如果治疗无效，则应回顾病史或进一步询问病史，重新思考诊断错在哪里，是特殊病原体感染，还是根本就不是感染性疾病，从而进一步检查或更改治疗方案。对于肺结核来说，这一方法尤其常用，目前痰中查到结核菌是诊断的金标准，可是，由于患者因素或检查方法的局限性，部分患者临床诊断为肺结核，但查不到结核菌，故试验性抗结核治疗成为判定是否有肺结核的重要方法。

3. 双肺多发小结节影伴纵隔淋巴结肿大的鉴别诊断　由于患者已有基础疾病硅沉着病，后者极易合并肺结核和肺癌，这三种疾病都可出现双肺多发小结节影伴纵隔淋巴结肿大，不易鉴别。此时应提醒患者提供既往诊断硅沉着病时的肺CT，以帮助区分。如果没有既往肺部影像学资料，应行相关检查进行鉴别。

4. 胸腔积液是一种常见的临床症候，可由多种原因引起。应先根据患者的病史、临床表现及影像学改变初步评估胸腔积液性质是漏出液还是渗出液，漏出液大多为循环系统疾病（如左心衰竭、上腔静脉阻塞等）、低蛋白血症（肾病综合征、肝硬化）所致，经对因治疗后胸腔积液可吸收。肿瘤、结核和普通细菌感染是我国常见的三种渗出性胸腔积液的病因，胸腔积液查瘤细胞、结核菌是确诊的金标准，但阳性率低，不能满足临床需要，经皮胸膜活检、胸腔镜检查可明显提高诊断率，必要时开胸活检确诊。根据患者的临床症状、胸腔积液检查、影像学表现综合判断，动态观察如胸腔积液呈血性、量大、增长迅速，则恶性可能性大；反之，如存在结核中毒症状、胸腔积液增长缓慢、ADA升高、抗结核治疗有效，则支持结核性胸腔积液；细菌感染性胸腔积液多为肺炎旁积液，常有高热，胸腔积液中白细胞明显增加，以中性粒白细胞（多核细胞）为主，抗感染治疗后吸收。因结核性胸腔积液中很难查到结核菌，有些患者症状不典型，且不同意接受进一步有创检查，很难确诊，只能通过试验性抗结核治疗验证，同时积极寻找肿瘤证据避免遗漏恶性疾病。

病例46 咳嗽、发热2周，弥漫肺结节影

患者男性，23岁，于2007年9月10日入院。

一、主诉

咳嗽、发热2周。

二、病史询问

（一）初步诊断思路

咳嗽伴发热常见于呼吸系统感染性疾病，如病毒、细菌感染等，因此，问诊主要围绕感染性疾病的诱因，发病时的症状特点、伴随症状、流行病史及入院前药物治疗的情况，在症状学层面作出初步的鉴别。

（二）问诊主要内容

1. 发病前是否有受凉、雨淋、皮肤受伤或感染等诱因？ 明确是否为感染性疾病。

2. 咳嗽是否伴有咳痰，如果有，白痰还是黄痰，是否有咳痰带血及腥臭味？ 如咳黄痰，有助于感染的诊断。如咳痰带血，多考虑结核、肿瘤等疾病。咳痰带腥臭味，肺脓肿可能性大。

3. 发热是否伴寒战，体温波动的范围？发热有无时间性？ 不同的热型对疾病有初始诊断价值。

4. 是否存在其他的系统症状？ 如果感染的原发部位在肺外，会出现相应的症状。

5. 入院前药物的治疗情况如何？应用何种药物？疗程及疗效如何？ 院外应用治疗药物的种类及疗效有助于入院后治疗药物的筛选和疗程的设定。

6. 既往是否健康，或有何种疾病或不适？是否有结核的密切接触史，最近是否到过外地，是否接触过患者？ 基础疾病及控制情况对此次发病有一定提示作用，如长期糖尿病且治疗不佳者合并肺部感染，易出现肺化脓症。

（三）问诊结果及思维提示

问诊结果：患者为学生，既往身体健康，否认结核接触史，未到过外地。本次发病前无明显的诱因。咳嗽、咳痰，为黏性白色痰，无痰中带血及特殊气味。体温最高40.1℃，伴有寒战。有昏睡、多汗、乏力，食欲不佳，静脉滴注青霉素1周病情未见好转。

思维提示：通过问诊可明确，患者既往无呼吸系统疾病，本次发病咳嗽、咳痰伴有高热，有乏力，多汗，食欲差，符合呼吸道感染的特点，应在体格检查时重点注意上呼吸道（如扁桃体）及肺部体征的变化，以指导选择适当的辅助检查来证实。

三、体格检查

（一）重点检查内容及目的

考虑患者为感染性疾病，特别是呼吸系统疾病，因此应注意患者的扁桃体是否有化脓以及肺部的体征，尤其是呼吸音的强弱、啰音及管状呼吸音。

（二）体格检查结果及思维提示

体格检查结果：T 39.2℃，P 96 次/分，R 20 次/分，BP 120/80mmHg。热病容，神志清楚，呼吸平稳，自主体位。口唇无发绀，咽略发红，扁桃体不大，气管居中，胸廓对称，双侧呼吸运动一致，双肺叩诊呈清音。双肺听诊呼吸音清，未闻及干湿啰音。心界不大，心律齐，各瓣膜听诊区未闻及杂音。腹软，肝脾肋下未触及，四肢及神经系统检查未见异常。

思维提示：除体温增高及咽部略发红外，体格检查未提示任何体征变化的线索。这使进一步的诊断和治疗变得困难，按先易后难分析，临床最常见的发热疾病为上呼吸道感染（普通感冒、扁桃体炎）及下呼吸道感染（支气管炎、肺炎）。但多种疾病均可以发热为首要表现，按发热的病因临床可划分为感染性发热与非感染性发热两类。在感染性发热中，常考虑到的疾病有结核，败血症，伤寒与副伤寒，亚急性感染性心内膜炎，慢性胆囊炎，肝脓肿，传染性单核细胞增多症，泌尿系感染，AIDS 等。在非感染性发热中，常见的有肿瘤与血液疾病（如淋巴瘤）、变态反应与胶原血管病（如药物热、皮肌炎、成人 Still 病）。可见，如何缩小诊断范围是医生首先面临的问题。重要的诊断思路是找出除发热之外的其他系统症状。本例除发热外，尚有咳嗽、咳痰，使我们把注意力放到了呼吸系统的感染。进一步的检查应具有针对性，并兼顾其他常见的感染性疾病。

四、实验室和影像学检查

（一）初步检查内容及目的

1. 血常规、ESR　进一步证实感染性疾病。
2. 血清支原体、衣原体、军团菌、病毒抗体检查　明确病原。
3. 痰涂片、痰培养　明确病原。
4. 痰查结核菌　明确病原菌。
5. 血细菌培养　明确病原菌。
6. 动脉血气分析　评价病情。
7. 肝胆脾胰彩超　判断是否存在感染灶。
8. 心脏彩超　判断是否存在瓣膜的病变。
9. 中段尿细菌培养　明确病原菌。
10. 骨髓穿刺　明确病原菌。
11. 胸部影像学　明确诊断并了解病变部位和范围。

（二）检查结果及思维提示

检查结果：①血常规：WBC 9.1×10^9/L，S 70%，L 30%，M 2%，RBC 5×10^{12}，Hb 120g/L，PLT 246×10^9/L。② ESR：32mm/h。③血清支原体、军团菌、病毒抗体、肥达反应、外斐反应、HIV 抗体均为阴性。④痰培养：未培养出致病菌。⑤痰查结核菌：阴性。⑥血细菌培养：1 周后出结果。⑦动脉血气分析（未吸氧）：pH 7.4，PaO_2 90mmHg，$PaCO_2$ 32mmHg。⑧肝胆脾胰彩超、心脏彩超、中段尿细菌培养、骨髓穿刺均正常。⑨ CT 检查：未见异常（图 46-1）。

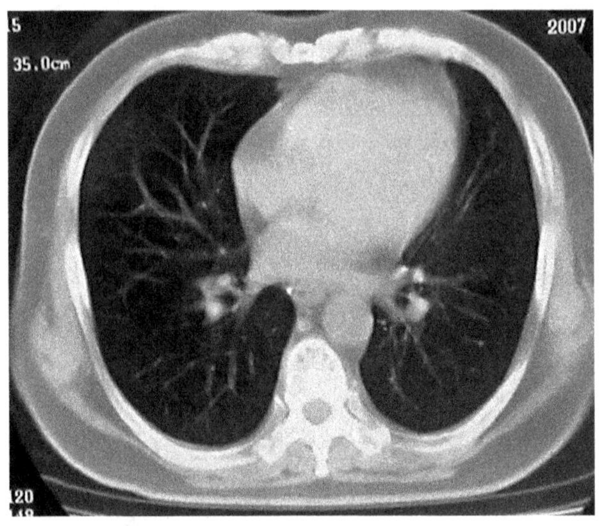

图46-1　肺CT

思维提示：患者发病已近3周，目前停药已1周（目的是排除药物热的可能性），查体及辅助检查未见任何明显的异常，仍发热，热型为弛张热，最高可达40.1℃。此时考虑患者为年轻人，既往健康，首先需排除感染性发热，否则可能贻误治疗时机。故决定给予抗感染诊断性治疗。

五、治疗方案及理由

（一）方案

哌拉西林/他唑巴坦，4.5g每8小时一次静脉滴注。

（二）理由

临床对已作各种检查仍不能确诊的发热患者，如无禁忌，可对怀疑的疾病给予相应的治疗，如治疗效果很好，可具有协助诊断的作用。有人称之为“诊断性治疗”或“治疗诊断”。诊断性治疗的药物有抗菌药物、抗原虫药物等。考虑到本例已用青霉素治疗1周无效，且病原未明，或可能存在耐药菌株，故选用抗菌谱广且耐酶的药物。

六、治疗效果及思维提示

治疗效果：哌拉西林/他唑巴坦治疗72小时后患者体温略有下降，状态略好转，但此后直至抗生素治疗1周时，症状及体温未有明显改善。这时血细菌培养回报示“未长细菌”。

思维提示：此时，患者已用广谱抗生素规范治疗1周，对于一般的普通细菌感染似可排除，但特殊的病原体感染尚不能除外，有必要进一步检查以寻找发热原因。在常见的感染性疾病中，结核杆菌感染特别是血行播散性肺结核应该受到关注，应复查肺CT以观察肺部是否有变化。

七、复查肺CT的结果

肺HRCT示双肺可见弥漫均匀分布的小粟粒状阴影（图46-2、图46-3）。

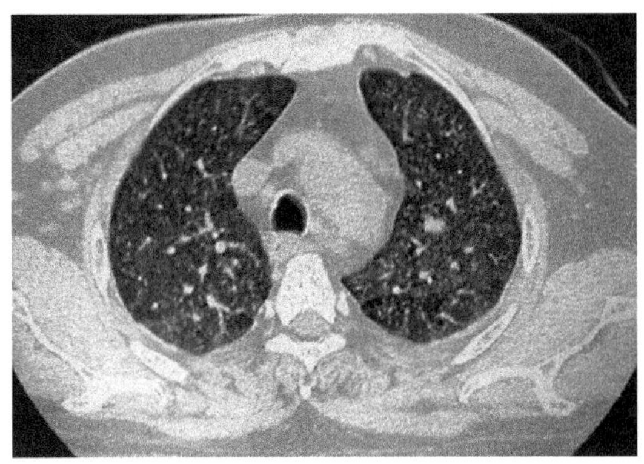

图46-2 *初始治疗后肺HRCT（1）*

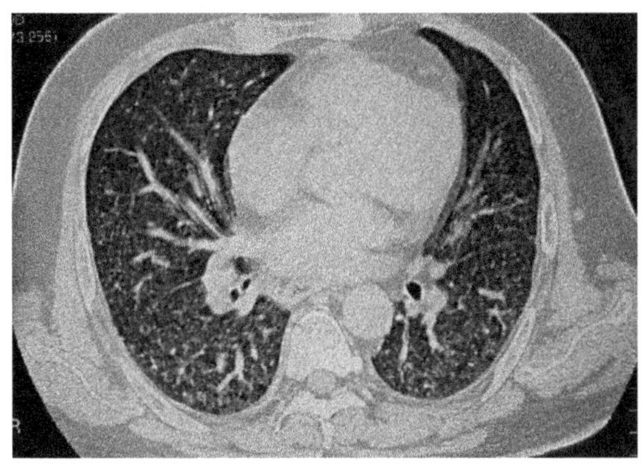

图46-3 *初始治疗后肺HRCT（2）*

此时可结合患者年轻、高热、用一般抗生素治疗无效，可诊断为急性血行播散型肺结核。但需注意肺部的小粟粒状阴影应该与弥漫性泛细支气管炎、细支气管肺泡癌、粟粒型肺转移癌、间质性肺疾病等鉴别。

最终诊断：急性血行播散型肺结核。

八、治疗

采用异烟肼、利福平、乙胺丁醇、吡嗪酰胺四联抗结核治疗。

治疗1周后，体温明显下降，但肺CT变化不明显。

治疗1个月后，临床症状消失，肺CT病灶明显吸收（图46-4）。

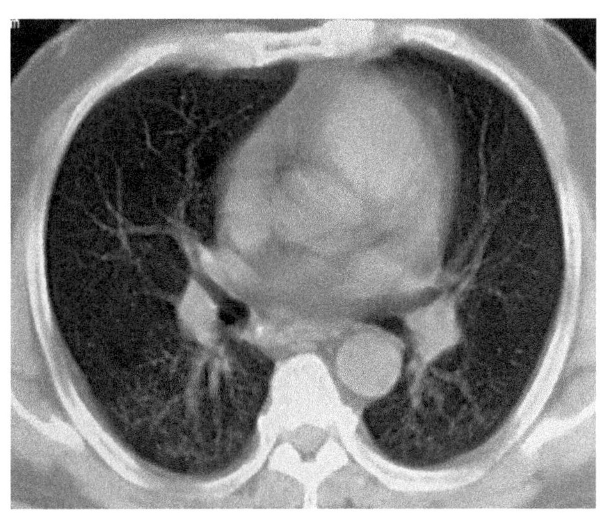

图46-4 *抗结核治疗1个月后肺CT*

九、对本病例的思考

本例发病4周方得以诊断，实际上是临床所指“不明原因发热”的范畴。这类患者的诊断常很棘手，特别是只有发热而无系统症状者。这时医生的兴趣点应在于发现除发热以外的至少一种系统症状，以缩小诊断的范围。本例诊断的困难之处在于急性粟粒型肺结核肺部的粟粒阴影常需2~4周方能显现，有的可长达2个月，而在此之前则不易获得诊断。这也是临床上急性粟粒性肺结核在早期常被误诊的原因。故在临床上应保持对本病的警惕性，对这样的患者要注意定期复查肺CT，做眼底检查，以及时发现线索。

病例47 咳嗽、咳痰带血、胸痛3个月

患者男性，61岁，于2008年4月入院。

一、主诉

咳嗽、咳痰带血、胸痛3个月。

二、病史询问

（一）初步问诊思路及问诊目的

患者年龄较大，应询问既往有无慢性咳嗽病史，注意除外慢性支气管炎、哮喘、慢性阻塞性肺病、支气管扩张症等呼吸系统常见病。而近期新出现的胸痛、咳痰带血的症状应首先考虑肺癌的可能。问诊时应重点询问咳痰带血和胸痛的性质和体重变化等相关症状、诊治情况及疗效，同时注意采集与相关疾病有鉴别意义的病史。

（二）问诊主要内容及目的

1. 询问咳嗽持续时间，有无诱发及加重因素，是否与体位有关，是否伴随上呼吸道黏膜卡他症状，是否有反酸、胸骨后烧灼感等消化系统症状，注意与引起慢性咳嗽的相关疾病进行鉴别。

2. 咳嗽是否伴咳黄痰，痰有无臭味，痰量的多少，是否有咯血，血量多少，是否伴有低热、盗汗、乏力等，需与支气管扩张症或肺结核相鉴别。

3. 胸痛的部位、性质、持续时间、缓解或加重的影响因素，有无放射痛，以排除因心血管系统疾病或膈下病变引起的胸痛。

4. 患病后体重有无变化，是否出现声音嘶哑或其他部位疼痛，注意有无其他脏器转移或副癌综合征表现。

5. 患病后给予过何种治疗？效果如何？ 通过对治疗反应的判断，排除某些疾病，对分析病情可能有一定的帮助。

6. 既往有无慢性呼吸道疾病史或心脏病史？ 需排除原有疾病的急性加重，尤其在老年人应注意与心源性咯血相鉴别。另外需注意是否为服用ACEI类降压药引起的咳嗽。

7. 个人史中应仔细询问是否吸烟，吸烟开始的年龄、吸烟量、吸烟的年限。有无有毒化学物质和放射线接触史。

8. 家族史 强调询问家族中是否有人患肿瘤及具体情况。

（三）问诊结果及思维提示

问诊结果：患者既往身体健康，否认呼吸系统及心血管系统疾病史。3个月前无明显诱因出现咳嗽，多为刺激性干咳，偶咳少量白痰，痰带新鲜血丝。3个月来咳嗽逐渐加重，同时出现胸闷不适，胸部隐痛，呈持续性，无放射痛，口服抗生素及止咳药效果不佳。病程中无发热及盗汗，无头痛及关节疼痛。自觉乏力但体重无明显变化。

吸烟40余年，每日20～30支，无特殊职业接触史，否认家族肿瘤患病史。

思维提示：通过问诊确认患者既往无呼吸系统及心血管系统疾病史。有长期大量吸烟史。病史主要表现为干咳、咳痰带血、伴有胸闷、胸部隐痛、乏力。上述症状可见于肺炎、

肺结核、肺栓塞或肺部肿瘤等呼吸系统疾病，故体格检查时应注意有无浅表淋巴结肿大，肺部听诊时注意有无呼吸音减弱、管状呼吸音、水泡音等，尤其是一侧限局性干啰音的存在。结合影像学及纤维支气管镜检查，寻找支持肺癌诊断的依据。

三、体格检查

（一）重点检查内容及目的

通过病史及个人史的询问，初步考虑为肺癌，因此在进行全面系统的体格检查时应重点检查锁骨上有无淋巴结肿大及Horner综合征的表现，注意是否有杵状指（趾）及肥大性骨关节病变。

（二）体格检查结果及思维提示

体格检查结果：T 36.4℃，R 18次/分， P 76次/分，BP 135/80 mmHg，一般状态可，颈部及胸壁浅静脉无怒张，右锁骨上可触及一枚约花生米大小淋巴结，无触痛，质韧，活动度差。睑结膜略苍白，口唇无发绀。气管居中，胸廓对称，双肺叩诊呈清音，听诊右肺可闻及干鸣音，双肺未闻及水泡音。心界不大，心音纯，律整。腹软，无压痛，肝脾肋下未触及。四肢关节无红肿，双下肢无水肿，杵状指（趾）阳性。

思维提示：体格检查结果与询问病史后初步考虑肺癌的思路吻合。锁骨上质韧、活动度差的肿大淋巴结可能为肿瘤转移所致，右肺限局性干鸣音提示局部气道有狭窄或阻塞因素存在，并能排除广泛性气道痉挛性疾病（如哮喘）。近期内出现的杵状指（趾）则支持肺癌的副癌综合征表现。双肺未闻及水泡音，心脏不大、无杂音，基本上可排除心源性肺水肿、支气管扩张症合并感染等疾病。应进一步行影像学检查以明确病变的部位、性质，若提示肺占位病变或阻塞性肺不张病变，应选择纤维支气管镜进行病理标本的采集，确定临床诊断，指导治疗。

四、实验室和影像学检查

（一）初步检查内容及目的

1. 血常规、血沉、凝血三项　判断有无贫血及高凝状态存在。
2. 血肿瘤标志物　为诊断提供依据，并可作为将来判定治疗效果，监测复发指标之一。
3. 痰查瘤细胞。
4. 胸部影像学　了解病变部位和范围，与周围脏器的关系，可协助诊断及选择治疗方案。
5. 纤维支气管镜检查　进一步明确病灶的准确部位，同时进行病理标本的采集。
6. 肺功能　评价病情严重程度。

（二）检查结果及思维提示

检查结果：①血常规：WBC 6.9×10^9/L，S 62%，L 38%，RBC 3.01×10^{12}/L。②Hb 108g/L，PLT 425×10^9/L。③ESR ：31mm/h。④肿瘤标志物：CEA 19.06μg/L。⑤肺CT：右肺门见软组织密度团块影，右上叶支气管狭窄，纵隔内可见肿大淋巴结（图47-1）。⑥纤维支气管镜：右上叶支气管管腔内见一肿物，致管腔狭窄（彩图47-2），取肿物行病理活检。⑦刷检：未见瘤细胞及抗酸杆菌。⑧病理：肺鳞癌（彩图47-3）。⑨肺功能检查：中度阻塞性通气功能障碍。

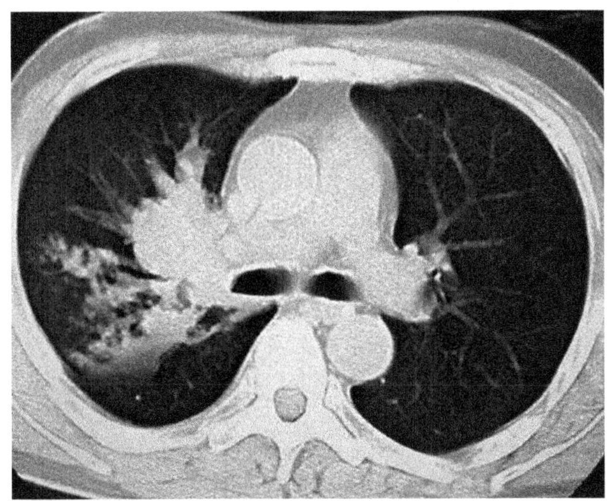

图47-1　肺CT示团块影

> **思维提示**：实验室及影像学检查阳性结果有：①血常规RBC、Hb低，提示轻度贫血；②血肿瘤标志物CEA升高；③肺CT示右肺门占位病变、纵隔淋巴结肿大；④纤维支气管镜见管腔内肿物；⑤肿物病理为鳞癌。故临床诊断明确为右肺中心型鳞癌。

五、治疗方案及理由

患者体检时发现贫血貌、右锁骨上淋巴结肿大，肺CT提示纵隔淋巴结肿大。按照肺癌的TNM分期标准为Ⅲb期，无手术适应证，应采取化疗或放射治疗，因为患者病变广泛，且身体状态较好，PS＝1分，可以进行标准化疗。参照NCCN指南，非小细胞肺癌的一线化疗以含铂两药联合方案为首选。该患者选择的化疗方案为NP方案并常规给予止吐和水化预防毒副作用。

长春瑞滨25mg/m^2，d1，d8，静脉滴注；顺铂70mg/m^2，d1，静脉滴注；每3周1周期，共4周期。

六、治疗效果及思维提示

治疗效果：经过4个周期化疗，按照RECIST评价标准，患者的病灶达到部分缓解，咳嗽和胸痛完全消失，未出现严重不良反应（图47-4、图47-5）。

> **思维提示**：患者诊断明确，临床分期为Ⅲb期，不适合手术治疗，适合选择放化疗，鉴于患者存在肺功能异常，不适合选择放化疗同步治疗，结果证明化疗NP方案取得了较好的疗效。

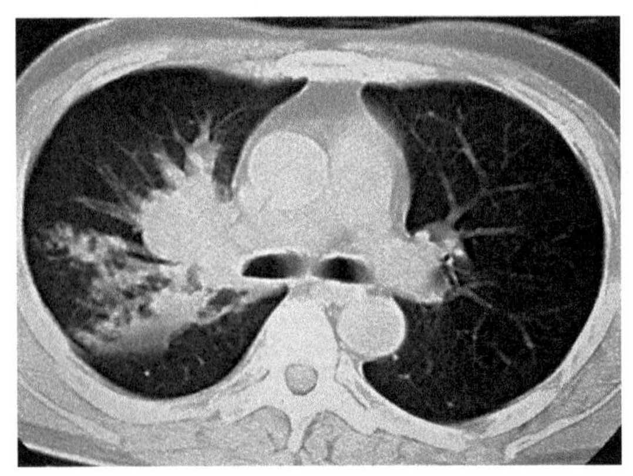

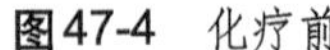

图47-4 化疗前

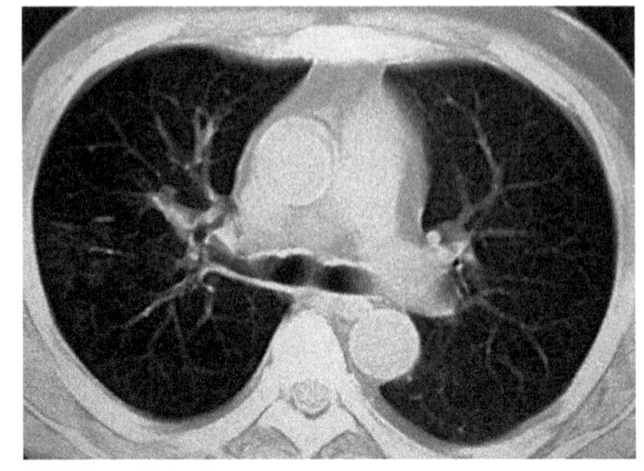

图47-5 化疗后

七、对本病例的思考

1. 肺癌是最常见的肺部原发性恶性肿瘤，在发达国家中居男性恶性肿瘤的首位。吸烟是引起肺癌发生的主要因素，目前遗传因素与肺癌的相关性得到重视。

2. 鳞癌是最常见的病理类型，多见于老年男性，与吸烟关系密切，以中心型居多，早期导致支气管狭窄，引起相应的症状与体征。对放化疗敏感性次于小细胞肺癌。临床多表现刺激性呛咳，咳痰较少，多为痰中带血，大咯血少见。由于支气管狭窄，体格检查时可闻及局限性干鸣音。晚期可引起胸腔或心包腔积液或上腔静脉回流受阻的表现。肺癌肺外表现之一的肥大性肺性骨关节病[如杵状指（趾）]多见于鳞癌。肿瘤切除后肺外表现症状可减轻或消失。

3. 胸部X线检查是发现肺癌的最基本的方法；CT有助于肺癌的分期；痰脱落细胞学检查是重要的诊断方法，多次送检会提高阳性率；纤维支气管镜检查是诊断中央型肺癌的主要方法，获得的病理组织对肺癌的诊断具有决定性意义。

4. 肺癌的治疗效果及预后取决于是否早期诊断，因此对出现以下情况的人群应高度重视，积极排查：①刺激性咳嗽，对症治疗无效；②持续咳痰带血，无其他疾病可以解释；③反复出现同一部位肺炎或原因不明的中毒症状较轻的肺脓肿；④近期出现原因不明的关节疼痛及杵状指（趾）；⑤血性或进行性增多的胸腔积液，而无明显的中毒症状。

5. 肺癌的治疗方法根据病理类型TNM的分期及患者的状态进行选择。早期肺癌以手术为首选，晚期则以化疗和放疗为主。对病灶较大而又无远隔转移、全身状态好、肺功能正常的非老年患者可以选择同步放化疗，全身状态差、肺功能正常的患者可以先进行局部放疗，否则应该首选化疗。

病例48 胸痛、气短2个月，声音嘶哑1周

患者男性，52岁，于2007年10月入院。

一、主诉

左胸痛、气短2个月，声音嘶哑1周。

二、病史询问

（一）初步诊断思路及问诊目的

胸痛、气短是多种呼吸系统疾病的临床表现，既可以见于感染性疾病，也可见于非感染性疾病，问诊中应重点询问与之伴随的症状，对疾病的归属做出初步的判定。声音嘶哑可能为声带原发疾病，也可能因支配声带的神经功能异常而导致，应注意加以区别。

（二）问诊主要内容及目的

1. 本次病程的首发症状是什么，胸痛的部位，疼痛的性质，与呼吸的关系，疼痛持续的时间，胸痛是否随着气短的出现而缓解。据此判定是否由心血管疾病引起，胸痛是因胸膜表面纤维素渗出摩擦引起，还是因肿瘤转移使胸膜表面神经受累所致。

2. 气短的程度，与活动及体位的关系；有无发作性呼吸困难，是否伴有喘鸣音；有无夜间憋醒史；支气管舒张剂可否使气短缓解。

3. 声音嘶哑是否同时伴有咽部疼痛、吞咽困难，是否伴有呼吸困难、发热等，注意与急性喉炎、喉结核、声带息肉、声带小结及声带麻痹相鉴别。

4. 在整个病程中注意有无其他伴随症状：是否咳痰，痰的性状如何；有无咯血，咯血量如何；有无发热，程度如何，为何种热型；以此鉴别是感染性还是非感染性疾病。

5. 体重的变化情况，有无头疼、呕吐，有无其他部位的疼痛，注意排除其他脏器疾病。如存在相应症状，是否可以“一元论”解释。

6. 曾做过何种检查及治疗，效果如何？通过对治疗反应的分析，可指导下一步的检查及治疗。

7. 详细询问既往史、个人史、家族史，寻找辅助诊断的佐证。

（三）问诊结果及思维提示

问诊结果：患者2个月前无明显诱因出现左侧胸痛，呈钝痛，无放射，同时出现胸闷气短，且症状逐渐加重，胸痛与深呼吸及咳嗽无关，平卧位时气短加重。曾在外院拍胸片发现左侧胸腔积液，共抽胸腔积液3次，为草黄色。发病以来轻咳，无咳痰及咯血，无发热及盗汗，无头痛及呕吐。近1周出现声音嘶哑，但无咽部肿痛及吞咽困难。食欲减退，体重减轻3～4kg。

既往健康，无烟酒嗜好，无特殊物质接触史。

思维提示：患者主要表现为与呼吸及咳嗽无关的左胸痛伴气短，体温正常，基本上可以排除急性细菌性肺炎累及胸膜引起的胸膜渗出性病变，但不能排除结核性渗出性胸膜炎。病程中经胸片检查发现左侧胸腔积液，曾先后3次抽胸腔积液总量共计1700ml。胸腔积液为草绿色，化验结果提示为渗出液。渗出性胸腔积液可排除肝、肾

功能障碍、低蛋白血症及心功能不全所致。近1周出现声音嘶哑，但不伴咽部肿痛及发热，故不支持急性咽炎、喉炎及喉结核。在病情允许情况下应行纤维支气管镜检查，观察有无声带麻痹，判断是否因喉返神经受累所致声音嘶哑。

三、体格检查

（一）重点检查内容及目的

通过病史及外院相关检查结果，初步考虑恶性胸腔积液可能性大。临床体格检查时应注意有无浅表淋巴结肿大的肿瘤转移征象，其他浆膜腔及其他脏器转移的相关体征。

（二）体格检查结果及思维提示

体格检查结果：T 35.7℃，R 22次/分，P 96次/分，BP 120/65mmHg。一般状态尚可，轻度贫血貌，巩膜无黄染，睑结膜略苍白，颈部及锁骨上淋巴结未触及。口唇无发绀，气管居中，胸廓对称，胸壁静脉无显露，左侧肩胛下线第八肋间以下触觉语颤减弱，叩诊呈浊音，听诊呼吸音减弱，左上肺可闻及局限性干鸣音，右侧呼吸音正常，双肺未闻及湿啰音及胸膜摩擦音。心界不大，心音纯，心音规整。腹平软，无压痛，肝脾肋下未触及，肠鸣音正常。四肢关节无红肿，活动自如，杵状指（趾）阴性。

思维提示：体格检查结果，有轻度贫血及左侧胸腔积液体征，左上肺闻及局限性干鸣音，说明局部气流不畅，提示病变可能位于左上叶并伴有胸膜受累。心界不大，腹平软，无压痛，所以心包及腹膜受累的可能性较小。

四、实验室和影像学检查

（一）初步检查内容及目的

1. 血常规、凝血三项　判断有无贫血及贫血的程度，有无高凝状态，并进一步排除感染性疾病。

2. 血沉、结核抗体　以进一步排除结核性渗出性胸膜炎。

3. 痰查瘤细胞　应多次送检痰标本，提高阳性检出率。

4. 血肿瘤标志物、LDH　辅助临床诊断。

5. 胸腔积液检测内容应包括　胸腔积液常规（判断胸腔积液的性质）、胸腔积液LDH、肿瘤标志物、胸腔积液查抗酸杆菌，胸腔积液应多次送检查瘤细胞。

6. 胸部影像学检查　明确病变发生的部位，受累的范围，与心脏，大血管的关系，有无纵隔淋巴结转移，对下一步治疗方案的选择有指导意义。

7. 纤维支气管镜检查　直观检查咽部及气道内结构，明确病变的部位和性质，并可取病理检查。

8. 必要时可以行胸膜活检，判断胸膜受累的原因。

9. 经皮肺活检　周围型病灶时可采用该方法获得病理标本辅助诊断。

（二）检查结果及思维提示

（1）血常规：WBC 7.2×10^9/L，S 67%，L 33%，M 1%，RBC 3.07×10^{12}/L，Hb 98g/L，

PLT 312×10^9/L。

（2）凝血三项：正常。

（3）血液肿瘤标志物：正常。

（4）血沉：第一小时12 mm，第二小时36 mm。

（5）痰查瘤细胞：3次送检均阴性。

（6）胸腔积液检查：胸腔积液常规：蛋白42g/L；比重：1.021 ；Rivalta试验：阳性；细胞数：540×10^6/L；S 36%；L 64%。

胸腔积液中未查到肿瘤细胞。

胸腔积液LDH：572 IU/ml。

胸腔积液肿瘤标志物：CEA 43.2μg/L，CA153 273 U/ml。

（7）肺CT：左肺上叶结节影，边缘可见多发短毛刺，左侧胸腔积液。纵隔内可见多个肿大淋巴结（图48-1）。

（8）纤维支气管镜病理：未见瘤细胞及抗酸杆菌。

（9）经皮肺活检病理：肺腺癌（彩图48-2）。

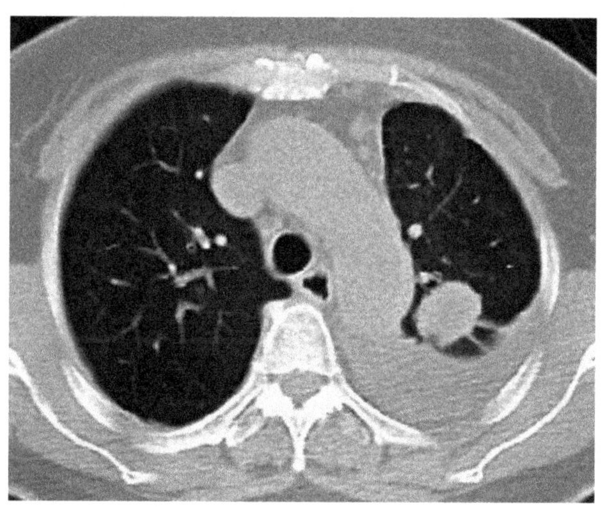

图48-1 肺CT

思维提示：①血常规RBC、Hb减低，提示轻度贫血；②血液中肿瘤标志物正常，但胸腔积液中肿瘤标志物升高；③肺CT示左上叶结节影，边缘见多发短毛刺，左侧胸腔积液，纵隔淋巴结肿大；④经皮肺活检病理结果为肺腺癌。因此该患者诊断为：左肺周围型肺腺癌伴纵隔淋巴结及左侧胸膜转移。

五、治疗方案及理由

（一）治疗方案

患者为肺腺癌，TNM分期为Ⅳ期。治疗应以化疗为主，给予GP方案。

吉西他滨 1000mg/m²，d1， d8，30分钟静脉滴注；顺铂70mg/m²，d1，静脉滴注；每3

周一个周期。

（二）治疗效果

化疗期间曾出现3度骨髓抑制，经过粒细胞集落刺激因子（G-CSF）和血小板生成素（TPO）治疗后好转。化疗4个周期后患者达到部分缓解（图48-3、图48-4）。

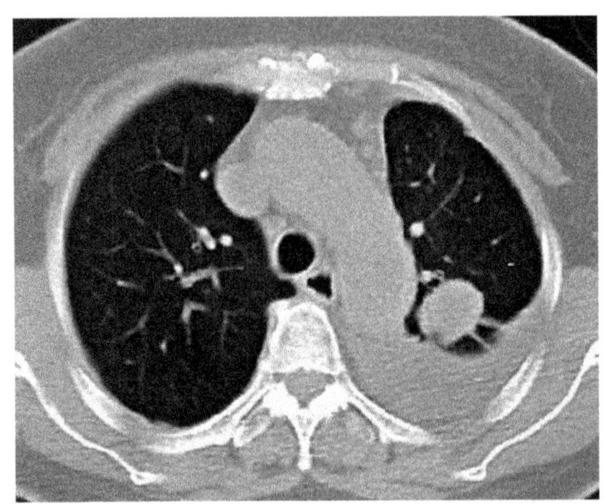

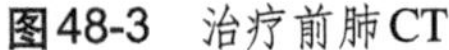

图48-3 治疗前肺CT

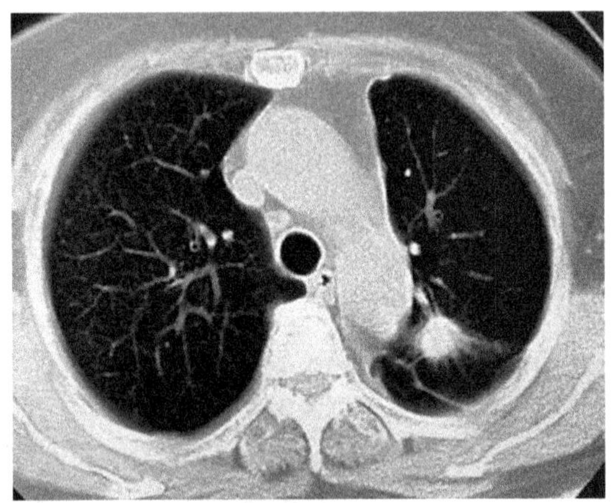

图48-4 治疗后肺CT

> **思维提示：**患者为晚期肺腺癌，因伴有胸腔积液不适合手术和放疗，但全身状态较好，各脏器功能正常，所以给予化疗。GP方案是非小细胞肺癌一线标准化疗，最近的研究显示，GP方案对肺腺癌的疗效优于鳞癌。化疗结果证明，该方案虽然易引起骨髓抑制，但经过对症支持治疗，仍可顺利完成化疗疗程，并取得了较好疗效。

六、对本病例的思考

对胸痛伴有气短的患者应先考虑心脏和呼吸系统疾病，因为患者同时伴有声音嘶哑，则首先应高度怀疑肺癌或头颈部肿瘤。恶性肿瘤中发病率最高的是肺癌，按照这个临床思路，应首先进行胸部影像学检查。该患者的CT所见证实了临床思路的正确性。影像学提示肺部有占位性病变，并且影像特点符合肺癌特征，但并不能以此确定诊断，必须经病理学检查确认。虽然病灶较远，纤维支气管镜未见到病灶，但是仍需采取其他手段力争获得病变组织标本。因肿瘤的化疗均可不同程度造成其他脏器的损伤，另外也必须经病理确诊后才能治疗。该患者在CT引导下经皮肺活检确定为肺腺癌，并通过化疗取得了较好疗效。本例的另一个特点是胸腔积液检查未见到肿瘤细胞。部分肿瘤虽有胸膜受侵但需反复检查才能找到肿瘤细胞，对于无条件进行经皮肺活检的医院，应建议患者连续检查。当患者反复检查仍为阴性时应需考虑到胸膜间皮瘤或少见的单纯性渗出的可能。对于合并声音嘶哑的患者也要注意与头颈部肿瘤合并肺转移相鉴别。

病例49 咳嗽、咳痰、进行性气短4个月

患者女性，34岁，于2006年7月入院。

一、主诉

咳嗽、咳痰、进行性气短4个月。

二、病史询问

（一）初步问诊思路及问诊目的

1. 年轻女性患者，咳嗽、咳痰、气短，应注意询问发病特点，有无诱因或诱发加重的因素，注意排除支气管哮喘。

2. 病程中是否伴有发热、盗汗等，需除外结核性渗出性胸膜炎。

3. 有无关节肿痛、皮疹、贫血，除外风湿性疾病肺部受累所致。

4. 有无咯血或痰中带血、消瘦、胸痛等伴随症状，除外肺部肿瘤。

（二）问诊结果及思维提示

问诊结果：患者既往身体健康，无呼吸系统疾病。于4个月前无明显诱因出现刺激性咳嗽，与体位及嗅刺激性气味无关，伴咳浆液泡沫样痰，痰量逐渐增多，现每日可达1000ml左右，呈半透明状，放置后分层，无脓痰及咯血。有胸闷、气短，且气短症状逐渐加重，口服氨茶碱等平喘药物症状无缓解。无胸痛及发热，无关节肿痛及皮疹。偶有心悸、喘息。有时无诱因出现水样便，不伴腹痛及里急后重感，此症状可自行缓解。近2周出现发热，体温37.7～38.5℃，不伴发冷及寒战。发病以来体重减轻约5kg，食欲差。曾在当地医院行肺CT检查，提示“双肺多发片影”，诊断为“肺炎”。先后静脉滴注多种抗生素1个月余，但病情无好转。个人史：无吸烟史及有毒物质接触史。家族史：母亲患乳腺癌。

思维提示：既往无反复发作的咳嗽、咳脓痰、咯血及喘息病史，4个月来咳嗽、咳大量浆液泡沫痰，伴有逐渐加重的呼吸困难，服用平喘药物后呼吸困难无改善，故支气管哮喘可能性不大；痰无臭味、无脓血，体温正常，不支持支气管扩张症合并感染或急性肺脓肿；病程中无皮疹、关节肿痛、晨僵等风湿病表现，风湿病所致肺损害基本排除。近期出现发热，应注意与肺结核或结核性渗出性胸膜炎相鉴别。但发作性的心悸、喘息、水样便，用呼吸系统常见病的伴随症状难以解释，要注意是否为5-羟色胺分泌过多引起的类癌综合征。黏液性泡沫痰临床常见于慢性阻塞性肺疾病，但如每日咳痰数百至上千毫升浆液性泡沫痰，应考虑弥漫性细支气管肺泡癌的可能。体重明显减轻是慢性消耗性疾病的临床表现，进一步的体格检查及辅助检查重点应围绕肺泡癌进行，寻找细胞学或病理学证据，以明确诊断。

三、体格检查

（一）重点检查内容及目的

根据问诊，考虑肺癌可能性大，在全面体格检查时着重注意有无浅表淋巴结肿大，有

无胸膜腔积液的体征，以协助病情的判定。

（二）体格检查结果及思维提示

体格检查结果：T 38.2℃，R 24次/分，P 102次/分，BP 135/70mmHg。神志清楚，自主体位，呼吸浅快，颜面部潮红，口唇及四肢末梢发绀，双侧锁骨上窝可触及数枚大小不等的淋巴结，质韧，融合，活动度差。气管居中，颈静脉无怒张。胸廓对称，双侧呼吸运动一致，胸壁浅静脉无曲张；双肺触觉语颤增强，叩诊略呈浊音，听诊双肺可闻及散在水泡音。心界不大，心音纯，律规整。腹软，无压痛，肝脾肋下未触及，肠鸣音无亢进。四肢关节活动良、无红肿，杵状指（趾）阴性。

思维提示：发热、颜面潮红、呼吸急促、水泡音等不排除感染性疾病，如肺结核、胸膜炎、肺炎等；口唇发绀、呼吸浅快，应注意有无肺弥漫性间质性病变、大面积肺实变、各种原因所致的肺不张或胸膜、胸壁疾患；触诊语颤稍增强、叩诊呈浊音，应注意有无导致肺实变的疾病存在，如大叶性肺炎实变期、肺泡癌、干酪性肺炎等；锁骨上数枚无痛性淋巴结肿大，应注意转移癌或淋巴源性疾病可能，如淋巴瘤等。

四、实验室检查及影像学检查

（一）初步检查内容及目的

1. 血常规、血沉、凝血三项　判断有无感染、贫血及高凝状态存在。
2. 血肿瘤标志物　辅助临床诊断、判断治疗效果、临床复发。
3. 痰查瘤细胞　寻找细胞学证据。
4. 胸部影像学　了解病变部位、范围，根据影像学特点初步判断病变的性质。
5. 纤维支气管镜检查　肺泡灌洗液或经纤维支气管镜肺活检可能获得病理学证据，明确诊断并指导治疗。
6. 淋巴结活检　明确淋巴结肿大的原因，辅助病因学诊断。
7. 腹部超声　明确是否有中晚期胃肠道及肝脏原发肿瘤或转移灶。

（二）检查结果及思维提示

检查结果：①血常规：WBC 11.2×10^9/L，S 75%，L 23%，M 2%，RBC 2.97×10^{12}/L，Hb 97g/L，PLT 374×10^9/L。②ESR：第一小时32mm，第二小时56mm。③血肿瘤标志物：未见异常。④凝血三项：正常。⑤肺CT：双肺弥漫性小结节及小片状阴影，纵隔淋巴结肿大（图49-1）。⑥纤维支气管镜：双侧各级支气管管腔黏膜光滑，未见肿物及狭窄，各管口可见较多浆液泡沫样分泌物溢出。支气管肺泡灌洗液：查到瘤细胞。经纤维支气管镜肺活检病理：肺泡癌（彩图49-2）。⑦颈部淋巴结活检：患者拒绝，未做。⑧肝胆脾彩超：未见异常。

思维提示：①根据病史、体征、肺CT及经纤维支气管镜肺活检病理结果诊断为细支气管肺泡癌（弥漫型）伴纵隔淋巴结及锁骨上淋巴结转移。②病史中发作性心悸、喘息、水样便、皮肤潮红等改变考虑为类癌综合征的表现。

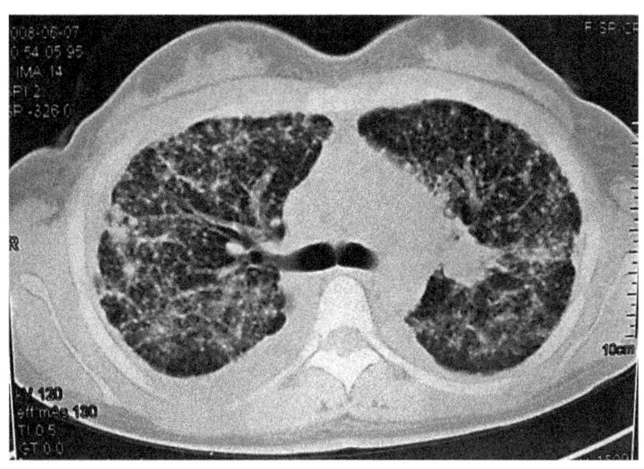

图 49-1　肺 CT

五、治疗方案及理由

（一）方案

患者诊断为细支气管肺泡癌，应按照非小细胞肺癌化疗，给予 TP 方案化疗：

紫杉醇　175mg/m^2，d1 泵控静脉滴注 3 小时；

卡铂　AUC5，d1 静脉滴注；

每 3 周 1 周期，共 4 周期。

（二）理由

患者诊断明确，病变广泛，不适合手术和放疗，虽然有明显呼吸困难，但体能状态较好，能够耐受标准化疗。

六、治疗效果及思维提示

治疗效果：经过 4 周期化疗，患者症状明显减轻，CT 显示肺内病灶略有减小，但仍有残留病灶，活动后仍有气短，给予吉非替尼 250mg 每日 1 次口服，1 个月后，呼吸困难症状完全消失，复查 CT 病灶接近临床缓解（CR）（图 49-3、图 49-4、图 49-5）。

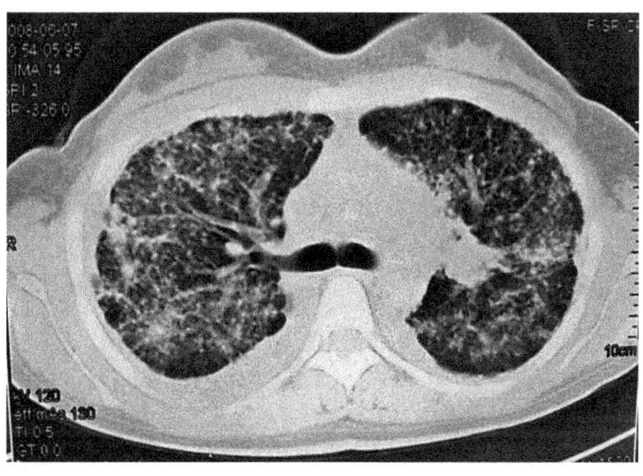

图 49-3　化疗前肺 CT

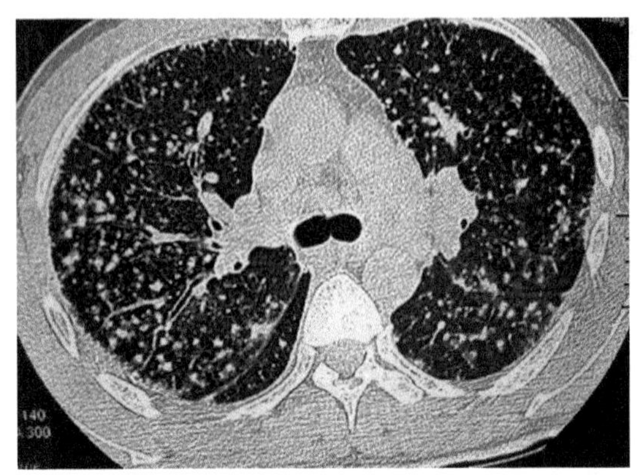

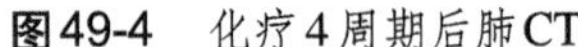

图49-4 化疗4周期后肺CT

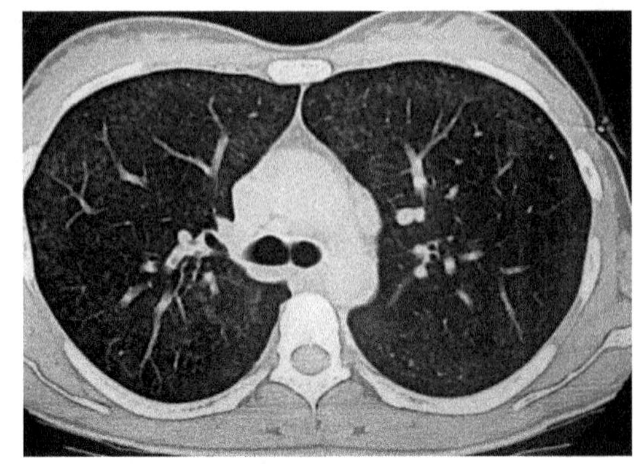

图49-5 吉非替尼治疗1个月后肺CT

> **思维提示：**细支气管肺泡癌由于病变广泛，并且常常伴有肺间质改变，呼吸困难明显，特别是合并感染时呼吸困难进一步加重。因此，在选择化疗时应充分评估患者状态。该患者年轻，既往健康，无明显感染证据，适合尽快化疗。化疗有效的表现首先是症状改善，有些患者即使病灶稳定也常常自觉呼吸困难明显缓解。而有些患者虽然病灶减少，但由于副瘤综合征存在，症状仍然很明显。因为副瘤综合征并非肿瘤的压迫和侵袭造成，可能与肿瘤细胞分泌的细胞因子有关，仅有少量肿瘤细胞就可产生明显症状。该患者化疗后病灶虽有缩小，但仍有呼吸困难症状，继续化疗不易获得进一步疗效。根据患者为女性，无吸烟史，病理示细支气管肺泡癌属于腺癌，适合接受吉非替尼治疗，结果也证明治疗效果较好。

七、对本病例的思考

肺癌在女性恶性肿瘤患者中的发病率仅次于乳腺癌，位居第二位。除吸烟外，室内小环境污染，如烹调时的油烟等污染、被动吸烟等成为女性肺癌的危险因素。细支气管肺泡癌属腺癌的一个亚型，占腺癌的2.8%～4%，可分为单结节型、多发结节型及弥漫型，主要起源于支气管黏液腺，弥漫型细支气管肺泡癌的肺泡腔内充满黏液物质。腺癌可引起5-羟色胺分泌增加，引起类癌综合征，临床表现为皮肤潮红、水样便、喘息、心悸等。弥漫型细支气管肺泡癌肺CT多呈弥漫性小结节改变，应注意与血行播散型肺结核相鉴别，部分病例呈弥漫磨玻璃样改变，需注意与外源性过敏性肺泡炎等弥漫性间质性肺病相鉴别。

本病例为年轻女性患者，病程初期无发热，而是以咳嗽、咳大量浆液泡沫痰、进行性气短为主要症状，抗感染治疗无效。病史中无特殊接触史，此时应高度警惕细支气管肺泡癌，进行肿瘤标志物、痰脱落细胞学、纤维支气管镜、支气管肺泡灌洗、肺活检等检查，以尽早明确诊断。

弥漫型细支气管肺泡癌较早发生血行及淋巴道转移，不适于手术治疗，放疗及化疗均不敏感。目前针对表皮生长因子受体（EGFR）信号通路的小分子酪氨酸激酶抑制剂为非小细胞肺癌治疗开辟了新的途径，其中靶向治疗药——吉非替尼对亚裔非吸烟的女性腺癌，显示了更好疗效。临床证明能够明显提高患者生活质量，延长生存期。

病例50 咳嗽、咯血6个月，右肺上叶后段空洞

患者男性，51岁，于2008年9月3日入院。

一、主诉

反复咳嗽、咯血伴颈肩部疼痛6月余。

二、病史询问

（一）初步诊断思路及问诊目的

中年男性，咳嗽、咳痰和咯血，按常见病优先考虑的原则，应将肺部疾病放在首位。因此，问诊时主要围绕发病时的主要症状及特点、伴随症状、是否治疗及效果等问题展开，并兼顾问诊主要鉴别疾病（肺结核、肺癌、肺部肉芽肿性疾病、慢性肺脓肿、肺曲霉菌病等）的临床表现，以寻找确诊的依据。

（二）问诊主要内容及目的

1. 主要症状和伴随症状的问诊

(1) 咳嗽的性状？ 刺激性干咳，多见于肺癌；肺结核和支气管内膜结核时，咳痰量较少；支气管扩张症的患者常有咳大量脓痰、伴或不伴咯血，肺脓肿时咳脓痰、带臭味。

(2) 咯血的量、性质？ 大量咯血多见于支气管扩张症、肺结核空洞、慢性肺脓肿、肺曲霉菌病等，少量咯血多见于支气管内膜结核、支气管结石、肺癌、肺淤血、肺栓塞、肺含铁血黄素沉着症、肺泡微石症等；泡沫样血痰多见于急性肺水肿；咳痰带血丝多见于肺癌。

(3) 是否伴发热？是否有结核密切接触史等？ 高热多见于急性肺脓肿、大叶性肺炎等；低热多见于肺结核、肺癌；如果有结核密切接触史，同时伴咳嗽、低热、盗汗和乏力，应该考虑肺结核的可能。

(4) 是否伴有胸痛、气短？ 胸膜炎、胸膜间皮瘤、气胸、血气胸、肺炎或肺癌累及胸膜时常有胸痛。急骤发生的气短多见于急性肺水肿、哮喘、自发性气胸、急性肺栓塞、气管或支气管内异物、喉头痉挛与水肿；缓慢发生的气短多见于慢性支气管炎、肺气肿、弥漫性肺间质纤维化、喉部肿瘤、胸腔积液。

问诊目的：通过上述问诊，达到初步诊断和排除其他疾病的可能。

2. 在院外是否行相关检验、检查？是否治疗、进行何种治疗、疗效如何？ 通过了解院外所接受检验、检查和其结果指导我们是否需要进一步检验、检查；如果曾接受抗生素治疗，有利于我们通过抗感染治疗的效果，判定是否为感染性疾病的可能，并进一步分析治疗是否合理等问题。

3. 发病以来体重是否有改变？ 肺癌患者常伴有体重下降。

4. 所从事的职业？是否吸烟（如果吸烟，需要追问每日吸烟数量、吸烟持续时间、是否戒烟、戒烟多久等情况）？ 长期接触致癌物质或长期、大量吸烟等是引起肺癌的高危因素。通过询问个人史，有利于判断患者是否存在罹患肺癌的危险因素。

5. 是否患过何种疾病？有无家族遗传性疾病？ 通过询问既往史、家族史，有利于判别所出现症状是否为既往疾病或家族遗传性疾病所致。

（三）问诊结果和思维提示

问诊结果：患者6个多月前无明显诱因出现咳嗽、咳少许白黏痰，及少量咯血，无明显发热、乏力、盗汗，无胸痛、胸闷和气急等不适，就诊于当地医院，拍摄肺CT示右肺上叶后段空洞影、壁不光滑，PPD试验为强阳性，反复痰查结核菌和瘤细胞无阳性所见，临床诊断为肺结核，予以系统抗结核治疗5个月，抗结核治疗期间，反复出现咯鲜血、每日数口，当地医院考虑为结核导致，除对症治疗外，未予以特殊治疗。既往身体健康，无呼吸系统疾病和其他系统疾患，吸烟27年、每日10～20支、戒烟7年，无家族性恶性肿瘤遗传病史。

思维提示：患者抗结核过程中症状不见缓解，继续咯血，诊断上应该考虑空洞型肺癌的可能。注意肺部体征变化及通过实验室检验和影像学检查，寻找最终诊断的证据和排除其他疾病。

三、体格检查

（一）重点检查内容及目的

考虑患者为肺癌所致咳嗽、咯血可能性最大，因此，对患者进行系统体格检查时，应重点注意肺部体征和杵状指（趾）。此外，患者存在颈肩部疼痛，也应仔细检查颈部活动情况，注意神经系统查体有无异常体征。

（二）体格检查结果及思维提示

体格检查结果：T 37℃，R 20次/分，P 96次/分，BP 118/63mmHg。神志清楚、呼吸平稳、自主体位。口唇无发绀。气管居中、胸廓对称、双侧呼吸运动一致、双肺叩诊呈清音、双肺呼吸音粗、未闻及啰音。心界不大、心音纯、律齐、心率96次/分、各瓣膜区未闻及病理性杂音。腹部和四肢检查未见异常。无杵状指（趾）。颈部活动度差，生理反射存在、病理反射未引出，余神经系统查体未见异常。

思维提示：患者肺部查体无阳性所见，无杵状指（趾）。进一步实验室和影像学检查的主要目的是明确病变性质，为治疗方案提供依据。

四、实验室和影像学检查

（一）检查的内容及目的

1. 血常规　证实是否为感染性疾病。
2. 血沉　在感染性疾病和恶性肿瘤等情况下，血沉会增快。
3. PPD试验　判断有无结核感染，活动性结核常表现强阳性。
4. ANCA　判断是否为肉芽肿性疾病引起的咳嗽、咯血。
5. 凝血因子和凝血功能检查　排除凝血因子异常所致肺部病变和咯血。
6. 痰涂片和痰培养查细菌、结核菌、菌丝和孢子　利于明确病原。
7. 痰脱落细胞学检查　以明确有无肺部恶性肿瘤。
8. 血CEA　肺腺癌、消化道肿瘤或其他部位腺癌肺部转移时升高。
9. 胸部影像学　了解病变的部位、范围，协助诊断。

10. 鼻窦柯瓦氏摄片、双肾彩超　判断是否是韦格纳肉芽肿引起的肺部病变和咯血。

（二）检查结果及思维提示

检查结果：①血常规：正常范围。②ESR：44mm/h。③血CEA：正常范围。④PPD试验：强阳性。⑤肾功能检查：正常范围。⑥血液学检查：血小板、凝血因子和凝血功能正常。⑦痰涂片和痰培养查结核菌：未查到结核菌，痰培养未见细菌生长，痰涂片未见菌丝、孢子。⑧痰脱落细胞学检查：未查到肿瘤细胞。⑨胸部CT：右肺上叶后段薄壁（壁不光滑）空洞影（图50-1）。⑩鼻窦柯瓦氏摄片、双肾彩超：正常。

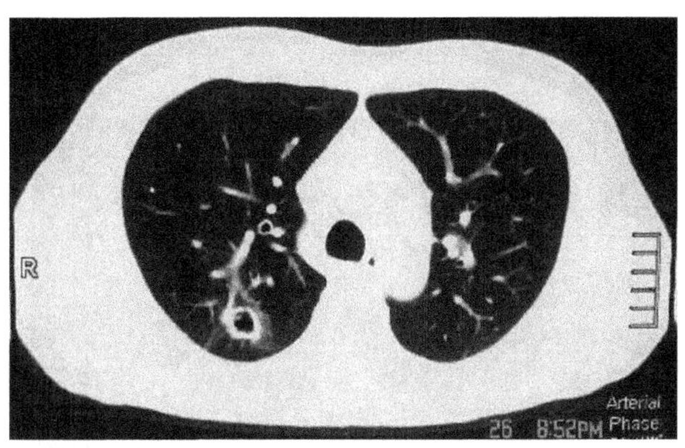

图50-1　肺CT（2008-02-18）

> **思维提示**：PPD试验强阳性，胸部CT示右肺上叶后段薄壁空洞影，为结核好发部位，尽管痰中未查到结核菌，仍考虑肺结核可能。但痰中未查到结核菌。所以，可以选择诊断性抗结核治疗，以达到如下目的：①治疗；②通过治疗明确或修正诊断。但患者50岁以上，长期吸烟，右肺上叶空洞病灶、洞壁不光滑，也应高度警惕空洞型肺癌的可能。

五、原治疗方案及理由

（一）方案

系统抗结核治疗（利福平、异烟肼、吡嗪酰胺、乙胺丁醇）。

（二）理由

虽然患者痰中未查到结核菌，但是患者PPD试验强阳性，空洞位于结核的好发部位、空洞壁薄，可以给予诊断性抗结核治疗。在治疗过程中密切观察病灶大小变化、反复痰查结核菌和瘤细胞，必要时行经皮肺活检。

六、治疗结果及思维提示

治疗结果：抗结核治疗后症状缓解不明显；抗结核治疗1个月（图50-2）、3个月（图50-3）和5个月（图50-4）后复查胸部CT，发现肺部阴影未见改善，反而空洞壁增厚、病灶渐增大。

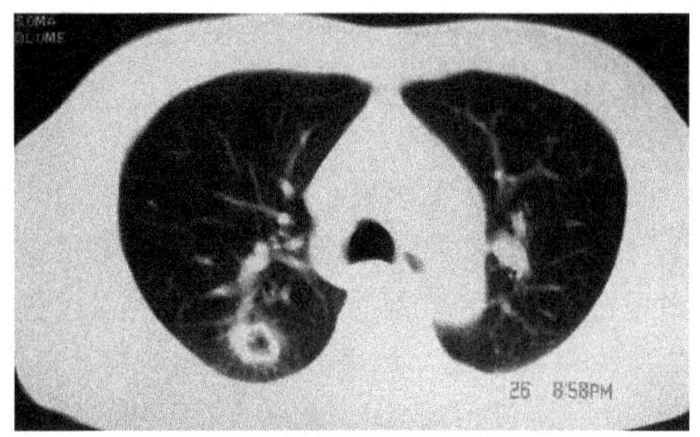

图50-2 抗结核治疗1个月后复查肺CT

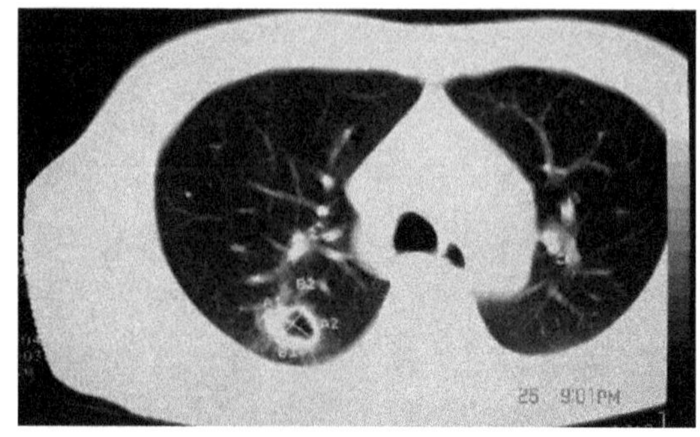

图50-3 抗结核治疗3个月后肺CT

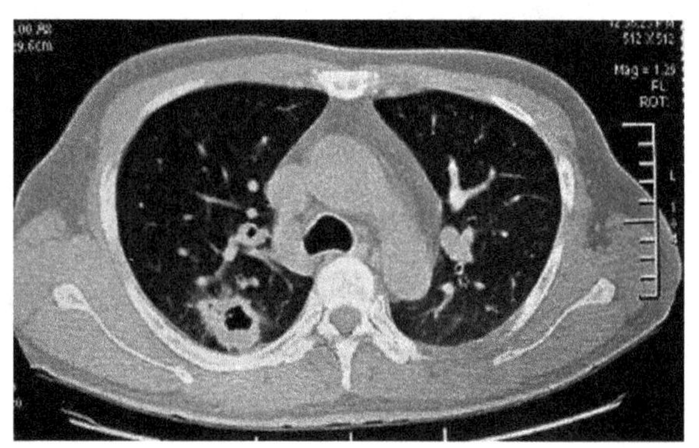

图50-4 抗结核治疗5个月后肺CT

思维提示：患者初诊为肺结核，经过5个月规律抗结核治疗，病情不见好转、反而恶化，应该考虑3种可能：①类赫氏反应；②结核菌耐药；③诊断有误。根据患者抗结核治疗中空洞缩小不明显（虽然肺结核治疗最初1～2个月，病灶可以缩小不明显，但治疗3个月后应该缩小）、洞壁增厚，并继续咯血，应考虑是否为其他疾病：如肺癌。同时，注意排除可能形成空洞、咯血的其他疾病：慢性肺脓肿（没有急性病程、胸部CT表现不符合）、韦格纳肉芽肿（患者无鼻窦和肾脏病变、ANCA阴性，不支持诊断）、肺曲霉菌病（无发热、无易患因素、无棕色或脓性痰、痰中未见菌丝）。因此，深入询问病史特别是有无伴随其他症状，并进行针对性检查非常重要。

七、追问病史及相应检查

追问病史，患者诉发病来颈肩部疼痛，按肩关节炎治疗，效果不佳；结合查体时发现颈部活动受限；补充检查颈部正斜位，发现第4颈椎椎体破坏；进一步行颈部CT（图50-5）和MRI（图50-6）检查，发现第4颈椎占位性病变。遂行颈椎4椎体及其附件的肿瘤切除、内固定术（图50-7），术后病理为转移性腺癌。行PET-CT（图50-8）检查，结果提示：右上肺空洞性病变为肺癌可能。经皮肺活检，病理为肺腺癌。

补充上述临床资料后，诊断思路变得清晰，最终诊断：肺腺癌$T_2N_1M_1$（颈椎）—Ⅳ期，治疗方案需要调整为抗肿瘤治疗。

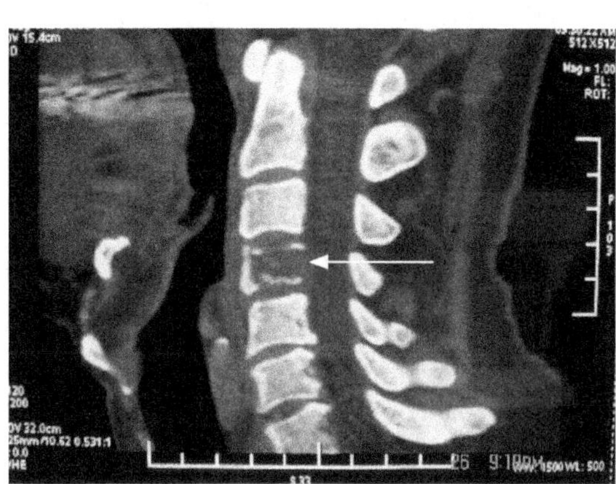

图50-5　颈椎CT

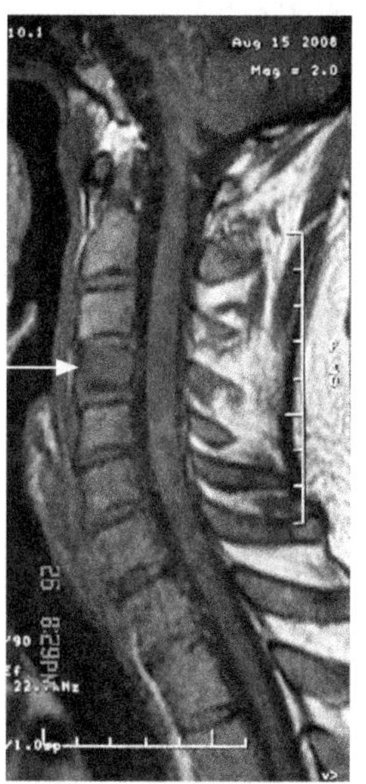

图50-6　颈椎MRI

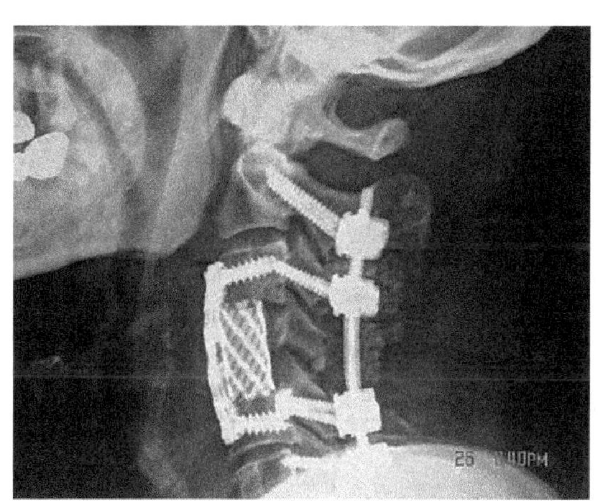

图50-7　颈椎术后

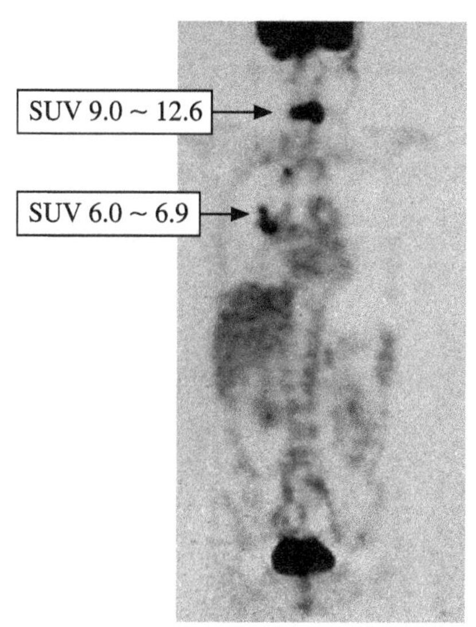

图50-8　PET-CT

八、调整治疗方案

（一）新方案

GP方案（3w×4）+索拉非尼

吉西他滨　2.0　d1、d8

顺铂　150mg　d1（d1～3水化）

索拉非尼　400mg 每日2次

（二）疗效

1段化疗后，患者咯血症状明显好转。2段化疗后复查的胸部CT（图50-9）和入院时胸部CT（图50-10）比较，病灶中心坏死，空洞变为不规则。

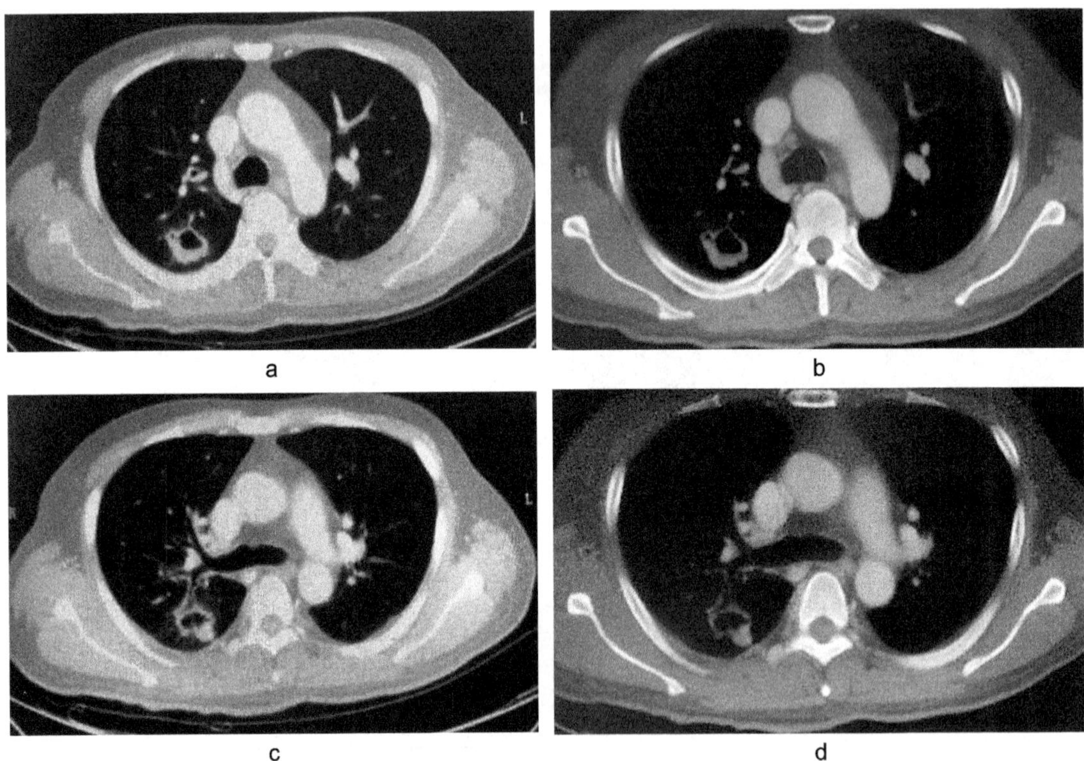

图50-9　索拉非尼联合GP方案化疗2段后（2008-10-31）

a. 主动脉弓层面（肺窗）；b. 主动脉弓层面（纵隔窗）；c. 左肺动脉层面（肺窗）；d. 左肺动脉层面（纵隔窗）

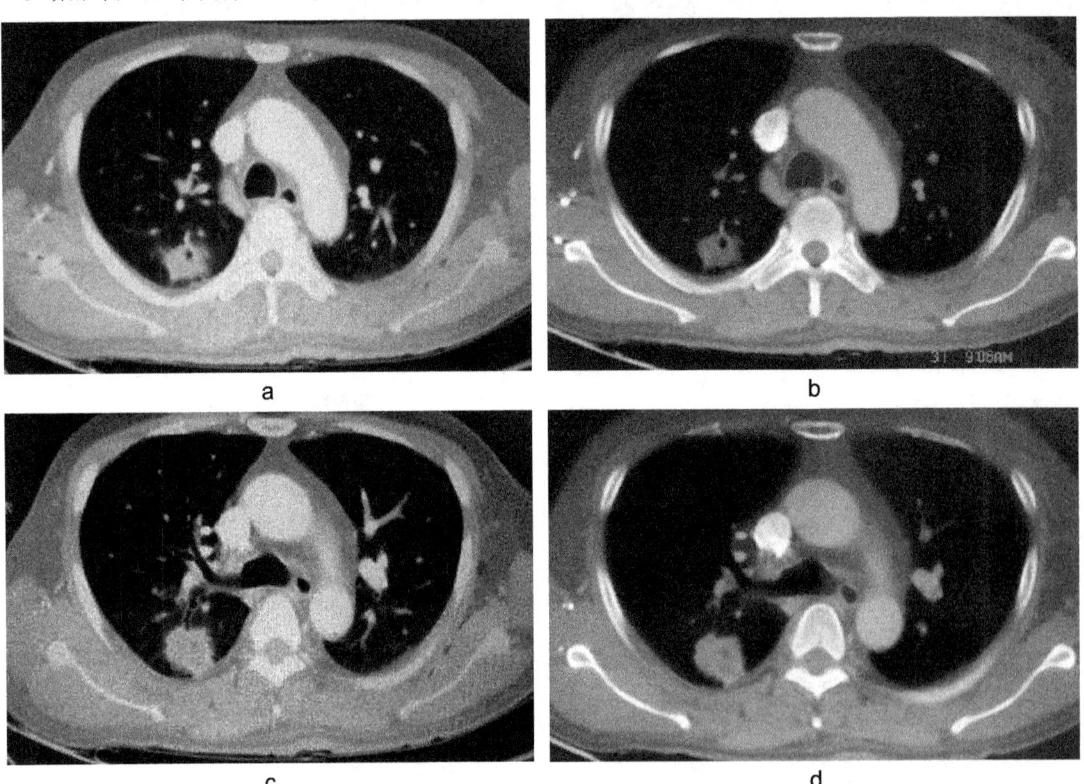

图50-10　入院时肺部病灶所见（2008-09-17）

a. 主动脉弓层面（肺窗）；b. 主动脉弓层面（纵隔窗）；c. 隆突层面（肺窗）；d. 隆突层面（纵隔窗）

（三）疗效提示

病情部分缓解（PR），则继续目前治疗。

九、对本病例的思考

（一）寓诊断于治疗中

虽然上叶后段是肺结核的好发部位、前段是肺癌的好发部位，但是有些肺癌可以发生于上叶后段，而且有少数肺腺癌PPD试验呈强阳性反应；所以，不能把部位和PPD试验结果作为确诊的金标准。多次痰查结核菌阴性、抗结核治疗过程中病情不见好转而且肺部病灶见进展，都应引起经治医生的高度重视。

此患者系统抗结核治疗3个月复查胸部CT发现洞壁增厚、空洞相对减小，但咯血不见好转，也提醒医生重新考虑诊断的正确与否，并且进行深入检查，譬如经皮肺活检等。

（二）问诊的重要性

患者从发病初期即述说颈肩部疼痛，但没引起足够重视。恰恰是这一病史提示诊断的关键。

（三）发散思维的重要性

咳嗽、咯血可由多种疾病引起，所以不能把疾病局限在某一种疾病，应该随时调整思路，并给予相应检查，以确定诊断和排除其他疾病。

（四）基本知识的重要性

肺结核患者绝大多数低热、乏力，胸部CT示病灶周围多有卫星灶、纤维条索和钙化灶，该患者没有上述表现，诊断时上述情况应该引起注意。

（五）胸部CT比胸片具有更佳的分辨效果（图50-11、图50-12）

从胸片上只看到局部肺纹理增强和肺门影增浓，所以一旦胸片异常，建议行胸部CT检查。

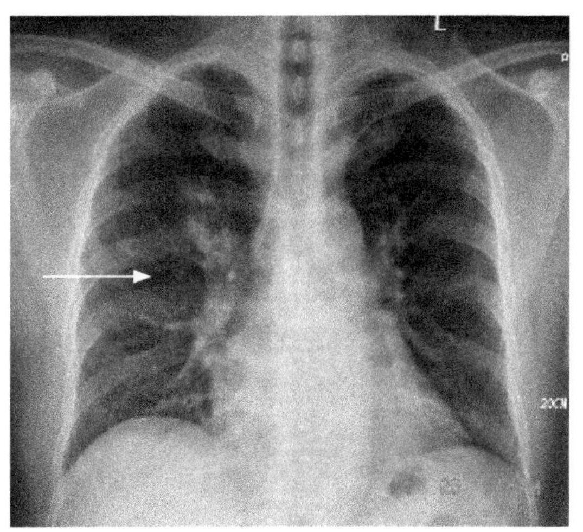

图50-11　抗结核治疗1个月后胸正位片（2008-04-13）

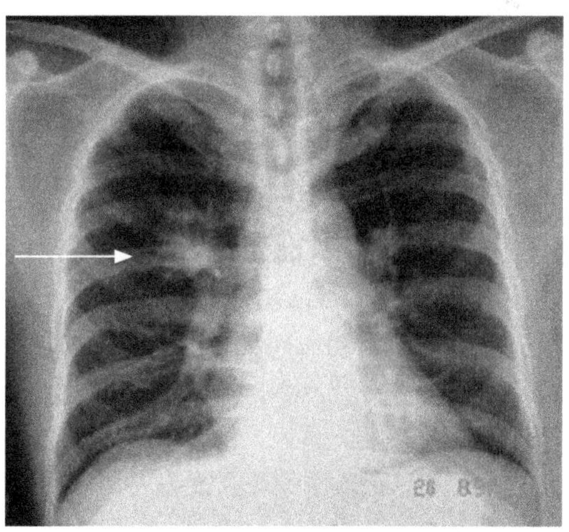

图50-12　抗结核治疗4个月后胸正位片（2008-07-11）

病例51 间断痰中带血2年

患者男性，53岁，于2008年6月6日入院。

一、主诉

间断痰中带血2年。

二、病史询问

（一）初步诊断思路及问诊目的

中老年男性，间断咳痰带血2年，按常见病优先考虑的原则，应将肺部疾病放在首位。问诊时主要询问主要症状的特点、伴随症状、是否治疗及效果，并且兼顾问诊需要加以鉴别疾病（肺癌、肺结核、支气管内膜结核、支气管扩张症、慢性肺脓肿、肺曲霉菌病等）的临床表现。

（二）问诊主要内容及目的

1. 主要症状和伴随症状的问诊

（1）是否伴有咳嗽和咳痰、咳嗽的性状如何？ 刺激性干咳，多见于肺癌；肺结核和支气管内膜结核时，咳痰量较少；支气管扩张症的患者常有咳大量脓痰、伴或不伴咯血，肺脓肿时咳脓痰、带臭味。

（2）咯血的量、性质？ 大量咯血多见于支气管扩张症、肺结核空洞、慢性肺脓肿、肺曲霉菌病等；少量咯血多见于支气管内膜结核、支气管结石、肺癌、肺淤血、肺栓塞、肺含铁血黄素沉着症、肺泡微石症等；泡沫样血痰多见于急性肺水肿；咳痰带血丝多见于肺癌。

（3）是否伴发热？是否有结核密切接触史等？ 高热多见于急性肺脓肿、大叶性肺炎、阻塞性肺炎等；低热多见于肺结核、肺癌；如果有结核密切接触史，同时伴咳嗽、低热、盗汗和乏力，应该考虑肺结核的可能。

（4）是否伴有胸痛、气短？ 胸膜炎、胸膜间皮瘤、气胸、血气胸、肺炎或肺癌累及胸膜时常有胸痛。急骤发生的气短多见于急性肺水肿、哮喘、自发性气胸、急性肺栓塞、气管或支气管内异物、喉头痉挛与水肿；缓慢发生的气短多见于慢性支气管炎、肺气肿、弥漫性肺间质纤维化、喉部肿瘤、胸腔积液。

问诊目的：通过问诊上述症状，达到初步诊断和排除其他疾病的可能。

2. 在院外是否行相关检验、检查？是否治疗、何种治疗、疗效如何？ 通过了解院外所接受检验、检查和其结果指导我们是否需要进一步检验、检查；如果曾接受抗生素治疗，有利于我们通过抗感染治疗的效果，判定是否为感染性疾病的可能，并进一步分析治疗是否合理等问题。

3. 发病以来体重是否有改变？ 肺癌和慢性肺结核患者常伴有体重下降。借此判断是否为消耗性疾病。

4. 所从事的职业？是否吸烟（如果吸烟，需要追问每日吸烟数量、吸烟持续时间、是否戒烟、戒烟多久等情况）？ 长期接触致癌物质、吸烟等因素是引起肺癌的高危因素。通过询问个人史，有利于判断患者是否存在罹患肺癌的危险因素。

5. 是否患过何种疾病？有无家族遗传性疾病？ 通过询问既往史、家族史，有利于判别所出现症状是否为既往疾病或家族遗传性疾病所致。

（三）问诊结果及思维提示

问诊结果：患者2年前无明显诱因出现咳嗽、痰中带血、色鲜红、共3～4口，就诊于当地医院，痰查抗酸杆菌阳性，予抗结核（2HREZ/6HR）、对症治疗，病情好转后停药。1年前患者再次出现咳嗽、咳痰和痰中带血，就诊于当地医院，胸部CT提示左肺异常阴影，予静脉抗感染等对症治疗，病情见好转，多次痰查结核菌均为阴性。1个月前患者再次出现鲜红色血痰，就诊于当地医院，胸片示两肺弥漫性阴影，当地医院考虑为粟粒性肺结核，口服抗结核药3天，患者出现明显恶心、肝功能异常。发病以来无发热、无盗汗、无胸痛、无气急。胃纳、睡眠可、二便无殊，近半年体重下降5kg。确诊慢性乙型肝炎1年（大三阳），胃溃疡病10年。无呼吸系统疾病和其他系统疾患，不吸烟，无家族性恶性肿瘤遗传病史。

> **思维提示**：患者系统抗结核后再次出现咳嗽、咳痰带血，不伴发热、无胸痛和气急，体重下降明显。提示医生应当重视这些症状，应当考虑肺癌的可能。肺部查体时注意有无异常体征，并通过实验室检验、影像学检查、必要时行创伤性检查，寻找最终诊断的证据。

三、体格检查

（一）重点检查内容及目的

考虑患者为肺癌所致咳痰带血可能性最大，因此，对患者进行系统体格检查时，应重点注意浅表淋巴结是否肿大、肺部体征和有无杵状指（趾）。

（二）体格检查结果及思维提示

体格检查结果：T 37℃、R 20次/分、P 72次/分、BP 126/72mmHg。神志清楚、呼吸平稳、自主体位。口唇无发绀。浅表淋巴结未触及肿大。气管居中、胸廓对称、双侧呼吸运动一致、双肺叩诊呈清音、双肺呼吸音粗、未闻及啰音。心界不大、心音纯、律齐、心率72次/分、各瓣膜区未闻及病理性杂音。腹部和四肢检查未见异常。无杵状指（趾）。

> **思维提示**：患者肺部查体无阳性所见，无杵状指（趾）。进一步实验室和影像学检查的主要目的是明确病变性质，为治疗方案提供依据。

四、实验室和影像学检查

（一）检查的内容及目的

1. 血常规　证实是否为感染性疾病。
2. 血沉　在感染性疾病和恶性肿瘤等情况下，血沉会增快。
3. PPD试验　判断有无结核感染，活动性结核常表现强阳性。
4. ANCA　判断是否为肉芽肿性疾病引起的咳嗽、咯血。
5. 凝血因子和凝血功能检查　排除凝血因子异常所致肺部病变和咯血。
6. 痰涂片和痰培养查细菌、结核菌、菌丝和孢子　利于明确病原。
7. 痰脱落细胞学检查　以明确有无肺部恶性肿瘤。

8. 血CEA　肺腺癌、消化道肿瘤或其他部位腺癌肺部转移时升高。

9. 胸部影像学（胸部X片、胸部CT）　了解病变的部位、范围，协助诊断。

10. 电子纤维支气管镜　了解气管和各级支气管是否通畅、有无新生物并行相关检查（活检、刷检和冲洗等）。

（二）检查结果及思维提示

检查结果：①血常规：正常范围。②ESR：29mm/h。血CEA：66μg/L。③PPD试验：强阳性。④肾功能检查：正常范围。⑤血液学检查：血小板、凝血因子和凝血功能正常。⑥痰涂片和痰培养查结核菌：未查到结核菌，痰培养未见细菌生长，痰涂片未见菌丝、孢子。⑦痰脱落细胞学检查：查到肿瘤细胞。⑧胸部X线：双肺弥漫性、粟粒状结节影、左侧肋膈角钝（图51-1）。⑨胸部CT：左肺下叶结节影、伴不规则空洞，肺门纵隔10L、11L组纵隔淋巴结增大，双肺粟粒样改变、伴略大结节，左侧胸腔积液伴胸膜肥厚（图51-2），第4后肋（图51-3）和胸椎受累。⑩电子纤维支气管镜：声门、气管隆突正常，两侧各叶、段支气管管腔通畅、黏膜光滑、未见新生物。

纤维支气管镜刷检结果：见到腺癌细胞。

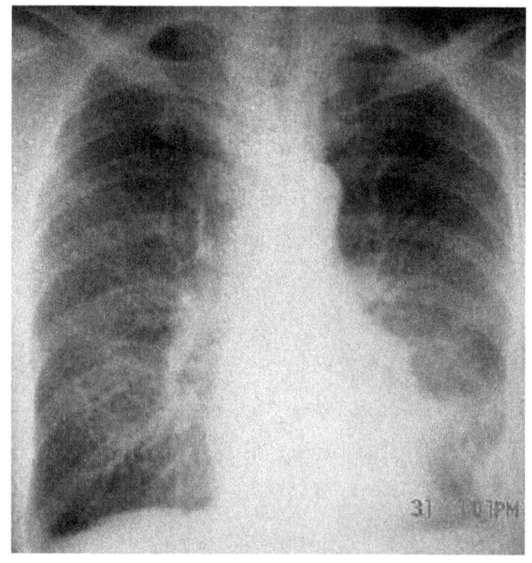

图51-1　胸片（2008-06-06）

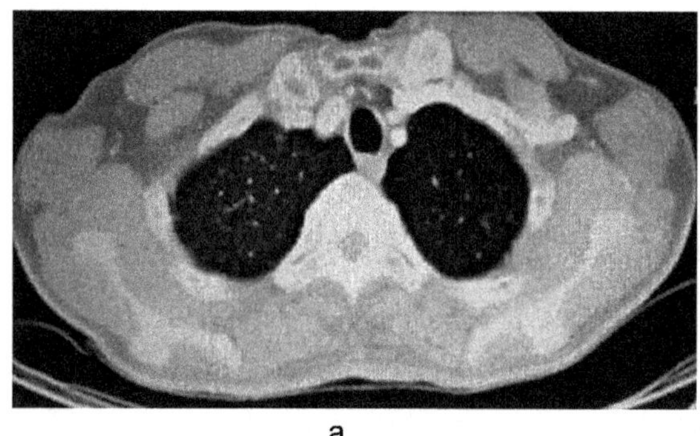

a

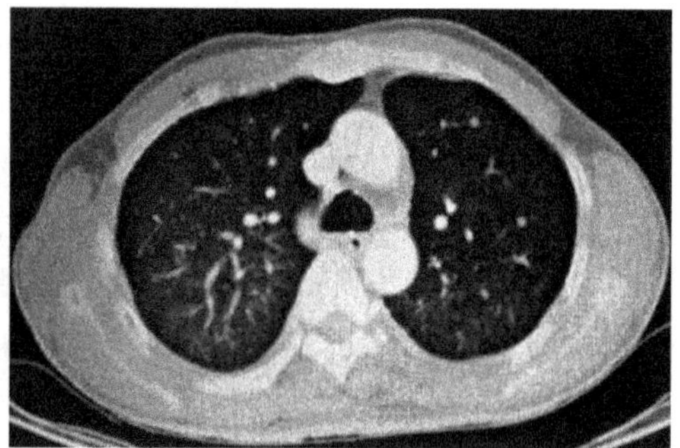

b

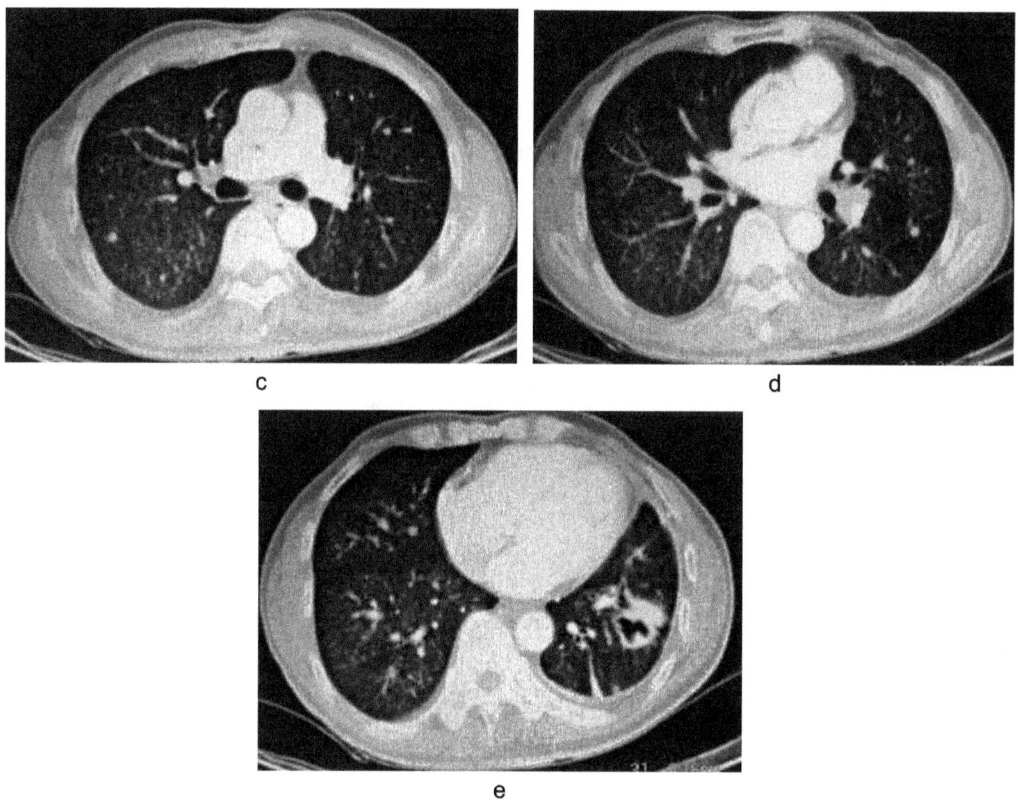

图51-2　肺CT（肺窗）（2008-06-11）

a. 双肺尖水平；b. 奇静脉－隆突层面；c. 右上叶支气管层面；d. 右下叶背段层面；e. 心室层面

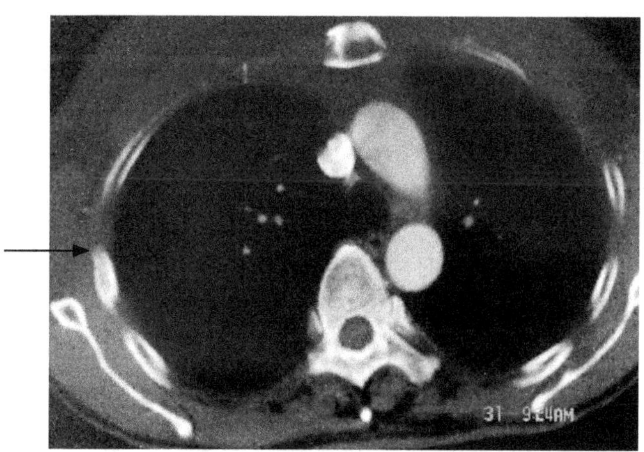

图51-3　右第4肋骨受累

> **思维提示**：CEA明显增高、痰和纤维支气管镜刷检查到腺癌细胞，结合抗结核疗效不佳、CEA明显增高和影像学改变，可以明确诊断。为治疗方案的选择，必须明确分期，所以需要进一步检查头部MRI、骨ECT和腹部、胸腔、腹腔和心包腔彩超，以了解有无远处转移等。

五、进一步检查及结果

彩超：左侧胸腔包裹性积液伴胸膜增厚，肝胆脾胰双肾未见明显异常，右侧胸腔、心包腔和腹腔未见明显积液。

骨ECT：右后第2、4肋骨，第10肋胸椎异常聚^{99m}Tc-MDP灶存在，请结合临床除外骨转移可能。

胸椎MRI：T_4、T_9、T_{10}椎体转移瘤，累及T_4左椎弓根、T_9棘突、附见颈4～5椎间盘突出、椎管狭窄。

胸腔积液：查到腺癌细胞。

最终诊断：左肺下叶腺癌$T_2N_1M_1$（双肺、骨）—Ⅳ期。

六、治疗方案、理由及疗效

（一）治疗方案

1. NP方案　长春瑞滨40mg，第1、8天；顺铂120mg，第1天（第1～3天水化）。

理由：因为是非小细胞肺癌、Ⅳ期（晚期）患者，所以推荐化疗。选择NP方案是因为患者为乙肝患者、肝功能轻度受损，比较其他方案，NP方案对肝脏损害相对小。

2. 双膦酸盐骨治疗　伊班膦酸钠6mg，第1～3天。

理由：多发骨转移，所以推荐骨治疗：每月1次，首次给予负荷剂量，连用3～6次。

（二）疗效

2个月化疗后，患者仍存在痰中带血。复查胸部CT提示病灶进展（图51-4）。

治疗结果提示：病灶进展，提示需要更好治疗方案，进入二线治疗。

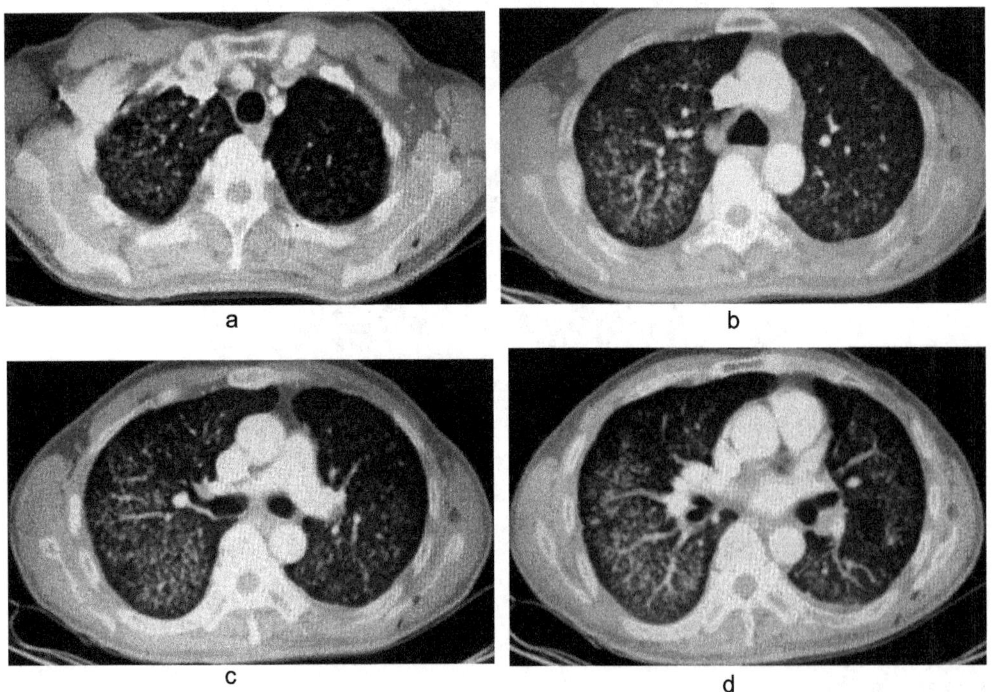

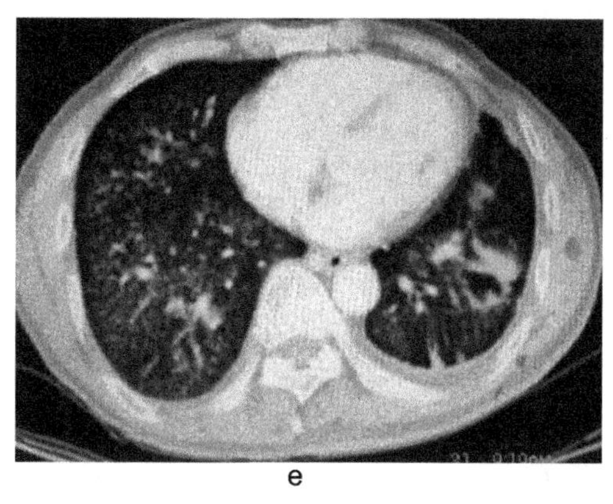

图51-4 NP方案化疗2个月后（2008-08-18）
a. 双肺尖水平；b. 奇静脉－隆突层面；c. 右上叶支气管层面；d. 右下叶背段层面；e. 心室层面

七、二线治疗

（一）方案

1. 厄罗替尼150mg每日1次口服。

理由：病理类型为腺癌，EGFR突变可能高，此外该患者不吸烟，K-ras突变可能少，所以选择EGFR-TKI制剂。

2. 培美曲噻500mg，第1天，每3周一次。

理由：病理类型为腺癌，TS表达少，可选择培美曲噻。

最终选择：厄罗替尼

理由：该患者有消化性溃疡和慢性乙型肝炎，培美曲噻化疗时地塞米松用量较大，对肝功能和消化性溃疡影响大，所以不选择。

（二）疗效

服药1个月后复查胸部CT，肺内转移灶较前明显好转（图51-5）（注：患者因经济原因

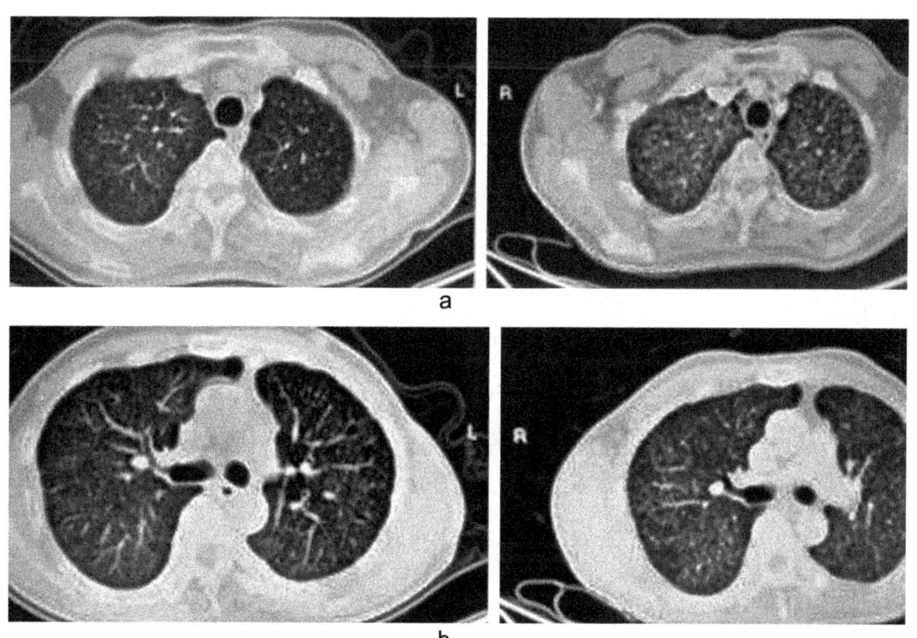

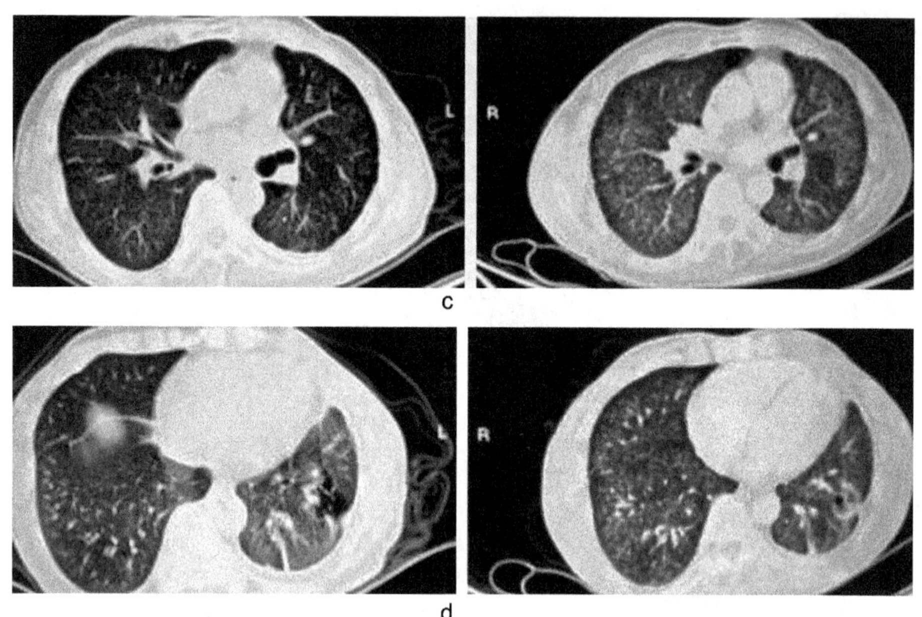

图51-5 更改治疗方案1个月后肺CT与服药前比较（注：前排为服用厄罗替尼1个月后的胸部CT所见，后排为服药前胸部CT所见）
a. 双肺尖水平；b. 右上叶支气管层面；c. 右下叶背段层面；d. 心室层面

化疗2个月后曾拒绝再次治疗，肺内转移灶进一步增多）。

八、对本病例的思考

（一）粟粒性结节不是粟粒性肺结核的特有影像学表现

粟粒性结节根据分布分为三种：①间质性结节：指位于肺门旁支气管血管束周围、小叶内中轴间质和周围间质旁（如胸膜下、叶间裂旁和小叶间隔壁上）的结节，边缘多清楚，血管纹理被掩盖而模糊不清。以结节病、癌性淋巴管炎为常见。②气腔结节：为直径几毫米至1cm的边缘模糊、密度均匀的结节影，发生于终末和呼吸性细支气管周围，定位于小叶中心，血管纹理多清晰。常见于肺尘埃沉着症或外源性过敏性肺泡炎等。③随机性结节：结节无规律或随机性分布，以粟粒性肺结核和血行转移瘤为常见。

（二）肺结核和肺癌可并存

在临床上我们可以见到肺结核和肺癌同时出现在一名患者身上，不能顾此失彼。

（三）肺癌化疗提倡个体化治疗

可以根据患者的病理类型、是否吸烟、有无合并疾病、功能状态评分，肿瘤组织的EGFR突变情况和检测肿瘤SNP、根据药物基因组等情况选择合适的治疗方案。

病例52 咳嗽、间断咯血2个月

男性患者，56岁，于2008年10月17日入院。

一、主诉

咳嗽、间断咯血2个月。

二、病史询问

（一）初步诊断思路及问诊目的

中老年男性，咳嗽、咯血2个月，按常见病优先考虑的原则，应将肺部疾病放在首位。问诊时主要询问症状的特点、伴随症状、是否治疗及效果，并且兼顾问诊需要鉴别疾病（肺癌、肺结核、支气管内膜结核、支气管扩张症、慢性肺脓肿等）的临床表现。

（二）问诊主要内容及目的

1. 主要症状和伴随症状的问诊

(1) 咳嗽的性状？ 刺激性干咳，多见于肺癌；肺结核和支气管内膜结核时，咳痰量较少；支气管扩张症的患者常有咳大量脓痰、伴或不伴咯血，肺脓肿时咳脓痰、带臭味。

(2) 咯血的量、性质？ 大量咯血多见于支气管扩张症、肺结核空洞、慢性肺脓肿、肺曲霉菌病等；少量咯血多见于支气管内膜结核、支气管结石、肺癌、肺淤血、肺栓塞、肺含铁血黄素沉着症、肺泡微石症等；泡沫样血痰多见于急性肺水肿；咳痰带血丝多见于肺癌。

(3) 是否伴发热？是否有结核密切接触史等？ 高热多见于急性肺脓肿、大叶性肺炎等；低热多见于肺结核、肺癌；如果有结核密切接触史，同时伴咳嗽、低热、盗汗和乏力，应该考虑肺结核的可能。

(4) 是否伴有胸痛、气短？ 胸膜炎、胸膜间皮瘤、气胸、血气胸、肺炎或肺癌累及胸膜时常有胸痛。急骤发生的气短多见于急性肺水肿、哮喘、自发性气胸、急性肺栓塞、气管或支气管内异物、喉头痉挛与水肿；缓慢发生的气短多见于慢性支气管炎、肺气肿、弥漫性肺间质纤维化、喉部肿瘤、胸腔积液。

问诊目的：通过上述问诊，达到初步诊断和排除其他疾病的可能。

2. 在院外是否行相关检验、检查？是否治疗、何种治疗、疗效如何？ 通过了解院外所接受检验、检查和其结果指导我们是否需要进一步检验、检查；如果曾接受抗生素治疗，有利于我们通过抗感染治疗的效果，判定是否为感染性疾病的可能，并进一步分析治疗是否合理等问题。

3. 发病以来体重是否有改变？ 肺癌患者常伴有体重下降。

4. 所从事的职业？是否吸烟（如果吸烟，需要追问每日吸烟数量、吸烟持续时间、是否戒烟、戒烟多久等情况）？ 长期接触致癌物质或长期、大量吸烟等是引起肺癌的高危因素。通过询问个人史，有利于判断患者是否存在罹患肺癌的危险因素。

5. 是否患过何种疾病？有无家族遗传性疾病？ 通过询问既往史、家族史，有利于判别所出现症状是否为既往疾病或家族遗传性疾病所致。

（三）问诊结果及思维提示

问诊结果：患者发病前无明确诱因，干咳、呈阵发性加剧，未加以注意；1周后偶尔出现咳痰带血丝，自认为是咳嗽剧烈导致咽部毛细血管破裂所致，仍未引起重视；10天前出现整口血痰，每日3～5口，自服阿莫西林、阿奇霉素和头孢菌素等药物、效果不佳。无胸痛和胸闷、无气短、无发热、无乏力、无盗汗，发病以来体重无明显变化。既往身体健康，无呼吸系统疾病和其他系统疾患史，吸烟30年、每日40支，无家族性恶性肿瘤遗传病史。

> **思维提示**：通过问诊明确患者既往健康、长期吸烟、咳嗽、咳血痰（起初为血丝、现为整口血）、不伴发热，因此支气管肺癌（简称为"肺癌"）可能性大。体检时注意肺部查体及通过实验室检查和影像学检查，寻找最终诊断的证据。此外，还应考虑除外支气管扩张症、肺结核、肺脓肿等疾病。

三、体格检查

（一）重点检查内容及目的

因考虑患者肺癌可能性最大，因此，对患者进行系统体格检查时，应重点注意锁骨上淋巴结是否肿大、肺部体征和杵状指（趾）。

（二）体格检查结果及思维提示

体格检查结果：T 37℃、R 20次/分、P 80次/分、BP 134/80mmHg。神志清楚、呼吸平稳、自主体位。口唇无发绀。浅表淋巴结未触及肿大。气管居中、胸廓对称、双侧呼吸运动一致、双肺叩诊呈清音、双肺呼吸音粗、右肺上部闻及局限性干啰音。心界不大、心音纯、律齐、心率80次/分、各瓣膜区未闻及病理性杂音。腹部、四肢和神经系统检查未见异常。无杵状指（趾）。

> **思维提示**：患者肺部查体发现右肺上部局限性干啰音，提示局部气道可能有阻塞或狭窄。进一步实验室和影像学检查的主要目的是明确病变性质，为治疗方案提供依据。

四、实验室和影像学检查

（一）检查的内容及目的

1. 血常规　证实是否为感染性疾病。

2. 血沉　在感染性疾病和恶性肿瘤等情况下，血沉会增快。

3. PPD试验　PPD试验强阳性提示结核菌感染，结核患者常表现为强阳性；但PPD试验强阳性不能用于确诊肺结核。

4. 痰涂片查结核菌　利于确诊结核。

5. 痰脱落细胞学检查　以明确有无肺部恶性肿瘤。

6. 肺癌相关标志物　肺腺癌时CEA常升高；小细胞癌时NSE可以升高；鳞癌时SCCA可以升高。

7. 胸部影像学　了解病变的部位、范围，协助诊断。

（二）检查结果及思维提示

检查结果：①血常规：正常范围。②ESR：7mm/h。③PPD试验：阴性。④肿瘤标志物：均在正常范围。⑤痰涂片查结核菌：未查到结核菌。⑥痰脱落细胞学检查：未查到肿瘤细胞。⑦胸部X线片：正位片未见明显异常，侧位片见上叶前段肺纹理增多（图52-1、图52-2）。⑧胸部CT：右肺上叶少许浸润影、密度较淡，呈磨玻璃样，右肺上叶支气管口见一结节样物突入管腔，肺门纵隔未见肿大淋巴结（图52-3、图52-4）。

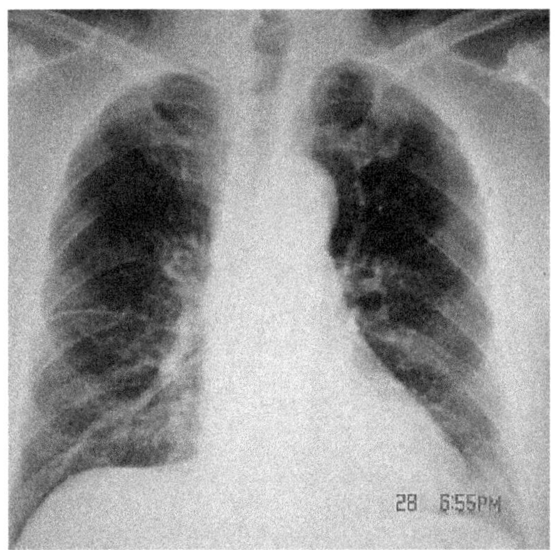

图52-1　胸部正位片

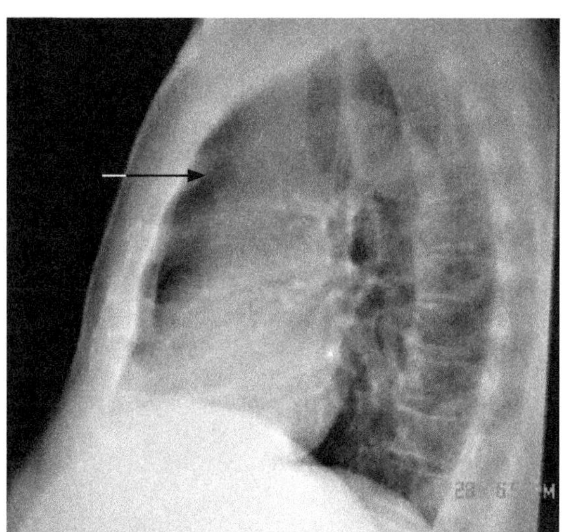

图52-2　胸部侧位片

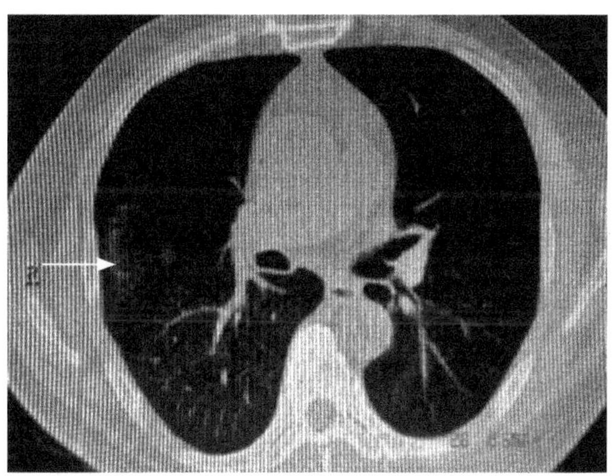

图52-3　肺CT示磨玻璃影

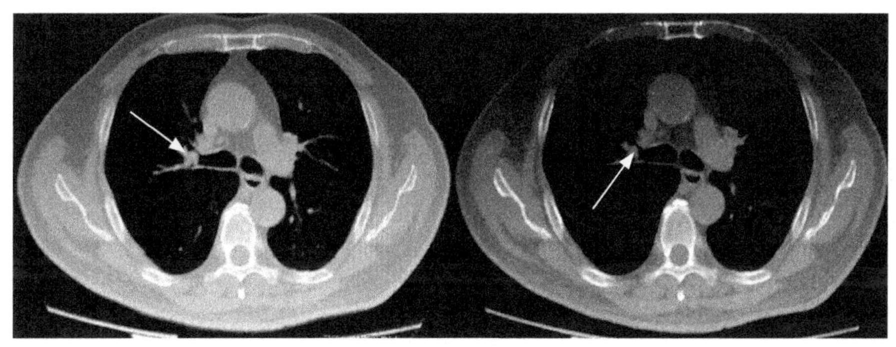

图52-4　肺CT示右肺上叶支气管口见一结节样物突入管腔（肺窗与纵隔窗）

思维提示：胸部CT发现右肺上叶支气管口见一结节样物突入管腔，高度疑诊为肺癌，应该进一步检查以明确诊断。

五、下一步检查及结果

行电子纤维支气管镜检查。

镜下所见：右肺上叶管口见一新生肿物、表面血运丰富，肿物不完全阻塞管腔、纤维支气管镜不能通过（彩图52-5）。

刷检结果：见重度不典型增生、细胞异型性明显。

活检病理：见恶性肿瘤细胞，倾向非小细胞癌。

思维提示：病理查到恶性细胞，可以明确诊断。但是为治疗方案的选择，必须明确分期，所以需要进一步检查头部MRI、骨ECT和腹部、胸腔、腹腔和心脏彩超，以了解有无远处转移等。

六、进一步检查及结果

彩超：肝胆脾胰双肾未见明显异常，胸腔、心包腔和腹腔未见明显积液。

骨ECT：未见明显异常显像。

头MRI：未见明显异常。

最终诊断：右上肺非小细胞肺癌$T_2N_0M_0$—Ⅰb期。

七、治疗方案及理由

方案：手术。

理由：因为是非小细胞肺癌、Ⅰb期（早期）患者，所以推荐手术。

术后病理：高分化鳞癌。

八、下一步治疗和随访

因为患者为Ⅰb期，且术后病理为高分化鳞癌，所以不需要术后放疗和化疗，随访观察即可。

九、对本病例的思考

（一）胸部CT比胸片具有更佳的分辨效果

从正位胸片上基本看不到异常、侧位片发现上叶前段肺纹理增多，所以一旦胸片异常，建议行胸部CT检查。

（二）仔细阅读胸部CT的重要性

如果单纯注意肺野内病变，忽视观察支气管腔内是否有肿物、管腔是否通畅，很有可能导致误诊。

（三）查体的重要性

肺部查体时闻及右肺上叶局限性干鸣音，要考虑局部有气道狭窄或阻塞，可以通过胸部影像学加以验证，这样有利于指导临床医生仔细观察影像片，防止漏诊。必要时行纤维支气管镜检查，直接观察局部气道有无狭窄或阻塞，明确原因。

病例53 间断咳嗽、发热3年余

患者女性，72岁，于2007年6月3日入院。

一、主诉

间断咳嗽、发热3年余。

二、病史询问

（一）初步诊断思路及问诊目的

患者以咳嗽、发热为首发症状，应重点考虑呼吸系统疾病，特别是呼吸系统感染性疾病应放在首位。但患者为老年女性，病程长，应注意慢性迁延性疾病、非感染性疾病，特别是恶性肿瘤。因此，问诊主要围绕起病情况与患病时间、主要症状的特点、诱因、伴随症状、病情的发展与诊治经过，还要注意疾病的鉴别诊断内容。

（二）问诊主要内容及目的

1. 发病前是否有诱发因素，有无受凉、饮酒或用药史　受凉感冒是很多肺部感染的诱因，醉酒可以引起吸入性肺炎，ACEI类药物可以引起咳嗽。

2. 咳嗽的特点，时间与规律　干咳或刺激性咳嗽常见于喉部和气道内病变（包括支气管异物和肿瘤），胸膜疾病，肺动脉高压及二尖瓣狭窄等。湿性咳嗽常见于支气管扩张症、肺炎、肺脓肿和肺结核等。阵发性咳嗽见于支气管内膜结核、咳嗽变异型哮喘等。慢性咳嗽见于慢性支气管炎、支气管扩张症、肺结核以及支气管肺癌，还要注意鼻后滴流、胃食管反流等。鸡鸣样咳嗽多见于喉部疾患、百日咳，金属音咳嗽多为胸部肿瘤所致。

3. 发热的程度和频度　不同程度热型的发热，常见的疾病也是不一样的。例如，稽留热常见于大叶性肺炎、伤寒；弛张热常见于败血症；不规则热常见于结核等。

4. 咳嗽及发热的伴随症状　咳嗽伴发热，多见于肺炎、肺结核、胸膜炎等；咳大量脓痰多见于支气管扩张症、肺脓肿等；伴胸痛多见于肺炎、胸膜炎、肺梗死和支气管肺癌等；伴咯血多见于支气管扩张症、肺癌、肺结核和肺脓肿等，伴杵状指多见于肺癌、肺脓肿和支气管扩张症。发热伴寒战多见于肺炎、败血症等；盗汗多见于肺结核；伴有明显消瘦需注意肺癌或结核。

5. 患者的年龄　长期咳嗽对于青壮年来说，应首先考虑肺结核和支气管扩张症，而对老年人来说，首先考虑慢性支气管炎、支气管肺癌。

6. 入院前治疗情况，是否应用了抗生素？如何应用的，效果如何？　通过了解入院前治疗情况来了解感染性疾病的可能性，决定进一步治疗的药物选择。

7. 患者既往有什么疾病？个人史如何？　如果有结核病史，应注意有无结核复发；如果有硅沉着病史，易合并结核和肿瘤；长期吸烟史，应注意肺癌。

（三）问诊结果及思维提示

问诊结果：患者于3年前无明确诱因出现咳嗽，咳少量白色泡沫痰，无咳痰带血，伴发热，体温38℃，无寒战，无胸痛气短，于当地医院抗感染对症治疗后好转，此后反复出现咳嗽，咳白色泡沫样痰，与季节无关，每于抗感染对症治疗一段时间后好转。半年前，患者再次出现上述症状，伴有气短，与体位无关，活动后加重，对症处理后无明显好转，近半个月来低热，体温最高37.5℃，无盗汗，气短加重，为进一步诊治而入院。患者发病以来体重无明显下降。既往40年前患骨结核，无吸烟史，无粉尘接触史。

思维提示：通过问诊可提示，患者病史较长，慢性咳嗽、咳痰，间断低热，气短逐渐加重，无明显急性感染的表现，应注意慢性咳嗽常见的慢性支气管炎、肺气肿、间质性肺疾病、支气管扩张症、肺结核以及支气管肺癌等。同时，老年人气短应该注意有无心功能不全。因此，体格检查时重点注意肺部听诊是否存在啰音，并通过实验室辅助检查和影像学检查明确诊断。

三、体格检查

（一）初步体格检查内容及目的

患者症状以呼吸系统慢性咳嗽为主，病程长，按常见病考虑首先考虑呼吸系统慢性迁延性疾病。因此，在对患者全面系统地体格检查同时，应重点注意生命体征，心肺部视、触、叩、听的检查，双下肢有无水肿，有无杵状指（趾）。

（二）体格检查结果及思维提示

体格检查结果：T36.8℃，P84次/分，R18次/分，BP135/80mmHg，神清语明，口唇无发绀，颈静脉无怒张，胸廓对称，双肺叩诊呈清音，左肺呼吸音粗，右肺背部呼吸音弱，右腋中线第5肋间和右肺底可闻及湿啰音。心界不大，心率84次/分，心音纯，律整，各瓣膜听诊区未闻及病理性杂音。腹软，无压痛，无反跳痛和肌紧张，肝脾肋下未触及，双下肢指压痕阴性，杵状指阴性。神经系统检查未见异常。

思维提示：患者查体可闻及湿啰音，提示气道内有渗出液、痰液或血液等分泌物，体温正常，应注意慢性炎症或非感染性疾病。心脏查体未见异常，不支持心源性疾病。进一步的实验室和特殊检查的主要目的是明确病变部位和性质，判断病情，为进一步治疗提供依据。

四、实验室和特殊检查

（一）初步检查内容及目的

1. 血常规、CRP、ESR　进一步明确炎症程度，是否存在感染。
2. 血清支原体、衣原体、军团菌、结核抗体、病毒抗体检查，痰菌涂片　明确病原。
3. 血肝功能、肾功能、离子和血糖　了解病情。
4. 动脉血气分析　评价病情。
5. 肺CT　明确诊断并了解病变部位和范围。

（二）检查结果及思维提示

检查结果：①血常规：WBC 5.2×10^9/L；S 74.71%；L 15.02%；Hb 109g/L；PLT 232×10^9/L。②CRP 17.5mg/L；ESR55mm/h。③血清支原体、衣原体、军团菌、结核抗体、病毒抗体，痰菌涂片检查：阴性。④肝功能：TP 75g/L，ALB 32.6g/L，转氨酶和胆红素正常；肾功能、离子和血糖正常。⑤动脉血气分析：pH 7.414；PaO_2 76.1mmHg；$PaCO_2$ 43mmHg。⑥肺CT

示双肺多发大小不等斑片、索条影，边界不清，沿支气管走行，部分病变内血管纹理聚集，可见大小不等透光，各级支气管走行通畅，肺门及纵隔未见肿大淋巴结，右胸膜增厚并钙化（图53-1）。与患者2年前肺CT对比，双肺阴影增多增大。

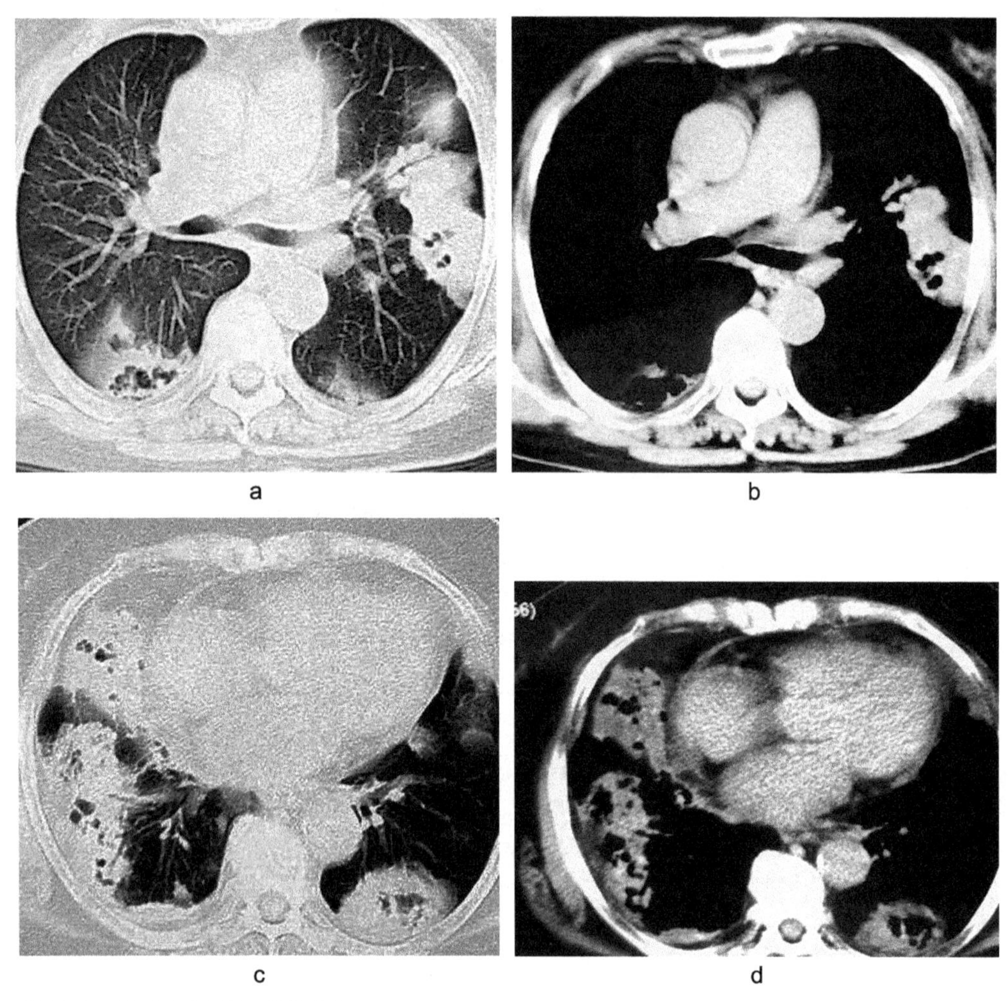

图53-1　肺CT（肺窗和纵隔窗）

思维提示：患者CRP轻度增高，提示存在轻度炎症反应，可能与感染性以及非感染性炎症反应有关；白细胞总数正常，中性粒细胞分数略高，病原微生物筛查阴性，感染性疾病证据不足；血沉增快，一方面与轻度贫血和低白蛋白血症有关，另一方面可能与各种炎症、组织坏死、恶性肿瘤，以及系统性疾病引起的球蛋白相对或绝对增高有关；肺CT示双肺弥漫性多发实变，进展缓慢，应注意有无弥漫性肺实质病变（DPLD），如隐源性机化性肺炎（COP）、Wegener肉芽肿、胶原血管病所致肺病变，以及肺结核、细支气管肺泡癌等。为了明确诊断还需要做进一步的辅助检查。

五、进一步实验室和辅助检查

（一）进一步检查内容及目的

1. 痰查瘤细胞，血肿瘤标志物　寻找恶性肿瘤证据。

2. PPD试验，复查痰查结核菌　寻找结核证据。

3. 风湿三项、ANA谱、ENA谱、抗中性粒细胞胞浆抗体（ANCA）寻找胶原血管病证据。

4. 肺功能检查　评价肺功能程度。

5. 纤维支气管镜+支气管肺泡灌洗液（BALF）检查　明确和排除诊断。

（二）检查结果及思维提示

1. 痰中查到可疑瘤细胞；CA199 102.97kU/L（正常＜35kU/L），CA242 49.33kU/L（正常＜20kU/L）。

2. PPD和痰查结核菌阴性。

3. 风湿三项、ANA谱、ENA谱、ANCA　阴性。

4. $FEV_{1.0}$/FVC为73.3%，FEF50%占预计值41.3%，DLCO占预计值39.2%，呈混合型通气功能障碍，中度弥散障碍。

5. BALF　巨噬细胞91%，中性粒细胞4%，淋巴细胞5%。灌洗液可见多团乳头状异型增生细胞，结合痰检免疫组化结果，考虑细支气管肺泡癌。

思维提示：通过进一步的辅助检查排除了结核和胶原血管病引起的肺部病变，结合痰查瘤细胞、肿瘤标志物和BALF检查，该患者最终诊断为细支气管肺泡癌。

六、治疗方案及理由

（一）方案

易瑞沙（IRRESA）250mg每日1次口服。

（二）理由

细支气管肺泡癌的治疗模式以综合治疗（手术+术后放化疗+分子靶向治疗）的疗效相对较好。患者双肺多发肿瘤，不适合手术治疗，高龄，肺内病变广泛，静脉标准化疗副作用大，效果也不明显。表皮生长因子受体酪氨酸激酶抑制剂（EGFR-TKI）易瑞沙对于亚洲女性、非吸烟的腺癌患者效果较好。在医院用药1周后出院回当地医院继续治疗，嘱其定期门诊复查。

七、对本病例的思考

细支气管肺泡癌起源于细支气管和肺泡上皮，是一种分化较好的腺癌，近年来国际上的研究资料提示，细支气管肺泡癌发生率明显上升，它具有不同生长方式和混合性的组织学特征及多种临床表现，多见于非吸烟人群，年轻女性居多。通常情况，细支气管肺泡癌患者的肿瘤细胞沿肺泡壁生长，肺组织正常结构未被破坏，肿瘤分泌的黏液充满肺泡，患者咳较多的泡沫样痰。本例患者为老年女性，病史较长，临床表现不典型，以间断咳嗽和低热为主要表现，咳少量白色泡沫样痰，随着病情的进展，出现气短，无胸痛和咳痰带血。

根据细支气管肺泡癌的影像表现，常分为结节型、实变型和弥漫型，以结节型最常见。

细支气管肺泡癌常可见支气管气相和空泡征，空泡是肿瘤组织中残留的正常或气肿的肺组织、坏死组织及扩张的细支气管。细支气管肺泡癌进展缓慢，孤立结节是病变的早期表现，多结节型为实变型的过渡阶段，实变型细支气管肺泡癌可以是一个叶或段的实变，也可以是多个叶或段的实变，部分细支气管肺泡癌可稳定数年而无变化。本例患者表现为多发实变型，实变型的肺泡癌易误诊为一般肺炎，尤其合并感染时，同样可以有发热、咳嗽、白细胞升高，经抗感染对症治疗后，症状也能缓解，但肺内阴影不吸收、吸收不完全，或者增大增多，此时应想到肺炎型肺泡癌。肺泡癌痰检阳性率相对较高，多次查癌细胞是鉴别迁延性肺炎和细支气管肺泡癌的主要手段。有条件的医院采用BALF或CT引导下经皮肺穿刺，也可获得阳性结果。

病例54 低热1个月，左胸痛、气短半个月

患者男性，52岁，于2008年8月11日入院。

一、主诉

低热1个月，左胸痛、气短半个月。

二、病史询问

（一）初步诊断思路及问诊目的和内容

患者为中年男性，首发症状为低热。最常见的发热性疾病为感染性疾病。但患者一直低热，且病程相对较长，达1个月，应注意是否为特殊病原体如结核杆菌感染，或非感染性疾病如恶性肿瘤、风湿性疾病及过敏性疾病等所致发热。近半个月来患者觉左胸痛，气短，结合患者的年龄，尤其注意胸部的恶性肿瘤存在的可能。问诊时，应重点了解患者发热的特征，包括热度、发热频度、时间和时程等、发热伴随症状的有无以及伴随症状的特征，如有无畏寒、寒战、大汗或盗汗等；胸痛的特征，包括疼痛的部位、性质和持续时间，疼痛的加重和缓解因素等；气短的特征，如气短起病的缓急、与体位和活动等的关系、气短的程度等；本次疾病的诊治经过；特别要询问有无吸烟史。此外还应详细询问患者有无其他呼吸系统症状或其他系统的症状、患者的一般情况、除吸烟外有无其他特殊接触史或暴露史，既往患病情况，婚育史和家族史等。

（二）问诊结果及思维提示

问诊结果：患者为政府公务员，主要从事文职工作，不吸烟，无特殊接触史或暴露史。既往身体健康。本次发病前2个月，因单位工作繁忙，2个月内休息及饮食差，自觉周身乏力，未予特殊注意。工作结束后，经充分休息，规律饮食，自觉乏力改善，但略觉发热，每日晨起及午后明显。自测体温，温度波动于37～37.8℃。无畏寒、寒战、大汗或盗汗。自行规律口服阿奇霉素、头孢呋辛等抗生素后，仍发热。半个月前自觉左后下胸部隐痛，持续存在，偶有加重，为钝痛，与深吸气、咳嗽或变换体位等关系不大。并逐渐自觉气短，活动后及左侧卧位时明显。继续应用抗生素，发热、胸痛和气短均无缓解，但亦无进行性加重。发病以来饮食、睡眠可，二便正常，体重减轻约5kg。

思维提示：患者先发热后出现胸痛及气短，符合感染性胸部疾病的特点。胸痛常提示有胸膜受累的可能。气短多提示出现胸腔积液。但是，胸膜炎所致胸痛多位于胸廓活动度最大的腋前线或腋后线，多呈锐痛，深呼吸或咳嗽时加重。随着胸腔内积液出现（表现为气短）并逐渐增多，几天后胸痛可逐渐减轻甚至消失。本患者胸痛和气短几乎同时出现，疼痛位于左后下胸部，与呼吸、咳嗽或变换体位等无关，且气短出现后疼痛一直无缓解。不符合典型胸膜炎的特点。结合患者规律应用抗生素治疗症状无缓解，且无乏力、盗汗等结核中毒症状，在饮食正常的情况下体重反而下降5kg，应进一步完善体格检查和相关检查，在除外胸膜炎，尤其是结核性胸膜炎的同时，警惕非感染性疾病，主要是胸部恶性肿瘤所致的发热和胸膜受累。

三、体格检查

（一）重点检查内容及目的

在系统地、全面地体格检查同时，应重点注意准确测量体温及周身浅表淋巴结触诊，尤其是颈部及锁骨上窝淋巴结。胸部检查视诊时应注意呼吸频率，触诊时注意胸廓扩张度、语音震颤、胸膜摩擦感，叩诊时注意肺界变化，听诊时注意有无异常的呼吸音、啰音、语音共振和胸膜摩擦音等。此外，还应注意甲状腺、肝、肾等脏器的检查，以筛查是否存在上述脏器受累或原发病变。

（二）体格检查结果及思维提示

体格检查结果：T 37.7℃，R 22次/分，P 80次/分，BP 130/80mmHg。神清语明，呼吸平稳，自主体位。口唇无发绀，气管居中，无三凹征，颈部及锁骨上下未触及淋巴结。甲状腺未触及。左胸廓呼吸时动度略减小，左下胸部语音震颤明显减弱，未触及胸膜摩擦感。叩诊示左肺下界上移。右肺呼吸音增强，左肺下野呼吸音消失，中野可闻及较弱的管状呼吸音，未闻及干、湿啰音，左肺下野语音共振明显减弱。心音纯，律整。腹部、四肢、神经等系统及浅表淋巴结触诊检查均未见异常。

> **思维提示**：胸部体征符合左侧胸腔积液。结合患者病史，胸腔积液的通常诊断思路为，首先明确存在积液，然后胸膜腔穿刺抽液化验，区分胸腔积液为渗出性还是漏出性，最后结合病史、体格检查以及进一步的实验室相关化验和其他检查的结果明确胸腔积液的病因。临床最常见的胸腔积液类型为肺炎旁胸腔积液、结核性胸膜炎和恶性胸腔积液。本例患者首发低热，而后出现胸痛和气短。恶性胸腔积液和结核性胸膜炎的可能性更大。

四、实验室和影像学检查

（一）初步检查内容及目的

1. 血常规、CRP、ESR、结核抗体、痰涂片查细菌，痰涂片查结核菌　评价是否存在感染性疾病尤其是结核菌感染。

2. 动脉血气分析　评价呼吸困难的程度及氧合水平。

3. 血肿瘤标志物、痰查瘤细胞　明确是否患有肺部肿瘤。

4. 胸部后前位像　了解胸部病变的部位和性质。

（二）检查结果及思维提示

检查结果：①血常规：WBC 10.1×10^9/L，S 71.34%，L 18.74%，E 1.7%，M 8%，RBC 4.08×10^{12}/L，Hb 123g/L，PLT503×10^9/L。② CRP、ESR：正常范围。③痰涂片查细菌，查结核菌：均阴性。④动脉血气分析（未吸氧）：pH 7.467，PaO_2 71mmHg，$PaCO_2$ 35.1mmHg，HCO_3^- 24.8 mmol/L，BE 1.1mmol/L。⑤血肿瘤标志物：癌胚抗原（CEA）1.46μg/L，甲胎蛋白（AFP）3.11μg/L，CA125 95.04U/ml，CA199 4.25U/ml，CA153 27.78U/ml。⑥痰查瘤细胞：未见。⑦胸部后前位像：左肺门影增大，左侧胸腔积液。

思维提示：①患者外周血白细胞略增多，中性粒细胞分数略增高，考虑到患者发热，伴有呼吸系统症状，不能除外存在呼吸系统感染。但CRP、ESR均正常，不符合感染表现。结果间相互矛盾，应继续结合其他检查结果，寻找可能的提示。②痰中未见瘤细胞、结核菌或其他细菌。血肿瘤标志物中仅CA125略增高，但这一指标对于肺内肿瘤敏感性过高，而特异性过低。胸片见左肺门影增大，提示有占位性病变。胸片见左侧胸腔积液，胸腔积液的存在被证实。结合肺门占位性病变，着重倾向肺癌致恶性胸腔积液的可能。立即行肺增强CT检查，以进一步了解肺门病变的情况，并行胸膜腔穿刺抽液化验以明确胸腔积液的性质。③血气分析提示存在低氧血症，呼吸性碱中毒。

（三）进一步检查的结果及思维提示

检查结果：①肺部增强CT：左肺下叶见一肿块影，大小为5.81cm×3.71cm，CT值为40～55HU，增强后为不均匀强化，左肺下叶支气管截断，左侧胸腔积液，增强后可见壁层胸膜局限性增厚。纵隔内未见肿大淋巴结。②胸膜腔穿刺抽液及胸腔积液化验检查：胸腔积液为血性，不凝。胸腔积液蛋白定量47g/L（血清总蛋白72g/L，比值0.65），黏蛋白试验阳性。细胞计数为900×10^6/L，淋巴细胞45%，多形核细胞55%。LDH 980U/L（血LDH 340 U/L，比值2.88）。③反复多次痰查瘤细胞：均见上皮细胞增生，考虑不能除外瘤细胞，建议复查。

思维提示：肺CT示左肺下叶可强化性占位性病变，伴气管截断、胸腔积液和局部胸膜增厚。高度提示肺癌、胸膜转移。胸腔积液为血性，多见于恶性胸腔积液。但是胸腔积液中未见瘤细胞，痰中仅见上皮细胞增生，不能明确诊断。应多次复查痰液和胸腔积液，并进一步行有创检查——纤维支气管镜检查。

（四）更进一步检查结果及思维提示

纤维支气管镜下见左主支气管下端及下叶支气管开口处有多个结节样肿物，左下叶支气管狭窄。行组织活检，并予病理检查，光镜下见异型细胞条索状排列，细胞核大深染，胞质丰富粉染。免疫组化结果为CK（H）（+）、CK（L）（+）、NSE（+）、SY（－）。病理诊断为肺癌（黏液性腺癌）。

再次胸膜腔穿刺抽液及胸腔积液化验检查：仍为血性，并在胸腔积液中查到腺癌细胞。结果与纤维支气管镜检查的结果一致。

思维提示：肺癌的诊断必须根据病理的结果进行最终确认。痰和胸腔积液中癌细胞检出率低，常需反复查找。有创性检查方法如纤维支气管镜、经皮穿刺肺组织活检、小开胸肺活检等检出率高，临床医生应根据患者的病情和耐受力进行选择。本例患者为中年，无基础心肺疾病，病变位于肺门，为中心型，非常适合纤维支气管镜检查。根据上述检查结果，本例患者诊断明确为肺黏液腺癌，伴胸膜转移，为晚期病例。

五、治疗方案和理由

联合化疗：顺铂75mg/m^2，依托泊苷120mg/m^2。

患者为晚期非小细胞肺癌（NSCLC）。目前循证医学证实化疗是晚期NSCLC的首选治疗方法，多采用以铂类药物为基础的二药联合化疗方案，为姑息性治疗。第二代非铂类细胞毒药物（异环磷酰胺、丝裂霉素、长春碱、长春地辛、依托泊苷等）与铂类联合化疗已被临床证实可以使患者获益。也可应用第三代细胞毒药（紫杉醇、多西紫杉醇、长春瑞滨、吉西他滨、倍美曲噻等）与铂类联合。有研究认为其疗效和毒性反应优于第二代方案。化疗方案的选择应根据肿瘤的病理类型、分期和PS评分等综合考虑。一般认为PS＝0～1的患者应尽早接受联合化疗，PS＝2时，获益可能很小，一般采用单药治疗。PS＝3或4时，不能获益，应以支持治疗为主。一般连续化疗4～6个周期。每个周期结束时应重新评定患者状况，随时调整治疗方案。

六、对本病例的思考

1. 患者以低热为首发症状。此时，除应注意特殊病原体如结核杆菌等感染性疾病外，还应注意非感染性疾病，如恶性肿瘤、风湿性疾病及过敏性疾病等。患者为中年男性，尤其注意胸部的恶性肿瘤存在的可能。应及时行胸部影像学检查，避免延误诊治。

2. 患者胸痛与吸气、咳嗽或变换体位等无关，且气短出现后疼痛一直无缓解，甚至加重，常为恶性肿瘤累及胸膜。可能为胸膜原发肿瘤，也可能是肺内肿瘤侵袭胸膜或其他部位的肿瘤转移至胸膜。

3. 肺腺癌多见胸膜受累，且与吸烟无密切关系，常常引起胸腔积液。值得注意的是，肺癌患者有胸膜腔积液并不绝对意味着存在胸膜转移。如非血性胸腔积液，反复胸腔积液中查找癌细胞，均未找到，则应考虑非胸膜转移所致胸膜腔积液，可能为癌症阻塞或压迫胸膜引流血管或淋巴管或肿瘤直接侵袭胸膜等原因所致。

4. 本例肺癌为晚期非小细胞肺癌。可以考虑给予化疗、放疗、靶向治疗和最佳支持治疗等不同治疗方案。其中化疗是首选。分子靶向治疗是目前的研究热点。主要适用于复发或不适合传统化疗的NSCLC患者。

5. PS（performence status）评分系统是化疗前及过程中常用的评价患者状态的方法，具体如下：

0 正常活动，无症状和体征。

1 有症状，但可或勉强可正常生活和工作。

2 有时卧床，但白天卧床时间不超过50%。生活基本可自理，但不能参加工作。

3 需要卧床，卧床时间白天超过50%。常需要人照料。

4 卧床不起。生活严重不能自理。病重——病危。

5 死亡。

PS＝0～1的患者应尽早接受联合化疗，PS＝2时，获益可能很小，一般采用单药治疗。PS＝3或4时，不能获益，应以支持治疗为主。化疗方案的选择应根据肿瘤的病理类型、分期和PS评分等综合考虑。

病例55 胸痛2月余，恶心、呕吐3天

患者男性，79岁，于2006年10月30日入院。

一、主诉

胸痛2月余，恶心、呕吐3天。

二、病史询问

（一）初步诊断思路及问诊目的

胸痛主要见于胸膜疾病（如炎症、肿瘤）和肺栓塞等肺血管疾病。在询问病史过程中应注意询问患者胸痛的特点，是否伴有其他呼吸系统症状。该患者高龄、胸痛，近日出现恶心呕吐，在考虑肺部疾病的同时，心源性疾病不能除外，急性心肌梗死患者可出现恶心、呕吐等症状，但多表现左侧胸痛、心前区不适，问诊时可明确是否伴有左肩及后背部的放射痛，既往是否有相似发作史。临床上，许多患者的症状在体表上的定位不十分准确，该患者有明确的恶心、呕吐症状，如有胸骨后烧灼样疼痛感，则反流性食管炎、急性胃炎等消化系统疾病仍需要引起临床医生的注意。

（二）问诊主要内容及目的

1. 起病时情况，是否存在诱发因素？ 心脏缺血性疾病，如心绞痛、急性心肌梗死等，发病（胸痛）前多有体力活动，或体位突然改变，或情绪波动（如生气、激动）等情况，表现多种多样，但常有明确的诱因存在，且起病较急。

呼吸系统疾病，如表现突发性胸痛，且发病前有明显相关性的牵拉性运动伴撕裂样胸壁疼痛，气胸等胸膜疾病可能性大。慢性胸膜炎症所致胸痛，多于早期干性胸膜炎时表现为胸痛（胸壁刺痛、牵拉痛等），与呼吸相关，晚期出现胸腔积液时，胸痛减轻，伴或不伴有呼吸困难。

此外，患者3天前出现恶心呕吐，问诊时应明确该症状的诱因及发生特点，是否与之前的胸痛症状存在相关性。

2. 主要症状的具体描述和伴随症状 对于疼痛本身的完善问诊，应注意询问疼痛的性质、部位、范围、是否与呼吸相关，是否存在牵涉痛、是否可耐受等。而完善询问胸痛的伴随症状，则有助于鉴别疾病类型。

如胸痛伴有心悸、气短、心前区不适，考虑心血管疾病可能性大，此时患者深呼吸，胸痛多无加重趋势。

如胸痛与呼吸相关，或伴有咳嗽咳痰、胸闷等症状，多见于呼吸系统疾病。如伴有发热，需根据发热的热型和程度，考虑一般感染、结核、肿瘤等的可能性；如伴有咳痰，根据痰的性状鉴别，黄色黏痰多考虑感染性疾病，痰中带血则呼吸系肿瘤、肺栓塞可能性大，单纯伴有咯血，且咯血量较大者，需要及时判断是否为支气管扩张症等急性可引起窒息的疾病，以免延误治疗时机。

如明确患者为胸骨后烧灼样痛，需注意追问是否同时存在恶心、呕吐、腹胀、反酸等消化系统疾病的相关症状，恶心、呕吐是否同时伴有头晕、耳鸣、视物不清、四肢活动受限等神经系统疾病的相关症状。

3. 入院前是否进行治疗，效果如何？ 如患者应用抑酸药后症状缓解，诊断消化系统疾病的证据更充分。如患者对硝酸酯类药物治疗效果明显，则心源性疾病倾向性更大。因此，既往诊断治疗史，有助临床诊断和鉴别诊断。

4. 患者既往是否有同类症状出现，既往是否有其他疾病或传染病以及相应的治疗情况如何？ 应询问患者既往是否有冠心病、高血压等疾病，以排除此次为急性心血管事件的可能。是否有下肢静脉栓塞、手术卧床史，以排除肺栓塞的高危因素。此外，还包括高代谢综合征（高血压、高脂血症、高血糖、高尿酸血症）、肿瘤、结核、消化系统及神经系统的病史等等。

5. 患者的职业史（包括居住环境和生活习惯） 职业接触史、生活习惯及居住环境，与一些特定疾病的发生相关，如长期粉尘（包括有机或无机粉尘）接触的患者，易出现职业性或与生活习惯相关的呼吸系统疾病，可表现为胸痛、呼吸困难，主要是肺周边胸膜组织受牵拉所致。此外还应询问患者是否有结核接触史、吸烟饮酒史。

（三）问诊结果及思维提示

患者2个月前无明显诱因出现右侧胸痛，于吸气末明显，伴有呼吸困难，运动后加重，静息后略缓解。偶有咳嗽、咳痰，痰为白色稀薄样痰，不伴发热及盗汗，无心悸及心前区不适，当时无反酸、恶心、呕吐等症状。自行口服罗红霉素、加替沙星常规剂量治疗半月余，不见好转，曾于当地医院行彩超检查提示右侧少量胸腔积液，未行进一步检查，静脉滴注阿奇霉素1周仍无明显好转。2个月来自觉乏力，且呼吸困难较前逐渐加重，静息及右侧卧位时略缓解。

近3天无明显诱因自觉食欲较差，伴有恶心呕吐，呕吐物为胃内容物，呈非喷射性呕吐，自觉乏力、头晕、嗜睡，无上腹不适症状，无腹胀、腹泻，无耳鸣，无四肢感觉障碍及活动受限。发病以来睡眠二便尚可。体重在2个月内下降5kg余。

既往否认肺结核、慢性支气管炎等呼吸系统疾病史，否认冠心病、高血压、糖尿病等病史，否认消化系统疾病史，否认外伤手术史及双下肢静脉栓塞病史。

现为退休工人，无特殊职业粉尘接触及宠物饲养史，否认过敏史。吸烟史15～30支/天×50年。

思维提示：①完善病史，患者无明确的心源性疾病史，且发病前无运动和情绪波动，发病以来无心悸、心前区不适等症状，无左肩及后背的放射痛，故心血管事件暂排除。②患者近3天进食较差，出现恶心呕吐症状，但无其他消化和神经系统疾病症状，且既往否认消化和神经系统疾病史，故暂除外消化和神经系统疾病。③患者发病以来一直有乏力伴有消瘦，近日甚至出现嗜睡、头晕等症状，应考虑由于进食差或原发疾病本身所致的酸碱失衡、水电解质紊乱的可能。④结合患者于当地医院行彩超检查结果：右侧胸腔少量积液。考虑能引起胸腔积液的伴有胸痛症状的呼吸系统疾病，肺炎、结核、肿瘤、肺栓塞均可发生，但患者无发热、无盗汗、偶有白色稀薄痰，结合既往病史，不支持感染性疾病和肺栓塞。而心源性疾病，在出现心力衰竭时，也可出现胸腔积液，但多为双侧。结合本例患者的纳差、恶心呕吐等症状，首先考虑肿瘤等消耗性疾病所致可能性大。

三、体格检查

（一）重点检查内容及目的

结合患者的临床症状和当地彩超结果，查体时应倾向呼吸系统疾病的体征检查。2个月来随着患者气短症状加重，原有胸腔积液量是否增多，是否左侧亦出现胸腔积液。同时肺内是否有啰音及啰音性质如何，以此评价胸腔积液产生的病因。

同时患者有纳差、恶心呕吐、消瘦症状，查体时注意各种离子紊乱所致的其他系统症状，主要是神经系统和周身肌张力，生理、病理反射等相关检查。

（二）体格检查结果及思维提示

体格检查结果：T 36.7 ℃，P 88 次/分，R 18 次/分，BP 120/80 mmHg。消瘦，表情呆滞，神志清楚，查体合作，问话可正确回答。呼吸平稳，口唇无发绀，气管居中，周身浅表淋巴结未触及，双侧呼吸运动对称，叩诊右肩胛线第8肋间以下呈实音，听诊右下肺呼吸音减弱，未闻及干湿啰音。心脏浊音界无增大，心率 88 次/分，心律整，各瓣膜听诊区未闻及病理性杂音。腹平软无压痛，肝脾肋下未触及，双下肢无水肿。四肢肌力、肌张力正常，双侧膝腱反射稍减弱，余神经系统检查未发现异常。

思维提示：①患者有乏力、进食较差、恶心呕吐、头晕、嗜睡等症状，结合查体表情呆滞，双侧膝腱反射稍减弱符合离子紊乱的初步诊断倾向。患者表现为中枢神经兴奋性受抑制状态，多为低钠血症表现。可行血生化离子化验进一步明确。②患者体格检查表现为叩诊右肩胛线第8肋间以下呈实音，听诊右下肺呼吸音减弱，进一步证实了胸腔积液的存在。可行肺CT检查进一步明确胸腔积液量以及有无胸膜肥厚，同时应注意有无阻塞性肺炎、肺不张。

四、实验室和影像学检查

（一）初步检查内容及目的

1. 急检血常规、血离子、血气分析、心肌酶及心电图　该患者离子紊乱表现症状较重，故应紧急化验血离子，同时化验血气以除外肺栓塞所致进行性呼吸困难，了解患者血氧状态，行心肌酶谱化验及心电图检查除外心血管疾病，以排除最危急、病死率最高的疾病。

2. 逐渐完善其他相关检查　血ESR、CRP、结核抗体检测、肿瘤标志物、支原体抗体、D-二聚体，痰查结核菌、痰查瘤细胞、涂片查细菌，肺CT、胸腔积液超声定位、心脏彩超、腹部超声、头CT。

（二）检查结果及思维提示

1. 急检结果回报

1）血常规：WBC 6.8×10^9/L，S 77.01%，L 13.12%，M 10.8%，Hb 86g/L，PLT 456×10^9/L。

2）血离子：Na^+ 112mmol /L，Cl^- 90 mmol /L，K^+ 4.1mmol/L。

3）血气分析：pH 7.45，$PaCO_2$ 39.9mmHg，PaO_2 82.2mmHg。

4）心肌酶学检验未见异常。

5）心电图：正常心电图。

思维提示：

当患者表现低血钠时要注意鉴别诊断。临床上除单纯摄入量少所致，其他病因最常见为肿瘤，其中以小细胞肺癌多见。

因该患者近3日进食较差，考虑低钠与摄入不足有关，但该摄入不足尚不足以引起如此重度低钠，应警惕肿瘤的存在。由于重度低钠血症可引起神经症状甚至猝死，故紧急给予补钠补液治疗。

2. 其他相关检查结果回报

（1）血肿瘤标志物：CA125 65 U/ml（参考值＜37 U/ml），NSE 80μg/L（参考值＜13μg/L），余CEA、AFP、CA199、TPSA、FPSA/TPSA均在正常范围内。

（2）血ESR、CRP、D-二聚体：正常

（3）痰查瘤细胞、痰涂片查细菌、痰查结核菌、血结核抗体检测、支原体抗体均为阴性。

（4）胸腔积液超声定位：右侧胸腔积液（右侧胸腔肩胛下角线第8肋水平以下可见液性暗区，其内清晰，未见分隔，前后径1.94cm，其深部见实变肺组织回声，暂不宜定位穿刺）。

（5）肺CT：①右肺中下叶占位性病变，伴中叶不张，中心型肺癌可能性大（CT值分别26～50HU不等）；②右侧胸膜限局性增厚伴少量胸腔积液；③纵隔内多发淋巴结肿大（图55-1）。

（6）颅脑CT：未见明显异常。

（7）腹部彩超：肝、胆、脾、胰、双肾及肾上腺均未见异常。

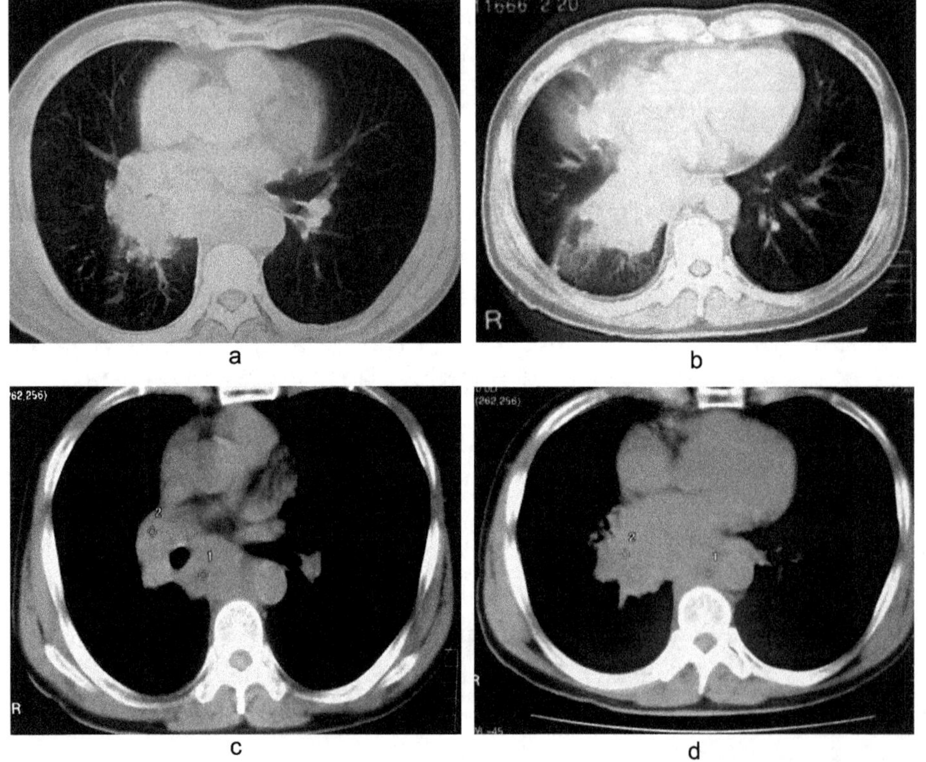

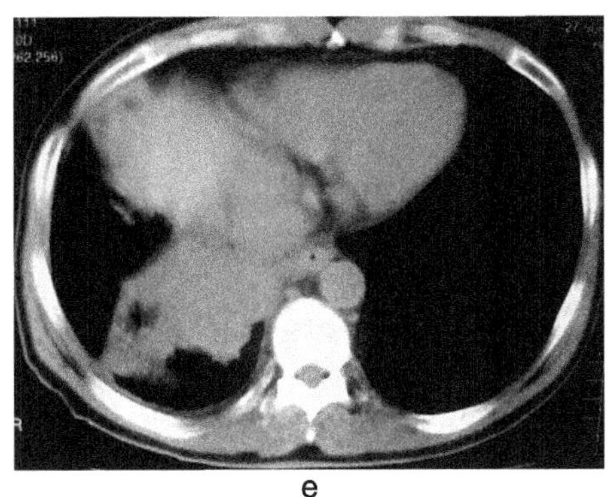

e

图55-1　肺CT（肺窗和纵隔窗）

思维提示：胸腔积液超声定位、肺CT均支持肺内占位性病变、肺不张伴胸腔积液的诊断，结合肿瘤标志物NSE和CA125的升高，且有纵隔淋巴结肿大，考虑肺部恶性肿瘤纵隔淋巴结转移、阻塞性肺不张可能性大。该患者胸腔积液不适合定位穿刺，不能通过胸腔积液的细胞学诊断肿瘤，但可通过纤维支气管镜直接取病理检查，以明确右肺中下叶病变性质。

综上，患者初步诊断：右肺占位性病变，阻塞性肺不张，右侧胸腔积液，低钠低氯血症。

五、治疗方案及理由

（一）治疗方案

1. 生理盐水100ml+头孢哌酮/舒巴坦，2.0g，2次/天，静脉滴注。
2. 生理盐水250ml+多索茶碱0.2g，2次/天，静脉滴注。
3. 生理盐水2ml+溴化异丙托品/沙丁胺醇2ml+盐酸氨溴索2ml，3次/天，雾化吸入。
4. 生理盐水500ml+维生素C 5.0+氯化钾15ml，1次/天，静脉滴注。
5. 复合氨基酸250ml，1次/天，静脉滴注。
6. 口服补钠及临时静脉补充高渗盐水，补钠量15～25g/d。
7. 间断给予白蛋白10g临时静脉滴注。
8. 临时给予溴米那普鲁卡因肌内注射止吐。
9. 保证平均入液量在1500～2500ml/d。

（二）理由

肺CT提示患者有阻塞性肺炎，考虑由于管腔阻塞，易并发细菌性肺炎，且患者入院时血常规粒细胞比值偏高，可应用头孢哌酮/舒巴坦抗感染治疗。同时盐酸氨溴索祛痰，溴化异丙托品/沙丁胺醇、多索茶碱舒张支气管治疗。患者连日来进食较差，给予补充钠盐治疗。

六、治疗效果及思维提示

治疗效果：1周后症状稍改善，复查血常规WBC $6.8\times10^9/L$，S 72.6%，L 19.4%，M 7.2%，Hb 125g/L，PLT $298\times10^9/L$，多次化验血离子，血Na^+波动在115～127mmol/L。

思维提示：①患者离子紊乱较重，补液补钠治疗效果不明显，呈顽固性低钠血症，应考虑是否为肿瘤尿钠排出异常或其他内分泌系统疾病所致离子紊乱。②同时为进一步明确患者右肺占位病变的性质，可行纤维支气管镜检查和病理检查。

七、完善实验室检查结果

其他实验室检查：

为除外其他原因所致低钠血症，完善患者尿Na^+，血、尿渗透压等检查，复查血生化等检查。

结果回报：

血清Na^+115 mmol /L，Cl^- 69 mmol /L，尿Na^+38mmol/L，血浆渗透压浓度251mmol /L，尿渗透压643mmol/L。

肝功能、肾功能、血糖、血脂、甲状腺功能、肾上腺功能均正常。

纤维支气管镜检查结果回报：检查可见右肺中间段支气管管口可见一结节状肿物，表面有脓苔，管腔完全闭塞。取右肺中间段肿物活检提示：小细胞肺癌（彩图55-2）。

思维提示：

1. 根据纤维支气管镜结果可明确诊断为：右肺小细胞肺癌，伴纵隔淋巴结及右胸膜转移。
2. 本例患者有以下几个特点：①肺部肿瘤；②顽固性（稀释性）低钠血症；③低血浆渗透压，尿渗透压＞血渗透压；④高尿钠；⑤补液治疗效果不明显；⑥无心、肝、肾等疾病，甲状腺及肾上腺皮质功能正常。综合考虑患者病情，除外了其他可引起水排泄障碍的因素，本例符合肺癌引起的抗利尿激素分泌失调综合征（SIADH）。
3. 补充诊断：抗利尿激素分泌失调综合征。

八、调整治疗方案及疗效

（一）调整后治疗原则和方案

1. 纠正低钠血症的根本方法是治疗肿瘤，尽早化疗，同时积极纠正低钠血症。

2. 监测24小时出入液量。给予严格限水，限制入液量在800ml/d左右，尽量限制口服补水量，以静脉补充生理盐水和电解质为主。

3. 每日监测血Na^+、血K^+，尿Na^+水平，如血$Na^+ < 115$mmol/L，根据公式准确计算每日所需补钠量（不超过38g/d），每日补充需要量的1 /2，以3%高渗盐水缓慢静脉滴注，滴速为0.5～1mmol/h，平均补钠30g/d。当血$Na^+ > 115$mmol/L，适当限制钠盐摄入。

4. 辅助治疗

（1）呋塞米，20mg每日1次，静脉推注。

（2）适当补充白蛋白：以排出体内水分。

（3）泼尼松，15mg，晨起顿服：缓解尿钠排出，加强机体的潴钠功能。

5. 密切观察患者的生命体征，观察有无恶心呕吐、头晕乏力、肌肉痉挛、视物模糊及意识和神志的改变，以防顽固性低钠血症导致的延髓麻痹、惊厥甚至死亡。

（二）疗效

1 周后复查电解质：血 Na^+ 135mmol /L，血 Cl^- 102 mmol /L，血渗透压较前增加，尿钠减少。患者恶心、呕吐、乏力等一般情况改善，精神状态明显好转。出院回当地继续治疗肺癌。

九、对本病例的思考

（一）诊断应及时

抗利尿激素分泌失调综合征（SIADH）病因复杂，包括肿瘤、药物性、中枢性和甲状腺功能减退症等。其中肿瘤，尤其以肺癌多见（80% 为小细胞肺癌），主要由于肿瘤组织异源性合成分泌抗利尿激素（ADH）及类 ADH 多肽，导致水排泄障碍的一组综合征。主要表现为稀释性低钠血症、血浆渗透压下降、尿排钠增多及尿渗透压升高等有关临床表现的一组综合征，严格限水后症状减轻。

早期临床表现常无特异性，尤其首发症状为肺外异位内分泌表现，且肺部体征又不明显者常被忽略，从而导致临床漏诊误诊，且治疗上如果遵循真性缺钠进行补钠处理，低钠血症改善往往不尽人意，甚至出现病情恶化。因此需要提高我们对本病的认识。

（二）治疗经验总结

去除病因是肿瘤合并 SIADH 治疗的关键，如肿瘤根治，SIADH 可随之改善。如肿瘤复发或转移，SIADH 不缓解。

SIADH 的治疗原则是限水、补钠。根据情况可给呋塞米及白蛋白等辅助治疗。

1. 限水　是治疗 SIADH 的基本措施。入液量控制在 500 ~ 1000ml/24h。轻症患者通过严格限水症状可逐渐缓解。本例在诊断 SIADH 前补钠治疗但未限制入液量，虽积极补钠，但尿钠丢失增多，血钠持续降低。后经严格限水治疗后，低钠血症逐渐改善。

2. 补钠　补钠会促进 ADH 异常分泌，使病情加重。故当尿 $Na^+ < 20$mmol /24h 或血 $Na^+ < 110$mmol /L，伴有神经精神症状如神志错乱、惊厥或昏迷时方考虑补钠。通过应用高渗盐水或生理盐水配合呋塞米有效排出水分，提高血钠水平，同时纠正可能由此引发的水电解质平衡紊乱。

值得注意的是，纠正低血钠时注意补液的速度、浓度，补钠过快可致脑桥中央髓鞘溶解，甚至死亡。

病例56 间断咳嗽伴发热1年余，痰中带血丝1周

女性患者，54岁，于2008年5月6日入院。

一、主诉

间断咳嗽伴发热1年余，痰中带血1周。

二、病史询问

（一）初步诊断思路及目的

患者为中年女性，间断咳嗽、发热1年余，病史较长，不太支持一般细菌性感染。许多疾病，包括呼吸系统及全身性疾病均可引起慢性咳嗽、长期发热，因此，问诊目的主要围绕症状展开，并兼顾具有相同症状疾病的鉴别诊断。

（二）问诊主要内容及目的

1. 起病缓急，发病前是否着凉，有无感冒？ 大叶性肺炎常急性起病，而肺结核、肿瘤等起病缓慢，感染引起的咳嗽或发热多有一定的诱发因素。

2. 咳嗽的性质，有无诱发因素及伴随症状如何？ 问诊需明确患者咳嗽前有无诱发因素，如寒冷、姿势、环境和职业接触、季节等，明确有无伴随症状如胸痛、呼吸困难、发热、声音嘶哑、咳痰、咯血等，咳嗽时间持续8周或8周以上称为慢性咳嗽，但以咳嗽为唯一症状，最常见的原因为鼻后滴流综合征、咳嗽变异型哮喘和胃食管反流，可针对此三种疾病的临床特点问诊进行排除。肺部感染性疾病多有咳嗽、咳黄痰，左心衰竭可有呼吸困难、咳粉红色泡沫痰等。

3. 发热程度，热程，发热有无规律？ 结核多为午后低热，大叶性肺炎可有稽留高热，急性发热者（自然病程在2周以内）绝大多数为感染性发热，慢性者除感染外尚有肿瘤性疾病、结缔组织病及其他非感染性疾病等，问诊时应注意鉴别。伤寒、斑疹伤寒、大叶性肺炎多为稽留热，风湿热、败血症多为弛张热，而布氏杆菌病常呈波状热，了解患者的发热热型对诊断及鉴别诊断有重要意义。

4. 就诊前用过哪些药，效果如何？ 通过了解院外治疗过程及疗效可排除或提示某疾病。

5. 一般状况如何？ 是否伴乏力，体重有无明显下降，精神状态如何等非特异性体征可提供重要线索，恶性疾病消耗大，患者一般状态差，消瘦明显；而良性病患者一般症状比较逍遥。

6. 既往史 曾患何种疾病，有无高血压、糖尿病病史，儿时是否患过麻疹、百日咳，重症肺炎等，以前是否得过结核病，是否进行规律、足疗程治疗？儿时患麻疹、百日咳，以后易患支气管扩张症，既往得过结核可能在此基础上复发。

7. 何种职业？有无吸烟饮酒史，有无冶游或吸毒史？ 吸烟大于400支/年肺癌的发病率明显增加，有冶游或吸毒史患者应高度警惕艾滋病。

（三）问诊结果及思维提示

问诊结果：患者为农民，无特殊职业接触，无高血压糖尿病病史，无吸烟饮酒史，未出过国或到过牧区。20年前曾患肺结核，当时病灶位于右肺上叶伴空洞形成，系统抗结核

1年后复查空洞闭合，纤维瘢痕形成后停药。1年前无明确诱因出现咳嗽，为干咳，偶有少量白痰，近1周出现痰中带血丝，咳嗽没有一定规律，无胸痛。自觉发热，体温37.8～38.5℃，无寒战，自服非甾体抗炎药后体温偶可降至正常。就诊于当地医院，拍CT显示右肺上叶病变，疑结核复发，给予抗结核治疗，经四联抗结核药（异烟肼、利福平、吡嗪酰胺、乙胺丁醇）系统治疗1年后症状未见好转，1周前出现痰中带血丝，为进一步诊治来我院。发病以来精神状态差，自觉乏力，消瘦明显，近1年体重下降10余千克。

思维提示：通过问诊可明确，患者既往患过肺结核，无其他基础疾病，应将重点放在呼吸系统疾病上。此患者经系统抗结核治疗1年症状无改善，新近出现痰中带血丝，病情加重，可能有两个原因：①诊断错误，患者并非肺结核，而是其他疾病，如新发肿瘤或在结核基础上并发肿瘤；②结核菌耐药：患者曾得过结核，如再次复发耐药率增加。重点应寻找肿瘤和结核的证据，在体格检查时应注意查浅表淋巴结尤其是锁骨上淋巴结有无肿大，注意肺部体征，右上肺有无干湿啰音等。

三、体格检查

（一）重点检查内容及目的

考虑患者肺部肿瘤或结核的可能性大，对患者进行系统地、全面地检查的同时，应注意肺部体征如有无干湿啰音、肺不张、胸腔积液体征以及浅表淋巴结有无肿大等，同时，对心脏认真查体仔细听各瓣膜是否有杂音以除外心脏疾病如感染性心内膜炎等。

（二）体格检查结果及思维提示

体格检查结果：T 37.8℃，R 18次/分，P 83次/分，BP 125/80mmHg。神清，结膜苍白，巩膜无黄染，口唇无发绀，咽不赤，气管居中，锁骨上及腋窝淋巴结未触及。胸廓对称，双侧呼吸运动一致。右上肺及左下肺触觉语颤减弱，叩诊呈浊音，听诊双肺呼吸音弱，未闻及干湿啰音。心界不大，心率83次/分，律齐，各瓣膜听诊区未闻及病理性杂音。腹软无压痛，肝脾肋下未触及。四肢及神经系统检查未见异常。

思维提示：问诊及体格检查后初步考虑为肺部病变引起长期低热、咳嗽、咳痰带血丝的症状。下一步重点放在肺部，进行实验室检查和影像学检查明确病变部位、性质，并判断病情，为明确诊断及治疗方案的制定提供依据。

四、实验室和影像学检查

（一）初步检查内容及目的

1. 血常规、尿常规　进一步证实感染性疾病，除外泌尿系感染导致的发热。
2. 痰涂片查结核菌　寻找可能的病原菌。
3. 痰涂片查瘤细胞，测血癌胚抗原（CEA）　寻找肿瘤证据。
4. 肝肾功能、血离子、凝血项、HIV、肝炎八项　评价全身状态及排除特殊病原体感染。
5. 胸部影像学　明确诊断并了解病变部位及范围。

（二）检查结果及思维提示

检查结果：①血常规：WBC 5.9×10^9/L，S 55%，L 31%，RBC 3.25×10^{12}/L，Hb 98g/ L，PLT 162×10^9/L。尿常规正常。②痰涂片查结核菌：阴性。③痰涂片查瘤细胞：阴性；血癌胚抗原（CEA）15.62μg/L明显升高。④肝功能：总蛋白（TP）56g/L，白蛋白（ALB）32g/L，余正常。⑤肺CT示：右肺上叶尖段不规则团块影，双肺内多发大小不等结节影，纵隔淋巴结肿大，左侧胸腔积液及双侧胸膜限局性肥厚（图56-1）。

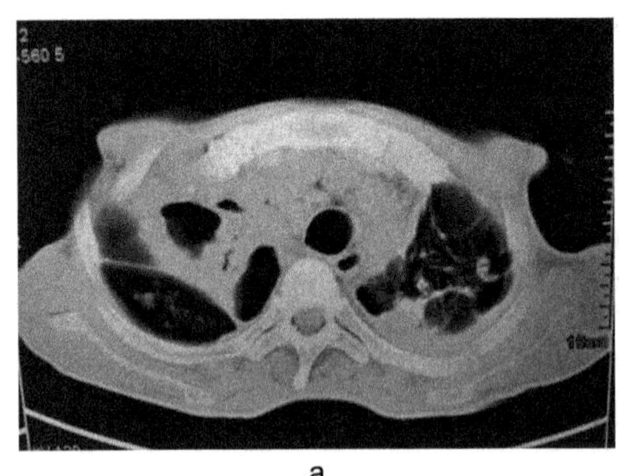
a

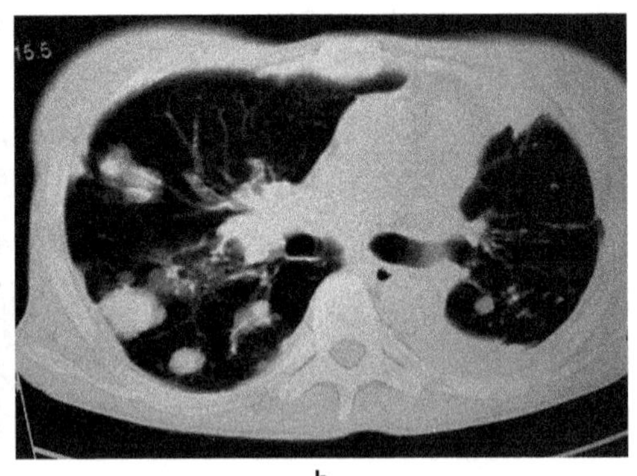
b

图56-1 肺CT

a. 右肺上叶病变；b. 双肺多发结节影

> **思维提示**：患者全身呈消耗状态，贫血、低蛋白血症，血癌胚抗原明显升高，肺CT示右肺上叶改变，双肺多发结节影，纵隔淋巴结肿大，考虑右上肺肿瘤伴肺内及纵隔淋巴结转移可能性大。

五、治疗方案及理由

下一步应明确肿瘤病理类型，行CT引导下经皮肺穿刺活检。病理结果：右肺上叶瘢痕癌（低分化腺癌为主）。最后确定诊断为右上肺瘢痕癌（腺癌）伴肺内及纵隔淋巴结转移，转入肿瘤科进行化学治疗。

六、对本病例的思考

肺瘢痕癌是在肺瘢痕基础上发生的癌，是瘢痕组织内及其周围的细支气管——肺泡上皮异型增生和癌变的一种特殊类型的周围型肺癌，病理多为腺癌。文献报道发生率为4.1%～7.8%。各种原因所致肺内损伤，如硅沉着病、肺结核、肺部慢性炎症、梗死、支气管扩张症、肺脓肿、囊肿及异物等都可导致肺瘢痕的形成，所以均有可能诱发肺癌，其中结核陈旧性病灶发展而来的最为多见，有文献报道高达16.3%～33%，近年来，肺结核在中、老年人中发病有明显增多的趋势，因此肺陈旧性瘢痕基础上的肺癌应引起我们的重视。

肺瘢痕癌特点：病程长，发展较慢，一般既往患过肺部其他疾病。肺CT显示肿块多位于肺上叶周边部，为孤立性肿块。由于肿块靠近胸膜，故肿块表面的胸膜增厚，两者紧密粘连。中央为瘢痕收缩，形成“V”形凹陷。另外，有些尚可见肿块内部斑片状钙化灶，病灶密度不均匀，由于肿瘤生长的不均匀性和侵袭性，肿块可见分叶、毛刺、空泡征和胸膜凹陷征等。病理学大体表现肿块切面中心部分为质硬的纤维瘢痕组织，其中有炭末沉着，而周围为癌组织，呈灰白色，质脆。在肺癌发生前，已先期存在瘢痕组织。在组织结构上，腺样癌巢散布于致密的纤维组织中。本癌预后差，早期可侵入淋巴液和血液。有时癌灶虽小，却早有转移。因此，早期诊断非常重要。

此例患者如能在早期就诊，早期行CT检查并取得病理确诊，可能有手术时机。为防止此类疾病漏诊误诊，应注意对肺结核及肺慢性炎症患者提高警惕，定期复查胸片，如发现肺部病灶有增大，抗结核及抗感染治疗无效者，则高度怀疑瘢痕癌，作更进一步检查和处理，而不应拘泥于原有的陈旧性病灶的诊断，耽误病情。

病例57 进行性气短伴咳嗽半年，加重1个月

患者男性，62岁，于2006年10月20日入院。

一、主诉

进行性气短伴咳嗽半年，加重1个月。

二、病史询问

（一）初步问诊思路及问诊目的

老年男性，主要症状为气短、咳嗽，病程较长，且逐渐加重。引起气短的原因主要有肺源性、心源性、血液性及中毒性等。咳嗽最常见的病因是呼吸系统疾病。胸膜疾病、肺栓塞、心血管疾病如各种原因所致左心衰竭导致肺淤血、肺水肿以及中枢神经系统因素等也可引起咳嗽。问诊应针对气短、咳嗽的特点及相关的鉴别诊断展开。

（二）问诊主要内容及目的

1. 气短特点　是吸气性，呼气性、还是混合性呼吸困难：吸气性多为气道高位狭窄，肺气肿、支气管哮喘时患者呼气费力，肺炎、肺水肿、气胸、胸腔积液等与胸廓运动受限时患者呼气与吸气均费力。与活动及体位的关系：心源性呼吸困难劳动时加重，休息时减轻；平卧时加重，坐位时减轻，可有夜间阵发性呼吸困难。

2. 咳嗽时间与规律　急性咳嗽最常见于急性上呼吸道感染和支气管肺感染，长期慢性咳嗽多见于慢性呼吸道疾病，如慢性支气管炎、支气管扩张症、慢性肺脓肿、空洞型肺结核等。夜间咳嗽剧烈常提示心力衰竭、哮喘和食管反流性疾病。季节性咳嗽可能与变态反应有关。

3. 咳嗽性质，有痰或无痰，痰的性质和量　干咳常见于急性咽喉炎与急性支气管炎的初期、胸膜炎、轻症肺结核等；伴咳痰常见于肺炎、慢性咽炎、慢性支气管炎、支气管扩张症、肺脓肿与空洞型肺结核等。脓性痰是感染的重要标志，有臭味提示厌氧菌感染，痰量多常见于支气管扩张、肺脓肿，大量浆液性痰应注意细支气管肺泡癌。

4. 伴随症状　有无发热、胸痛、咯血等，发热提示感染性炎症，胸痛提示胸膜炎或肺部病变累及胸膜或心脏病变，咯血可见于肺部病变、风湿性心脏病二尖瓣狭窄和左心衰竭等。

5. 诊疗经过　相应的诊疗方案方便对患者病情进行进一步评估。如急性重症感染患者，发病时于外院做的相关检查可与入院后的检查相比较，评价疾病进展程度。外院的具体治疗方案有利于评价治疗效果和分析疾病种类。

6. 基础状态、既往疾病史和个人史　有无明显消瘦，既往有无呼吸系统疾病，心脏病、高血压病、糖尿病史，有无吸烟史，明显消瘦伴重度吸烟史应注意除外肺部肿瘤。

（三）问诊结果及思路提示

1. 通过初步问诊该患者没有基础呼吸系统病史，咳嗽多为干咳无痰，时间较长，无昼夜差异，不分季节，病程中无发热，无胸痛咯血，基本上可以排除慢性支气管炎、支气管扩张症和肺部感染性疾病，如肺炎和肺结核。

2. 患者气短呈进行性、活动后加重。既往无高血压病史，亦无明确的夜间阵发性呼吸

困难和心悸。考虑冠心病、心功能不全所引起的气短可能性不大。

3. 患者除了气短、咳嗽外，无咯血、胸痛和消瘦症状，暂不考虑肺部肿瘤。

本例可能是呼吸系统少见疾病，体格检查阳性体征可能对诊断有所提示。

三、体格检查

（一）重点检查内容及目的

本例以呼吸困难和干咳为主要症状，检查重点除了注意肺部体征外，还应注意口唇及四肢末端有无发绀，呼吸频率、深度和节律，是否有杵状指（趾），以及心脏大小、心脏各瓣膜听诊区有无杂音等。

（二）体格检查结果及思维提示

体格检查结果：T 36.8℃，R 24次/分，P 92次/分，BP 130/85mmHg，呼吸略促，口唇、颜面发绀，可见杵状指（趾），双侧呼吸运动对称， 双肺叩诊呈清音。听诊：双肺底及腋下区可闻及吸气末爆裂性啰音（称Velcro音）。心脏检查：心界不大，节律规整，各瓣膜听诊区未闻及杂音。

思维提示：体格检查阳性所见（发绀、杵状指和Velcro音）提示本例可能患有气体交换障碍的间质性肺疾病或肺纤维化，应进一步做肺功能、肺部影像学及相关实验室检查。

四、实验室、肺功能和肺部影像检查

（一）初步检查内容及目的

1. 血免疫生化　血常规、CRP、ANA和RF等。明确是否存在自身免疫性疾病。

2. 肺功能　判断肺功能障碍类型与程度。

3. 动脉血气分析　评价疾病严重程度。

4. 胸部X线和肺CT　了解病变性质、部位和范围。

（二）检查结果及思维提示

1. 血常规正常，CRP（+），ANA（+）和RF（+）。提示可能存在自身免疫系统疾病。

2. 肺功能　FVC 1.07L，$FEV_{1.0}$占预计值89%， $FEV_{1.0}$/ FVC 83%，TLC占预计值52%和DL_{CO}占预计值31%。提示限制性通气功能障碍，弥散功能降低。

3. 动脉血气分析　pH 7.34，PaO_2 56mmHg，$PaCO_2$ 31mmHg， 提示气体交换障碍，低氧血症，Ⅰ型呼吸衰竭。

4. 胸部X线和肺CT　双肺容积缩小，两肺弥漫分布条索、网格影，近胸膜多发囊样透光区，呈蜂窝样改变（图57-1、图57-2）。提示本例为弥漫性间质性肺疾病，进一步分析属于哪一类间质性肺疾病，需要补充询问病史及特殊检查。

五、再次询问病史及特殊检查

（一）再次问诊思路及问诊目的

1. 职业/非职业性环境暴露史　对于弥漫性间质性肺疾病患者，应常规查询有无无机粉尘和有机粉尘暴露史，以排除各类无机粉尘包括井下凿岩（硅尘肺）、煤矿（炭末沉着病），耐火材料（石棉沉着病）和航天、核工业（铍肺）等引起的肺尘埃沉着症，进一步尚需除

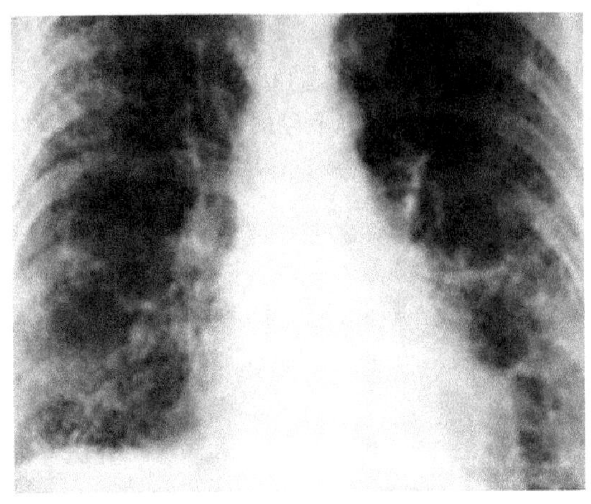

图57-1　胸片

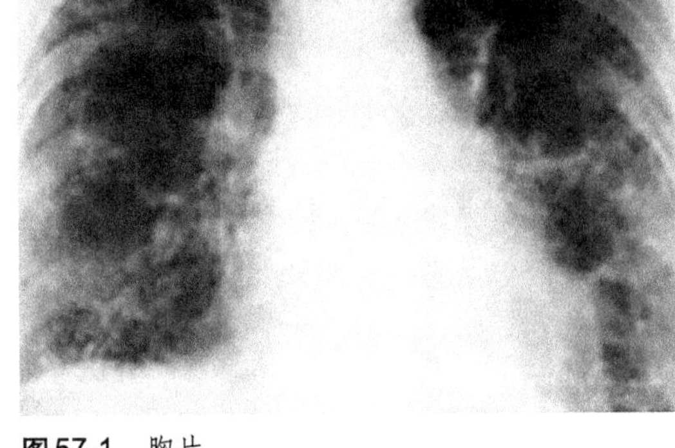

图57-2　肺CT

外吸入无机粉尘所致硅沉着病造成的弥漫性肺间质性改变。

询问为数众多的有机粉尘的高危环境，诸如鸟类、动物（宠物或实验饲养者）、木材（红杉尘、软木加工）、蔗糖加工、蘑菇养殖、奶酪、酿酒加工、发霉稻草暴露，水源（热水管道，空调、湿化器、）以及农业杀虫剂或除草剂等暴露史，均有助于提供外源性过敏性肺泡炎诊断线索。

2. 询问基础疾病与既往药物应用史　特别要注意询问原有的基础疾病和相关用药史。目前已知众多的药物，诸如抗生素，心血管药和抗心律失常药物、降血糖药、抗肿瘤药、细胞毒类药，抗惊厥药以及非甾体抗炎药物（$NSAID_s$）等至少50余种药物可引起药物性肺疾病，呈现出慢性间质性肺炎或肺纤维化改变。

询问是否患有结缔组织病和胶原血管病病史，主要包括类风湿关节炎、系统性红斑狼疮、系统性硬化症、肌炎/皮肌炎、混合性结缔组织病、干燥综合征、强直性脊柱炎等免疫风湿性疾病，这些疾病均可累及肺脏，造成弥漫性间质性肺病变。

（二）特殊检查

为排除某些弥漫性间质性肺疾病和确定某种间质性肺疾病需要做一些特殊检查。

1. 风湿性疾病相关检查　如抗“O”、dsDNA、ENA、抗Sm抗体、SSA、SSB和RCL-70等免疫指标。除外风湿性疾病所致间质性肺疾病。

2. 支气管肺泡灌洗（BAL）和经支气管肺活检（TBLB）或开胸肺活检　有助于缩小诊断范围或为确定某一种间质性肺疾病提供组织病理学依据。

（三）再次询问病史和特殊检查结果及思维提示

1. 患者为离休干部，从未接触或暴露无机粉尘史，无特殊个人爱好，未养过鸟类和动物，也未接触过发霉物质，即无吸入有机粉尘的高危因素。以上基本排除与职业/环境暴露史有关的肺尘埃沉着症和外源性过敏性肺泡炎一类的弥漫性间质性肺疾病。

2. 风湿性疾病相关检查结果　抗“O”、dsDNA、ENA、抗Sm抗体、SSA、SSB和RCL-70等均为阴性。因此，可除外胶原血管病所致间质性肺疾病。

3. 支气管肺泡灌洗液细胞计数　巨噬细胞65%，中性粒细胞28%，淋巴细胞5%，嗜酸细胞2%（彩图57-3）。结果提示：基本可以排除以淋巴细胞增殖为主的肉芽肿性疾病及结节病所致的肺间质改变。

4.根据灌洗液中中性粒细胞比例相对增高，结合胸部影像学特点，本例诊断应考虑为特发性间质性肺炎中的普通型间质性肺炎，即特发性肺纤维化。

本病的确诊需组织病理学资料，病理改变为病变不均一性，间质的炎症表现、纤维化、蜂窝样改变与正常肺组织、成纤维细胞灶交互出现。本例因病情较重未做肺活检。

六、最后诊断

特发性肺纤维化（IPF）。

本例虽无外科肺活检组织病理学资料，但根据美国胸科学会（ATS）/欧洲呼吸病学会（ERS）2000年制定的IPF非创伤诊断标准：符合主要条件4项和次要条件3项，即可诊断IPF。本例主要条件和次要条件均符合，所以本例临床诊断特发性肺纤维化。

附：IPF非创伤诊断标准

1. 主要条件：①除外已知原因的间质性肺疾病（interstitial lung disease, ILD)，如某些药物毒性作用、职业环境接触史和风湿性疾病等；②肺功能表现异常，包括限制性通气功能障碍（VC减少，而$FEV_{1.0}$/FVC增加）和（或）气体交换障碍（静态/运动时$P_{A\text{-}a}O_2$增加或DLco降低）；③胸部HRCT表现为双肺网状改变，晚期出现蜂窝肺，少伴有磨玻璃影；④经支气管肺活检（TBLB）或BALF检查不支持其他疾病的诊断。

2. 次要条件：①年龄＞50岁；②隐匿起病或无明确原因进行性呼吸困难；③病程≥3个月；④双肺听到吸气性Velcro啰音。

符合主要条件4项和次要条件3项即可诊断IPF。

七、方案及疗效

目前，对IPF治疗尚无确实、有效的方法。临床较常用的药物包括糖皮质激素、免疫抑制剂/细胞毒药物和抗纤维化制剂。

（一）推荐治疗方案

1. 糖皮质激素　泼尼松或其他等效剂量的糖皮质激素，每日0.5mg/kg（理想体重，以下同）口服4周；然后每日0.25mg/kg，口服8周；继之减量至每日0.125mg/kg或0.25mg/kg隔日一次口服。

2. 环磷酰胺　按每日2mg/kg给药。开始剂量可为每日25～50mg口服，每7～14天增加25mg，直至最大量150mg/d。

3. 硫唑嘌呤　按每日2～3mg/kg给药。开始剂量为25～50mg/d，之后每7～14天增加25mg，直至最大量150mg/d。

疗程：①一般治疗3个月后观察疗效，如果患者耐受好，没有并发症和治疗副作用，可继续治疗至少6个月以上。②已治疗6个月以上者，若病情恶化，应停止治疗或改用、合用其他药物；若病情稳定或改善，应维持原有治疗。一般多主张联合用药。③已治疗12个月以上者若病情恶化，应停止治疗或改用、合用其他药物治疗；若病情稳定或改善，也应维持原有治疗。④治疗满18个月以上的患者，继续治疗应个体化。

（二）N-乙酰半胱氨酸（NAC）

大剂量应用可以作为维持免疫治疗的辅助措施。欧洲八个国家参加的采用大剂量服用NAC（1.8g/d）对IPF治疗作用的多中心、大样本，随机平行对照的研究，初步结果显示：服用NAC可以明显减慢IPF患者FVC和DL_{CO}下降速度。

（三）正处于研究观察阶段的药物

如吡啡尼酮、(pirfenidone)、γ-干扰素1b（IFN-γ1b）等已显示出较理想的治疗前景。

（四）肺移植

单肺移植可用于药物治疗无效的终末期肺纤维化患者。药物治疗无效的IPF患者预后很差,多数患者在2～3年内死亡。严重的肺功能改变(VC或TLC＜60%预计值,或DL_{CO}＜40%预计值）2年死亡率高达50%以上。除非有特殊禁忌证，否则对于严重功能损害、氧依赖以及逐渐恶化者，应行肺移植。

八、对本病例的思考

特发性肺纤维化（idiopathic pulmonary fibrosis， IPF）是指原因不明并以普通型间质性肺炎（UIP）为特征性病理改变的一种慢性炎症性间质性肺疾病,主要表现为弥漫性肺泡炎、肺泡单位结构紊乱和肺纤维化。本病临床上多表现为进行性呼吸困难伴有刺激性干咳，双肺闻及Velcro啰音,常有杵状指（趾),胸部X线示双肺弥漫性网状阴影,晚期有蜂窝肺形成,肺功能为限制性通气障碍。病情一般呈进行性发展，最终因呼吸衰竭导致死亡。

特发性肺纤维化在临床、影像乃至病理与其他ILD存在某些相似之处，因此，诊断本病要求临床医师必须具有全内科、多学科的专业知识和临床经验；必须对ILD分类中的多种多样的每一实体疾病有基本的了解;必须建立起一个经整合的临床－放射学－肺生理学－支气管肺泡灌洗－组织病理学综合评估体系，力求排除某些相似和病因已明的ILD。

病例58 长期活动后气短、气短加重伴双肺间质性改变

患者男性，60岁，于2005年11月29日入院。

一、主诉

活动后气短1月余，加重20余天。

二、病史询问

（一）初步诊断思路

以呼吸困难为主要症状来诊的患者，如合并咳嗽、咳痰、发热，应先考虑是否为感染性疾病或慢性阻塞性肺疾病急性加重。慢性阻塞性肺疾病一般有明确的长期病史，在急性加重前多有感染等诱发因素。若合并咯血、胸痛、发热、明显消瘦等症状，需除外肿瘤等恶性疾病。如单纯表现为呼吸困难，其他症状不明显，首先考虑为间质性肺疾病，其次为胸膜疾病，如胸腔积液、气胸等。可通过完善病史，如伴随症状、特殊工作接触史、过敏史等大致分辨所患疾病甚至具体类型，然后通过体格检查、实验室及影像学检测手段明确诊断。另外，以气短为主要临床表现的患者，尤其是中年以上患者，应注意鉴别气短的诱因和加重因素，以免漏诊心血管相关疾病。

（二）问诊主要内容及目的

1. 既往史　首先明确患者既往是否有呼吸系统疾病史，如果存在，问诊时应详细询问以哪种症状为主要表现，最初发病时的情况及发病时间，是否曾明确诊断及治疗和疗效如何。

此外，患者为中老年男性，应警惕心血管系统疾病的高发性。是否存在冠心病、高血压甚至心律失常等疾病，如果存在，应明确疾病的主要表现及治疗情况，判断是否与这次发病有关，是否与呼吸系统疾病同时存在，是否存在其他疾病亦应详细询问。

2. 诱发及加重因素　需询问患者最初出现主要症状前有无劳累、着凉或其他部位感染、情绪变化、进食或醉酒呛咳，有无异物的接触或吸入史，有无体位的改变等等，同时诱发因素与起病的间隔时间需询问清楚，对于同时存在心源性和肺源性疾病的复杂患者，明确诱因有助于对此次发病的原因和病情的判断。

该患者以呼吸困难为主要症状，若起病前有劳累、着凉等，应考虑是否因抵抗力下降所致病原体侵入。同时非典型哮喘亦需要鉴别，尤其此次加重，是否为哮喘发作的可能，有待排除。

如起病前有进食或醉酒呛咳史，应注意是否为误吸所致气道阻塞、感染，脑血管意外是否存在。

如患者气短与体位相关，首先考虑为胸膜疾病，例如气胸多为患侧卧位呼吸困难加重，大量胸腔积液多为健侧卧位加重，同时平卧位时气短还应注意左心功能不全。其次考虑为气道疾病，例如气管内异物、肿瘤等，此类相对少见。此外，平卧位时气短还应考虑是否为左心功能不全所致。

如气短与情绪变化和运动、劳累等相关，应注意排除心血管疾病。

3. 主要症状、伴随症状及相应特点　该患者有活动后气短1月余，加重20余天的病史，

应围绕1个月前后、20天前后两个重要时间点来询问。在1个多月前最初发病的情况，当时是否仅表现为气短，时间上是否有规律性，气短为吸气相还是呼气相明显，何时加重，是否为持续性，程度如何，与劳累或体位有无关系，是否有夜间憋醒，是否有体力受限，如存在，应详细到一般上多少层楼或走平路走多少米就会出现气短等等。

注意询问气短同时是否伴有胸痛、咳嗽咳痰等症状。如伴有咳嗽咳痰，不能除外感染性疾病、肿瘤、支气管扩张症、慢性支气管炎急性加重等疾病。如伴有发热、乏力、明显消瘦等症状，肿瘤及结核在优先考虑之列。

4. 治疗经过　患者发病以来是否曾就诊，诊断、治疗方案（包括具体的用药、剂量及时间）及疗效如何。

如病后应用各类抗生素，气短症状无明显好转，则感染的可能性较小。

如应用支气管舒张剂后气短明显改善，则哮喘可能性大，而胸膜和间质性肺疾病应用支气管舒张剂无效。

此外，尚需详细询问既往疾病史及诊治情况，以协助判断此次气短是否为慢性疾病的急性加重。

5. 职业接触史　在以呼吸困难为主要症状的患者中，间质性肺疾病近几年有发病率上升趋势。故围绕间质性肺疾病的具体分类应询问职业史，工作及生活周围的环境如何，有无饲养家禽、宠物及其他动植物等，是否接触动物的皮毛或粪便。是否为高敏体质，有无食物、药物及吸入物过敏史，过敏后反应如何，有无长期用药史。

（三）问诊结果及思维提示

问诊结果：1个多月前，患者无明显诱因出现轻微咽痛、咳嗽，未在意，自服牛黄上清片、阿莫西林2天后上述症状好转。此后略觉胸闷，逐渐出现活动后气短，气短症状与体位和吸入冷空气等无关，但日常生活不受影响，无咳嗽和胸痛，无发热，无夜间阵发性呼吸困难及憋醒。先后服用多种抗感染药物，症状未见改善。

近20余天患者自觉气短症状逐渐加重，现静息时即有明显的呼吸困难，但仍可平卧，无夜间憋醒。气短加重同时伴有低热，体温波动在37～38℃，自觉乏力，无盗汗。于当地医院拍胸部正侧位片，报告显示不除外“肺结核”。先后给予静脉滴注青霉素、环丙沙星、双黄连，并服用抗结核药物治疗近4周，症状无改善，且气短进行性加重，为系统诊治入院。

患者既往否认肝炎、结核、高血压、糖尿病、冠心病以及脑血管疾病、结缔组织病等病史。吸烟35年，15支/天。否认“慢性支气管炎”病史，无过敏史，无进食及醉酒呛咳史，无明确吸入异常气体及粉尘史，无发霉物质接触史，无长期用药史。退休前职业为干部，无职业性粉尘及有害物质接触史。未饲养宠物及特殊植物。

思维提示：患者否认既往有慢性支气管炎病史，且发病病程短，进展快，慢性阻塞性肺疾病可基本排除。否认有冠心病、高血压等心血管疾病史，且气短表现为平卧时基本不受影响，无夜间憋醒，故心功能不全所致的胸闷气短暂不考虑。近20余天来气短进行性加重，但在最初时没有明显的突发性胸痛和呼吸困难，气短与体位关系不大，曾于当地医院拍胸片也未提示有胸腔积液和气胸影像，故胸膜疾病不考虑。

患者虽有发热和胸痛，但无咳痰，且于当地应用1个月的抗感染和抗结核治疗，效果不明显，不支持肺部感染性疾病的诊断。

结合问诊所获得的信息，间质性肺疾病的可能性最大。需在查体时着重注意是否存在Velcro音，并在行肺功能等检查时强调检查弥散功能是否异常，影像学则可直接做肺HRCT检查。

三、体格检查

（一）重点检查内容及目的

目前考虑间质性肺疾病可能性大，在查体时应注意肺部听诊有无异常、是否有杵状指(趾)、关节是否变形、有无皮疹等与间质性肺疾病相关的体征。同时注意是否有心音异常及心脏杂音，是否有体循环淤血的体征（如颈静脉怒张、肝大等)。

（二）体格检查结果及思维提示

体格检查结果：T 37.2℃，R 32次/分，P 100次/分，BP 90/65mmHg。神志清楚，平卧位，呼吸急促。口唇发绀，气管居中。胸廓对称，双肺呼吸动度一致，叩诊双肺呈清音，听诊双肺中下可闻及广泛Velcro音，未闻及干湿啰音。心界不大，心音纯，律整，各瓣膜听诊区未闻及病理性杂音。腹软无压痛，肝脾肋下未触及。四肢活动自如，无水肿，杵状指阳性。神经系统查体未见异常。

> **思维提示**：①呼吸急促，听诊双肺广泛帛裂音（Velcro音)，可见杵状指，与考虑的间质性肺疾病的诊断相吻合，可进一步通过影像学和实验室检查协助诊断。②患者有杵状指，考虑慢性疾病急性加重可能性大，非急性疾病（如急性间质性肺炎AIP）所致。需详细询问病史，以免因疾病初期临床症状不典型而被患者忽略。

四、实验室和影像学检查

（一）初步检查内容及目的

1. 血常规　血常规中WBC和粒细胞比值有助于鉴别是否为感染性疾病。
2. 血LDH、CRP、ESR　间质性肺疾病，尤其是特发性肺纤维化患者，这三项可有升高。同时，感染或肿瘤患者也可升高。
3. 血清支原体抗体、病毒抗体系列、痰细菌学、结核抗体检测，PPD试验　明确病原。
4. 肿瘤标志物　判断有无潜在肿瘤。
5. 风湿免疫系列　明确有无结缔组织病，寻找间质性肺疾病的病因。
6. 心电图　判断有无心肌缺血、心律失常。
7. 血气分析、肺功能　评价病情。间质性肺疾病肺功能多表现为限制性通气功能和弥散功能障碍。
8. 肺HRCT　明确诊断，并了解病变性质和程度。

（二）检查结果及思维提示

检查结果：①血常规：WBC 8.3×10^9/L，S 69.78%，L 14.09%，M 3.31%，Hb 111g/L，PLT 294 $\times 10^9$/L；②血 LDH 297U/L；CRP＜400mg/L；ESR 81.5mm/h；③血清支原体抗体、病毒抗体系列、肿瘤标志物、风湿免疫系列、痰细菌学、结核抗体检测、PPD试验等检查结果均为阴性；④心电图：大致正常，心率98次/分；⑤动脉血气分析（未吸氧）：pH 7.423，PaO_2 57.2mmHg，$PaCO_2$ 41.9mmHg；⑥肺功能：VC占预计值32%，DL_{CO}占预计值

24%，提示为限制性通气功能障碍和弥散功能障碍；⑦肺HRCT：双肺中下野可见网格状、蜂窝状影，以中外带为主，双肺弥漫浸润影、磨玻璃影（图58-1）。

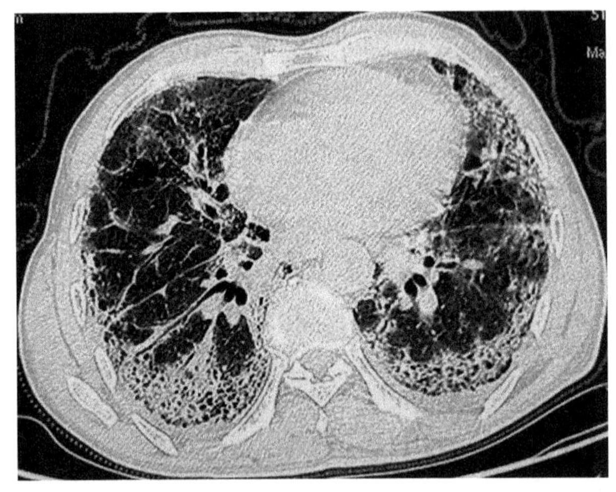

图58-1 肺HRCT（入院时）

思维提示：

(1) 从病史询问出患者主要症状为进行性气短，近期出现急性加重。无明确诱因。虽无明确临床感染证据，曾于当地行试验性抗感染、抗结核治疗，无效。可初步除外感染性疾病和左心功能不全所致气短。

(2) 肺部突出体征为Velcro音和杵状指，提示间质性肺疾病。杵状指提示病程较长，与患者提供的仅发病1个月不相符，应进一步询问病史。

(3) 实验室和影像学检查结果提示：①血常规、病原学检查阴性：不支持感染性疾病；②ESR升高：在间质性肺疾病中常见；③血气分析提示低氧血症；肺功能提示限制性通气功能障碍和弥散功能障碍：支持间质性肺疾病诊断；④肺HRCT显示双肺网格影、蜂窝状影及弥漫分布的磨玻璃影：支持间质性肺疾病诊断。蜂窝状影、网格影为间质性肺疾病慢性病程特征，磨玻璃影提示近期病情进展，慢性间质性肺疾病急性加重的影像学改变多表现为原有基础上新出现的浸润影。

由此推断患者病程可能不仅仅为1个月，需详细询问病史，以免漏诊误诊。

五、追问病史及思维提示

患者既往1年前即有活动后气短症状，主要表现为运动耐力下降，行走300m左右即觉气短，伴有轻微干咳，不伴心慌、胸闷、胸痛及发热，未在意，未治疗。

补充1个月以前于当地医院检查结果：血常规WBC正常，仅中性粒细胞分数轻度升高；PPD试验及病原学检查未见异常；动脉血气分析示未吸氧状态下PaO_2 72mmHg，$PaCO_2$ 37.2mmHg；及当地影像学检查（图58-2、图58-3）。

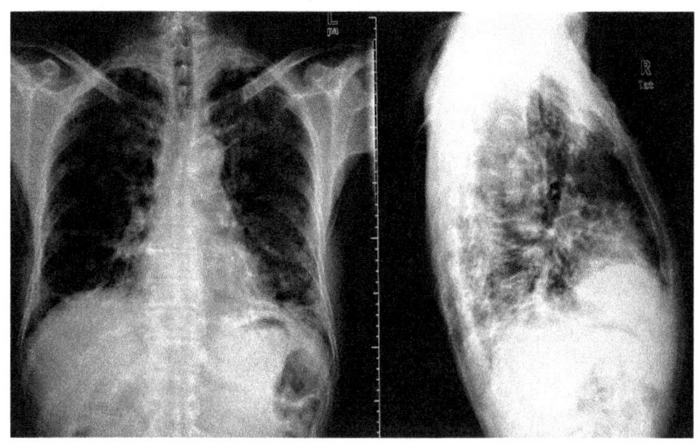

图58-2　正侧位胸片（1个月前）

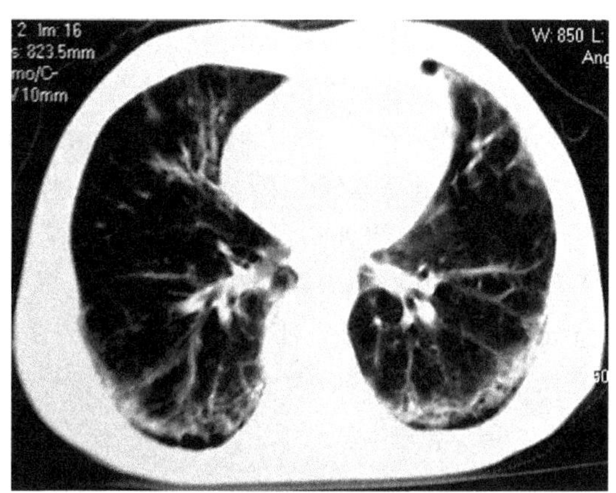

图58-3　肺CT(1个月前)

思维提示：

(1) 本患者年龄＞50岁，病程＞3个月，以活动后气短为主要表现，查体有双肺Velcro音及杵状指，肺功能提示限制性通气功能障碍及弥散功能障碍，胸部HRCT表现为双肺中下肺周边部为主网格状和轻度蜂窝状影，排除了药物、感染、结核、肿瘤、自身免疫性疾病所导致的肺间质改变，结合病史、临床表现、生化及影像学相关检查，特发性肺纤维化（IPF）诊断可成立。

(2) 患者此次发病有以下几个特点：①此次发病前有活动后干咳和呼吸困难的隐匿病史约1年；②气短加重近1个月；③胸部HRCT显示在网格影、蜂窝状影基础上有新近出现的弥漫的肺浸润影、磨玻璃影；④动脉血氧分压有意义的降低（在同一条件下PaO_2降低10mmHg以上）；⑤没有病史及检查支持同时合并感染、心力衰竭、肿瘤、肺栓塞等因素，痰查结核菌阴性，痰细菌培养阴性，支原体抗体、病毒学检查均阴性；⑥CRP、LDH升高。满足“IPF急性加重”的诊断。

(3) 诊断IPF急性加重患者病情危重，需迅速给予糖皮质激素大剂量冲击治疗，以免延误治疗时机。

六、治疗方案及理由

（一）方案

1. 中等流量吸氧（3 ~ 5L/min）。

2. 甲泼尼龙　前3天：500mg/次，1次/天，静脉滴注；第4天：200mg/次，1次/天，静脉滴注；第5天：80mg/次，1次/天，静脉滴注；6天后：甲泼尼龙，24mg/次，晨起顿服。

（二）理由

IPF急性加重患者可迅速出现急性呼吸衰竭甚至死亡，一旦诊断，需积极治疗，在排除患者有应用激素的禁忌证后，采用大剂量糖皮质激素冲击治疗（静脉应用），为减少激素的副作用，如症状改善明显，应尽快改为口服激素（甲泼尼松），起始量为0.5mg/（kg · d）。

七、治疗效果及思维提示

激素治疗8天后：患者气短症状略觉好转，听诊双肺Velcro音较前减轻。复查胸部HRCT，与入院时比较，病灶及纤维渗出无进展性改变。

激素治疗2周后：复查血气（未吸氧）pH 7.44，PaO_2 81.4mmHg，$PaCO_2$ 41.5mmHg；肺功能VC占预计值53%，DL_{CO}占预计值42%。

激素治疗3周后：患者出院，继续院外口服激素治疗，之后甲泼尼龙每个月递减5 ~ 10mg/d，根据病情和肺CT变化调整用药量，并逐渐减至维持量（甲泼尼龙5mg/d）。

出院2个月后：复查血气（未吸氧）pH 7.417，PaO_2 80.7mmHg，$PaCO_2$ 44.1mmHg；肺功能VC占预计值81%，DL_{CO}占预计值53%；复查胸部HRCT，显示双肺弥漫网格影、蜂窝状影，磨玻璃影较前明显减少（图58-4）。

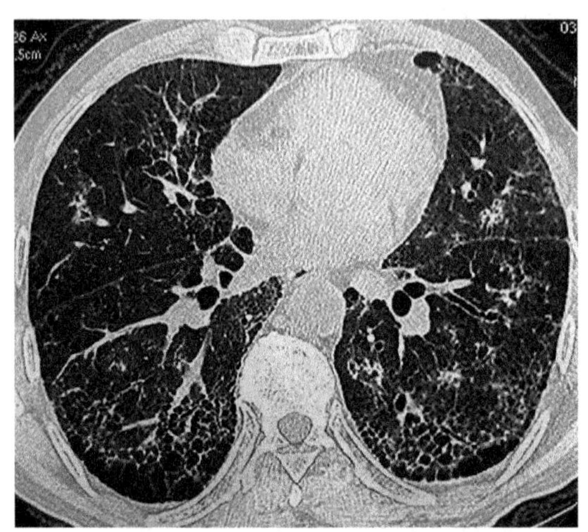

图58-4　治疗2个月后肺HRCT

思维提示： 患者经糖皮质激素冲击治疗后气短症状缓解，Velcro音减轻，动脉血氧分压纠正明显：PaO_2增加＞4%，且肺功能检查也有明显改善：VC增加≥10%，DL_{CO}增加≥15%，结合影像学上双肺磨玻璃影明显吸收（图58-1和图58-4）。综上考虑，患者IPF急性加重病情缓解，激素治疗有效。

八、对本病例的认识及思考

特发性肺纤维化（Idiopathic pulmonary fibrosis， IPF）急性加重已为人们所认识，但就其原因仍有争论。既往报道多在合并感染、心力衰竭、肿瘤、肺栓塞、支气管扩张症等诱因的基础上出现急性加重，现国外已提出在没有明确诱因的情况下少数IPF患者在自然病程中可出现急性加重，国内亦有相关病例报道。

一般认为， IPF急性加重进展急剧，多在数周至半年内死亡，预后极差。临床上有一部分患者合理氧疗后仍表现血氧进行性下降及急性进展的呼吸窘迫，机械通气仍不能纠正，病死率很高。有些病例虽然经治疗度过了急性加重期，但是仍会随着病情进展再次出现急性加重，因此，在IPF急性加重前的隐匿（平稳）期，仍需密切监测血气分析、肺功能等指标及胸部影像学检查。

除糖皮质激素外，对于IPF急性加重，目前还有应用免疫抑制剂，如咪唑嘌呤、环磷酰胺、秋水仙碱、环孢素及干扰素-γ1b等进行治疗的，但其具体疗效有待进一步证实。

病例59 胸痛、胸闷、咳嗽伴气短半年

患者女性，45岁，于2007年9月4日入院。

一、主诉

胸痛、胸闷、咳嗽伴气短半年。

二、病史询问

（一）初步问诊思路及问诊目的

患者为中年女性，胸痛、胸闷、气短半年，同时伴呼吸道症状咳嗽，胸痛症状主要由心血管疾病和呼吸系统疾病引起。因此，问诊主要围绕胸痛、胸闷气短、咳嗽的特点、诱因、伴随症状及治疗经过等问题展开。

1. 发病年龄、起病缓急　青壮年胸痛应注意胸膜炎、气胸、心肌炎、心包炎，老年人应注意冠心病、心绞痛、急性心肌梗死、肺癌等，气胸、主动脉夹层常为突发胸痛，肺癌胸痛常起病缓慢。

2. 胸痛部位　心绞痛和心肌梗死的疼痛一般在心前区及胸骨后或剑突下，可放射至左肩、左臂内侧。肺部疾病的疼痛多位于患侧腋前线与腋中线附近。胸壁疾病的热点为局限性、有局部压痛。

3. 胸痛性质及持续时间　心绞痛常为压迫性或压榨性烧灼样，胸膜炎、心包炎多为尖锐刺痛，肺癌常为闷痛，肺梗死常为剧烈刺痛或绞痛。心肌缺血性的疼痛常为阵发性、持续时间短，而梗死、肿瘤、炎症所致的疼痛多为持续性。

4. 影响因素　心绞痛常在劳累、精神紧张、饱餐后诱发或加重，休息或含硝酸甘油可使之缓解，胸膜炎和心包炎的胸痛与深呼吸或咳嗽有关，反流性食管炎的胸痛常和饮食和体位有关。

5. 伴随症状　伴有面色苍白、大汗、休克表现时常为急性心肌梗死、夹层动脉瘤或大块肺梗死。伴有呼吸困难、咳嗽、咯血常为肺部病变，发热提示感染性炎症。伴吞咽困难常提示食管疾病。

6. 一般状态　饮食睡眠、精神状态如何，体重有无明显变化，反映患者身体消耗情况。

7. 患病后给予过何种治疗？效果如何？　通过对治疗反应的判断，排除某些疾病，对分析病情有一定的帮助。

8. 既往史、个人史　既往有无慢性呼吸道疾病史或高血压心脏病史，有无吸烟饮酒史，大量饮酒可致酒精性心肌病，重度吸烟者肺癌、冠心病发病率增加。

（二）问诊结果及思路提示

1. 患者胸痛呈持续性闷痛，与活动和劳累无明显关系。不像冠心病引起的胸痛。

2. 患者无吸烟史，咳嗽为干咳、不伴咯血，半年来体重无明显减轻。

3. 患者发病以来无发热和夜间出汗，食欲正常。否认结核病接触史。

4. 曾就诊于当地医院（县级医院），行肺CT检查示：双肺门及纵隔淋巴结肿大，双肺内散在小结节影（图59-1）。因条件所限，根据影像学提示，在签署患者知情同意书情况下按肺癌给予化疗。按非小细胞肺癌给予VAP方案：VP-16：100mg/m^2，静脉滴注，第2～

5天；ADM 40mg/m^2，静脉滴注，第1天；DDP 20～30mg/m^2，静脉滴注，第8～12天；每4周为1周期，共3个周期。经3个月抗癌治疗，患者除了乏力、食欲减退和脱发外，胸闷、咳嗽和气短等自觉症状无改善，复查胸片和肺CT：双肺门及纵隔肿大的淋巴结无缩小，双肺内小结节影无明显吸收。为明确诊断转入上级医院。

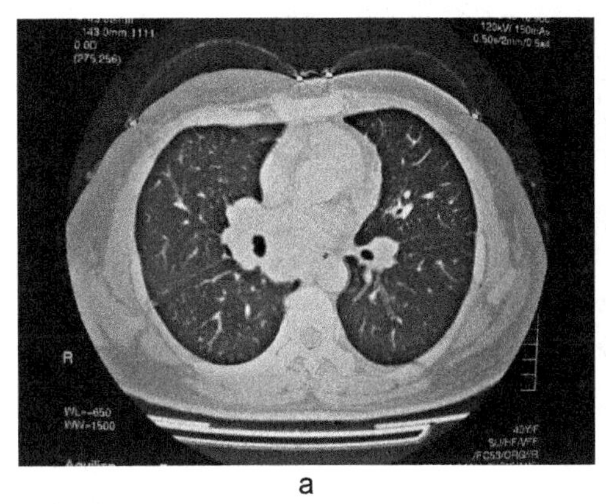
a

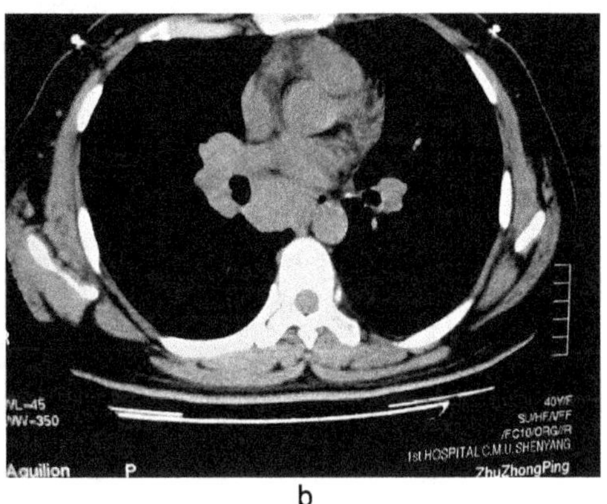
b

图59-1　肺CT

a. 双肺小结节影；b. 双侧肺门淋巴结肿大

本例按肺癌给予3个月的化疗，病情无变化（既无好转又没有恶化），基本上排除肺癌的可能性。患者胸闷、干咳伴气短，双肺门及纵隔淋巴结肿大可能的诊断是什么，是否为一种少见病。为明确诊断需深入询问病史，进一步完善实验室检查和详细的体格检查。

三、实验室检查

（一）初步检查内容及目的

1. 血常规、CRP、ESR　明确有无感染性肺疾病。
2. 痰查结核菌，结核抗体，PPD试验　明确有无活动性结核。
3. 肿瘤标志物　除外肿瘤。

（二）检查结果

1. 血常规、CRP、ESR均正常。
2. 痰查结核菌、结核抗体、PPD试验均阴性。
3. 肿瘤抗原抗体　均正常。

以上结果不支持肿瘤及结核病。

四、补充询问病史、体格检查和相关实验室检查

（一）补充询问病史、体格检查

1. 患者近半年来视力下降，视物模糊，双下肢间断出现皮下结节和红斑。双下肢皮下多发大小不等0.5cm左右小结节，伴环形红斑（图59-2）。

2. 裂隙灯下检查　双眼虹膜、睫状体炎。

3. 血清钙和尿钙均明显增高；血清血管紧张素转化酶（516U/ml）明显高于正常值2～3倍。

以上结果提示：本例可能是一种相对少见病－结节病。但确诊本病尚需要除外导致淋

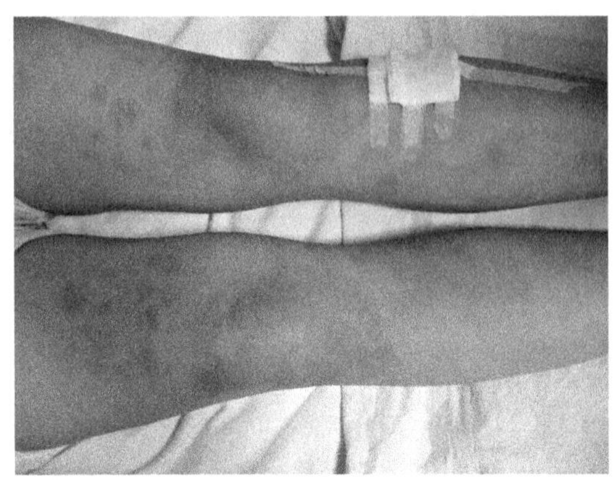

图59-2 皮下结节

巴结肿大的其他疾病，如淋巴瘤等。需做一些与本病相关的特殊检查。

（二）与本病相关的特殊检查

1. 骨髓穿刺检查大致正常骨髓象，未见Reed Stcrnberg（RS）细胞，不支持淋巴瘤。

2. 纤维支气管镜肺泡灌洗检查 镜下可见隆突增宽，左、右主支气管轻度外压性狭窄（彩图59-3）；肺泡灌洗液中巨噬细胞45%，中性粒细胞2%，淋巴细胞43%；T淋巴细胞亚群：T辅助细胞（$CD4^+$）56%，T抑制细胞（$CD8^+$）18%，（$CD4^+ > CD8^+$）（彩图59-4）。

3. 皮下结节病理 可见多形核巨噬细胞、类上皮细胞构成的肉芽肿，无干酪样坏死，符合结节病改变（彩图59-5）。

五、最终诊断与治疗

1. 诊断 根据相关检查，支气管肺泡灌洗和病理检查结果，患者最终诊断为结节病（Ⅱ期）。

2. 给予糖皮质激素（泼尼松）0.5mg/（kg · d），治疗1个月后复查肺CT，双肺门及纵隔肿大的淋巴结明显缩小，维持治疗3个月，肿大的淋巴结及皮下结节基本消失（图59-6）。

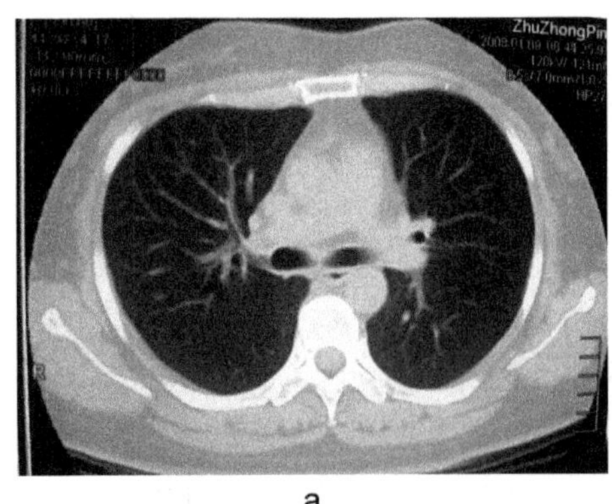

a

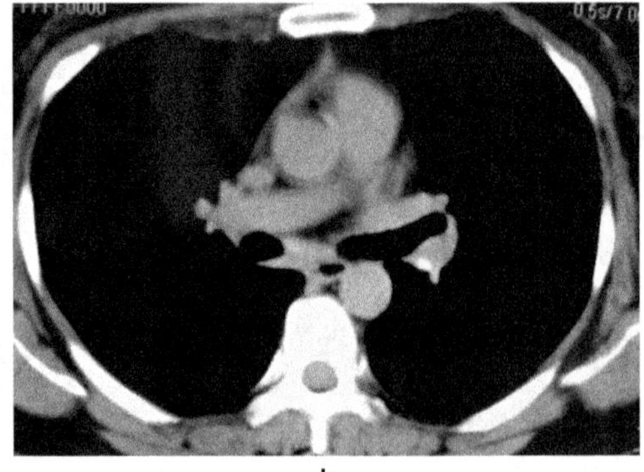

b

图59-6 治疗后肺CT

a. 肺野内结节消失；b. 双侧肺门及纵隔淋巴结未显示

六、对本病例的思考

1. 结节病（sarcoidosis）是一种病因未明、多器官受累的肉芽肿性疾病。任何器官均可受累，但以肺脏和胸内淋巴结受累最常见。本病特征性的病理所见为淋巴细胞和单核－巨噬细胞聚集及非干酪性类上皮肉芽肿形成。本病多呈自限性，大多预后良好，当可能出现器官衰竭危险或病变呈慢性进展时，糖皮质激素是主要治疗手段。

2. 结节病是一种相对少见病，影像学发现双肺门及纵隔淋巴结肿大的病例时常误诊为肺癌或肺转移癌及淋巴瘤等疾病。甚至在没有病理证据情况下给予放疗和化疗。本例曾经被误诊为肺癌进行了3个疗程的化疗。当影像学改变与临床表现不一致，不具备肺癌的临床特点时，应想到本病的可能，应进行相关检查明确诊断，以免误诊误治。

病例60 咳嗽、咳痰、发热、气短，双肺多发阴影

患者女性，50岁，于2006年1月6日入院。

一、主诉

咳嗽、咳痰1个月，发热伴活动后气短半个月。

二、病史询问

（一）初步诊断思路及问诊目的

患者新近出现呼吸道症状伴发热，按照常见病首先考虑应将呼吸道感染性疾病放在首位。因此，问诊的目的主要围绕感染性疾病的诱因（原因）、发病时所处的环境、主要症状的特点、伴随症状以及是否经过抗感染治疗及效果如何等问题展开，并兼顾相关鉴别疾病的临床表现，以寻找符合感染性疾病表现的证据。

（二）问诊主要内容及目的

1. 发病前是否有着凉感冒或醉酒史？下呼吸道感染或肺炎患者常有一定的诱发因素；醉酒后的误吸可导致吸入性肺炎。

2. 咳嗽是否伴有咳痰或黄痰？先咳嗽后咳痰，且咳黄痰，脓性痰，可视为感染的重要证据。

3. 发病初是否测了体温？是否用了解热镇痛类药物？以明确发病时是否发热、持续时间、热型等，是否体温受到了解热药的影响。

4. 病程中是否应用了抗生素？具体为哪类抗生素？剂量及疗程如何？效果如何？可通过了解抗感染治疗的情况来考虑感染性疾病的可能性，进一步分析药物的选择是否合理；并为今后治疗选药提供帮助。

5. 有无其他伴随症状？详细询问有无发冷、寒战、呛咳、咯血、胸痛、呼吸困难等，有助于确诊及鉴别诊断。

6. 既往有何种疾病？是否伴有基础疾病和免疫功能低下？ 有无慢性阻塞性肺疾病、心力衰竭、肿瘤、糖尿病、尿毒症、大型手术、应用免疫抑制剂和器官移植等，综合分析患者的基本状态。

7. 何种职业及爱好？诸多呼吸系统疾病与职业、爱好相关，如硅沉着病、饲鸽者肺等。

（三）问诊结果及思维提示

问诊结果：患者无职业接触史，主要从事家务。既往身体健康，无呼吸系统疾病及其他慢性疾病史。本次无明显诱因出现咳嗽、咳少量白色泡沫样痰，随后出现发热，体温最高达39.4℃，伴有寒战，活动后气短，自行应用阿奇霉素静脉滴注1周，上述症状无好转。就诊于当地医院，行肺CT检查，提示“肺炎、双肺弥漫性病变”。按“肺炎”应用“三代头孢菌素及左氧氟沙星”静脉滴注，(具体药名、剂量不详)，前述症状仍无好转，呼吸困难加重。复查肺CT，双肺病变进展，为求进一步诊治入院。

思维提示：通过问诊可明确，患者既往无呼吸系统疾病及其他慢性疾病史。本次发病主要以咳嗽，咳少量白色泡沫痰，伴发热，符合感染性疾病的特点，应在体格检查时

重点注意肺部听诊是否存在啰音及有无肺实变体征。并通过实验室检查和其他辅助检查寻找感染的证据，如血清支原体、衣原体、军团菌及病毒抗体、1,3-β-D葡聚糖、结核抗体检测及血培养加药敏等。此外，患者存在活动后气短，以及常规应用多种抗生素临床疗效不显著，并且患者影像学提示双肺间质改变还应考虑非感染性疾病——间质性肺疾病的可能。

三、体格检查

（一）重点检查内容及目的

通过问诊考虑患者感染性疾病的可能性大，因此在对患者进行系统地、全面地检查的同时，应重点注意准确监测体温和检查肺部体征，尤其注意是否存在啰音。同时，为了除外心源性呼吸困难和间质性肺疾病，对心脏的大小、是否有心脏杂音和奔马律，以及啰音是否分布在双肺底，是否存在Velcro音，有无口唇及末梢发绀，有无杵状指等亦应格外加以注意。

（二）体格检查结果及思维提示

体格检查结果：T 38.4℃，R 20次/分，P 92次/分，BP 105/70mmHg。神志清楚，呼吸略促，自主体位，热病容，口唇略发绀，颈软，气管居中，甲状腺不大，无三凹征。胸廓对称，双侧呼吸运动一致，双肺叩诊呈清音，双肺听诊在肺底部及背部可闻及中小水泡音及Velcro音，左肺为重，未闻及干啰音。心界不大，心率92次/分，心音纯，律整，未闻及奔马律，各瓣膜听诊区未闻及病理性杂音。腹软，全腹无压痛，肝脾肋下未触及。四肢末梢略发绀，未见杵状指。神经系统检查未见异常。

思维提示：问诊与体格检查后初步考虑诊断与呼吸系统感染性疾病的思路相吻合。体温最高39.4℃，肺部中小水泡音，提示的确存在肺部感染。进一步实验室和影像学检查主要目的是明确病原学，确定诊断，判断病情，以及为治疗方案提供依据。同时，排除其他非感染性肺部疾病，如肺间质纤维化、肺水肿、肺不张、肺嗜酸性粒细胞增多症和肺血管炎等。

四、实验室检查

（一）初步检查内容及目的

1. 血常规、CRP、ESR　进一步证实是否为感染性疾病。
2. 血清支原体、衣原体、军团菌、病毒抗体及结核抗体检测等　明确感染病原。
3. 痰菌涂片、痰菌培养　明确病原。
4. 痰查结核菌及瘤细胞　除外肺结核及肺部肿瘤。
5. 动脉血气分析　评价病情严重程度。
6. 血细菌培养及药敏　明确病因，指导用药。
7. 心脏超声及心功能检查　排除心源性呼吸困难。
8. 胸部影像学　了解肺部病变程度、性质及进展情况，有助于明确诊断及鉴别诊断。

（二）检查结果及思维提示

1. 血常规　WBC 14×10^9/L；中性粒细胞85.24%；PLT 432×10^9/L；ESR 85mm/h，CRP 57.6mg/L。

2. 血清支原体抗体、衣原体抗体、军团菌抗体、病毒抗体、结核抗体检测结果均阴性。

3. 痰菌涂片　未见致病菌。

4. 痰查结核菌及瘤细胞　未找到结核菌及瘤细胞。

5. 动脉血气分析（未吸氧）pH 7.453，PaO_2 75.8mmHg，$PaCO_2$ 38.1mmHg。

6. 痰及血培养　待回报。

7. 心脏彩超　心脏形态、大小正常，射血分数正常。

8. 胸部影像学　双肺实变及双肺弥漫性病变（图60-1）。

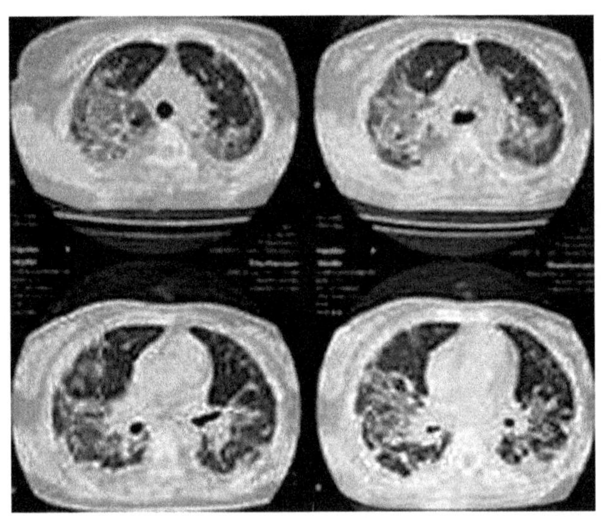

图60-1　肺CT

思维提示：重要的检查结果有：①末梢血白细胞总分数均增高；② CRP、ESR均升高；③胸部X线影像提示双肺实变阴影。结合患者病史和体格检查结果，进一步支持感染性疾病——社区获得性肺炎（community acquired pneumonia，CAP）的诊断，但目前病原学尚不明确。患者发病以来曾先后应用过“阿奇霉素、头孢及左氧氟沙星”等药，但未能奏效。鉴于动脉血氧分压已有所下降和影像学显示双肺多发浸润，立即选择合适抗感染药物进行经验性治疗，其目的有二：①控制感染、改善供氧；②通过治疗明确诊断或为修正诊断提供依据。

五、治疗方案及理由

（一）治疗方案

莫西沙星，0.4g，每日1次，静脉滴注。

（二）理由

由于细菌学检查阳性率低，培养结果滞后，以及院前应用抗菌药物影响病原体分离，临床对CAP实施抗感染治疗时常常不能获得微生物学资料，而主要根据本地区、本单位的肺炎病原体流行病学资料，选择可能覆盖病原体的药物。因此，初始治疗多为经验性治疗。由于CAP常见病原体包括肺炎链球菌、支原体、衣原体及流感嗜血杆菌等。结合患者院前治疗用药情况，选择"呼吸喹诺酮"莫西沙星进行抗感染治疗。莫西沙星对CAP主要病原体均有效，包括非典型病原体及耐药肺炎链球菌，且该药在肺部的血药浓度很高，更有利于对CAP的经验性治疗。

六、治疗效果及思维提示

治疗效果：经莫西沙星4天治疗体温未见降低，仍在38.6℃左右，咳嗽、咳痰未见减轻，仍呼吸困难、气促；查体双肺底中小水泡音增加，PaO_2 下降到55.1mmHg，治疗效果不理想，病情加重。治疗同时进一步检查PPD试验、1,3-β-D葡聚糖、ANCA、ANA/ENA系列抗体等，并行纤维支气管镜检查。

思维提示：患者拟诊为CAP，经过适当的治疗病情好转不明显，应该考虑：①是否为特殊病原体感染；②是否为非感染性疾病。对此检查结果如下：①PPD试验阴性；②1,3-β-D葡聚糖正常范围；③痰及血培养均阴性；④ANCA、ANA/ENA系列抗体均在正常范围；⑤纤维支气管镜示各级支气管及黏膜光滑，管腔通畅，未见阻塞与狭窄，刷检未见结核菌及瘤细胞；⑥灌洗液细胞总分数：M_{Φ}34%，S 2%，L 63%；⑦灌洗液T细胞亚群：灌洗液$CD3^+$ 87%，$CD4^+$ 42%，$CD8^+$ 72%。

补充上述临床资料后，诊断思路变得清晰起来。考虑患者50岁，既往无肺部疾病及免疫功能低下，因此肠杆菌科和葡萄糖非发酵菌（铜绿假单胞菌、鲍曼不动杆菌等）感染的可能性不大，而且发病后先后应用多种抗生素治疗，以及入院后针对CAP的"诊断性治疗"的疗效欠佳，结合患者活动后气短，PaO_2下降，影像学提示双肺多发实质及双肺间质改变，诊断方向从最初感染性疾病转向非感染性疾病——间质性肺疾病上。根据该患者影像学特点：斑片状肺泡充填影，双肺分布，实变影与间质浸润并存；BALF中淋巴细胞＞25%，$CD4^+/CD8^+ < 0.9$，$M_{\Phi} > 20\%$；在常规检查除外结核、真菌、肿瘤等疾病所致的继发性机化性肺炎后，提示隐源性机化性肺炎（cryptogenic organizing pneumonia，COP）诊断可能性大，但仍需动态观察治疗效果，以最后确定诊断。

七、调整治疗方案及效果

（一）治疗方案

甲泼尼龙：240mg，每日1次，静脉滴注，3天；120mg，每日1次，静脉滴注，1天；80mg，每日1次，静脉滴注，2天；32mg，每日1次，口服。

（二）治疗效果

甲泼尼龙治疗当日体温降至正常，以后未再发热。到第5天咳嗽、咳痰明显减轻，休息时无气短，但活动后仍喘息，8天后出院时偶干咳，双肺啰音明显减少，右肺啰音几乎完全消失，非吸氧状态下PaO_2上升至83.9mmHg。复查肺CT：阴影有所吸收（图60-2）。出院后持续甲泼尼龙口服1个月后逐渐减量，总疗程约6个月，一直门诊随诊。

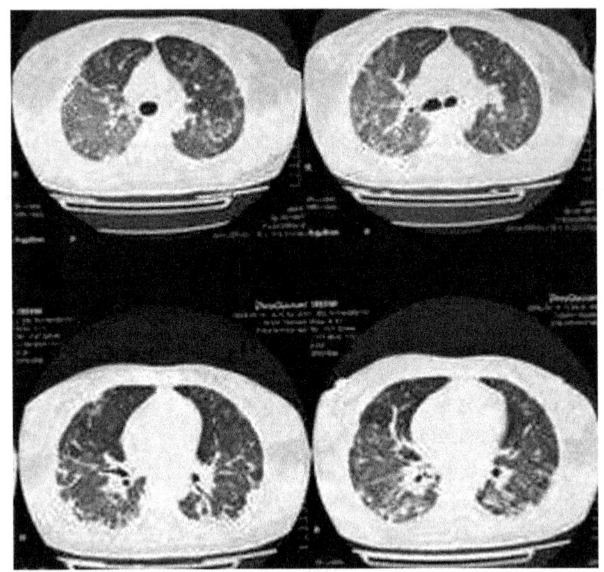

图60-2 甲泼尼龙治疗8天后复查肺CT

八、对本病例思考

COP属于特发性间质性肺病（idiopathic interstitial pneumonia，IIP）中的一种类型，其发病率占IIP的第三位，临床表现缺乏特征性，与其他呼吸系统疾病并无太多区别，极易误诊为肺炎、肺结核及肺真菌感染、肿瘤等。COP影像学表现丰富多彩、变化多端，常常为确诊本病的第一线索。典型表现为“五多一少”，即多态性、多发性、多变性、多复发性、多双肺受累，蜂窝少见。本例最初由于存在呼吸道感染症状，查体时发现湿啰音，化验血象高，肺CT示肺实变影，于外院及入院后均按CAP治疗，走了弯路，这种情况在临床发现及确诊COP中很常见，个别患者甚至接受了长达2个月的抗结核治疗。值得注意的是，建立在科学分析基础上的经验性治疗，在临床工作中十分重要。这种经验性治疗也是确立诊断及修正诊断的过程，正如本例，第一次经验性治疗修正了原诊断，而后一次“经验性治疗”恰恰为我们确立COP诊断提供了有力证据，这种“寓诊断于治疗中”的思维方法常用于临床实践中。

病例61 进行性气短4个月

患者女性，28岁，2007年4月6日入院。

一、主诉

进行性气短4个月。

二、病史询问

（一）初步诊断思路及问诊目的

呼吸困难可由呼吸系统疾病、心脏疾病、血液系统疾病、中毒等因素引起。应主要围绕上述系统疾病的特点展开问诊。

（二）问诊主要内容及目的

1. 首先询问呼吸困难是隐匿起病还是急性起病？是持续性发作还是间歇发作？ 发作性气短伴喘鸣可能为支气管哮喘；急性起病伴胸痛可能为自发性气胸；急性起病伴咳嗽咳痰发热可能为肺炎；慢性起病伴咯血可能为结核；如伴有一侧下肢肿胀可能为肺栓塞；反复咳嗽伴呼吸困难可能为慢性阻塞性肺疾病或间质性肺疾病。

2. 询问既往活动能力，是否经常出现活动后气短、心悸、发绀、反复双下肢水肿等以除外心源性呼吸困难。

3. 询问饮食及月经情况，除外贫血所致呼吸困难。

4. 询问是否有误食亚硝酸盐等化学药物的历史，以除外中毒性呼吸困难。

5. 询问职业和生活环境情况，接触无机粉尘（如硅、石棉、煤尘等）、有害气体（如二氧化硫、氮氧化物、金属氧化物、硬质合金熔炼烟雾等）、有机粉尘（如发霉的枯草、发霉加热的甘蔗渣、鸟类排泄物或羽毛等）可出现间质性肺病，服用某些药物如胺碘酮、水杨酸偶氮磺胺吡啶、抗惊厥药如苯妥英钠、避孕药物等可引起药物性肺病。

（三）问诊结果及思维提示

问诊结果：患者于4个月前无明确诱因感活动后气短，无咳嗽，几乎无痰，无胸痛，无发热，无喘息。未予处理。以后气短呈持续性进行性加重，步行上一层楼即需要休息，在当地医院拍胸片诊断为支气管炎，给予头孢拉定静脉滴注2周，头孢曲松静脉滴注2周症状无好转。为进一步诊治来诊。发病以来体力差，食欲轻度下降，二便正常，体重无明显变化。患者既往身体素质较好，无心悸，无发绀，无双下肢水肿；饮食正常，月经量正常，无子宫功能性出血，无异食癖；无接触特殊化学药品的历史；无接触无机粉尘、有害气体、有机粉尘的职业病史，无服用某些药物的病史。

思维提示：患者呼吸困难为隐匿起病，为活动后气短。无喘息，无胸痛，无发热，无咯血，无下肢肿胀，偶轻咳，以上症状基本可除外支气管哮喘、肺结核、肺炎、急性自发性气胸、肺栓塞等；患者既往身体素质较好，无心悸，无发绀，无双下肢水肿等情况出现，基本可除外心源性呼吸困难；患者饮食正常，月经量正常，无子宫功能性出血，无异食癖，基本可除外贫血所致呼吸困难；患者无接触特殊化学药品的历史，无中毒性呼吸困难的可能；患者无接触无机粉尘、有害气体、有机粉尘的职业病史，无服用某些药物的病史。

三、体格检查

（一）重点检查内容及目的

1. 患者是否面色苍白，口唇、甲床是否红润以除外贫血的存在。

2. 肺部检查　是否有桶状胸，叩诊过清音，此为肺气肿的体征；是否一侧胸廓膨隆，叩诊鼓音，此为气胸的体征；呼气期延长，双肺广泛干鸣音，此为支气管哮喘的体征；双侧或单侧的Velcro啰音是间质性肺疾病的典型肺部体征。

3. 心脏检查　注意心律是否规整，各瓣膜听诊区是否能闻及病理性杂音以除外先天性心脏病或风湿性心脏病的可能。

4. 是否有肝脾肿大和双下肢水肿以除外心功能不全；是否有单侧下肢肿胀以除外肺栓塞。

（二）体格检查结果及思维提示

体格检查结果：T 36.4℃，P 82次/分，R 20次/分，BP 110/80mmHg。一般状态可，神志清楚。面色、口唇、甲床红润，球结膜无水肿，无颈静脉怒张、肝颈回流征阴性，双锁骨上未触及肿大淋巴结。胸廓正常，双肺叩诊清音，听诊呼吸音普遍较弱，未闻及干湿啰音。心率82次/分，节律规整。各瓣膜听诊区未闻及病理性杂音。腹软，肝肋下未触及。双下肢无水肿，无杵状指。

思维提示：患者面色、口唇、甲床红润，无贫血的表现；胸廓正常，叩诊清音，双肺呼吸音普遍较弱，未闻及干湿啰音，基本可除外支气管哮喘、自发性气胸的可能；心率82次/分，律齐，各瓣膜听诊区未闻及病理性杂音，基本可除外先天性心脏病或风湿性心脏病的可能；无肝脾肿大和双下肢水肿，可除外心功能不全；无单侧下肢肿胀，暂不考虑肺栓塞。通过问诊和查体基本上可除外心脏疾病、血液系统疾病、中毒等因素引起的呼吸困难，需要进一步的检查来证实我们的判断。因此检查的重点应着重于呼吸系统疾病。

四、辅助检查

（一）初步检查结果及目的

1. 血常规　明确是否存在感染和贫血。

2. 心电图　初步检测是否为心脏病引起的呼吸困难。

3. 胸片及肺CT　明确是否为肺部病变引起的呼吸困难。

4. 肺功能　明确呼吸困难是否为肺功能障碍引起。

5. 动脉血气　判断患者呼吸状态，呼吸困难的严重程度，是否存在气体交换障碍。

6. 心脏扇扫　除外先天性心脏病或风湿性心脏病引起的呼吸困难。

（二）检查结果及思维提示

检查结果：①血常规：WBC 10.9×10^9/L，S 73%，L 27%，Hb 123g/L，PLT 238×10^9/L。表明存在呼吸道感染；但无贫血，可除外由贫血引起的呼吸困难。②心电图：未见异常。除外由心律失常引起的呼吸困难。③肺HRCT：显示为全肺均匀分布的大小不等的薄壁囊肿，直径在0.5～5cm之间，局部见多个气囊相互融合。这是淋巴管平滑肌瘤病典型的CT表现（图61-1）。④肺功能：肺总量（TLC）增加，占预计值的81%，RV/TLC42%，第一秒用力呼气量（$FEV_{1.0}$）占预计值的63%，肺活量占预计值的65%，$FEV_{1.0}$/FVC43%。DL_{CO}占预计值的45%，表明存在气流受限，肺总量和残气增加，肺功能呈混合性通气功能障碍，弥散功能显著降低。⑤动脉血气：pH 7.33，PaO_2 71.5mmHg，$PaCO_2$ 34.5mmHg。表明患者存在气体交换障碍——低氧血症，尚无二氧化碳潴留。⑥心脏扇扫：心脏各房室腔及瓣膜未见异常。表明无先天性心脏病或风湿性心脏病的可能。

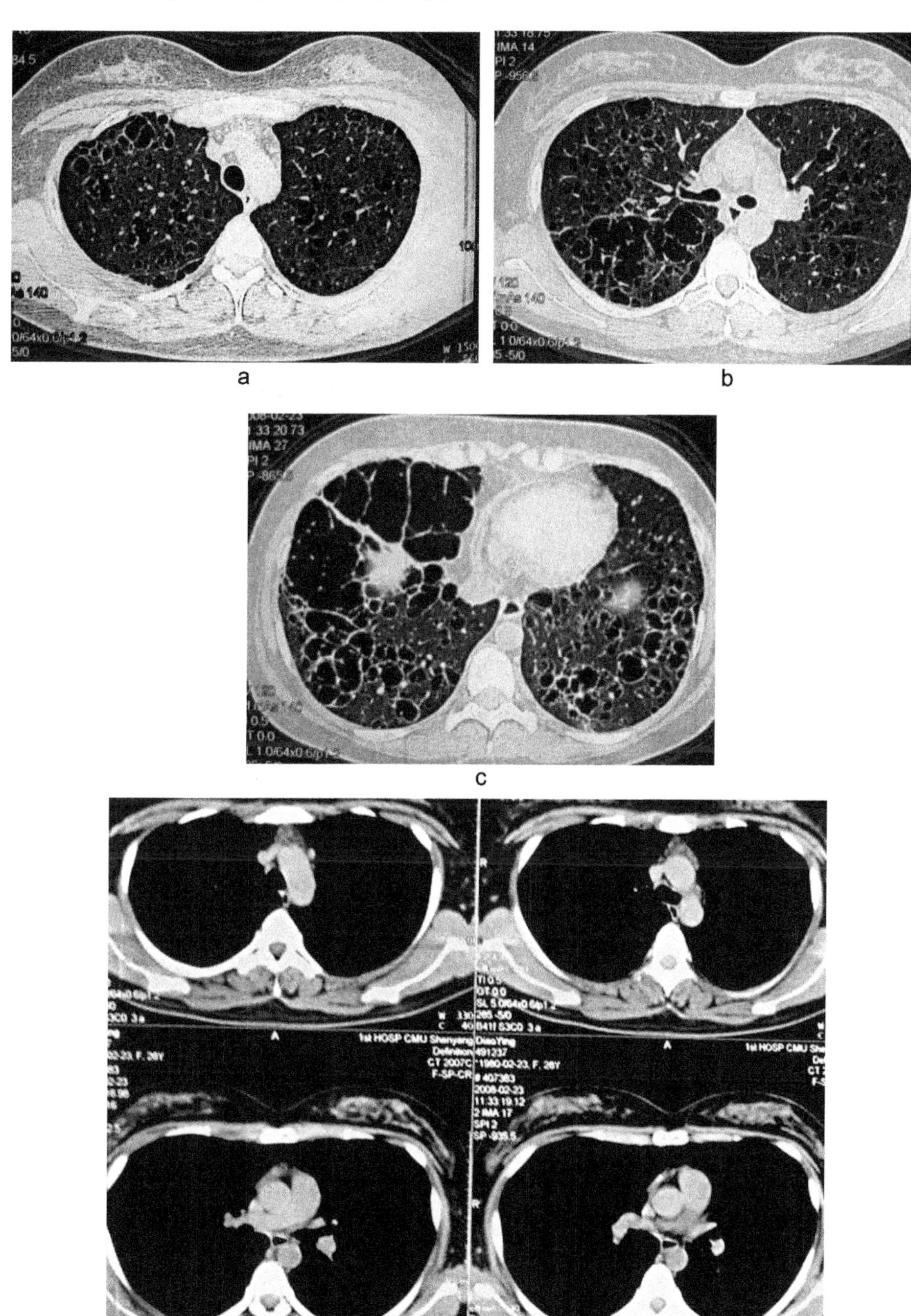

图61-1　肺 HRCT

a. 主动脉弓层面；b. 左肺动脉层面；c. 心室层面；d. 纵隔窗

思维提示：从上述的检查结果来看，患者呼吸困难是肺源性的，不考虑心脏疾病、血液系统疾病和精神神经性疾病。患者肺CT表现为全肺弥漫分布的大小不等的薄壁囊肿，局部见多个气囊相互融合，肺功能检查示肺功能呈混合性通气功能障碍，似乎符合慢性阻塞性肺病的表现，但患者无慢性咳嗽咳痰喘息的病史，且肺功能还可以见到弥散功能显著降低，这均不符合慢性阻塞性肺病的诊断。

五、诊断思路

对育龄期妇女出现进行性呼吸困难、类似肺气肿的临床表现，HRCT表现为全肺均匀分布大小不等的薄壁囊肿，临床上基本可诊断本病。肺活组织病理检查可获确诊。肺活体组织病理检查，尤其是免疫组化染色显示平滑肌束有特异性改变，具有确诊价值。

六、治疗方案及理由

目前本病尚无满意的治疗方法。采用卵巢切除术联合孕激素的治疗方法较单一治疗有肯定的疗效。采用肺移植治疗50%患者可生存3年。糖皮质激素和细胞毒制剂无效。

七、对本病例的思考

肺淋巴管平滑肌瘤病在临床上并不多见，其主要表现为进行性呼吸困难，易反复发生自发性气胸和乳糜性胸腔积液。对于育龄期妇女出现上述表现者应考虑本病的可能，行肺HRCT和肺功能检查，必要时行肺活检以明确诊断。

病例62 干咳伴活动后气短半年，加重1个月

男性患者，43岁，2004年4月9日入院。

一、主诉

干咳伴活动后气短半年，加重1个月。

二、病史询问

（一）初步诊断思路及问诊目的

中年男性患者，慢性起病，突出症状为干咳及活动后气短进行性加重。由于慢性咳嗽是一些慢性气道疾病的常见表现，故鉴别诊断中要注意慢性支气管炎、慢性阻塞性肺疾病（COPD）和支气管扩张症等，而患者主要是干咳，咳嗽变异性哮喘和间质性肺疾病更是不能忽视。另外患者气短进行性加重则提示呼吸或循环系统受累明显且进展较快。但咳嗽出现后的很短时间内就出现活动后气短，似乎较慢性支气管炎、COPD、支气管扩张症、咳嗽变异性哮喘的自然病程快，因此对其他疾病也应提高警惕，加以鉴别，如常见的间质性肺疾病、严重的气道病变（如肿瘤、内膜结核、支气管淀粉样变等）以及胸腔积液。此外，某些循环系统疾病引起的咳嗽、气短，如心瓣膜病也应在问诊过程中加以鉴别。因此，问诊目的主要围绕慢性咳嗽的诱因/原因，好发的季节，主要症状的特点、伴随症状，是否接受过治疗及效果如何等问题展开。问诊同时还要涵盖常见的能引起上述表现的气道疾病、弥漫性间质性肺疾病、胸膜疾病和循环系统疾病的临床表现，以求初步鉴别。

（二）问诊主要内容及目的

1. 咳嗽开始出现时是否存在诱因，如反复出现的呼吸道感染？反复的下呼吸道感染迁延不愈，常会造成慢性支气管炎。是否出现在接触到刺激性气味、冷空气、或特殊的环境和物体之后？注意咳嗽变异性哮喘的诱因。

2. 咳嗽是否有好发的时间段，清晨还是夜晚？是否在某些季节好发？ 一般来说慢性支气管炎和COPD的咳嗽好发于清晨，而咳嗽变异型哮喘好发于夜间。慢性支气管炎和COPD好发于冬季，而一些哮喘多以春夏季好发，而支气管扩张症和间质性肺疾病往往无明显的季节性。

3. 是否伴有发热？ 尤其是自己不觉察而测体温时发现的低热，有时支气管内膜结核的患者若干酪样物阻塞较大的气道也可引起气短进行性加重。而大气道肿物引起阻塞性肺炎时也可出现发热。

4. 气短是逐渐出现的？是否与体力活动有关？是否有喘息、胸痛、咯血、心悸等伴随症状？什么情况下加重或缓解？ 活动后的胸闷气短往往体现心肺代偿能力的减低，而活动后胸闷气短好转往往提示非器质性的，而是心理因素所致的胸闷气短。

5. 起病以来接受了哪些检查及治疗？具体用了哪些药物？效果如何？ 通过对治疗方案和治疗效果的评估进一步分析治疗方案的合理性和有效性，以及疾病诊断的倾向性等等。

6. 系统回顾 是否有上呼吸道受累的表现，尤其是鼻窦炎，DPB的患者常伴有慢性鼻窦炎。是否有皮肤受累的表现，如皮疹、红斑、肿胀、变硬等等，往往一些结缔组织病，如类风湿关节炎、干燥综合征、系统性硬化症等会引起皮肤受累；而这些疾病又常会累及

呼吸系统，甚至肺部出现症状早于其他系统性症状的出现。循环系统受累的表现：是否有血压升高、心前区疼痛、心悸等等。骨骼和肌肉受累情况的评估，如关节、肌肉疼痛的情况以及关节是否肿胀、肌力有无下降等。另外，杵状指（趾）是重点检查的体征，因为它对疾病的判断具有一定的提示作用。

7. 既往有何种疾病？ 既往疾病史是非常重要的信息。临床诊治过程中需要整体观，一些疾病往往是另一些疾病的易患因素，如糖尿病、硅沉着病的患者是结核的易感人群，下肢骨折长期卧床是肺栓塞的高危因素等等。

8. 个人史 何种职业？有何习惯嗜好？有无冶游史？诸多呼吸系统疾病与职业相关，石棉接触史是胸膜疾病的危险因素，如良、恶性胸膜间皮瘤。一些不良嗜好如长期吸烟史，这对诊断慢性气道疾病有着重要的指向作用，并且是肺癌的重要危险因素，因此个人史需详细询问。

（三）问诊结果及思维提示

问诊结果：该患者为废品收购站的个体户，近半年无明显诱因出现干咳、无季节性发作，昼夜无差别，其间间断有低热、乏力。发病以来无喘息、无咯血、无胸痛，无心悸，无盗汗，无关节、肌肉疼痛。食欲欠佳，睡眠可，夜间睡眠可平卧，无憋醒。二便正常，体重无明显变化。间断自服止咳药（具体不详）疗效差，未系统诊治。追问病史，2年前健康体检时曾发现两肺有阴影，曾按肺炎给予抗感染治疗2周，因无特殊症状而未做进一步检查亦未定期复查胸部X线或CT。

既往史：既往体健，否认高血压、糖尿病、冠心病病史，否认结核、麻疹、百日咳、肝炎病史。无有毒、有害物质接触史，无宠物饲养史，无长期特殊用药史。否认吸烟、饮酒不良嗜好。

思维提示：①否认慢性咳痰、喘息、季节性发作以及咯血病史，通过初步问诊基本可排除慢性支气管炎、支气管哮喘、支气管扩张症。②患者活动后气短伴干咳半年，虽然没有明确低热和盗汗，但有间断发热和乏力。故不能排除肺结核的可能性，尤其是支气管内膜结核，应做相应的检查。③患者2年前健康体检时发现两肺有阴影，但未定期复查，我们应注意2年前的肺部改变是否与目前的情况相关联，因此应进行肺部影像学检查以明确2年前的肺部阴影是否持续存在。

本例初步考虑是呼吸系统疾病，体格检查阳性体征可能对诊断有所提示。

三、体格检查

（一）重点检查内容及目的

通过问诊考虑患者肺部疾病可能性大，因此应对患者呼吸系统进行系统地、全面地检查，查体时注意详细规范的视诊、触诊、叩诊和听诊，视诊要注意胸廓的形状、颈静脉充盈的情况，而听诊尤其重要，注意有无啰音，啰音的性质、分布等。心脏查体同样是重要的，要注意心界的大小、心脏搏动最强的位置，节律和心音有无异常，从而通过查体来进一步除外心源性因素所引起的胸闷气短，如心律失常或心脏器质性疾病。

（二）体格检查结果及思维提示

体格检查结果：T 36.5℃，R 22次/分，P 82次/分，BP 120/85mmHg。呼吸略促，口唇、

颜面发绀，可见杵状指可疑阳性，双侧呼吸运动对称，双肺叩诊呈清音，吸气末双肺底可闻及少许湿啰音，背部可闻及散在爆裂性啰音（称Velcro啰音）。心界不大，节律规整，各瓣膜听诊区未闻及杂音。双下肢无水肿。

思维提示：患者无颈静脉怒张，无双下肢水肿，心界不大，心脏听诊正常，基本可除外肺源性心脏病和心源性气短的可能。肺部叩诊正常，听诊无呼吸音减弱或消失，基本除外胸腔积液引起的气短。该患者最为突出的阳性体征即口唇、颜面发绀、双下肺所闻及的帛裂音和杵状指。口唇发绀提示缺氧；帛裂音提示肺间质受累；而杵状指（趾）在诊断上具有一定的提示作用，常见于下列肺部疾病：慢性肺脓肿、间质性肺疾病（肺尘埃沉着症、特发性肺纤维化等）、支气管肺癌、肺性肥大性骨关节病、支气管扩张症等。综合分析患者的体格检查阳性所见（发绀、杵状指和Velcro音）提示其可能患有气体交换障碍的间质性肺疾病，应做肺功能、肺部影像学及相关实验室检查，进一步证实间质性肺疾病，同时除外其他疾病。

四、实验室、肺功能和肺部影像检查

（一）初步检查内容及目的

1. 免疫生化　血常规、CRP、ESR、结核抗体和PPD试验等以除外结核病。

2. 肺通气及弥散功能　明确肺功能障碍类型与程度。

3. 动脉血气分析　评价疾病严重程度。

4. 胸部X线和肺HRCT　了解病变性质、部位和范围。

（二）检查结果及思维提示

1. 血常规正常，CRP、ESR正常，结核抗体和PPD试验阴性，基本可排除活动性肺结核。

2. 肺功能　FVC1.07 L，FEV_1占预计值86%，FEV_1/FVC 82%，TLC占预计值52%和DL_{CO} 36%。提示限制性通气功能障碍，弥散功能重度降低。

3. 动脉血气分析　pH 7.34，PaO_2 59mmHg，$PaCO_2$ 34mmHg，提示气体交换障碍，低氧血症，Ⅰ型呼吸衰竭。

4. 胸部X线和肺CT　双肺以肺门为中心弥漫分布斑片影，呈磨玻璃样改变。病变与正常肺组织分界较清，呈地图样改变。纵隔居中，肺门淋巴结无肿大（图62-1、图62-2）。

提示本例为弥漫性间质性肺疾病，需要进一步明确属于哪一类间质性肺疾病，因此应补充询问病史及特殊检查。

五、再次询问病史

（一）再次询问病史及问诊目的

1. 职业/非职业性环境暴露史　对于弥漫性间质性肺疾病，应常规询问有无无机粉尘，包括井下凿岩（硅尘肺）、煤矿（炭末沉着病）等和有机粉尘包括鸟类、宠物饲养、蘑菇养殖、接触发霉稻草等暴露史。进一步除外吸入无机粉尘所致硅沉着病和吸入有机粉尘所致外源性过敏性肺泡炎造成弥漫性间质性肺疾病。

2. 询问基础疾病与既往药物应用史　特别要注意询问原有的基础疾病和相关用药史。目前已知众多的药物，诸如，抗生素类，心血管和抗心律失常药物，降血糖，抗肿瘤、细

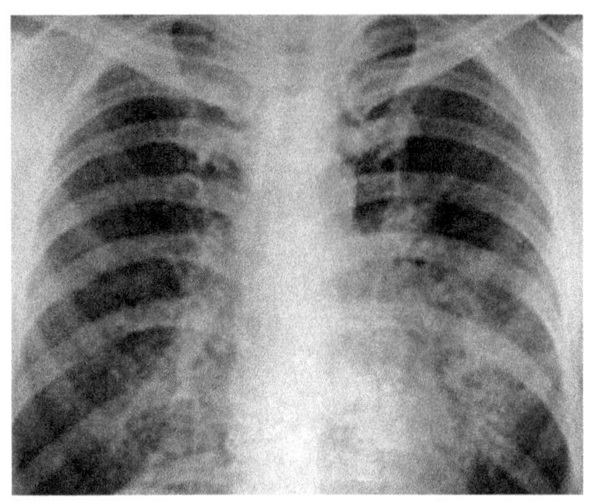

图62-1　胸片

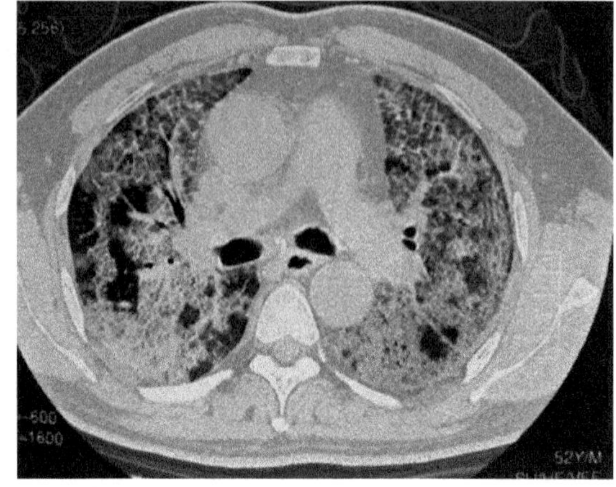

图62-2　肺CT

胞毒类，抗惊厥等药物可引起药物性肺疾病，呈现出慢性间质性肺炎和肺纤维化改变。

询问是否患有结缔组织病病史，主要包括类风湿关节炎、系统性红斑狼疮、系统性硬化症、肌炎/皮肌炎、混合性结缔组织病，干燥综合征、强直性脊柱炎等风湿免疫性疾病均可累及肺脏，造成弥漫性间质性肺病变。

（二）问诊结果及思维提示

1. 患者在废旧物收购站工作10年，接触废铁及废旧杂物。否认吸入无机粉尘吸入史，可除外硅沉着病。患者平素身体健康，虽未做风湿免疫学相关实验室检查，但临床上未发现结缔组织病症状，可除外结缔组织病所见所闻引起肺间质改变。患者从未服过能引起肺纤维化药物，亦可除外药物性肺病。

2. 患者从事废旧物收购工作，有吸入有机粉尘和真菌孢子的机会，不排除真菌性肺炎和外源性过敏性肺泡炎。

六、特殊检查

1. 支气管肺泡灌洗结果　灌洗回收液呈乳白色（牛乳状），静止后有絮状沉淀（图62-3、图62-4）。

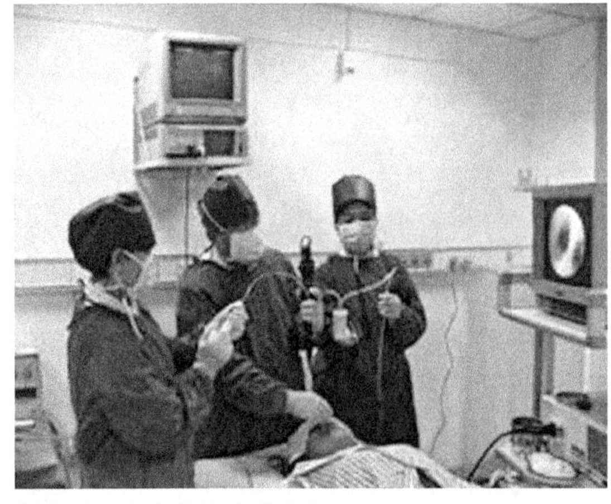

图62-3　支气管肺泡灌洗中

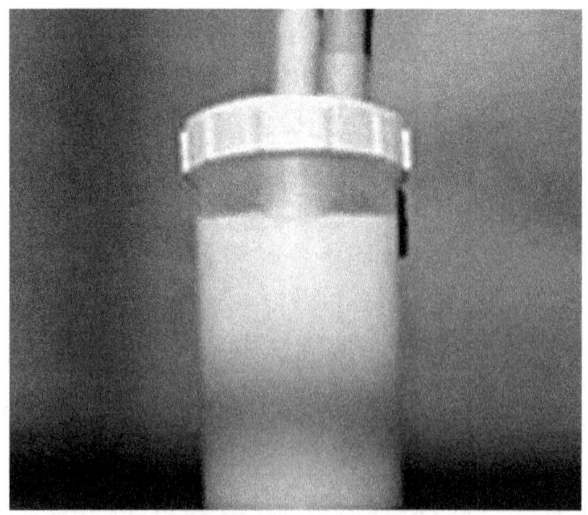

图62-4　灌洗回收液图

2. 支气管肺泡灌洗液细胞学检查　在光镜下可见BALF中炎性细胞碎片背景显示出大量形态不规则、大小不等的嗜酸性颗粒样脂蛋白物质（PAS染色阳性）和形态不整膨胀的泡沫状肺泡巨噬细胞（彩图62-5）。

3. BALF离心后涂片未查到真菌孢子及菌丝，BALF真菌培养阴性。基本可除外真菌性肺炎和侵袭性曲霉菌病。

七、最后诊断和治疗

（一）诊断

肺泡蛋白沉积症。

诊断依据：

1. 原因不明的进行性呼吸困难，抗感染治疗无效。

2. 胸部X线和肺CT　显示以肺门为中心向外放射弥漫性结节状、羽毛状、斑片状、网格状阴影，以及磨玻璃样改变。病变与正常肺组织分界较清，呈地图样改变。

3. 肺功能主要为限制性通气功能障碍，伴有弥散功能减低；血气分级见低氧血症。

4. 支气管肺泡灌洗液外观呈乳白色或离心沉淀物呈浅黄褐色。

5. 光镜和电镜检查　光镜下肺泡腔内充满PAS染色阳性物质，电镜下显示肺泡壁和胞质内见特征性呈同心圆排列的层状结构。

（二）治疗

1. 支气管肺泡灌洗　支气管肺泡灌洗（BAL）仍是迄今唯一被证实行之有效的治疗方法。通过BAL将沉积在肺泡腔和小气道表面的活性物质清除，从而改善通气和换气功能。有部分患者症状较轻可不经任何治疗自然缓解。只有那些症状明显，或出现长期低氧血症、合并脏器损伤的患者才需要进行BAL治疗。

方法：通常需要在全麻下进行BAL，经口插入卡伦双腔管（coren tube），一侧做全肺灌洗，另一侧肺进行机械通气，一般给予吸入100%浓度的氧气。然后用37℃生理盐水灌洗，每个循环用量为1000～1500ml，直至流出的灌洗液基本呈清澈透明为止，灌洗生理盐水总量可达2.0～5.0L（图62-6、彩图62-7）。

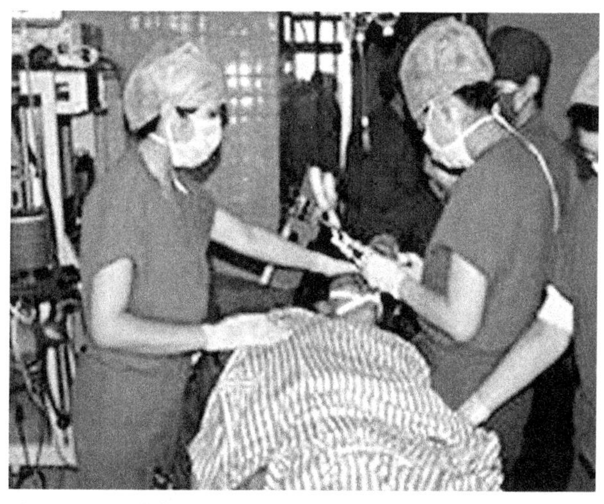

图62-6　全肺灌洗术

2. 粒细胞巨噬细胞集落刺激因子（GM-CSF） 有研究指出GM-CSF缺乏可导致PAP发生，国外曾用重组人GM- CSF皮下注射治疗1例PAP患者，初始剂量为3μg/（kg · d）以后逐渐增至6μg/（kg · d），1个月后症状缓解， PaO_2明显改善。2个月后胸片阴影明显吸收则停药。

3. 骨髓移植　动物实验研究发现骨髓移植可使GM-CSF$β_c$受体缺损小鼠的肺部 PAP病理改变完全恢复，表明这一类型PAP是骨髓单核细胞系统异常所致。骨髓移植可能对部分被证明存在GM-CSF$β_c$受体缺损的PAP 患者和继发于急性白血病的PAP患者将是一种有效的治疗手段，但需要更多的病例证实。

4. 肺移植　有学者曾对PAP患者做双侧肺移植后复发，说明PAP 并非是肺局部病变而是全身性疾病，肺移植不能治愈本病。表面活性蛋白-B（SP-B）替代治疗曾用于SP-B缺乏的PAP患者，但由于逐渐产生抗SP-B抗体而导致治疗失败。

八、对本病例的思考

1. 肺泡蛋白沉积症（pulmonary alveolar proteirosis，PAP）为一种原因不明的罕见肺部疾病。它的显著病理学特征是肺泡腔内及远端细支气管内蓄积大量的PAS（perisodic acid-Schiff,过碘酸希夫）染色阳性的磷脂及其各种表面活性蛋白（SP-A,B,C及D）等混合物。由于肺泡腔和小气道堆积过量的表面活性物质致使肺的通气和换气功能均受到严重影响，导致进行性呼吸困难。

PAP可分为原发性（特发性）和继发性两种类型。原发性PAP较为少见，主要发生于婴幼儿和儿童， 部分在婴儿患者中表现为SP-B缺乏。继发性PAP占绝大多数， 主要继发于恶性肿瘤及其他导致机体免疫功能严重低下的疾病。最常见于各种急、慢性髓性白血病，骨髓瘤和淋巴瘤，也发生于各种肿瘤化疗后白细胞减少和长期应用免疫抑制剂的患者，另外免疫缺陷综合征（AIDS）患者PAP的患病率增高。

2. PAP的胸部典型X线所见是以双侧肺门为中心向外放散性弥漫性边缘模糊的细小结节影，常融合成片状，形成所谓“蝶翼样”阴影。病变区呈混浊磨玻璃样改变， 与正常肺分界清楚呈“地图”影。在疾病的早期可出现影像学与临床症状分离，即肺部影像学可见明显异常，而患者无明显的呼吸道症状，这有利于与肺水肿或ARDS鉴别。支气管肺泡灌洗液外观呈乳白色或离心沉淀物呈浅黄褐色，PAS染色为阳性即可确诊，亦可通过肺活检寻求病理诊断。

3. PAP目前尚无有效的根治方法，全肺灌洗仍是迄今唯一被证实行之有效的治疗方法。但设备和技术条件要求较高，尚不能普遍开展。本病易复发，常死于呼吸衰竭。

病例63 咳嗽、进行性呼吸困难3个月，双肺多发结节影

患者男性，62岁，于2007年5月2日入院。

一、主诉

咳嗽、进行性呼吸困难3个月。

二、病史询问

（一）问诊主要内容及目的

老年男性患者，近期出现咳嗽和呼吸困难，首先应注意有无呼吸系统的感染性疾病，因此，问诊的目的应围绕咳嗽及呼吸困难的特点、诱因、伴随症状、治疗经过等问题展开，并兼顾重要鉴别疾病的临床表现。

1. 既往健康状态？是否有慢性呼吸系统疾病病史？　如果既往有慢性呼吸系统疾病，此次应注意是否与其相关，是否有慢性疾病的急性加重。

2. 发病前是否有受凉、劳累、醉酒等诱因？近期有无宠物或粉尘等接触史？　不同的诱因有助于判定疾病是感染性（如肺炎）、心源性（如心功能不全）或过敏性因素（如外源性过敏性肺泡炎）所致。

3. 咳嗽是否伴有咳黄痰？是否伴有发热？　如有黄痰和发热，则提示有呼吸系统的感染存在。

4. 呼吸困难的特点　不同呼吸时相的呼吸困难代表不同部位的病变，吸气性呼吸困难多见于上气道疾病，呼气性呼吸困难多见于小气道疾病如哮喘、慢性阻塞性肺疾病。

5. 有无其他伴随症状　如伴双下肢水肿，应注意有无心源性呼吸困难；如伴胸痛、咯血，应注意有无胸膜炎、肺栓塞、肺结核、肺癌。

6. 院外的治疗经过及疗效如何　通过院外的用药和疗效来判定疾病的可能性，并进一步选择合理的治疗方案。

（二）问诊结果及思维提示

问诊结果：患者自诉既往身体健康，此次发病无诱因，开始为干咳，偶有活动后呼吸困难，未予在意，之后上述症状进行性加重，静息时即有呼吸困难，自觉吸气受限，偶有少许白色泡沫样痰，全身乏力，无发热，无盗汗，无心悸，无水肿，先后应用阿奇霉素、头孢呋辛各2周，疗效不佳。

思维提示：通过问诊可明确，患者无急性感染性疾病的证据，其呼吸系统症状呈进行性加重，似乎表现为慢性疾病的急性加重，因而在体格检查时应注意肺部和心脏的听诊，并通过实验室和影像学检查寻找病因。

三、体格检查

（一）重点检查内容及目的

在对患者进行系统、全面检查的同时，应重点检查肺部的啰音，对心脏大小、是否有

心脏杂音等亦应格外注意。

（二）体格检查结果及思维提示

体格检查结果：T 36.8℃，R 22次/分，P 88次/分，BP 120/80mmHg，消瘦貌，神志清楚，呼吸略促，自主体位，锁骨上未触及肿大淋巴结，口唇略发绀，气管居中，胸廓对称，双侧呼吸运动一致，双肺叩诊呈浊音，双下肺听诊可闻及Velcro音。心界不大，心音纯，律整，未闻及奔马律和杂音。腹部、四肢、神经等系统检查未见异常。

思维提示：患者心脏检查未见异常，不支持心源性疾病。患者无发热，肺部未闻及湿啰音，无肺实变体征，不支持感染性疾病诊断，但可闻及Velcro音，提示有肺间质受累，进一步的实验室和影像学检查的主要目的是明确病变部位，并判断病情，为明确诊断及制订治疗方案提供依据。

四、实验室和影像学检查

（一）初步检查内容及目的

1. 血常规、ESR、CRP　明确有无感染性或过敏性因素存在。
2. PPD试验　明确有无肺结核的感染。
3. D-二聚体　对有无肺栓塞、肺癌进行粗筛。
4. 痰涂片查细菌、痰涂片结核菌、痰查瘤细胞　明确病原。
5. 血肿瘤标志物　协助判断有无肺部肿瘤的存在。
6. 动脉血气　评价病情。
7. 肺功能　评价病情。
8. 胸部影像学　了解病变的性质、部位和范围。

（二）检查结果及思维提示

检查结果：①血常规：WBC 6.8×10^9/L，S 67%，L 33%，RBC 4.2×10^{12}/L，Hb 130g/L，PLT 208×10^9/L；②ESR、D-二聚体：均正常；③PPD：阴性；④痰液相关检查：阴性；⑤血肿瘤标志物检查：阴性；⑥动脉血气（未吸氧）：pH 7.43，PaO_2 72mmHg，$PaCO_2$ 33.6mmHg；⑦肺功能：FEV_1占预计值69%，PEF占预计值67%，VC占预计值65%，RV/TLC为42%，DL_{CO}占预计值63%；⑧肺CT：双侧多发结节影，在肺尖可见部分结节融合，伴双肺下叶间质性改变（图63-1）。

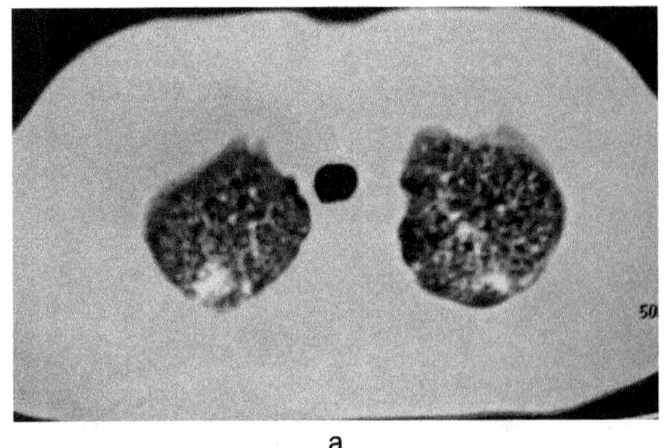
a

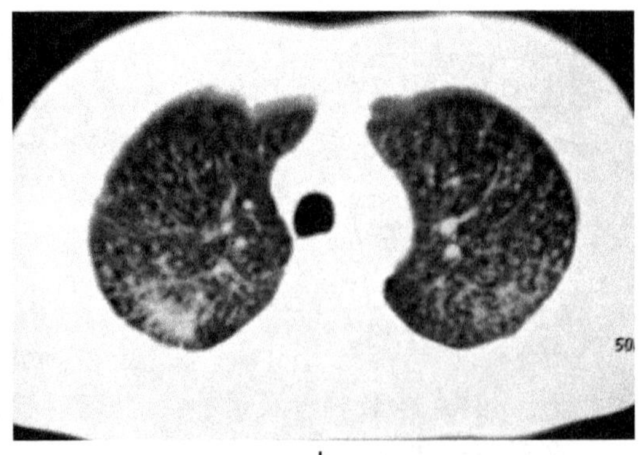
b

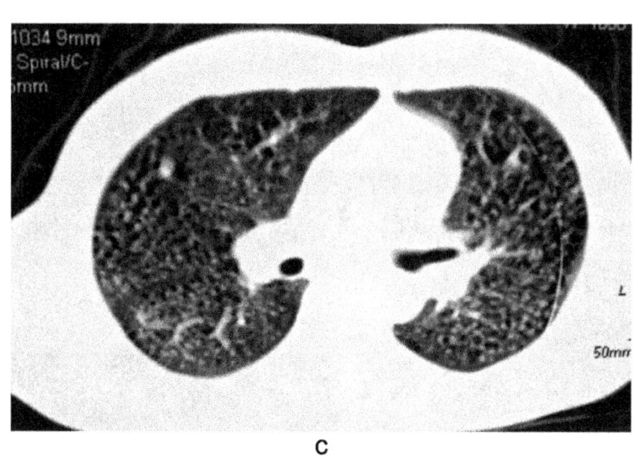

c

图63-1 肺CT

思维提示：重要的检查结果有：①PPD试验阴性；②PaO_2下降；③肺功能提示混合性通气功能障碍，RV/TLC升高，弥散功能障碍；④肺CT示双侧多发小结节影，在肺尖可见部分结节融合。结合患者的病史、体格检查和实验室检查结果，提示患者存在间质性肺疾病，不支持肺栓塞诊断，但不能排除肺结核和肺癌（包括肺转移癌）。肺间质性病变伴双肺结节影可见于职业性肺病、药物性肺病、外源性过敏性肺泡炎、肺泡癌伴癌性淋巴管转移、血行播散型肺结核等，因此追问患者职业史、既往用药史和粉尘接触史（包括有机和无机粉尘）。

五、再次追问病史和实验室检查结果

仔细询问患者，患者曾在金属矿（含矽、锰）工作15年，一直从事井下挖掘作业，接尘量大，现已脱离粉尘环境6年，当年在一起工作的工人中有30%诊断为硅沉着病，患者出现咳嗽、气短已有3年，未在意，无明显消瘦，无咳痰带血，无腹泻、腹痛，极少使用药物。

进一步的实验室检查结果有：

便常规+潜血：正常，未见潜血。

纤维支气管镜：气管黏膜光滑，管腔通畅，未见阻塞与狭窄。

肺泡灌洗结果：回收55ml，外观略混浊，细胞分数为：M_{Φ} 85%，L 15%，其中$CD3^+$ 43%，$CD4^+$ 34%，$CD8^+$ 23%，未见结核菌和瘤细胞。

根据以上结果：患者有确切的粉尘接触史，相关检查除外了其他疾病，故该患者硅沉着病诊断成立。

六、治疗方案及理由

（一）方案

汉防己甲素100mg，每日2次，口服，每周6天；抗矽1号0.5g，口服，每周1次；3个月为一疗程，共6疗程。

（二）理由

请职业病院会诊，根据患者有明确的金矿接尘史15年，有咳嗽呼吸困难症状，结合肺CT所见，在排除其他疾病基础上可诊断为硅沉着病（二期）。硅沉着病通常采取药物联合治疗，以提高药物疗效和降低毒副作用。

七、治疗效果

治疗5个月后，患者呼吸困难消失，偶有咳嗽，无咳痰，复查血气分析（未吸氧）：pH 7.39，PaO_2 88mmHg，$PaCO_2$ 36mmHg，肺CT示双肺结节影有所缩小和减少（图63-2）。嘱其继续治疗并定期门诊随访。

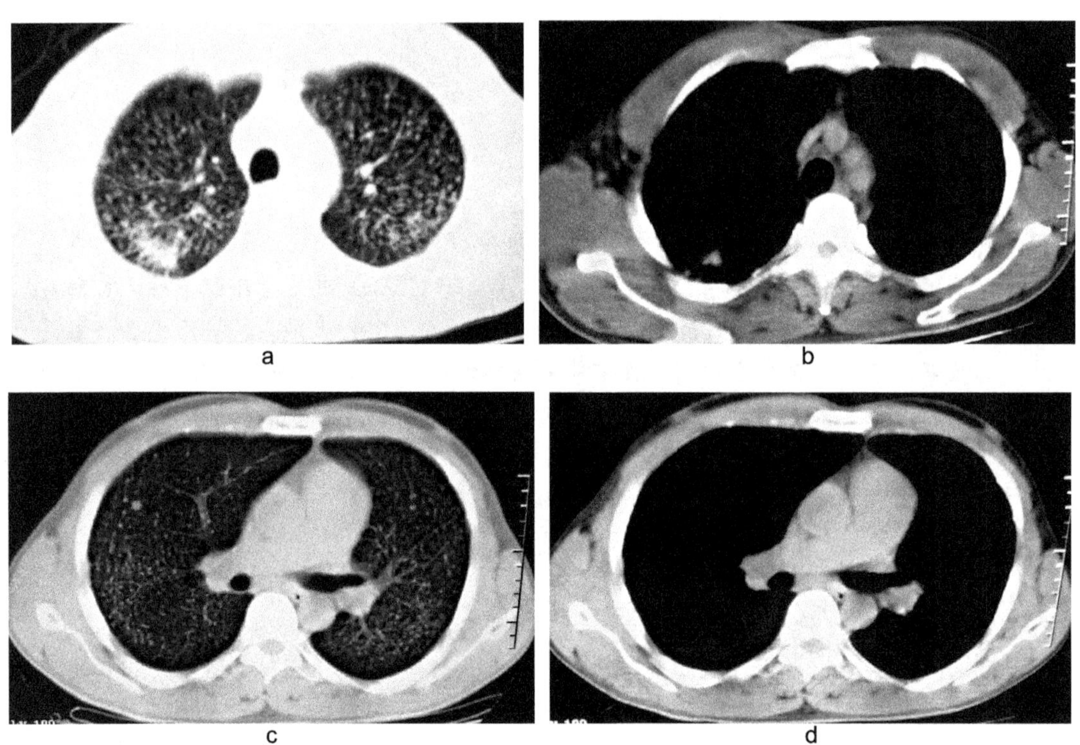

图63-2 硅沉着病治疗5个月后肺CT

八、对本病例的思考

1. 接触矽、硅等矿物质粉尘后是否发病取决于很多因素，空气中粉尘浓度、粉尘颗粒大小、接触时间以及机体的防御功能都影响硅沉着病的发生及其严重程度。有时在脱离工作环境后若干年，仍可出现硅沉着病，常称为“晚发性硅沉着病”；早期硅沉着病患者即使脱离粉尘工作，病情也会继续发展。

2. 硅沉着病起病隐匿，早期不易被发现，症状多不特异，主要表现为干咳、呼吸困难，该病的诊断离不开职业史，因此，仔细询问患者的职业史和具体作业情况十分必要，对诊断将有提示作用。

3. 一旦疑诊硅沉着病，除了询问职业史之外，应进行纤维支气管镜和肺泡灌洗检查。同时，还需与肺结核、肺转移癌相鉴别，因为它们的CT表现十分相似。尤其应注意的是，肺结核是硅沉着病常见的合并症，发生率为20%～50%，而且随着硅沉着病病情的加重，合并肺结核的概率也增加；另外，硅沉着病也容易合并肺癌。因此，诊断硅沉着病后一定要检查有无肺结核或肺癌合并存在，一旦确诊肺结核或肺癌，仍需追问职业史，以免漏诊职业性肺病。

病例64 慢性咳嗽咳痰5年，伴胸闷气短进行性加重6个月

患者男性，64岁，于2007年12月18日入院。

一、主诉

慢性咳嗽、咳痰5年，伴胸闷、气短进行性加重6个月。

二、病史询问

（一）初步诊断思路及问诊目的

老年男性患者，慢性起病，突出症状为胸闷、气短进行性加重。由于慢性咳嗽、咳痰是一些慢性气道疾病的常见表现，故慢性支气管炎、慢性阻塞性肺疾病（COPD）和支气管扩张症为首先要考虑的疾病，而胸闷气短进行性加重则提示呼吸或循环系统受累明显且进展较快。因此根据症状出现的先后，按常见病优先考虑的原则应将慢性气道疾病，如慢性支气管炎、COPD和支气管扩张症放在首位。但需注意的是慢性咳嗽、咳痰出现后5年即出现进行性胸闷气短加重，似乎较慢性支气管炎、COPD、支气管扩张症的自然病程快，因此对其他疾病也应提高警惕，加以鉴别，如慢性气道疾病中的少见病泛发性细支气管炎（DPB）和常见的间质性肺疾病。此外，老年人可能多种疾病并存，一元论有时可能难以解释临床情况的全貌，某些循环系统疾病引起的胸闷气短也应在问诊过程中加以鉴别。因此，问诊目的主要围绕慢性咳嗽咳痰的诱因/原因，好发的季节，主要症状的特点、伴随症状，是否接受过治疗及效果如何等问题展开。问诊同时还要涵盖常见的能引起上述表现的少见气道疾病、弥漫性间质性肺疾病和循环系统疾病的临床表现，以求初步鉴别。

（二）问诊主要内容及目的

1. 咳嗽、咳痰开始出现时是否存在诱因，如反复出现的呼吸道感染？ 反复的下呼吸道感染迁延不愈，常会造成慢性支气管炎。

2. 咳嗽是否有好发的时间段，清晨还是夜晚？是否在某些季节好发？ 一般来说慢性支气管炎和COPD的咳嗽好发于清晨，而咳嗽变异型哮喘好发于夜间。慢性支气管炎和COPD好发于冬季，而一些哮喘多以春夏季好发，而支气管扩张症和间质性肺疾病往往无明显的季节性。

3. 咳痰的性状和量？痰中是否混有血丝或新鲜血？ 经常咳黄痰或脓性痰常提示支气管扩张症，痰中带血丝或新鲜血对支气管扩张症或合并肿瘤具有重要的提示作用。

4. 是否伴有发热？ 尤其是自己不觉察而测体温时发现的低热，有时支气管内膜结核的患者若干酪样物阻塞较大的气道也可引起气短进行性加重。

5. 胸闷气短是逐渐出现的？是否与体力活动有关？是否有喘息、胸痛、心悸等伴随症状？什么情况下加重或缓解？ 活动后的胸闷气短往往体现心肺代偿能力的减低，而活动后胸闷气短好转往往提示非器质性的，而是心理因素所致的胸闷气短。

6. 起病以来接受了哪些检查及治疗？具体用了哪些药物？效果如何？ 通过对治疗方案和治疗效果的评估进一步分析治疗方案的合理性和有效性，以及疾病诊断的倾向性等等。

7. 系统回顾 是否有上呼吸道受累的表现，尤其是鼻窦炎，DPB的患者常伴有慢性鼻窦炎。是否有皮肤受累的表现，如皮疹、红斑、肿胀、变硬等等，往往一些结缔组织病，

如类风湿关节炎、干燥综合征、系统性硬化症等会引起皮肤受累；而这些疾病又常会累及呼吸系统，甚至肺部出现症状早于其他系统性症状的出现。循环系统受累的表现：是否有血压升高、心前区疼痛，心悸等等。骨骼和肌肉受累情况的评估：如关节、肌肉疼痛的情况以及关节是否肿胀、肌力有无下降等，另外，杵状指（趾）是重点检查的体征，因为它对疾病的判断具有一定的提示作用。

8. 既往有何种疾病？ 既往疾病史是非常重要的信息。临床诊治过程中需要整体观，一些疾病往往是另一些疾病的易患因素，如糖尿病、硅沉着病的患者是结核的易感人群，下肢骨折长期卧床是肺栓塞的高危因素等等。

9. 个人史 包括从事何种职业，有何习惯嗜好，有无冶游史。诸多呼吸系统疾病与职业相关，既有急性或亚急性发病者（如外源性过敏性肺泡炎），亦可表现为隐袭起病（硅沉着病等）。一些不良嗜好如长期吸烟史，这对诊断慢性气道疾病有着重要的指向作用，因此个人史需详细询问。

（三）问诊结果及思维提示

问诊结果：该患者为退休教师，5年前无明显诱因出现间断咳嗽、咳痰，痰量少，为白色泡沫痰，合并感染时为黄痰。2年前曾就诊于当地某医院，诊断为“慢性支气管炎”，其后口服“茶碱片、强力化痰片”等药物治疗，起初治疗效果尚可，但近半年来原有治疗疗效欠佳，胸闷气短明显，尤其是活动之后。曾间断使用异丙托溴铵/沙丁胺醇气雾剂吸入治疗，疗效不明显。患者目前咳嗽，少许白泡沫痰，胸闷气短，活动后加重，自发病以来无咯血及痰中带血。无胸痛，无心悸，无乏力、盗汗，无关节、肌肉疼痛。食欲欠佳，睡眠可，夜间睡眠可平卧，无憋醒。二便正常。

既往史：既往体健，否认高血压、糖尿病、冠心病病史，否认结核、麻疹、百日咳、肝炎病史。

无有毒、有害物质接触史，无宠物饲养史，无长期特殊用药史。否认吸烟、饮酒不良嗜好。

> **思维提示**：通过问诊发现患者既往无明确的基础肺外疾病。无支气管扩张症的常见诱因，而且咳痰以白色泡沫痰为主，无间断咯血，故基本除外继发于严重感染后的支气管扩张症。患者2年前开始治疗，起初效果尚可，但后来疗效欠佳，不除外是疾病进展所致，原有治疗不能满足疾病本身的治疗需求；或者原有治疗可能不恰当。

三、体格检查

（一）重点检查内容及目的

通过问诊考虑患者肺部疾病可能性大，因此应对患者呼吸系统进行系统地、全面地检查，检体时注意详细规范的视诊、触诊、叩诊和听诊，视诊要注意胸廓的形状、颈静脉充盈的情况，而听诊尤其重要，注意有无啰音，啰音的性质、分布等。心脏查体同样是重要的，要注意心界的大小、心脏搏动最强的位置，节律和心音有无异常，从而通过查体来进一步除外心源性因素所引起的胸闷气短，如心律失常或心脏器质性疾病；也进一步评估是否存在慢性肺源性心脏病。

（二）体格检查结果及思维提示

体格检查结果：T 36.5℃，P 95次/分，R 25次/分，BP 125/75mmHg。神志清楚，自主

体位。口唇及指端略发绀，颈静脉无怒张，气管居中。胸廓对称、无畸形，双侧呼吸运动一致,无三凹征。双肺叩诊清音。双下肺可闻及帛裂音,背侧为主。心界不大,心率90次/分，律齐，各瓣膜听诊区未闻及病理性杂音。腹平软，全腹无压痛、反跳痛、肌紧张，肝脾肋下未触及。双下肢无水肿。可见杵状指,脊柱、四肢关节无畸形,活动度正常,肌肉无压痛。神经系统查体未见异常。

思维提示：患者无颈静脉怒张，无双下肢水肿，心界不大，心脏听诊正常，基本可除外肺源性心脏病和心源性胸闷气短的可能。最为突出的阳性体征即口唇轻度发绀、双下肺所闻及的帛裂音和杵状指，口唇发绀提示心肺受累，当然亚硝酸盐中毒时可出现肠源性发绀。帛裂音提示肺间质受累，而杵状指（趾）在诊断上往往具有一定的提示作用，常见于下列肺部疾病：慢性肺脓肿、间质性肺疾病（肺尘埃沉着症、特发性肺纤维化等）、支气管肺癌、肺性肥大性骨关节病、支气管扩张症等，另外还需注意一些肺外疾病，如发绀型先天性心脏病、炎性肠病等。进一步实验室和影像学检查的主要目的是明确病变部位、程度，综合评价病情；寻求病因，为治疗方案提供依据。

四、实验室和影像学检查

（一）初步检查内容及目的

1. 肺HRCT　进一步评估肺内情况，尤其是肺间质受累情况。

2. 血气分析　因患者口唇及指端轻度发绀，故行血气分析明确患者氧合情况。

3. 肺通气功能及弥散功能　评价呼吸功能情况，明确是否存在通气功能或者弥散功能障碍，或两者兼而有之。

4. 心脏彩色超声检查　进一步评价心脏结构和功能情况。

5. 常规检查　血常规、尿常规、便常规、肝功能、肾功能，血清离子，血糖，凝血三项，心电图。对患者进行基本的系统评估。

（二）急诊检查结果及思维提示

检查结果：血常规、尿常规、便常规、肝功能、肾功能、即时血糖、血清离子、凝血三项、凝血三项均在正常范围。肺功能提示：混合性通气功能障碍，小气道功能轻度障碍、弥散功能中度减低。血气分析（未吸氧）示：pH 7.44，PaO_2 67mmHg，$PaCO_2$ 40mmHg。胸片（图64-1）示双肺弥漫性间质性病变，局限性胸膜肥厚。

思维提示：现有阳性结果三项：①血气分析异常，存在低氧血症；②肺弥散功能中度障碍；③胸片提示肺间质受累。这三者使我们将诊断聚焦到了间质性肺疾病。所谓间质性肺疾病是一大组以肺泡壁为主要病变、在放射学和组织病理学上以两肺弥漫性浸润病变为特征的异质性疾病，这里的“间质”已非解剖学的肺间质而言，它还要包含肺泡上皮细胞的肺实质，它实际是以肺泡单位炎症和间质纤维化为基本病变的弥漫性实质性肺疾病（diffused parenchyma lung disease，DPLD），由于传统的原因仍沿用ILD这一名称。一旦诊断了间质性肺疾病就好像是打开了潘朵拉的魔盒，它包含着上百种疾病，一时让人无从下手，但这个魔盒中有着解决问题的“希望”——鉴别诊断。鉴别诊断主要从临床过程、放射学及病理学三方面进行评估。

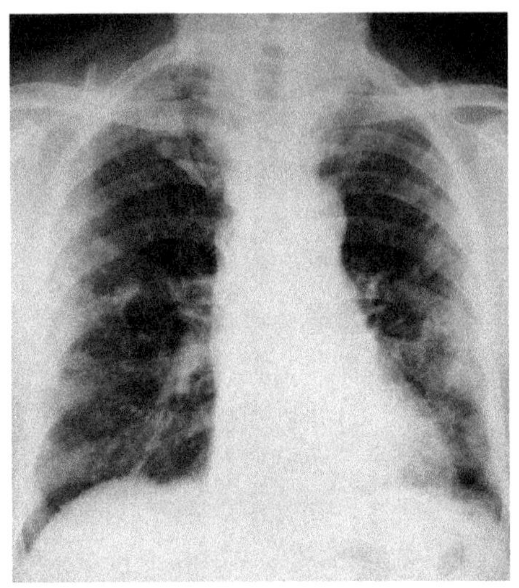

图64-1 急诊胸片

五、初始诊治方案及理由

（一）初步诊断

间质性肺疾病，低氧血症。由于患者急性肺内感染证据不足，故暂不使用抗生素治疗。而病因尚不明确，暂予对症支持治疗，并进一步检查以求鉴别诊断及确定诊断。

（二）方案

1. 持续中等流量吸氧（3 L/min），以缓解缺氧，使SpO_2维持在95%以上。监测血氧饱和度和血氧分压变化，以评估疗效和及早发现呼吸衰竭，以便及时给予处理。

2. 予盐酸氨溴索30mg 每日2次口服；标准桃金娘油胶囊 300mg，每日3次口服。通过化痰及促进痰液排出作用，减少气道内分泌物。

3. 予异丙托溴铵/沙丁胺醇气雾剂2吸，每日4次吸入，改善小气道功能。

4. 行肺HRCT以进一步评估肺内病变情况。

5. 行ANA/ENA系列抗体，ANCA、ESR、RF检测，以了解是否存在结缔组织病的可能。间质性肺疾病患者一定要注意结缔组织病累及肺的可能，如干燥综合征、皮肌炎、进行性系统性硬化症、混合性结缔组织病等常累及肺间质。

六、后续的实验室检查结果及思维提示

（一）检查结果

肺HRCT示：双肺近周边部索条影及网格影，多发胸膜肥厚伴钙化（图64-2）。

风湿系列抗体阴性，ESR正常。

（二）思维提示

肺HRCT中见到双肺近周边部索条影及网格影，同时最为突出的表现是多发的胸膜增厚伴钙化，而且膈胸膜受累明显。胸膜斑强烈提示一种疾病——石棉沉着病。

七、进一步追问病史

鉴于影像学改变的提示作用，又仔细地询问患者有无石棉或石棉制品的接触史。患者

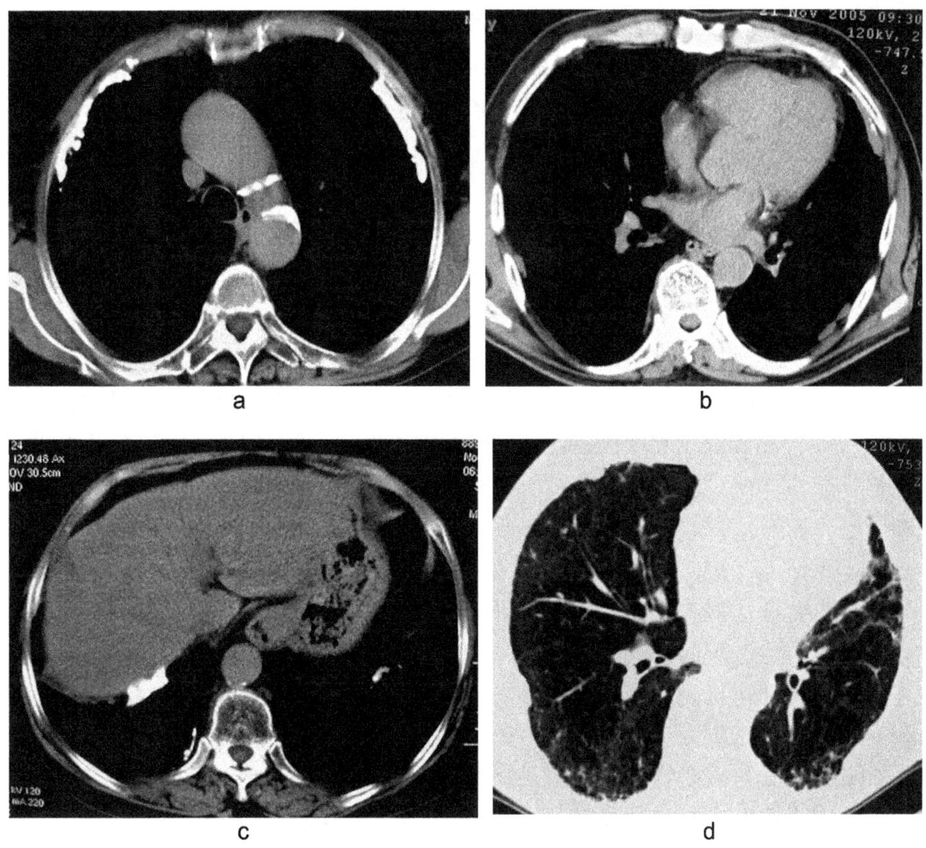

图64-2　初始治疗后复查肺HRCT

a. 胸膜斑形成；b. 胸膜增厚，部分钙化；c. 膈胸膜见胸膜斑形成；d. 双肺周边索条影及网格影

回忆曾在30余年前在乡石棉瓦厂当过3个月仓库管理员，夜间值班住在仓库内。

八、最终诊断

石棉沉着病伴胸膜斑形成。

九、治疗方案

1. 戒烟。

2. 异丙托溴铵/沙丁胺醇气雾剂2吸，每日3次吸入。盐酸氨溴索30mg，每日2次口服。

3. 定期随访，复查肺功能及HRCT。注意咯血、痰中带血、胸痛症状的发生，若出现上述症状及时就诊。

十、对本病例的思考

（一）职业史的重要性

由于肺脏具有开放性，许多肺部疾病与致病原的吸入有关，因此职业史和接触史是问诊的重点。特殊的工作环境或接触史很可能存在吸入性致病原。例如采矿作业中的掘进工种易患硅沉着病；从事温室蘑菇种植者易患“蘑菇肺”——外源性过敏性肺泡炎；而本例的接触史在病初并未获得，主要是由于职业史的问诊过于模式化，不够细致，“从事什么职业？”这个问题得到的回答往往是患者从事时间最长的职业或最近从事的职业，而现在很多患者从事过多种职业，因此务必详细地询问工作经历，即便是短期的工作，本例患者的病因恰恰是短暂的职业接触史。只有翔实细致的问诊，才能获得完整的信息，从而对患者进行准确的评估。

（二）石棉相关疾病的概述

石棉相关疾病是指吸入石棉粉尘而引起的以肺间质广泛纤维化、胸膜斑形成和胸膜肥厚为主，并致进行性肺功能损害的疾病。主要包括：石棉沉着病、石棉引起的胸膜病变及癌症。石棉的种类较多，按矿物学分为两大类：一类是蛇纹石属，又称温石棉。温石棉为白色丝状长纤维，柔软，易卷曲，产量高，占石棉用量的90%以上。另一类是角闪石属，包括青石棉（又称蓝石棉）、铁石棉、直闪石棉、透闪石棉和阳起石棉。这五种石棉均为短纤维，其中以青石棉和铁石棉在工业上用量较多。我国石棉产地主要分布在四川、辽宁、河北、青海等省。

接触石棉较多的工种包括：石棉矿的开采工、破碎与选矿工、包装运输工，石棉加工厂的分类工、弹棉工、梳纺和织布工；石棉制品厂的配料工、绝缘及隔热制品工、管道包装工；造船厂的机车、锅炉修造工、旧船旧材料拆卸工，汽车制造厂的制动器、离合器衬片制造与装配工，铸造车间的铸模工，以及航天工业的某些工种等。石棉沉着病的发病与接触粉尘的浓度、时间长短、石棉的种类密切相关。在粉尘浓度较高的环境中，发病工龄约5年，较低环境发病工龄在10～15年以上。我国石棉沉着病的发病工龄一般在10年左右。本例中患者接触石棉的浓度较低、时间相对短，故其发病时间晚，约在接触石棉后的30余年。石棉沉着病的病理改变主要是弥漫性呼吸性细支气管及肺泡的炎性反应，引起细支气管周围、肺泡周围间质结缔组织增生，进而发展为肺间质广泛纤维化。胸膜增厚是石棉沉着病的特征性病理表现，细针状的石棉纤维在呼吸运动中可穿透肺组织进入脏、壁层胸膜，引起壁层或脏层胸膜损害。典型的胸膜病变多累及壁层胸膜，脏层胸膜受累较少见。石棉可诱发肺癌或胸膜间皮瘤。致恶性间皮瘤的危险性由高至低为：青石棉＞铁石棉＞直闪石棉＞阳起石棉＞温石棉。

石棉相关疾病起病隐匿，多在接触石棉粉尘10～15年以上才开始出现症状，即所谓“晚发症状”。早期症状很轻微，可表现轻咳、无痰或有少量黏液痰。随病情进展，渐出现气短。早期常为劳力性气短，严重时稍有活动即感气短，并有胸闷和紧缩感。后期可发生慢性肺源性心脏病。

（三）石棉沉着病的影像学表现

石棉沉着病在胸片上的典型改变是中下肺野的线性或者网状阴影，常伴钙化或者非钙化的双侧胸壁胸膜和（或）膈胸膜增厚影。大约10%的患者胸片无异常改变。胸膜的钙化斑对石棉接触者而言，是相对特异性的表现，可呈局限型或者弥漫型，对于胸膜厚度超过1cm的或胸痛明显者注意合并间皮瘤的可能。胸膜疾病可以在不合并肺实质的情况下单独出现。有的石棉接触者会发生胸腔积液，在胸片上可发现胸膜粘连和肋膈角变钝。

肺HRCT可提高肺及胸膜异常的检出率，较常规胸片提高15%以上，尤其是可早期观察到胸膜斑。石棉沉着病的HRCT表现主要是肺间质纤维化和胸膜增厚。轻度的肺间质纤维化主要表现为胸膜下弧线形阴影和小叶间隔增厚，进而发展为细网状和蜂窝状阴影，较严重的肺间质纤维化表现为显著的弥漫性粗网状结构和纤维性块状阴影，并可引起球形肺不张，球形不张的原理是脏层胸膜斑被牵拉折叠入肺实质形成瘢痕组织，典型表现为增生的胸膜包绕了血管和支气管。

（四）石棉沉着病的诊断

确诊依赖于病理学检查发现弥漫性肺间质纤维化并存在石棉小体。然而，由于通常根据病史和胸部影像学变化即可作出诊断，所以很少做活检。而痰中或支气管肺泡灌洗液中查石棉小体有助于石棉沉着病的诊断。

（五）石棉沉着病的防治

目前尚无阻止石棉沉着病进行性纤维化的有效药物。因此，对从事石棉接触的从业者进行良好的职业防护和健康教育是尤为重要的。一旦确诊石棉沉着病，主要应用对症治疗，包括预防和控制呼吸道感染，吸氧和缓解右心衰竭引起全身症状。另外，对石棉沉着病并发症的预防格外重要。由于吸烟和石棉沉着病的相互协同作用是肺癌最重要的患病危险因素，经年龄标准化后，长期接触石棉者中，吸烟者肺癌的发病风险比不吸烟者高近50倍，因此戒烟对石棉接触患者是必须的。患者的自我监测尤为重要，应告知患者注意是否有咯血或痰中带血、是否有胸痛加重、是否杵状指短期内增大等症状，一旦出现及时就诊。对吸烟者进行定期HRCT检查有助于早期发现可切除的肺癌以及早期发现胸膜间皮瘤。

病例65 发热、咳嗽伴气短3个月

患者男性，15岁，于2006年10月15日入院。

一、主诉

发热、咳嗽伴气短3个月。

二、病史询问

（一）初步诊断思路及目的

患者为年轻男性，主要表现为发热及呼吸道症状，病程较长，长期发热的病因主要有感染性、风湿免疫性、肿瘤性及其他。问诊应围绕上述疾病的主要临床特点展开，以某些发现作为切入点，寻找可能的诊断。

（二）问诊主要内容及目的

1. 起病缓急　起病情况：一般感染性疾病起病较急，尤其是细菌、病毒感染（伤寒、结核等除外），而非感染性疾病发病相对较慢。

2. 发热的程度？热型？持续时间？伴随症状？　根据发热的程度、热型、持续时间及伴随症状等对诊断具有重要提示意义。一般来讲，热程短，有乏力、寒战等中毒症状者有利于感染性疾病的诊断；如热程中等，但呈渐进性消耗、衰竭者，以肿瘤多见；热程长，无中毒血症症状，但发作与缓解交替出现，则有利于结缔组织病的诊断。寒战、眼部不适、头痛、干咳等伴随症状均有重要的参考价值。

3. 咳嗽的性质？是否咳痰？咳痰的性状、痰量、黏稠度、气味？　干咳或刺激性咳嗽常见于急性上呼吸道感染、急性支气管炎、肺部炎症早期、肿瘤、咳嗽变异型哮喘、过敏或烟雾吸入等。咳嗽伴咳痰常见于支气管炎、肺炎、肺结核、肺脓肿、支气管扩张症等呼吸系统感染性疾病。若咳嗽伴有黄痰提示为细菌疾病，咳大量脓臭痰是急性肺脓肿的典型表现。

4. 有无关节痛、肌肉疼痛、口腔溃疡、脱发、皮疹等提示风湿免疫系统疾病的临床表现？

5. 入院前应用了哪些药物，效果如何？　用药情况（药物、剂量、疗效），特别是对抗生素、退热药、糖皮质激素、抗结核药等进行合理的药效评估有助于诊断的判定。

6. 周围是否有人患肺结核？　仔细询问患者的家庭和周围中有无患肺结核的患者，有助于判断是否有感染结核的可能。

7. 询问既往疾病史，有无发热史、用药史、外科手术史、输血史、动物接触史、职业史、业余爱好史及旅游史等：询问用药史有助于判断有无药物热，去过牧区可能感染布氏杆菌，饲养宠物可能患过敏性肺泡炎。

（三）问诊结果及思维提示

问诊结果：患者为初中学生，缓慢起病，发热，体温37.5℃，间断性，无寒战、无盗汗。干咳，咳嗽多在晚上和夜间出现，伴有胸闷和气短，清晨症状有缓解。无关节肌肉疼痛，口腔溃疡、脱发等。周围无人患肺结核。既往身体健康。曾就诊于当地医院，按支气管炎/哮喘给予头孢拉定3.0g，每日2次静脉滴注，多索茶碱0.2g，每日2次静脉滴注和舒利迭气雾剂每日2次吸入治疗。经用上述药物治疗1周，咳嗽气短症状无明显改善。无旅游史及结核病密切接触史。

思维提示：患者既往身体健康。本次发病以发热、干咳、气短为主要临床表现，病程较长，不支持一般的细菌感染。患者无风湿免疫系统疾病的临床表现，不支持此系统疾病。应通过详细的体格检查及辅助检查明确诊断。

三、体格检查

（一）重点检查内容及目的

应对患者进行系统、全面的体格检查。注意有无淋巴结肿大、肝脾大，皮疹、皮肤红斑、皮下结节等。注意肺部有无啰音，心脏有无杂音等。

（二）体格检查结果及思维提示

体格检查结果：T 37.5℃，R 18次/分，P 76次/分，BP 120/70mmHg。神清，结膜无充血，口唇无发绀，咽不赤。气管居中，锁骨上及腋窝淋巴结未触及。胸廓对称，双侧呼吸运动一致。双肺可闻及散在干啰音，未闻及湿啰音。心界不大，心率76次/分，律齐，各瓣膜听诊区未闻及病理性杂音。腹软无压痛，肝脾肋下未触及。未见皮疹、皮下结节、肌肉无握痛，四肢神经系统检查未见异常。

思维提示：体格检查仅发现双肺散在干鸣音，考虑呼吸系统疾病可能性大。应进一步完善实验室和影像学检查。

四、进一步检查项目和结果思维提示

（一）呼吸功能检测

1. 肺功能　努力肺活量占预计值百分比（FVC%）为67%，一秒量占预计值百分比（$FEV_{1.0}$%）为90%，一氧化碳弥散量占预计值百分比（DL_{CO}%）为46%。

2. 动脉血气分析（未吸氧）　pH 7.38，PaO_2 63mmHg，$PaCO_2$ 38 mmHg。

思维提示：肺功能提示限制性通气功能障碍伴有弥散功能降低，血气分析提示低氧血症。基本能排除支气管炎和哮喘诊断。

（二）血常规

WBC 10.5×10^9/L，中性粒细胞分数：56%。

（三）X线胸片和肺HRCT检查

1. 胸片　肺容积略缩小，肺动脉段突出（肺动脉高压形成），双肺中下野透过度减低，呈磨玻璃改变（图65-1）。

2. 肺HRCT　两肺中下野见弥漫性分布粟粒样小结节影，边缘模糊，呈小叶中心分布（图65-2）。

肺功能和影像学检查结果提示：患者为弥漫性间质性肺疾病，影像学显示两肺弥漫性分布粟粒样小结节影，不除外急性粟粒型肺结核和外源性过敏性肺泡炎。应做进一步相关检查和追问补充相关病史。

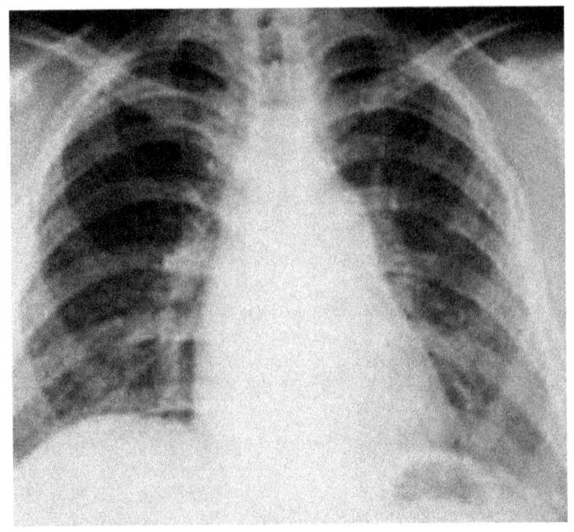

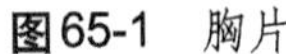

图65-1　胸片

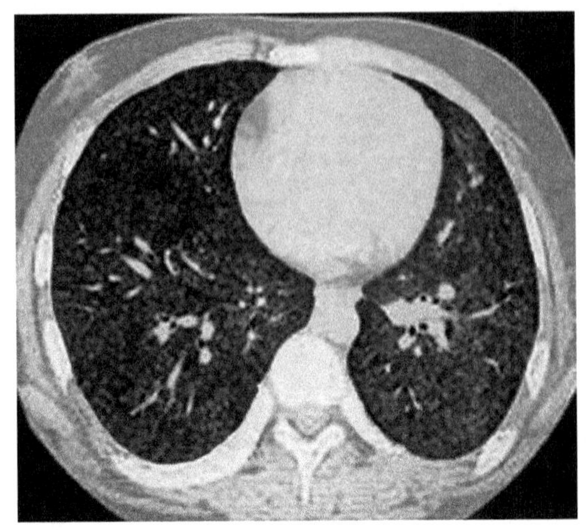

图65-2　肺HRCT

五、补充询问病史和相关实验室检查

（一）相关检查

1. 患者为青少年，长期发热、咳嗽首先要除外粟粒型肺结核。应做血沉（ESR）、结核抗体和结核菌素（PPD）试验。

2. 相关检查结果ERS　25mm/h；结核抗体（+）；PPD 7.5 mm ×7.5mm（+）。

检查结果提示：ESR快（非特异），虽然结核抗体（+），PPD（+）。但患者儿童时期曾接种过卡介苗，结合患者发热时间长(3个月)，且为间断性。粟粒样结节影分布以中下野为主，临床上无明显乏力、盗汗、消瘦和食欲不振等结核中毒症状。基本可除外急性粟粒性肺结核。

（二）补充病史及思维提示

患者为初中二年级学生，无职业粉尘接触史。但近3个月放学后到同学家中玩，同学家中室内养鸽子10余只，该患者与鸽子有密切接触史，有暴露吸入有机粉尘可能。

> **思维提示**：结合患者有吸入抗原的病史，有发热、干咳、气短、胸部X线呈弥漫性小结节状阴影，肺功能示限制性通气功能障碍，弥散功能障碍，可能为外源性过敏性肺泡炎，应做相关实验室检查和特殊检查，进一步确立诊断。

六、与本病相关实验室化验和特殊检查

（一）相关实验室检查

1. CRP、类风湿因子（RF）、血清免疫球蛋白IgG、IgA、IgM　CRP（+）、RF（+）、IgG、IgA、IgM均增高。

2. 血清特异性抗体检查　血清抗原抗体沉淀试验（+）。

（二）特殊检查

1. 纤维支气管镜和支气管肺泡灌洗　镜下见双侧各级支气管黏膜普遍充血红肿，未见狭窄和阻塞。灌洗液外观透明无混浊。

2. 肺泡灌洗液细胞学检查　细胞总数 0.6×10^6/ml，细胞分类巨噬细胞62%，中性粒细胞3%，淋巴细胞35%（彩图65-3）。T淋巴细胞亚群：辅助性T淋巴细胞（$CD4^+$）38%，抑制性T淋巴细胞（$CD8^+$）44%，$CD4^+/CD8^+<1$。

七、最终诊断与治疗

（一）诊断

外源性过敏性肺泡炎（饲鸽者肺）。

根据：

1. 有暴露和吸入有机粉尘史。
2. 临床有发热、咳嗽、呼吸困难等症状。
3. 胸片和HRCT双肺中下野弥漫分布小结节影，呈磨玻璃样改变。
4. 肺功能呈限制性通气功能障碍，弥散功能降低和低氧血症。
5. 支气管肺泡灌洗液中淋巴细胞百分数增高，$CD8^+>CD4^+$。
6. 血清特异性抗体存在。

（二）治疗

1. 脱离吸入过敏原环境。

2. 口服糖皮质激素　泼尼松30mg/d，1周后咳嗽气短症状明显减轻。1个月后拍胸片和肺HRCT提示双肺弥漫分布的小结节影大部分吸收（图65-4、图65-5）。泼尼松逐渐减量，维持治疗3个月，症状完全消失，复查肺HRCT小结节影全部吸收。

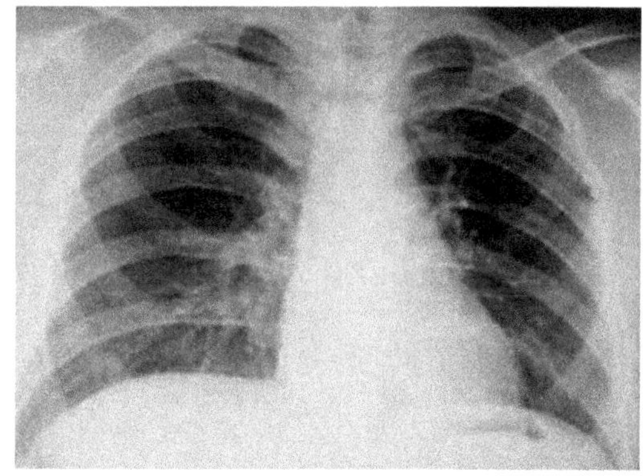

图65-4　治疗1个月后胸片

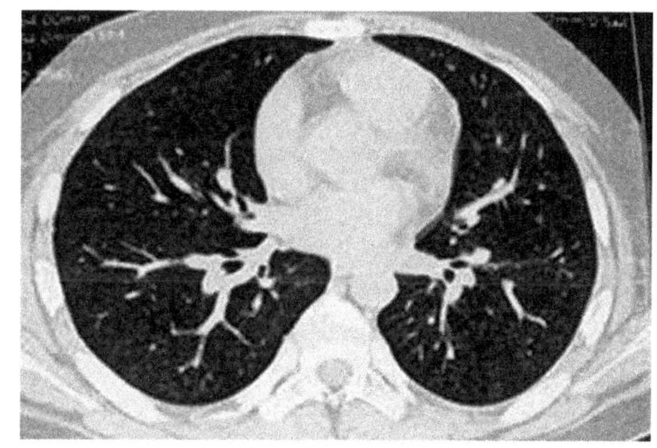

图65-5　治疗1个月后肺HRCT

八、对本病例的思考

1. 外源性过敏性肺泡炎（extrinsic allergic alveolitis）是反复吸入某些具有抗原性的有机粉尘所引起的过敏性肺泡炎，常同时累及终末细支气管。国内报道的主要有农民肺、蔗渣工肺、蘑菇工肺、饲鹦鹉、饲鸽者肺和湿化器肺等。虽然其病因甚多，但病理、临床症状、体征和X线表现等极为相似。

2. 外源性过敏性肺泡炎的肺部症状无特异性，临床表现发热、咳嗽、呼吸困难、低氧血症和全身肌肉关节酸痛。本病的诊断应根据接触史、典型的临床症状、肺部体征、胸部X线表现、血清沉淀抗体测定、支气管肺泡灌洗、肺功能检查等进行综合分析，作出正确诊断。

3. 详细询问病史，找到与职业/环境相关的有机粉尘暴露史是诊断和治疗本病的关键。本例为青少年发热、咳嗽和气短，诊断首先想到肺结核和支气管哮喘的可能，但通过补充询问病史，发现有鸽子密切接触史，有吸入有机粉尘机会，应考虑诊断外源性过敏性肺泡炎。

4. 鉴别诊断

（1）急性型：主要和支气管哮喘鉴别，本例患者年轻（15岁），咳嗽、气短为首发症状，应该想到哮喘的可能。支气管哮喘多在吸入抗原后即刻发病，以喘息为主，无发热等全身症状，两肺有哮鸣音，血清IgE、嗜酸性粒细胞增高，沉淀抗体阴性，胸片为过度通气改变等。

（2）亚急性型和慢性型：本病在长期反复吸入过敏原形成肺纤维化或蜂窝肺时，主要和特发性肺间质纤维化（IPF）鉴别，后者无吸入过敏原史，发病与环境因素无关，患者多数有杵状指（趾），血清沉淀抗体阴性，BALF中性粒细胞增多，组织病理学改变为普通型间质性肺炎。慢性型还需与其他原因的肺间质纤维化、肉芽肿性疾病（如结节病）相鉴别。

5.治疗

（1）脱离吸入过敏原环境是治疗的关键，急性型患者症状多可在1～3天后自行消失，亚急性型患者多需数周到数月，部分慢性型患者的症状可在1个月内消失，已出现肺纤维化者，症状体征可持续半年以上。

（2）糖皮质激素主要用于有呼吸系统症状和明显肺部浸润以及低氧血症的急性期患者。对于亚急性期患者，如糖皮质激素治疗有效应长期使用（3～6个月），对于慢性肺纤维化患者，如使用无效应停用。

病例66 发热、咳嗽2周

患者男性，45岁，2007年9月15日入院。

一、主诉

发热、咳嗽2周。

二、病史询问

（一）初步诊断思路及问诊目的

患者为中年男性，近期出现发热伴呼吸系统症状，首先考虑为呼吸系统感染性疾病，因此，主要围绕发病的诱因、主要症状及伴随症状的特点、院外的诊疗经过和治疗效果及主要鉴别诊断疾病的临床表现等进行问诊，以初步获得诊断和鉴别诊断的线索。

（二）问诊主要内容及目的

1. 发病前有无诱因？如着凉、醉酒等常是下呼吸道感染的诱因。

2. 发热的程度（热度高低）、频度（间歇性或持续性），发热的热型可为疾病的诊断提供帮助。

3. 咳嗽的性质、程度、频率及有无咳痰、咯血、胸痛及呼吸困难等症状，咳嗽的性质及痰的性状可为诊断提供帮助，如刺激性干咳常提示支气管或肺部肿瘤、结核等疾病。

4. 有无盗汗、咯血、消瘦、体重减轻等症状将有助于除外结核的诊断。

5. 既往的病史，包括患者既往的健康状况和过去曾患疾病，特别是有无呼吸系统的基础疾病，因为慢性的呼吸系统疾病可以导致局部的防御能力下降，易患感染性疾病。

6. 既往的职业接触史及发病前有无特殊的环境危险因素暴露史，有助于除外过敏性疾病。

7. 入院前的用药情况，具体的药品名称及用药的效果，通过了解院外的治疗情况，考虑感染性疾病诊断的可能性，并为入院后药物治疗的选择提供帮助。

（三）问诊结果及思维提示

问诊结果：患者为中年男性，务农，曾养鸽子10年，既往体健，无慢性呼吸系统病史，本次发病无明确诱因，起病急，体温最高39.1℃，咳嗽，无痰，无胸痛，活动后咳嗽加重伴呼吸困难。无盗汗、咯血，发病以来乏力明显，食欲不振，体重有所减轻（2.5kg左右）。于家中口服消炎药及感冒药（具体不详）1周，后于门诊静脉滴注“阿奇霉素”5天，病情未见好转，仍有发热、咳嗽，来诊。

思维提示：①以发热、咳嗽为主要症状，按照常见病优先考虑的原则，首先考虑为呼吸系统的感染性疾病；②患者有鸽子接触史，有呼吸道症状，不能除外外源性过敏性肺泡炎；③伴有乏力、消瘦，还要注意肺结核的可能；④中年男性，有吸烟史，还要注意除外肿瘤。

三、体格检查

（一）重点检查内容及目的

因考虑患者呼吸系统感染的可能性大，故在对患者行系统检查的同时，重点检查胸部有无阳性的体征，尤其是呼吸音、啰音。此外还应注意有无口唇发绀和浅表淋巴结肿大的情况及有无杵状指。

（二）检查结果及思维提示

体格检查结果：T 38.9℃，P 112次/分，R 20次/分，BP 110/70mmHg，神志清楚，自主体位，口唇无发绀，气管居中，颈部及周身浅表淋巴结未触及，胸廓对称，无桶状胸，双侧呼吸运动一致，双肺叩诊呈清音，双肺呼吸音粗，心率112次/分，律齐，各瓣膜听诊区未闻及病理性杂音，腹平软，无压痛，肝脾肋下未触及，肠鸣音正常，双下肢无水肿，未见杵状指（趾）。

思维提示：除发热及呼吸音增粗外，未发现其他有诊断意义的阳性体征，需进一步的实验室及影像学检查。

四、实验室及影像学检查

（一）初步检查内容及目的

1. 血常规　进一步证实感染性疾病。
2. 血清肺炎支原体抗体、军团菌抗体、病毒抗体系列　除外非典型病原体感染。
3. 血培养、痰细菌培养　明确感染的病原。
4. 胸部影像学检查　明确病变部位及范围与评价病情。
5. 血气分析及肺功能　评价病情。

（二）检查结果及思维提示

检查结果：①血常规：WBC 6.3×10^9/L，S 56.32%，L 20%，M 2%，RBC 4.01×10^{12}/L，Hb 114g/L，PLT 251×10^9/L。②血清肺炎支原体抗体、军团菌抗体、病毒抗体系列：均阴性。③血培养：结果待回报。④动脉血气分析（未吸氧）：pH7.41，$PaO_2$70mmHg，SaO_2 93%，$PaCO_2$ 35mmHg。⑤肺功能：中度限制性通气功能障碍及中度弥散功能障碍。⑥肺CT：双肺弥漫性磨玻璃影，中下肺野可见边界不清的斑片影（图66-1）。

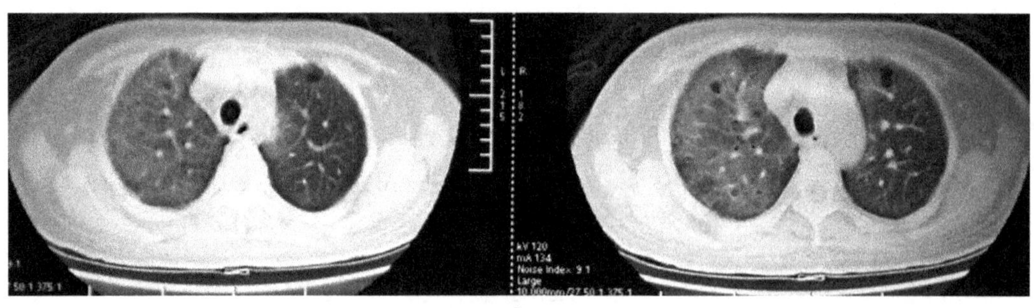

a

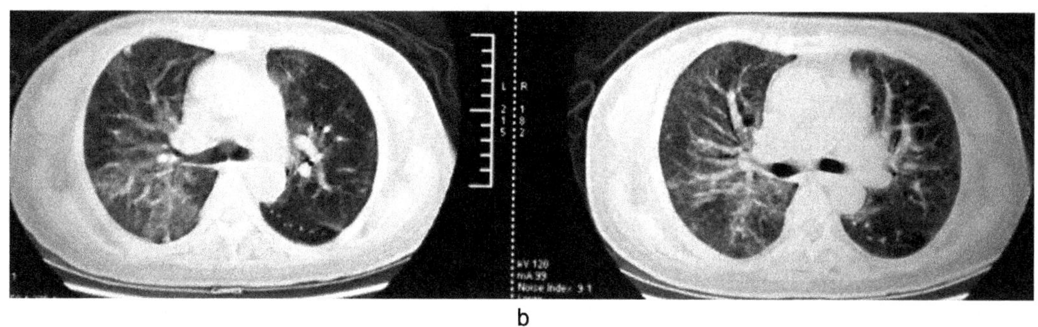

b

图66-1 肺CT

双肺上野可见磨玻璃影（a），中下肺野主要为不规则的斑片影

> **思维提示：**检查结果与诊断思路中考虑的疾病并不完全相符，不支持感染性疾病，肺部影像学和肺功能检查结果提示间质性疾病的诊断。反复追问病史没有风湿免疫性疾病的病史及相应的症状。

五、治疗方案及结果

（一）方案

入院后给予经验性抗感染治疗 莫西沙星0.4g 每日1次，静脉滴注。

（二）结果

治疗近1周，症状无好转

此时实验室检查回报：ESR 45mm/h；ANA、ENA：阴性；SSA、SSB、SM：阴性；抗Jo-1抗体：阳性。

且患者于入院第8天出现下肢肌肉无力及疼痛症状，肌电图检查回报：小力收缩时，运动电位时间缩短，多相波电位增多，波幅下降；大力收缩时，运动单位减少，提示肌肉运动神经传导受损。

> **思维提示：**自身抗体检查及肌电图检查均提示多发性肌炎/皮肌炎（PM/DM）诊断的可能，建议患者行活检以明确诊断，但患者未同意。给予激素治疗（泼尼松30mg/d），1周后患者症状明显好转（体温降至正常，咳嗽及呼吸困难缓解，肌肉无力及疼痛症状也明显好转）。患者因其他原因出院，门诊口服激素治疗，2个月后复查CT：影像明显吸收。

六、最终诊断

PM/DM合并间质性肺炎。

七、对本病例的思考

1. PM/DM的肺部病变主要表现为间质性肺炎，约30%的PM/DM患者可合并肺间质疾病，平均发病年龄50岁，其中女性患者更易合并肺间质疾病。

2. 肌肉和皮肤病变的严重程度与肺间质疾病的发生之间无明显的关系，且约有1/3的患者肺部病变可先于皮肤肌肉病变。

3. PM/DM的肺部改变可分为4种病理类型：闭塞性机化性细支气管炎（40%）、普通间质性肺炎（33%）、弥漫性肺泡损伤（20%）和非特异性间质性肺炎（7%）。

4. PM/DM合并肺间质疾病的治疗同PM/DM，主要是激素和免疫抑制剂治疗，但除闭塞性机化性细支气管炎外，其余类型的肺间质疾病治疗效果均不理想。

5. PM/DM病例中恶性肿瘤的发生率为10%～15%，DM比PM更常见，肿瘤的发生率随年龄增长而增加，约70%的DM先于肿瘤发生。因此，诊断PM/DM时，应与其肿瘤变异类型相鉴别。

病例67 咳嗽、痰中带血、胸闷1周

患者男性，56岁，于2008年2月15日入院。

一、主诉

咳嗽、痰中带血、胸闷1周。

二、病史询问

（一）初步诊断思路及问诊目的

患者56岁，新近出现的上述呼吸道症状均无明显的特异性，因此，在进一步问诊时，应主要围绕常见病，如肺结核、肺炎和肺癌等相关症状进行，尤其应询问是否伴有发热、气短、体重下降等伴随症状、疾病的进展速度、治疗过程和效果，以达到鉴别诊断的目的。

（二）问诊主要内容及目的

1. 起病急缓　肺炎一般起病较急，而肺结核和肺癌则起病较缓。

2. 是否有诱因　如近期劳累，体质下降，则易导致结核感染和肺炎。如在发病前有醉酒史，则应注意是否有吸入性肺炎。

3. 伴随症状　肺炎一般伴有发热，而且往往较高，有时畏寒。一般乏力和体重下降不明显。而肺结核和肺癌可无发热，或低热，往往乏力和体重下降较明显。

4. 治疗经过　抗感染治疗后，如果抗生素应用得当，症状有所好转，则可能为肺炎。而肺结核和肺癌抗感染治疗无效。

5. 既往是否健康。

（三）问诊结果及思维提示

问诊结果：患者既往身体健康。本次发病前有轻微感冒样症状，随后出现咳嗽、咳黄痰带血，有时为整口血，觉胸闷、乏力，有时发热，体温37.9℃，自服左氧氟沙星疗效不佳。近1周体重下降2kg，大小便正常。

> **思维提示：**通过问诊，患者既往无明确呼吸道病史，本次发病的病史并无太多特异提示。但根据本次发病时间不长，突出症状为痰中带血、有时为咯血，间断发热，而且体温不太高，故肺炎球菌肺炎的可能性不大，而应高度怀疑肺结核和肺肿瘤，以及其他咯血性疾病。由于症状不典型，应在体格检查时仔细全面，尤其注意是否有贫血、浅表淋巴结是否肿大，肺部听诊呼吸音强弱和是否有啰音，并通过实验室检查和影像学检查协助诊断。

三、体格检查

（一）重点检查内容及目的

由于肺结核和肺肿瘤，以及其他咯血性疾病的可能性大，因此，在进行全面体格检查的同时，要注意是否有眼睑、口唇和指甲苍白、浅表淋巴结是否肿大，肺部听诊呼吸音强弱和是否有啰音，以判断是否有贫血、转移和肺内病变性质。

（二）体格检查结果及思维提示

体格检查结果：T 37.4℃， R 28次/分，P 101次/分，BP 120/70 mmHg。神清语明，自主体位，睑结膜轻度苍白，口唇无发绀。浅表淋巴结不大，气管居中，胸廓对称。呼吸略急促，双肺呼吸运动对称、叩诊呈清音，听诊右肺下野可闻散在湿啰音。心界不大，心音纯，律齐。腹部、四肢、神经等系统检查均未见异常。

> **思维提示**：睑结膜轻度苍白提示有贫血；右肺下野散在湿啰音提示肺内有渗出性病变，结合T 37.4℃，体温升高不明显，而且患者体质尚可，不可能有感染而机体反应不上来，所以肺内病变以普通肺炎的可能性不大。进一步实验室和影像学检查的目的是明确病变部位和性质，并判断病情，为下一步诊断和治疗提供依据。

四、实验室和影像学检查

（一）初步检查内容及目的

1. 血常规　明确是否有贫血并观察WBC的多少，以判断是否有肺感染。

2. 尿常规、肾功能　评价肾脏功能。

3. 血清支原体、衣原体、军团菌、病毒抗体，痰涂片查细菌和真菌菌丝孢子、痰细菌培养　明确病原学。

4. 痰查结核菌、痰查瘤细胞　明确是否有结核和肿瘤。

5. 动脉血气分析　评估病情，有无低氧血症，以查明胸闷原因。

6. 肺CT检查　明确肺内病变的部位和性质，以辅助诊断和鉴别诊断。

（二）检查结果及思维提示

检查结果：①血常规：WBC 11.4×10^9/L，S 82%，L 13%，M 3%；RBC 4.22×10^{12}/L；Hb 98g/L； PLT 122×10^9/L。②尿常规、肾功能：正常。③血清支原体、衣原体、军团菌、病毒抗体均阴性。④痰涂片：阴性；痰培养：待3天后出结果。⑤痰查结核菌、痰查瘤细胞阴性。⑥肺CT：双肺多发、以右肺下野为主的肺泡充填影（图67-1）。⑦动脉血气分析（未吸氧）：pH 7.47， PaO_2 65mmHg，$PaCO_2$ 32mmHg。

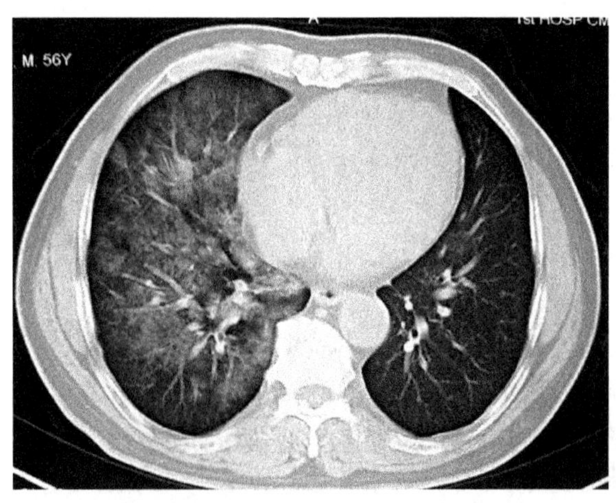

图67-1　肺CT示右肺下野为主的多发肺泡充填影

思维提示：阳性的检查结果包括：①血WBC总、分数略升高，Hb降低。②肺CT示双肺多发、以右肺下野为主的肺泡充填影。③血气分析示低氧血症。结合患者的病史和体格检查结果进一步支持肺内存在炎性渗出性病变，并已影响到气体交换，因此患者觉胸闷。从肺CT所见特点和痰瘤细胞阴性结果，基本排除肺癌。结合患者发热和WBC升高不明显，肺CT示双肺多发、以右肺下野为主的肺泡充填影，尽管血清支原体、衣原体、军团菌、病毒抗体均阴性，但由于发病时间较短，可能抗体尚未反应上来，故非典型肺炎尚不能除外，而痰查结核菌阴性也不能完全除外肺结核，因为一次痰查结核菌是不够的，应反复查。但肺结核往往以上肺野多见。结合患者痰中带血和咯血、体检和血常规发现贫血、肺CT示双肺多发、以右肺下野为主的肺泡充填影，以及血气分析示低氧血症，故也不能除外肺泡出血。总之，到目前为止，仍不能明确诊断，需在进行经验性治疗的同时，进一步检查，以明确诊断。

五、治疗方案及理由

（一）方案

1. 10%葡萄糖250ml+阿奇霉素0.5g，每日1次静脉滴注。

2. 0.9%氯化钠100ml+头孢呋辛2.25g，每日2次静脉滴注。

（二）理由

由于存在非典型肺炎的可能，故选用大环内酯类药物。喹诺酮类药物对非典型肺炎也有效，而且抗菌谱比大环内酯类药物广，那为什么不选用呢？因为喹诺酮类药物对结核也有效，而该患者也不能排除肺结核的可能，如果应用了喹诺酮类药物，即使有效，也分不清是非典型肺炎还是肺结核，从而影响诊断和进一步的治疗。之所以应用头孢呋辛是考虑到患者WBC略高，有时发热，不能完全除外其他细菌感染的可能。如果阿奇霉素联合头孢呋辛治疗有效则可排除结核；如果无效，即使痰查结核菌仍阴性，仍不能排除。当然，更不能排除肺泡出血等非感染性疾病。

六、治疗效果及思维提示

治疗效果：经过上述治疗1周后，患者胸闷症状有所缓解，但体温稍高，最高37.6℃；咳嗽咳痰未明显减轻，仍有痰中带血，但未再咯血。查体双肺呼吸音较前有所增强，但右肺仍可闻及湿啰音，睑结膜苍白较前明显。此间检查结果：①血气分析：pH7.48，PaO_2 74mmHg，$PaCO_2$ 30mmHg。②血常规：WBC 9.9×10^9/L，S 68%，Hb 82g/L。③肺功能（通气+弥散）检测显示：混合性通气功能障碍、弥散功能增强。④连续4次痰查结核菌阴性。⑤复查血清支原体、衣原体、军团菌、病毒抗体仍阴性。⑥痰细菌培养阴性。⑦复查肺CT：双肺阴影明显吸收（图67-2）。

思维提示：尽管患者经过阿奇霉素联合头孢呋辛治疗1周后症状体征有所改善，但结合患者发热不明显、咳嗽不缓解、发病2周后检测血清支原体、衣原体、军团菌、病毒抗体仍均阴性、痰细菌培养阴性，所以非典型肺炎和普通肺炎的可能性不大。连续

4次痰查结核菌阴性，结合未进行抗结核治疗阴影已明显吸收，所以可以排除肺结核。尽管复查肺CT发现肺内阴影有所吸收，但患者贫血进行性加重，结合肺功能检查显示混合性通气功能障碍、弥散功能增强，因此，肺泡出血的可能性不能除外，考虑到患者一般状态有所好转，已能够耐受纤维支气管镜检查，为了进一步明确诊断，应进行支气管肺泡灌洗。

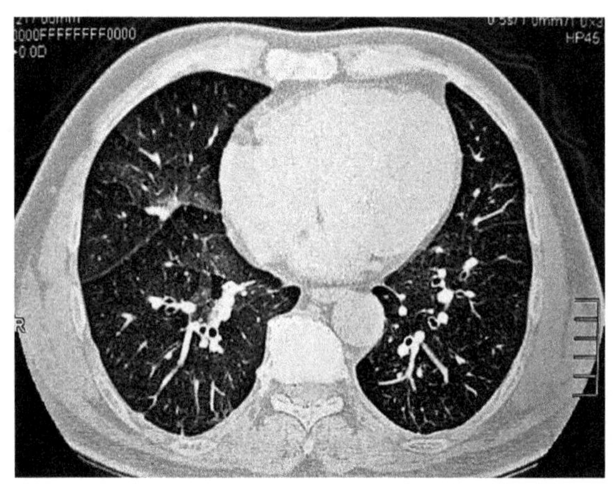

图67-2 治疗1周后复查肺CT：右肺下野阴影明显吸收

七、进一步检查和诊断

纤维支气管镜检查和支气管肺泡灌洗结果：BALF呈淡红色，显微镜下可见大量的RBC和含铁血黄素细胞。因此，该患者为弥漫性肺泡出血诊断明确。诊断依据：①临床症状：咯血，伴不同程度的呼吸困难，咯血量可有很大差异，可痰中带血。②肺CT：双肺多发、以右肺下野为主的肺泡充填影。③贫血：与咯血量不相匹配。④肺弥散功能（DLCO）增高。⑤支气管肺泡灌洗：多肺段回收液呈血性，有大量吞噬含铁血黄素肺泡巨噬细胞。

然而，弥漫性肺泡出血是以咯血、贫血和胸部放射学暂时性弥漫肺泡浸润或实变为特征的临床综合征。它可继发于许多病因和发病机制完全不同的疾病，凡引起广泛的肺泡－毛细血管里衬细胞损伤，导致肺泡腔内出血的任何病因，均可在其病变过程中发生此综合征，如感染、中毒、药物、化学性、细胞毒制剂、免疫相关或非免疫相关的肺、肺－肾和系统性血管炎、结缔组织疾病以及造血干细胞骨髓移植等疾病或致病因素。但不同的疾病其预后转归和治疗截然不同，应继续查明引起肺泡出血的原因并给予相应的治疗。由于弥漫性肺泡出血的大部分病因与免疫相关，所以，治疗上以免疫抑制剂及糖皮质激素为主。如果发病急重，而出现呼吸衰竭，应充分供氧，及早应用无创人工通气，必要时应用气管插管或气管切开机械通气。

八、对本病例的思考

由于本病例患者的症状是临床上最常见的症状，对诊断没有特异的提示作用。因此，在开始治疗时应对可能的常见疾病进行试验治疗，治疗本身也是一种诊断方法。然后根据治疗反应，逐渐缩小诊断范围，并进行相应的检查，以达到最后确定诊断的目的。另外，在注意常见病的同时，也要对一些少见病有一定的认识，对于某些症状用常见病不能解释时，要考虑到是否有少见病的可能，如本例患者的咯血与贫血不平行和肺弥散功能增加就是弥漫性肺泡出血的特征。

病例68 腹痛、发热、恶心呕吐、双肺多发斑片影2个月

患者女性，68岁，于2007年6月1日入院。

一、主诉

腹痛、间断发热，恶心呕吐2月余。

二、病史询问

（一）初步诊断思路及问诊目的

患者腹痛伴有发热，提示有炎症存在，首先应该考虑消化系统疾病，问诊应主要围绕腹痛的起病情况和时间、有无诱发因素、腹痛的特点、伴随症状、病情的发展与演变、诊治经过，同时要注意病程中的一般情况，为诊断疾病寻找证据。

（二）问诊主要内容及目的

1. 发病是否与进食有关？消化系统疾病常有一定的诱发因素，胆囊炎或胆石症发作前常有进油腻食物史；急性胰腺炎发作前常有酗酒、暴饮暴食史。

2. 腹痛的部位、性质和程度如何？通常腹痛的部位为病变所在位置。胃十二指肠疾病、急性胰腺炎疼痛多在中上腹；胆囊炎等疼痛多在右上腹；急性阑尾炎多在右下腹麦氏点。不同的消化系统疾病，其腹痛的性质和程度也是不一样的。

3. 腹痛是否伴有发热和寒战？腹痛伴有发热常提示急性炎症，如急性胆道感染、胆囊炎、肝脓肿等。

4. 腹痛是否伴有恶心呕吐和黄疸？如右上腹痛伴有恶心呕吐常提示胆囊结石、胆囊炎。

5. 入院前是否应用了抗生素？如何应用的？通过了解入院前治疗情况来了解感染性疾病的可能性，决定进一步治疗的药物选择。

6. 患者的年龄、性别与职业　如青壮年腹痛以急性阑尾炎、胰腺炎和消化性溃疡等多见；中老年人以胆囊炎、胆结石和恶性肿瘤多见。女性患者腹痛要注意妇科疾病。工作中长期接触某些有毒物可能引起中毒。

7. 患者既往有什么疾病？有心血管疾病史，腹痛要注意急性心肌梗死。有消化系统疾病史要注意是否疾病复发。

（三）问诊结果及思维提示

问诊结果：患者为农村家庭妇女，既往身体健康。此次发病前无明显诱因出现上腹隐痛，无放射，伴乏力、食欲减退，恶心呕吐胃内容物，发热，体温最高38.7℃，无寒战，于当地医院诊断为“胆系感染”，胸片提示双肺斑片影，诊断“肺部感染”，先后给予头孢哌酮/舒巴坦、左氧氟沙星等抗生素，症状好转后出院，患者出院后5天，由于进食馄饨和牛奶等食物出现腹痛、恶心呕吐、发热，再次就诊于当地医院消化内科，先后给予哌拉西林/他唑巴坦、莫西沙星等药物治疗，患者于住院期间腹痛及恶心呕吐加重，化验发现血和尿淀粉酶增高，诊断为“急性胰腺炎”，给予亚胺培南、氟康唑、乌司他丁、醋酸奥曲肽和泮托拉唑钠等药物治疗，症状好转，治疗过程中患者逐渐出现意识障碍，化验检查发现血氧低而转入我院。

思维提示：通过问诊了解到患者主要表现为消化系统症状，腹痛，恶心呕吐、食欲减退，伴有发热，而且进食油腻食物后症状加重，伴有血和尿淀粉酶增高，符合消化系统急性炎症性疾病的特点，如急性胆囊炎、急性胰腺炎等。但是患者发病时胸片提示双肺斑片影，应注意有无肺部感染，另一方面患者治疗过程中消化系统症状减轻，出现低氧血症和神志改变，应注意有无急性呼吸窘迫综合征。因此，体格检查时不仅要注意腹部视、触、叩、听，还要注意生命体征，重点检查肺部听诊是否存在啰音，并通过实验室辅助检查和影像学检查明确诊断。

三、体格检查

（一）初步体格检查内容及目的

患者症状以消化系统为主，出现低氧血症，神智改变，外院胸片异常，因此在对患者全面系统地体格检查同时，应重点注意生命体征，胸部和腹部体征，特别是肺部啰音，腹部触诊，明确有无多系统受累。

（二）体格检查结果及思维提示

体格检查结果：T 37.8℃，P 84次/分，R 20次/分，BP 110/70mmHg，神志淡漠，自主体位，球结膜无水肿，口唇轻度发绀，颈静脉无怒张，胸廓对称，双肺叩诊呈清音，双肺呼吸音弱，双肺背部不典型Velcro啰音。心界不大，心率84次/分，心音纯，律整，腹软，上腹轻压痛，无反跳痛和肌紧张，肝脾肋下未触及，Murphy征阴性。杵状指阴性。四肢和神经等系统检查未见异常。

思维提示：患者无呼吸窘迫，查体结果不符合ARDS。体温37.8℃，提示患者发热，口唇轻度发绀提示可能有低氧血症。Velcro啰音是患者吸气后出现的音调较高的细湿啰音，类似撕开尼龙扣带时发出的声音，通常提示弥漫性肺间质疾病。不典型的Velcro啰音不能确定是由感染还是肺间质疾病所致。上腹压痛考虑患者可能存在腹部疾病，与病史相结合，符合胰腺炎的诊断。进一步的实验室和特殊检查的主要目的是明确病变部位和性质，为进一步治疗提供依据。

四、实验室和特殊检查

（一）初步检查内容及目的

1. 血常规、CRP、ESR　进一步明确是否存在感染。
2. 血清支原体、衣原体、军团菌、结核抗体、病毒抗体检查，痰菌涂片　明确病原。
3. 血和尿淀粉酶　明确胰腺炎诊断。
4. 血肝功能、肾功能、离子和血糖　了解病情。
5. 动脉血气分析　评价病情。
6. 头、胸和腹部影像学　明确诊断并了解病变部位和范围。

（二）检查结果及思维提示

检查结果：①血常规：起病时WBC 9.6×10^9/L；S 84.6%；L 15%；Hb 106g/L；入院时

WBC $4.7 \times 10^9/L$；S 61.1%；L 32.8%；M 5%；Hb 96g/L。②CRP 15mg/L；ESR 25mm/h。③血清支原体、衣原体、军团菌、结核抗体、病毒抗体，痰菌涂片检查：阴性。④肝功能：TP76g/L；ALB33g/L；转氨酶和胆红素正常；血钾3.36mmol/L；钠130mmol/L；氯97 mmol/L；肾功能和血糖正常。⑤起病时：血淀粉酶313U/L，尿淀粉酶1641U；入院时：血淀粉酶105U/L，尿淀粉酶1100U。⑥动脉血气分析（未吸氧）：pH7.453；$PaO_2$54.1mmHg；$PaCO_2$34.2mmHg。⑦头部MRI提示颅内多发腔隙性脑梗死，脑萎缩。肺CT示双肺多发散在模糊斑片影及网格影，局部融合呈大片状，内见含气支气管影（图68-1、图68-2）。腹部CT示胰腺周围脂肪间隙稍显模糊，不除外轻度胰腺炎，肝左叶密度不均匀减低，胆囊内密度增高，考虑为胆汁淤积。

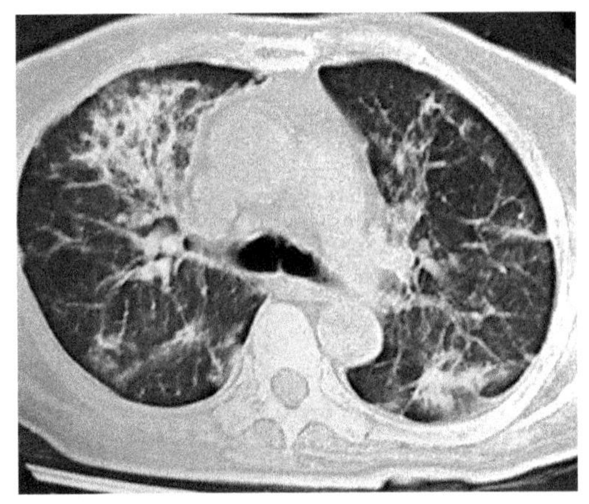

图68-1 入院时肺CT（1）

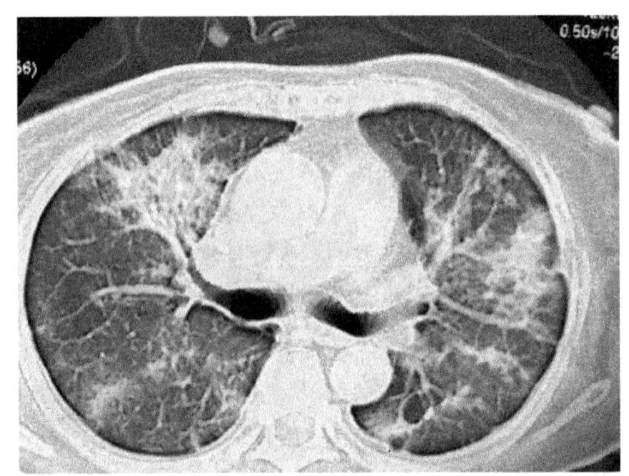

图68-2 入院时肺CT（2）

思维提示：重要的检查结果有四项：①末梢血白细胞总、分数起病时增高，入院时已降至正常；血色素轻度下降；②入院时血和尿淀粉酶比起病时下降，尿淀粉酶仍高于正常；③动脉血氧分压明显降低；④头部MRI示多发腔隙性脑梗死，脑萎缩；肺CT示双肺多发斑片影；腹部CT不除外轻度胰腺炎，胆汁淤积。结合患者的病史和体格检查结果，初步诊断为急性胰腺炎、多发腔隙性脑梗死、脑萎缩、Ⅰ型呼吸衰竭、双肺弥漫病变性质待定。分析次要的化验检查结果，患者还存在贫血、低蛋白血症、低钾低钠血症。

五、治疗方案及理由

目前患者多脏器功能障碍，原因不清，治疗上暂时应对症治疗，持续吸氧（3L/min），泮托拉唑钠40mg每日1次静脉滴注。患者发病以来恶心呕吐，进食差，给予补液纠正贫血，低蛋白血症，以及离子紊乱。同时进一步完善相关检查。

六、目前存在的问题

患者入院前按照胆系感染、肺部感染，以及急性胰腺炎给予足量、足疗程广谱抗生素治疗，目前仍然低热，虽然经过治疗，胰腺功能改善，但是仍不能进食，神志淡漠，双肺病变无明显好转，低氧血症，疾病进行性加重，有恶化趋势。应该考虑两个问题：①肺部病变是否由感染所致；②能否用一元论来解释多系统功能障碍。

患者入院后化验血清支原体、衣原体、军团菌、结核抗体、病毒抗体，痰菌涂片检查，以及痰查结核菌都是阴性，血白细胞总分数正常，目前肺部感染的证据不足。肺CT双肺多发斑片影，局部融合呈大片状，内见气柱征，影像改变可考虑为弥漫性肺实质病变（DPLD），特别是不能除外隐源性机化型肺炎（COP）。因此，应该再次询问病史，查找可能的原因，并且进行有针对性的进一步化验检查。

七、进一步询问病史和实验室检查的结果

针对DPLD询问病史后进一步分析：

1. 患者农村家庭主妇，无环境/职业粉尘接触史。

2. 无慢性心肾疾病，因此排除心功能和肾功能不全引起的弥漫性肺部病变。

3. 化验肿瘤标志物阴性，无肿瘤病史，影像改变也不符合恶性肿瘤相关性肺病变。

4. 患者HIV阴性，影像改变也不符合卡氏肺孢子虫肺炎。

5. 患者为女性，是否有胶原血管病引起的肺病变？ 追问病史，患者2个多月前曾经有手脚关节肿痛，但无晨僵，无畏光流泪，无口干和眼干，无明显脱发，无口腔溃疡；化验除CRP略升高外，类风湿因子、抗O、ANA、ENA、dsNDA，ANCA等指标均为阴性。

6. 有无药物和（或）治疗相关的DPLD？追问病史，患者2个多月前手脚关节肿痛，当地诊所给予蜂毒注射液治疗半个月，治疗过程中出现颜面肿胀，下肢水肿，停药后水肿渐消失，但逐渐出现乏力，食欲减退，腹痛，因此就诊于当地医院消化内科。

7. 何为蜂毒注射液？ 蜂毒注射液主要成分是蜂毒多肽，具有抗炎和镇痛作用，用于治疗风湿性关节炎、类风湿关节炎、周围神经炎及神经痛等。对任何类型结核病、糖尿病、异常消瘦、血液病、肝肾病、肿瘤、胰腺病、心血管系统代偿失调及中枢神经系统器质性疾病患者禁用。

近些年来，蜜蜂制品的应用越来越多，其引起的严重不良反应也日益增多，包括急性口咽、喉气管水肿，伴呼吸窘迫；自身免疫性肝炎；水肿、皮疹和荨麻疹；变态反应伴胸痛。其他严重反应还有出血、胰腺炎、肝炎和癫痫发作。

补充新的资料后，很多问题都迎刃而解，患者多系统受累可以用一个原因来解释，诊断考虑为药物性肺病、胰腺炎和脑功能障碍。

八、调整治疗方案及疗效

（一）新增方案

甲泼尼龙：前3天，40mg 每日2次静脉推注；3～14天，40mg 每日1次静脉推注（患者不能正常进食时）；2周后，甲泼尼龙 24mg 每日1次口服，并逐渐减量，8周后停药。

（二）疗效

治疗1周后，患者精神状态好转，食欲增加，可以进少量流食，体温正常，肺部斑片影减少（图68-3、图68-4）。

治疗2周后，肺CT双肺病变明显减少，以双肺上叶减少显著（图68-5、图68-6）。动脉血气分析：pH 7.38；PaO_2 73mmHg；$PaCO_2$ 38mmHg。治疗结束时，病情稳定，肺CT仅残留少量网格索条影。

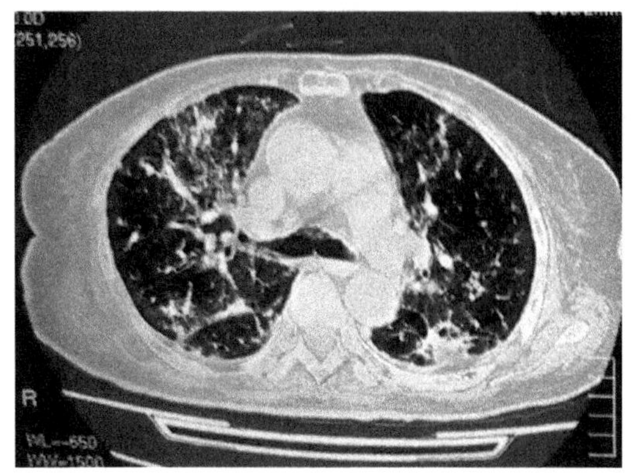

图68-3 治疗1周后肺CT（1）

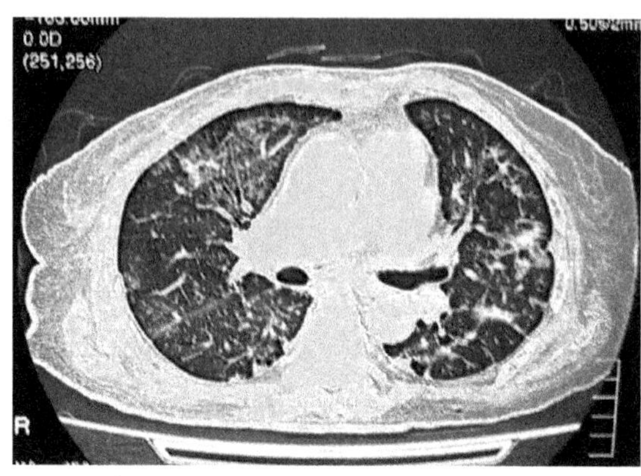

图68-4 治疗1周后肺CT（2）

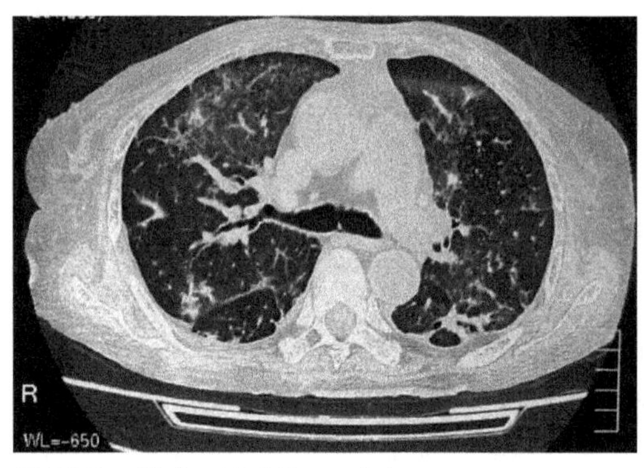

图68-5 治疗2周后肺CT（1）

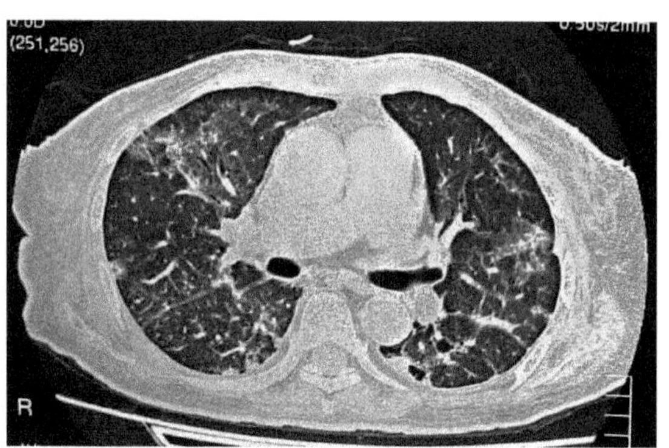

图68-6 治疗2周后肺CT（2）

最终诊断：药物性肺病，胰腺炎和脑功能障碍。

九、对本病例的思考

（一）药物性肺病

药物对于肺的不良反应多种多样，可以是暂时可逆的，停药后即恢复，也可以是永久性损害；有的急性起病，有的慢性起病；病情可轻可重，甚至可以危及生命。这类由药物引起的肺病称为药源性肺病。从现代医学伊始，人们便认识到药物所致的肺疾病。早在1880年Willian Osler就报道了吸毒者发生肺水肿的病例，并推测吗啡参与了肺浸润的发病过程，此后发现的药物性肺病变数量明显增加，并且随着新药物的不断出现而不断增加。药物性肺病变可表现为多种临床综合征。常见的临床综合征有间质性肺病、急性非心源性肺水肿、药物性SLE、支气管痉挛、胸膜疾病、肺部机会性感染、肺血管病变、肺泡出血等。很多药物可引起间质性肺病变，一种表现为过敏性肺炎，急性或亚急性起病，常伴外周和组织嗜酸细胞增多；另一种表现为慢性间质性病变，主要包括肺间质纤维化、COP、脱屑性间质性肺炎、淋巴细胞性间质性肺炎、过敏性肺泡炎、嗜酸细胞肺浸润和弥漫性肺钙化等。

药物性肺病变没有特征性的临床表现、化验检查或病理学所见，诊断通常是排除性诊断。对局限性病灶可行CT引导下肺组织细针穿刺，也可行支气管肺泡灌洗和经支气管镜肺活检，开胸肺活检或经胸腔镜肺活检诊断阳性率高，但有一定创伤。肺功能可作为筛选工具，通常表现DL_{CO}下降。血气分析提示血氧分压下降。本例患者影像学表现类似COP，由于患者当时状态差，没有行肺功能和肺活检，但应用激素治疗效果很好，符合COP。治疗上一般停用可能引起药物性肺病变的药物，症状重，低血氧者，可用激素治疗，同时对症治疗。

（二）问诊的重要性

本例患者发病隐匿，以消化系统表现为主，无明显呼吸困难等呼吸系统症状，肺部听诊不典型Velcro啰音，多系统受累，影像学提示肺实变影，诊断起来有一定难度，按常规感染性疾病抗感染治疗无效后，应该注意非感染性疾病。追问病史后，发现患者曾经应用蜂毒注射液，结合蜂毒注射液的不良反应报告，诊断迎刃而解。

美国学者Harey曾提出诊断疾病5过程的“五指”理论，拇指代表：问诊；示指代表：体查；中指代表：就诊疾病密切的辅助检查；无名指代表：排除就诊疾病的辅助检查；小指代表：常规实验检查。在整个手的功能中，拇指大约占50%，可见问诊在诊断疾病中的作用是非常重要的，病史的完整性和准确性对疾病的诊断和处理是至关重要的，特别对于那些病情复杂而又缺少典型表现的病例，深入细致的问诊尤为重要。

病例69 突发性呼吸困难1天

患者男性，77岁，于2006年1月17日来诊。

一、主诉

突发性呼吸困难1天。

二、病史询问

（一）初步诊断思路及问诊目的

老年男性患者，以急性进行性呼吸困难为主要表现的呼吸系统疾病，最常见有气胸、急性呼吸窘迫综合征（ARDS）、肺栓塞、急性间质性肺病（AIP）等。问诊时可着重这几个方面加以询问，完善相关症状。此外，心血管疾病也常表现为呼吸困难，临床上需注意鉴别。

（二）问诊主要内容及目的

1. 发病前是否有异物或特殊粉尘吸入、运动或情绪波动史？ 诱发因素对以急性突发性呼吸困难为主要症状的患者有一定鉴别意义。情绪波动后突发进行性呼吸困难多考虑与心血管因素有关；哮喘所致急性气短多见于吸入特殊化学粉尘后；气胸所致呼吸困难，发病前常有运动或体位变化，如患侧肢体拉伸等。

2. 呼吸困难是否伴有咳嗽咳痰或胸痛、咯血？ 进行性呼吸困难，伴胸痛、咯血首先考虑肺栓塞；如伴有发热、咳嗽咳痰，尤其是咳黄痰，支气管肺部感染倾向性大。

3. 入院前是否诊治？具体治疗方案和效果如何？ 相应的诊疗方案有助于对患者病情进行进一步评估。如急性重症感染患者，发病时于外院做的相关检查可与入院后的检查（如血常规、胸片等）相比较，评价疾病进展程度。外院的具体治疗方案有利于评价治疗效果和分析疾病种类。

4. 既往有何种疾病，是否有呼吸系统症状？ 重点明确患者此次急性发病是既往的慢性呼吸系统疾病的急性加重或并发症，还是突发的急性疾病。对于慢性呼吸系统疾病急性加重，伴有呼吸困难症状者，常见为支气管哮喘急性发作和慢性阻塞性肺疾病急性加重，或出现气胸、肺源性心脏病等并发症。此外，如既往有双下肢静脉血栓或近期手术外伤等病史，此次出现呼吸困难需注意肺栓塞的可能。

5. 患者的职业或过敏史 许多呼吸系统疾病与职业及过敏因素相关，哮喘、外源性过敏性肺泡炎等多为急性或亚急性发病，且与过敏因素和职业相关。

（三）问诊结果及思维提示

问诊结果：1天前，患者于搬运东西时突然出现呼吸困难，呈进行性加重，静息及平卧均不缓解，胸痛不明显，无发热、咳嗽、咳痰，无咯血、心慌等症状。发病以来无盗汗。饮食、睡眠较差，二便正常，体重无明显变化。

既往有慢性阻塞性肺疾病（COPD）病史7年，多于秋冬季节发病，一直吸入噻托溴铵治疗，无此类突发进行性呼吸困难症状出现。否认高血压、冠心病、糖尿病等病史。否认肝炎、结核等传染病史。否认手术外伤及过敏史。

思维提示：患者既往有COPD病史，1天前在突发呼吸困难时有明确诱因，即牵拉用力的动作，应注意COPD的并发症——自发性气胸的可能，需在查体及实验室检查时明确。患者无咳嗽、咳痰、发热，感染征象暂不支持。患者胸痛不明显，无咯血，否认下肢血管病变和手术外伤史，暂不支持肺血管疾病。

三、体格检查

（一）重点检查内容及目的

针对呼吸系统疾病查体，尤其是双肺的呼吸音是否减弱，是否有啰音存在，因气胸患者在坐位时病变于肺上野明显，故查体注意两肺尖及肺上野的比较。

（二）体格检查结果及思维提示

体格检查结果：T 36.4℃，P 80次/分，R 17次/分，BP 125/80mmHg。神清语明，口唇略发绀，锁骨上、下等浅表淋巴结未触及，左腋下握雪感，双肺叩诊过清音，左上肺叩诊呈鼓音，左下肺叩诊浊音，双肺可闻及散在湿啰音，心脏、腹部查体未见异常，双下肢无水肿。

思维提示：胸部查体进一步支持患者为COPD基础上出现自发性气胸的诊断，左腋下握雪感，提示患者皮下气肿存在。患者虽无咳嗽、咳痰、发热等症状，但双肺可闻及湿啰音，仍需注意是否合并感染。

四、实验室和影像学检查

（一）初步检查内容及目的

1. 血常规、ESR、CRP　明确是否存在感染。
2. 血支原体抗体、军团菌抗体、结核抗体检测　明确病原。
3. 血气分析　了解患者缺氧状态，评价病情。
4. 痰涂片查细菌、痰查结核菌、痰查瘤细胞、痰培养　明确病原体及感染。
5. 心电图及心肌酶学　了解患者是否存在潜在心血管疾病。
6. 肺部影像学　明确气胸和皮下气肿程度，了解原发疾病。

（二）检查结果及思维提示

检查结果：①血常规：WBC 8.3×10^9/L，S 75%，Hb154 g/L，PLT 159×10^9/L。②ESR、CRP：正常。③血支原体抗体、军团菌抗体、结核抗体检测：阴性。④血气分析（未吸氧）：pH 7.43，$PaCO_2$ 30.1mmHg，PaO_2 64.5mmHg。⑤痰涂片查细菌、痰查结核菌、痰查瘤细胞均为阴性结果，培养待回报。⑥心肌酶谱、心电图：正常。⑦肺CT：双肺肺气肿，肺大疱，左侧液气胸，左侧皮下气肿（图69-1、图69-2）。⑧患者补充既往肺功能检查：FEV_1占预计值52%；FEV_1/FVC 60%。

思维提示：①检查结果提示患者存在低氧血症，胸部影像学支持液气胸、皮下气肿诊断。②既往肺功能检查提示存在通气功能障碍，当时无气短，胸闷，处于COPD稳定期。鉴于现病情，暂不适合行肺功能检查。③初步诊断：COPD，左侧自发性液气胸。

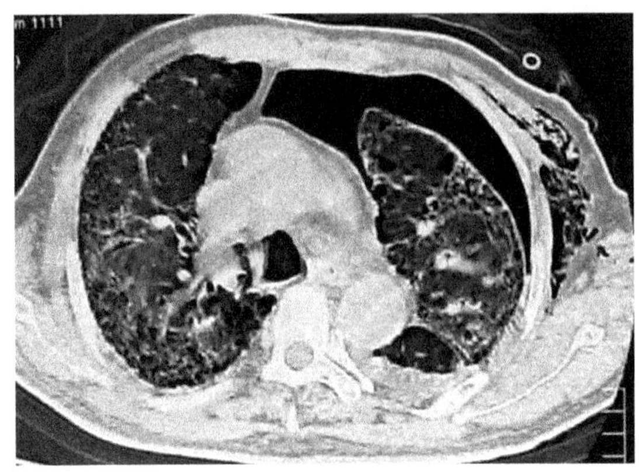

图69-1 入院时肺CT（1）

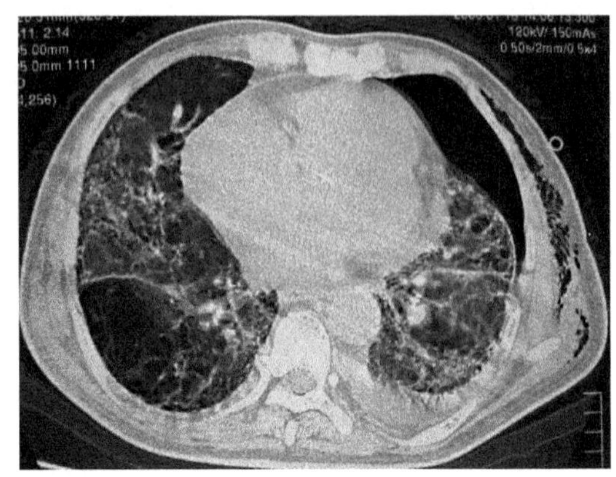

图69-2 入院时肺CT（2）

五、治疗方案及理由

（一）治疗方案

1. 24小时持续低流量吸氧（1～2L/min）。

2. 胸腔闭式引流+负压吸引，压力－20 cmH_2O。

3. 头孢呋辛钠，2.25g/次，每日2次静脉滴注。

4. 噻托溴铵18μg，每日1次吸入。

5. 营养支持。

（二）理由

1. 患者肺CT显示双肺肺气肿、肺大疱，现有液气胸和皮下气肿，症状明显，需持续吸氧促进气胸的吸收，同时纠正低氧血症。胸腔闭式引流加负压吸引治疗以促进肺部尽快复张。

2. 患者血常规及细菌学检查虽未提示明确感染征象，但患者有肺部基础疾病（COPD），可预防性给予抗生素治疗。

3. 既往肺功能示$FEV_1<80\%$预计值，且此次出现自发性液气胸，易诱发COPD急性加重，目前状态暂不能行肺功能检查，患者院外一直应用噻托溴铵吸入，控制较好，现继续应用长效支气管舒张剂（噻托溴铵）治疗。

六、治疗效果及思维提示

治疗效果：治疗3天后，患者在深吸气及咳嗽时，吸引瓶中水柱波动，并有大量气泡溢出。常于夜间出现呼吸困难伴喘息，左腋下疼痛，出汗较多。发作时查体发现双肺哮鸣音。心电图、心肌酶学、脑钠肽（BNP）正常。

思维提示：患者既往有COPD病史，此次出现液气胸，给予负压吸引治疗。治疗过程中需密切观察引流液变化，防止血气胸、脓气胸等并发症的出现，同时应积极预防肺部感染。患者出现夜间阵发性呼吸困难，结合基础疾病，需将COPD急性加重与肺淤血急性左心衰竭所致呼吸困难相鉴别。患者心电图、心肌酶无异常，无咳粉红色泡沫痰，无基础心脏疾病，脑钠肽正常，考虑非心源性疾病所致呼吸困难。

七、进一步治疗及疗效

（一）方案

加用：沙丁胺醇吸入溶液2ml+布地奈德吸入混悬液2ml+生理盐水2ml，每日3～4次雾化吸入。多索茶碱0.3g，每日1次静脉滴注。

（二）疗效

更换药物后夜间发作次数减少。

治疗7天后，患者呼吸困难症状缓解，胸痛明显缓解，皮下气肿较前消退。

八、复查结果及思维提示

复查结果：①血常规：WBC 6.7×10^9/L，S 67.5%，Hb 159g/L，PLT 145×10^9/L。②血气分析（未吸氧）：pH 7.39，$PaCO_2$ 33.8mmHg，PaO_2 78mmHg。③肺CT：示双肺气肿改变伴肺大疱，左侧局限性液气胸。双肺多发网格影，伴小叶间隔增厚（图69-3、图69-4）。

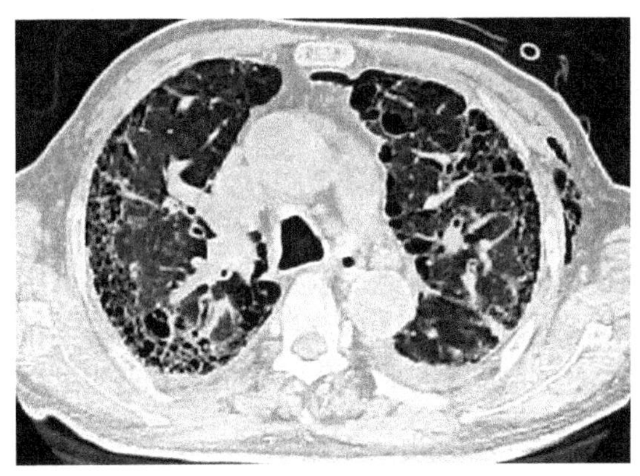

图69-3　*治疗后肺CT（1）*

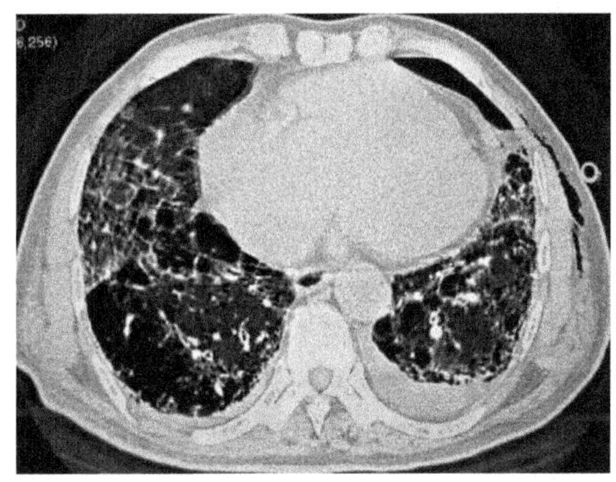

图69-4　*治疗后肺CT（2）*

思维提示：①治疗后患者肺部复张，原有压缩肺组织的间质改变明显。既往认为，肺纤维化和COPD属于两种不同的疾病。近年来研究发现，肺纤维化是COPD发展的必然趋势。在COPD的发展中，肺纤维化是一种常见的病理改变，是COPD病理进展的必然趋势。COPD肺间质改变是由反复气道炎症、肺泡破坏，间质纤维增生等所致。②患者经过近10天的负压吸引下胸腔闭式引流后，呼吸困难症状明显缓解，复查肺CT，左侧胸腔内气体及皮下气肿均较入院时明显吸收，可试行闭合负压吸引管。以免因长期留置引流管继发感染，对于无气流和液体溢出的引流管，管腔长期留置不更换，细菌等病原体感染的几率增大。

九、调整治疗方案及疗效

（一）方案

1. 间断低流量吸氧（1～2L/min）。

2. 间断胸腔闭式引流+负压吸引，压力－20cmH_2O。

3. 左氧氟沙星，0.4g，每日1次静脉滴注。

（二）疗效

间断闭合负压吸引管，但持续数小时后，患者便出现呼吸困难，于负压吸引后即可缓解。分析原因可能为肺部存在交通性气胸不易愈合，或肺部基础疾病所致肺功能下降。故继续连续负压吸引，同时继续应用异丙托溴铵溶液雾化吸入和静脉滴注多索茶碱缓解基础疾病本身所导致的呼吸困难。

3天后，患者咳嗽或变动体位时引流瓶中无气泡溢出，试行闭管36小时，未再出现呼吸困难。拔出胸腔引流管后观察病情，患者未再出现明显的呼吸困难，出院。

十、对本病例的思考

1. 自发性气胸起病急，症状明显，对于既往有肺气肿的患者，突然出现呼吸困难应首先考虑此病。需及时诊治，以免错过治疗抢救时机。

2. 并非所有气胸都需要抽气或闭式引流治疗，一般首次发生症状较轻的稳定型小量闭合性气胸患者可选择保守治疗，卧床休息，辅以镇静镇痛药物，高浓度吸氧可加快胸腔内气体吸收。但对于慢性阻塞性肺疾病患者吸氧浓度不宜太高，以免出现二氧化碳潴留，引起肺性脑病。肺组织受压＞20%的闭合性气胸并非都用闭式引流，小量气胸可选择胸腔穿刺抽气治疗。

3. 胸腔闭式引流适于不稳定型气胸、呼吸困难明显、肺压缩程度较重、交通性或张力性气胸、反复发生气胸的患者。其适应证为：①张力性或交通性气胸；②血气胸或液气胸，可同时排气和排液（血）；③血胸，可有助排血，减少胸膜粘连、增厚的危险，并观察出血情况；④恶性胸腔积液，排液以改善症状和提高生活质量；⑤脓胸和支气管胸膜瘘，排出脓液，并观察病情变化。若引流后肺持久不复张，可加用负压吸引，一般由调压瓶调节，负压为－10～－20cmH_2O。同时注意预防感染。病情缓解需撤引流管时，观察如咳嗽或变动体位时，引流瓶中无气泡溢出，可试行夹闭引流管，观察24～48小时，患者未出现明显的呼吸困难再拔管。尤其是对于有多发肺大疱患者不可过急拔管，以免因病情未得到控制而出现新发的肺大疱破裂及气胸。

4. 对于反复出现气胸的患者，为预防复发，可选择化学性胸膜固定术，胸腔内注入硬化剂（多西环素、滑石粉等），其适应证为：①持续性或复发性气胸；②双侧气胸；③合并肺大疱；④肺功能不全，不能耐受手术者。

5. 皮下气肿是自发性气胸较常见的并发症。多由于抽气或引流后，气体沿针孔或切口进入胸壁所致。大多患者无明显症状，触诊皮下有明显捻发音是其主要特征。如气体沿血管鞘可也进入纵隔形成纵隔气肿，压迫纵隔大血管，引起干咳、呼吸困难、呕吐等症状。无需特殊治疗，气肿可随胸腔内气体排出减压而自行吸收。

6. 血气胸也为自发性气胸常见并发症，多为胸膜粘连带内血管破裂所致，无需特殊处置，肺完全复张后，多可自行停止，如出血不止，必要时需开胸结扎破裂血管。

病例70 左侧胸痛伴气短20天

患者男性，80岁，于2008年9月29日入院。

一、主诉

左侧胸痛伴气短20天。

二、病史询问

（一）初步诊断思路及问诊目的

胸痛是呼吸系统疾病的常见症状之一，但出现胸痛的疾病多种多样，除最常见的心血管疾病之外，还包括胸壁病变、骨关节病变、呼吸系统疾病以及纵隔、食管胃疾病等等。因此详细的问诊对于发现胸痛的病因就显得格外重要。问诊时应注意胸痛的部位、性质、强度、持续的时间、影响胸痛的因素以及胸痛的伴随症状等。这些都有助于判断胸痛的性质（胸膜性、纵隔性、胸壁性、支气管肺疾病还是消化系统疾病）。患者为老年男性，持续性胸痛同时伴明显气短，故应首先考虑呼吸系统疾病，如肺栓塞、胸膜炎、肺炎等，因此问诊时要注意对上述疾病的鉴别。

（二）问诊主要内容及目的

1. 胸痛的部位　不同的病因引起胸痛的部位不尽相同，如带状疱疹引起的胸痛沿肋间神经走向；胸膜炎性胸痛在胸膜相对运动大的部位如侧下肋明显；心绞痛常在胸骨后或心前区，且常向左肩部放射；纵隔、食管或夹层动脉瘤的疼痛常在胸骨后；神经症患者胸痛的部位不固定。

2. 胸痛的性质、强度、持续时间，是否存在影响因素？　胸膜炎性疼痛常呈持续性锐痛，且与呼吸运动、咳嗽和活动有关；胃食管反流疼痛多呈烧灼样，通常在吞咽时加重；肋间神经痛呈阵发性刺痛；心绞痛则呈压榨样痛，可伴压迫感或窒息感，常为活动或精神紧张所诱发，持续数分钟，与呼吸运动无关，而心肌梗死及主动脉夹层分离则呈持续性剧痛，且多为突发或活动用力后出现。

3. 有哪些胸痛的伴随症状？　气管、支气管和肺部疾病所致的胸痛常伴有咳嗽、咳痰、气短等呼吸道症状；结核性胸膜炎患者常常有低热、盗汗、乏力等结核中毒症状；食管胃疾病往往存在吞咽困难、反酸、烧心等消化道症状；肺梗死则可出现咯血、呼吸困难；恶性肿瘤常消瘦明显，一般不伴有高热，而感染性疾病常出现发热、脓痰。

4. 是否存在其他的有关病史或相关的因素？　肺栓塞患者常有近期创伤、手术等导致长期卧床或下肢静脉血栓的病史；而心绞痛和心肌梗死患者则往往存在其高危因素（如肥胖、高血压、冠心病等）。另外，对于怀疑为间皮瘤的患者还要详细询问其职业史。而结缔组织病、尿毒症、血管炎亦可累及胸膜导致胸痛的出现。

5. 入院前是否就诊和治疗，治疗方案、效果如何？　通过对院外诊治情况的了解，可以为进一步诊断及治疗提供参考。

（三）问诊结果及思维提示

问诊结果：老年男性，既往健康，有长期吸烟史，无高血压、冠心病及下肢静脉血栓病史，近期无外伤、手术史，近20天左侧胸痛，伴气短，胸痛为持续性锐痛，咳嗽及深呼吸时加重，偶有咳嗽，咳少量白痰，无发热，无咯血，无脓痰。在当地医院行胸部X线检查，提示左侧胸腔积液，左胸壁软组织影。行诊断性胸腔穿刺，抽出血性胸腔积液60ml，当地医院化验检查符合渗出液特点，未发现肿瘤细胞或结核分枝杆菌，给予抗生素（具体不详）治疗1周，但左侧胸痛无缓解，气短逐渐加重，遂来诊。

思维提示：通过问诊可明确，患者为老年男性，有长期吸烟史。近期出现左侧胸痛伴气短，胸部X线检查已发现左侧胸腔积液，外院胸穿为血性胸腔积液，虽然未发现瘤细胞，但首先应该考虑的就是恶性肿瘤所致胸腔积液可能性大。而肿瘤可以是原发性(如肺癌、恶性胸膜间皮瘤)，亦可为继发性（如侵袭性胸腺瘤、胸膜转移瘤）。除肿瘤外，感染（如肺炎旁胸腔积液、结核性胸膜炎等）、胶原血管病、肺栓塞、麦格综合征等良性病变亦可引起类似表现，因此在进一步的检查中应注意加以鉴别。

三、体格检查

（一）重点检查内容及目的

体格检查时不仅要观察胸腔积液的体征（气管是否偏移、胸廓有无畸形、触觉语颤是否减弱、叩诊实音范围、是否存在呼吸音减弱等），还要注意通过查体发现肺外体征，因为有些肺外体征有助于发现胸腔积液的病因，如深静脉血栓的表现提示肺栓塞，而胸膜转移瘤可以出现胸膜外原发肿瘤的迹象（包括原发灶的表现和其他转移灶的表现）。

（二）体格检查结果及思维提示

体格检查结果：T 36.7℃，P 88次/分，R 18次/分，BP 140/80mmHg。神志清楚，呼吸平稳，口唇无发绀，气管居中，浅表淋巴结未触及。左侧呼吸动度减弱，无压痛，左肩胛下角线第9肋以下叩诊呈实音，左下肺呼吸音弱，双肺未闻及干湿啰音。心界不大，心音有力，律齐，心率88次/分，腹软，肝脾肋下未触及，双下肢指压痕阴性，未见杵状指。

思维提示：体格检查结果证实了左侧胸腔积液的存在，进一步的检查应重点围绕胸腔积液的病因诊断展开。对于老年单侧血性胸腔积液，最为常见的就是肿瘤和结核所致，因此，下一步的实验室和影像学检查首先应着重于两者，并与其他疾病相鉴别。

四、实验室和影像学检查

（一）初步检查内容及目的

1. D-二聚体　虽然仅依据D-二聚体增高不能诊断肺栓塞，但阴性可除外急性肺栓塞。

2. 血肿瘤标志物　寻找恶性肿瘤间接证据，对肿瘤原发部位有提示意义。

3. PPD试验　强阳性支持结核的诊断。

4. 胸部CT　能够发现常规胸片难以发现的病变，如肿块、结节、胸膜斑块、钙化；可将局限包裹性积液与肺实质病变加以鉴别；显示胸腔积液的同时了解肺组织受压和肺实质是否存在病变；显示纵隔、气管与淋巴结情况和包裹积液的程度和部位。

5. 胸部超声检查　可以显示积液量、积液的范围、是否有分隔存在，并有助于胸腔穿刺的定位。

（二）检查结果及思维提示

检查结果：①D-二聚体 0.25μg/ml。②AFP、CEA、CA125、CA199、NSE均在正常范围内。③PPD试验弱阳性。④胸部CT显示左胸腔积液，左侧胸膜不规则增厚，左胸壁见软组织影（图70-1）。⑤B超显示左侧胸腔积液，胸腔积液内已出现分隔。可见胸壁内软组织影。

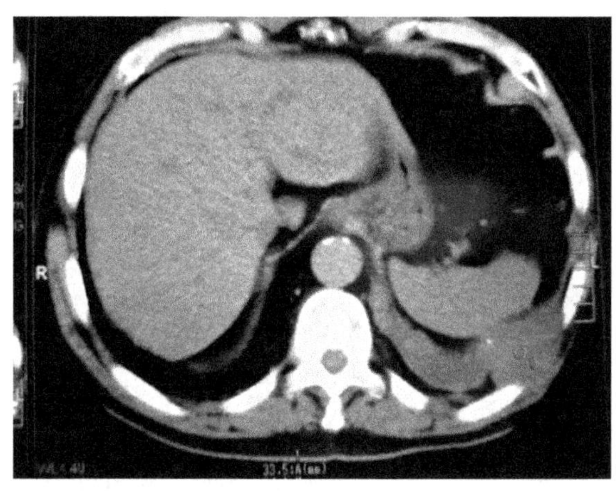

图70-1　肺CT

思维提示：检查结果显示D-二聚体在正常范围，故可排除急性肺栓塞所致胸腔积液的可能；血肿瘤标志物虽不高，但不能由此除外肿瘤。胸部B超和CT检查均发现胸壁软组织影，高度提示恶性胸腔积液的可能，因此下一步的检查重点就在于找到肿瘤的确切证据（细胞学或病理学）。可以选择方法包括胸穿查瘤细胞、胸膜活检、胸腔镜以及开胸肺活检。考虑到患者高龄，胸腔积液已分隔，且胸穿查瘤细胞阳性率不高，而胸腔镜以及开胸肺活检创伤较大，因此首先选择了超声引导下穿刺活检。

五、诊断

穿刺活检病理回报显示恶性间皮瘤。

补充上诉临床资料后诊断已明确：恶性胸膜间皮瘤。

转至肿瘤内科继续治疗。

六、对本病例的思考

（一）血性胸腔积液的病因分析

尽管导致血性胸腔积液的病因多种多样，但是肿瘤仍为血性胸腔积液的最常见病因。但血性胸腔积液并非为肿瘤导致积液的特征性表现，血性胸腔积液的病因亦可为良性的。最多见的良性病因为肺炎与创伤。冠状动脉旁路移植术后、心肌损伤后综合征及肺栓塞性疾病也可出现血性胸腔积液，其他血样积液的少见病因可为急性主动脉夹层、胸腔内血管破裂、胰腺炎、石棉沉着病、假性乳糜胸、子宫内膜异位症、肺移植术后、心内膜炎、结节病、多发性血管瘤、肺隔离症等。

渗出性血性胸腔积液性质的鉴别一直是临床上所重视的问题。在国内主要是结核和肺癌的鉴别。除了胸腔积液的外观、常规、生化、细菌学、细胞学检查外，目前较肯定的是对结核性胸膜炎胸腔积液腺苷脱氨酶和γ干扰素的检查，前者超过45ku/L，后者超过3.7ku/L，则可明确提示为结核性。恶性积液淋巴细胞占优势，间皮细胞超过5%，葡萄糖含量低，pH值低，LDH、CEA-铁蛋白均增高。对某些可疑的病例，要反复多次查找癌细胞及结核菌。痰癌细胞阴性不能完全否定肺癌，这是因为痰中癌细胞的检查可受到很多因素的影响，如标本的采集、检查的次数、检查技术等。可疑病例痰中检出结核菌也不能完全排除肺癌，因近年来在肺结核基础上发生的瘢痕癌和肺结核并发肺癌的报道越来越多。

（二）胸膜转移瘤与恶性间皮瘤

胸膜转移瘤与恶性间皮瘤有时难以鉴别，胸膜间皮瘤的主要临床表现为胸痛、呼吸困难和胸膜异常（胸腔积液和胸膜肥厚）。临床上出现以下情况时需要注意间皮瘤的可能：①胸腔积液伴有显著的胸痛症状，或骨关节疼痛、发热、低血糖症、贫血等；②胸腔积液抽出后迅速出现明显的胸膜增厚，穿刺部位出现皮下结节；③胸部X线表现为胸膜孤立性肿块，胸膜多发性分叶状肿块，胸腔积液减少后出现显著的胸膜增厚，尤其是肺尖出现胸膜增厚；④胸腔积液中CEA不高而透明质酸酶增高。

虽然持续性胸痛是一个常见症状，而且也很具有提示诊断价值，但有相当多的患者在出现胸腔积液时不伴有胸痛。间皮瘤合并的胸腔积液通常为中到大量，单侧血性积液多见，胸腔积液较为黏稠，抽液困难。

对于任何怀疑间皮瘤的患者均需要仔细了解职业史，但对于没有石棉接触史的患者，间皮瘤也需要考虑。在我国，有明确石棉接触史的患者仅占确诊间皮瘤患者的少数。如果胸腔积液细胞学多次检查阴性，需要进一步行侵入性检查，如B超或CT引导下行胸膜活检或胸腔镜检查。总之，间皮瘤的诊断需要临床、影像学、病理学和免疫组织化学等多种手段的综合应用。

病例71 咳嗽、发热1个月

患者女性，52岁，2008年3月10日来诊。

一、主诉

咳嗽、发热1个月。

二、病史询问

（一）初步诊断思路及问诊目的

患者为中年女性，有呼吸系统症状伴发热，首先考虑呼吸系统的感染性疾病。应重点询问：①发病的主要症状及伴随症状；②有无导致机体抵抗力低下的外部原因和基础疾病；③院外的诊疗经过，通过问诊获得诊断的线索。

（二）问诊主要内容及目的

1. 咳嗽的性质、程度、频率及咳痰的颜色、黏稠度和气味，咳嗽及痰的性质可为诊断提供帮助，如大量脓臭痰为肺脓肿等肺化脓性疾病的特征。

2. 起病的时间、情况（缓急）、程度（热度高低）、频度（间歇性或持续性）。发热的热型有时可为疾病的诊断提供帮助，但应明确是否受药物的影响。

3. 有无胸痛、咯血、呼吸困难等伴随症状，了解这些伴随症状可以明确病变的大致范围、程度及性质。如有胸痛则提示病变可能累及胸膜。

4. 起病前有无气候变化、环境变化、情绪变化，有无受凉、醉酒史及外伤史等。醉酒误吸常为吸入性肺炎、肺脓肿的诱发因素。

5. 既往有无糖尿病、肿瘤、长期应用激素等可导致机体免疫力低下的病史，这些病史常伴有感染性疾病，尤其是一些特殊致病菌的感染（如真菌、结核等）。

6. 入院前用药的具体名称及效果，通过了解院外的治疗情况，考虑感染性疾病诊断的可能性，并为入院后药物治疗的选择提供帮助。

（三）问诊结果及思维提示

问诊结果：患者为中年女性，既往糖尿病史4年，口服降糖药治疗，本次发病前有受凉史，起病初为咳嗽，咳黄痰，量约150ml/d，伴发热，为持续高热，体温可达40℃，随后又出现胸痛伴气短症状，于当地医院应用头孢菌素（具体药物不详）治疗未见好转。

思维提示：通过问诊明确患者有糖尿病史，发病前有受凉史，本次急性起病，发热、咳嗽、咳痰，考虑感染性疾病的可能性大，且有胸痛、气短及咳大量黄痰病史，要注意有无肺部的化脓性疾病。

三、体格检查

（一）重点检查内容及目的

因考虑肺脓肿或脓胸的可能性大，故在对患者行系统检查的同时，重点检查胸部有无阳性体征，尤其是呼吸音、啰音。并检查有无杵状指、贫血体征。

（二）体格检查结果及思维提示

体格检查结果：T 39.5℃，P 112次/分，R 22次/分，BP 110/75mmHg，神志清楚，自主体位，结膜略苍白，口唇无明显发绀，右肺叩诊呈浊音并有叩击痛，右肺中下部呼吸音消失，左肺呼吸音粗，心率112次/分，律齐，各瓣膜区未闻及病理性杂音，腹软，无压痛，肝脾肋下未触及，肠音正常，双下肢无水肿，未见杵状指。

思维提示：体格检查的阳性结果：T 39.9℃，R 22次/分，结膜略苍白，右肺叩诊呈浊音并有叩击痛，右肺中下部呼吸音消失。提示有肺部感染性疾病及胸腔积液的可能。

四、实验室检查及影像学检查

（一）初步检查内容及目的

1. 血常规　判断有无感染及贫血。
2. 血培养、痰培养及药物敏感试验　明确感染的病原。
3. 痰涂片查抗酸杆菌、真菌、细菌　明确感染的病原。
4. 支原体抗体、军团菌抗体　除外非典型病原体感染。
5. 胸部影像学检查　明确病变部位、性质及范围。
6. 血糖、肝功能、肾功能　评价病情。

（二）检查结果及思维提示

检查结果：①血常规：WBC 15.6×10^9/L，S 88.59%，RBC 3.45×10^{12}/L，Hb 91g/L，PLT 225×10^9/L。②血培养、痰培养：结果待回报。③痰涂片查抗酸杆菌：阴性，痰涂片查细菌：见到革兰阳性球菌。④空腹血糖：10.3mmol/L；餐后血糖：15.2mmol/L。⑤支原体抗体、军团菌抗体：均阴性。⑥肺CT：右侧多发包裹性积液（图71-1）。

思维提示：患者的病史、体格检查、实验室检查及影像学均提示肺脓肿及胸腔包裹性积液，进一步应行胸腔穿刺检查以诊断明确。

胸腔穿刺液镜检：见大量脓细胞。

五、最终诊断

右侧脓胸。

六、治疗方案及理由

（一）引流

行胸腔闭式引流术，排尽脓液，并作涂片镜检、细菌培养及抗生素敏感试验，引流是脓胸治疗的关键。

（二）控制感染

给予哌拉西林/他唑巴坦及甲硝唑抗感染治疗，待细菌培养及药敏试验回报结果可调整抗生素，应给予足量、广谱、强效的抗菌药物并覆盖厌氧菌，随时观察疗效并及时调整药物和剂量。

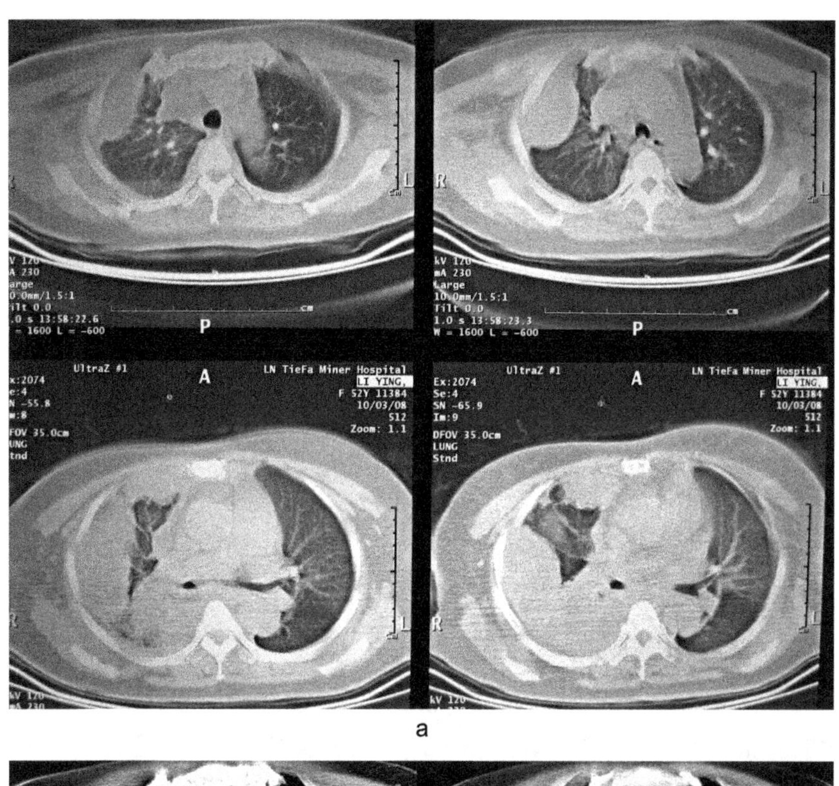

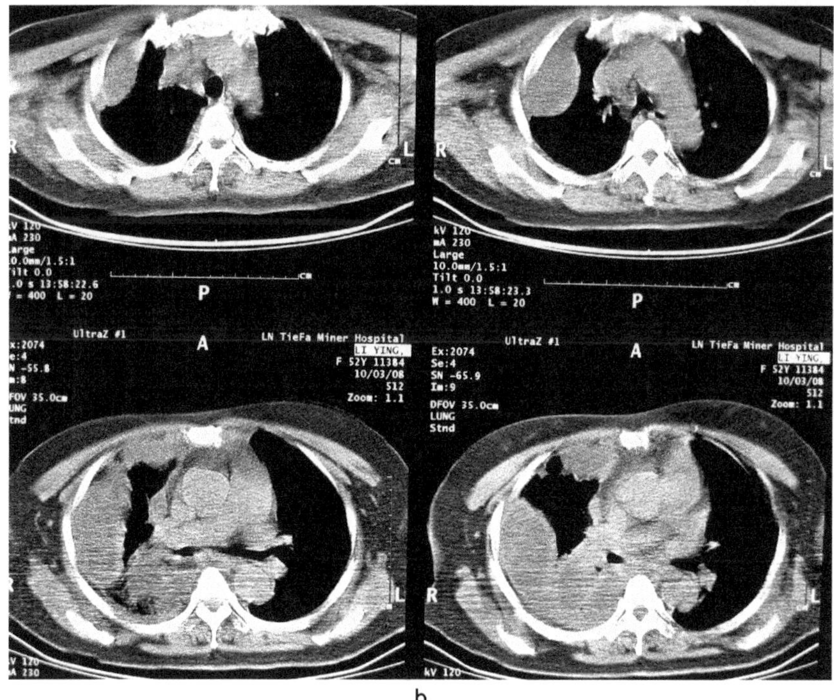

图71-1　肺CT（a. 肺窗，b. 纵隔窗）

右侧胸腔内可见多个边缘清晰的阴影（a），阴影内部均匀一致，底部为胸壁，为包裹性胸腔积液（b）

（三）控制血糖

给予胰岛素治疗，定期监测血糖并调整胰岛素剂量，使血糖控制在理想范围。

（四）全身支持治疗

给予高蛋白、高热量、高维生素饮食，鼓励多饮水。必要时输血、输白蛋白治疗。

七、治疗效果及思维提示

行胸腔闭式引流术引流出黄绿色浓汁约1300ml并保证引流通畅有效，经抗感染治疗3天后热退，咳痰及呼吸困难症状好转。

复查胸片示：右侧胸腔积液量明显减少。

思维提示：经胸腔穿刺抽得脓液明确了脓胸的诊断，给予强效抗感染治疗，并应进一步除外非特异性脓胸（结核性脓胸或阿米巴脓胸）。

八、对本病例的思考

1. 脓胸为胸膜腔受化脓性病原体感染，产生脓性渗出液积聚。脓胸多数是继发性的，病原体来自胸腔内或胸腔附近脏器或组织间隙感染，如细菌性肺炎、支气管扩张症感染、肺脓肿破溃或肝脓肿、膈下脓肿、纵隔脓肿、肾脓肿破溃穿入胸腔等。手术后和胸外伤引起的胸腔感染也是脓胸的发病原因。

2. 在广泛使用抗生素以前，脓胸的致病菌多为肺炎球菌及链球菌，以后则以金黄色葡萄球菌为主，合并支气管胸膜瘘者，其脓胸多有混合感染，如厌氧菌感染，呈腐败脓性，脓液含坏死组织，具有恶臭气味。

3. 急性脓胸的治疗原则包括控制感染、排除脓液、全身支持治疗三个方面。

（1）控制感染：根据病原菌及药敏试验选用有效足量的抗生素。

（2）排除脓液：是脓胸治疗的关键。

（3）全身支持治疗。

4. 糖尿病可引起体内的多种并发症，感染是常见的并发症之一。患者有糖尿病病史，入院时血糖升高，在对患者的治疗过程中首先应控制血糖，另外，对化脓性感染的患者应注意血糖的检测，及时治疗。

病例72 牙痛1周、发热伴呼吸困难3天

男性，49岁，于2005年12月7日入院。

一、主诉

牙痛1周，右颈部疼痛、发热伴呼吸困难3天。

二、病史询问

（一）初步诊断思路及问诊目的

患者1周之前的首发症状是牙痛，之后出现右颈部疼痛、发热伴呼吸困难等和牙痛是否有关系？通常牙痛等口腔内炎症多由厌氧菌引起，而患者近3天出现的呼吸困难、发热等症状倾向于呼吸系统感染，此时需要考虑呼吸道感染由何种病原菌引起？与引起口腔内症状的病原体是否为同一病原体，还是由于宿主本身抵抗力低下等因素所致的不同病原体感染不同部位。问诊的目的要围绕牙痛这一诱因展开，详细询问发病时主要症状、伴随症状、是否曾抗感染治疗及效果如何，以及疾病进展情况等，并兼顾鉴别疾病的临床表现，以寻找明确诊断的证据。

（二）问诊主要内容及目的

1. 牙痛的起因及处理情况　牙痛多由牙周炎症所致，这种炎症多由厌氧菌引起。问诊需明确患者牙痛之前是否有上火、劳累、进食生冷食物等诱因，是否伴有牙龈出血。如伴随牙龈出血，致病菌就有可能入血，进而导致其他器官的感染。

2. 颈部疼痛的部位及性状　颈部疼痛部位与牙痛部位的关系如何？如为同侧，则两者之间相关性更大。疼痛的性质如何？颈部是否存在其他改变？

3. 颈部疼痛与呼吸困难、发热的先后顺序　需分析是颈部疼痛为感染的初始部位、发热作为感染的反应，还是发热本身导致的肌肉酸痛等周身症状所致的颈部表现。

4. 呼吸困难为吸气性呼吸困难还是呼气性呼吸困难？是否存在其他伴随症状如咳嗽咳痰？不同的呼吸困难表现提示不同的呼吸系统疾病：吸气性呼吸困难多提示大气道梗阻，呼气性呼吸困难多见远端气道的阻塞。伴随症状可提示我们是否存在感染，如伴随咳嗽逐渐出现黄痰则是细菌感染的重要依据，阴性症状同时也提供鉴别诊断依据。

5. 体温　明确在最初牙痛时是否发热，发热的规律和趋势如何，是否应用退热药及效果如何。

6. 入院前是否应用了抗生素？用了何种抗生素？效果如何？通过了解院外抗感染治疗的情况来考虑感染性疾病的可能性及进一步分析药物选择是否合理。指导入院治疗。

7. 既往有何种疾病，是否有呼吸系统症状？本患者有呼吸困难症状，要注意既往是否患有呼吸系统疾病，以及是否存在此次呼吸道感染引起慢性疾病急性发作的可能。还要询问呼吸困难是否与体位有关以及是否存在平卧时呼吸困难加重或夜间睡眠中憋醒等表现，以鉴别是否为心源性呼吸困难。

8. 职业　询问患者从事何种职业，如是否接触某些有机、无机粉尘或者某些化学性物质。很多呼吸系统疾病和职业相关，如急性或亚急性起病的外源性过敏性肺泡炎，隐性起病的硅沉着病等，这些疾病的主要表现即为呼吸困难。

（三）问诊结果及思维提示

问诊结果：患者为公务员，于政府部门工作，既往身体健康，无呼吸系统疾病史。于入院前1周出现牙痛，用牙签抠牙并伴出血，未在意，3天前清晨起床后出现右颈部疼痛，未在意，下午于单位感觉发热及呼吸困难，请假回家休息，在家自行口服“环丙沙星”0.2g，每日2次，连续3天，不见好转，症状逐渐加重，为明确诊治入我院。3天来体温最高38.9℃，自服对乙酰氨基酚2次，每次2片。发病以来无咳嗽咳痰症状。

思维提示：通过问诊可明确，该患者既往无呼吸系统疾病，此次发病的一个重要诱因为1周前牙痛并伴牙龈出血，后出现发热、呼吸困难，无咳嗽、咳痰。应在体格检查时注意口腔内是否有牙龈肿胀、出血以及化脓感染等表现，观察颈部是否有红肿及皮下化脓性病灶，听诊肺部是否存在啰音，并通过实验室检查寻找感染的证据。呼吸困难主要考虑是感染的伴随症状，心源性可能性不大。

三、体格检查

（一）重点检查内容及目的

首先重点检查口腔和颈部，考虑患者呼吸系统感染的可能性最大，因此在对患者进行系统、全面的检查同时，重点注意准确测量体温和观察肺部体征，尤其是啰音。同时，为除外心源性呼吸困难，对心脏大小，是否有心脏杂音和奔马律及啰音是否分布在双肺底等应格外注意。

（二）体格检查结果及思维提示

体格检查结果：T 38.5℃，R 28次/分，HR 90次/分，BP 130/80mmHg。神情语明，口唇轻度发绀，口腔内未见破溃等情况，黏膜光滑，咽部充血、未见扁桃体肿大，右颈部皮肤局部发红，未肿，皮温高，气管居中，无三凹征。胸廓对称，双肺呼吸音弱，可闻及湿啰音，未闻及干啰音。心界不大，心率90次/分，心音纯，律齐，未闻及杂音和奔马律，腹平软，肝脾未触及，神经系统及四肢查体未见异常。

思维提示：体格检查结果与问诊后初步考虑诊断为呼吸系统感染相吻合。心脏检查未见异常，不支持心源性疾病。进一步完善实验室和影像学检查以明确病变部位、病原学，并判断病情，为下一步治疗方案提供依据。

四、实验室和影像学检查

（一）初步检查内容及目的

1. 血常规　进一步证实感染性疾病，明确感染程度。
2. 血清支原体、衣原体、军团菌、病毒抗体检查　明确病原。
3. 痰涂片、痰菌培养　明确病原。
4. 动脉血气分析　评价病情。
5. 胸部影像学　明确诊断并了解病变部位和范围。

（二）检查结果

血常规：WBC 12.3 × 10^9/L；S 92%，L 7%，M 1%，RBC 3.67 × 10^{12}/L；Hb 132g/L；PLT 213 × 10^9/L。

动脉血气分析（未吸氧）：pH 7.43，PaO_2 62.5mmHg，$PaCO_2$ 32.1mmHg。

胸片（2005 年 12 月 7 日）：右侧膈肌高位，膈肋角消失，左侧膈肋角变钝（图 72-1）。

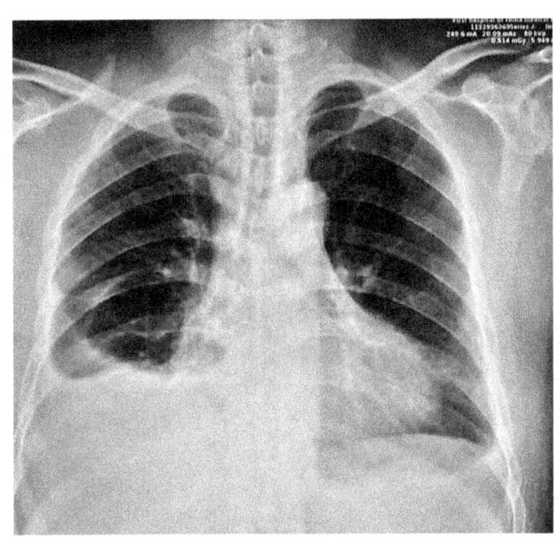

a

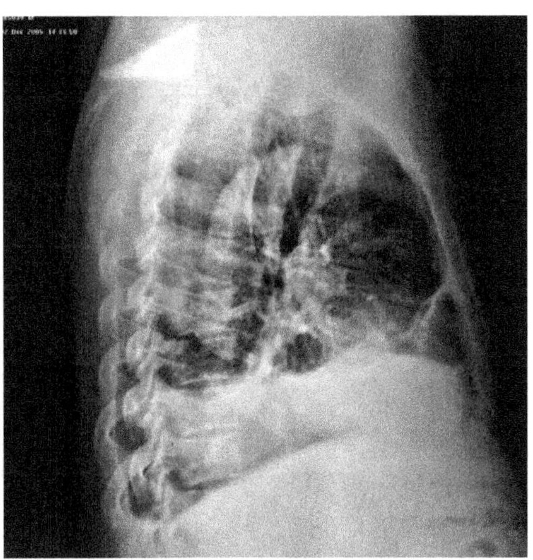

b

图 72-1　患者入院前胸部正侧位片

五、入院诊断及治疗方案

（一）入院诊断

右颈部蜂窝组织炎，肺部感染，低氧血症。

（二）治疗方案

1. 吸氧 3 ~ 5L/min，24 小时持续。
2. 哌拉西林 / 他唑巴坦，4.5g/ 次，每日 2 次，静脉滴注。
3. 奥硝唑，0.5 g/ 次，每日 1 次，静脉滴注。

六、病情变化及实验室检查

患者入院当晚（12 月 7 日）呼吸困难加重，转入呼吸监护室，给予面罩吸氧，血氧仍持续下降，呼吸频率 30 ~ 35 次 / 分，脉搏 110 ~ 120 次 / 分，紧急拍床头胸片提示双肺大片密度增高影（图 72-2、图 72-3），在面罩吸氧 10L/min 情况下动脉血气结果回报：pH 7.46，PaO_2 42.5mmHg，$PaCO_2$ 30.9mmHg，给予面罩无创通气，患者不配合，患者病情加重，满头大汗，躁动，紧急经口气管插管进行机械通气治疗。

七、补充诊断及调整治疗方案

（一）补充诊断

急性呼吸窘迫综合征（acute respiratory distress syndrome，ARDS）。

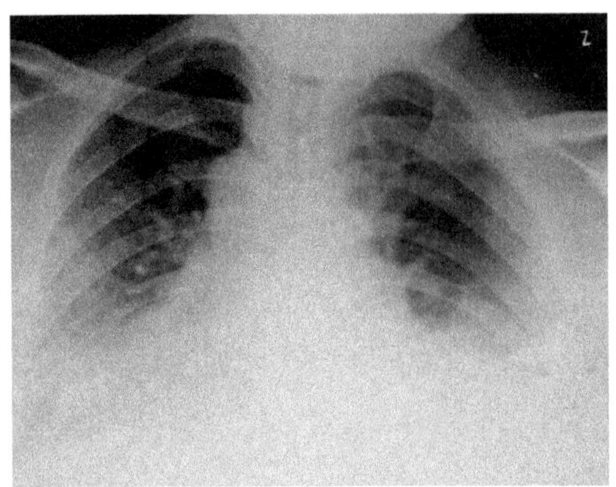

图72-2 12月8日晚床头胸片

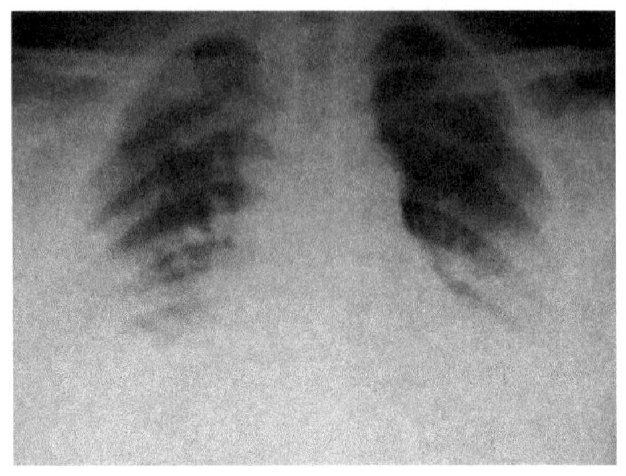

图72-3 12月9日上午床头胸片

（二）调整治疗方案

1. 机械通气　模式CMV，潮气量：400ml（患者体重70kg），PEEP 5cmH$_2$O（根据实际情况调整），FiO$_2$ 50%。

2. 停用哌拉西林/他唑巴坦，改用亚胺培南/西司他汀，1.0g/次，每日2次，静脉滴注。

3. 继续应用奥硝唑，0.5g/次，每日1次，静脉滴注。

4. 甲泼尼龙40mg/次，每日3次，静脉推注。

同时监测出入液量，加强气道管理，增强营养支持。

该患者的治疗要点如下：① ARDS的通气支持，采用呼气末正压小潮气量通气，有条件时双肺分别选用不同压力的呼气末正压；②液体管理；③针对ARDS的致病原因的治疗；④营养支持。

八、治疗疗效及思维提示

该患者经3天的系统治疗后病情明显好转，3天后亚胺培南/西司他汀改为0.5g每8小时一次静脉滴注，又应用3天改用哌拉西林/他唑巴坦4.5g每8小时一次静脉滴注，2周后撤机。

> **思维提示：** 严重感染是ARDS的首位高危因素，也是其高病死率的主要原因。该患者前期在家中自行口服抗生素及退热药，治疗不对症，在一定程度上延误了病情。

九、对本病例的思考

该患者存在明确的诱因：牙痛发炎后牙龈出血致病菌入血导致肺部感染，治疗不及时、不对症导致病情急性加重出现ARDS。创伤、感染可激活体内炎性介质和细胞因子，引起全身炎症反应综合征（SIRS），SIRS进一步发展可引起多器官功能障碍综合征（MODS），ARDS即其在肺部的表现，临床上以呼吸窘迫、顽固性低氧血症和非心源性肺水肿为特征。一旦病情发展到MODS再行救治，很难获得成功。

目前治疗ARDS的呼吸模式几乎都与PEEP联用，以改善通气效果。但PEEP本身不能防治ARDS，只是作为一种支持手段，延长患者的存活时间，为综合治疗赢得机会。改善气体交换的其他措施还有控制性辅助通气、反比通气、体外膜肺、静脉内气体交换等，确切疗效有待进一步临床评价。液体管理是ARDS治疗的重要环节。对于急性期患者，应保持较低的血管内容量，予以液体负平衡。故应控制补液量，以免肺循环流体静压增加。此期胶体液不宜使用，以免加重肺水肿。但肺循环灌注压过低，又会影响心排出量，不利于组织氧合。一般认为，理想的补液量应使PCWP维持在14～16cmH_2O之间，有人提出应以末梢器官灌注的好坏为指标（如尿量、动脉血pH值和精神状态），来评估补液量。在血流动力学状态稳定的情况下，可酌情应用利尿剂以减轻肺水肿。肾上腺皮质激素有广泛的抗炎、抗休克、抗毒素及减少毛细血管渗出等药理作用，目前已应用于ARDS的治疗。该患者的原发病为感染，故加强抗感染和呼吸功能尤为重要。ARDS时机体处于高代谢状态，应补充足够的营养，现提倡全胃肠内营养，能够保护胃肠黏膜，防止肠道菌群异位。同时在ICU中应注意动态监测呼吸循环指标和维持水电解质酸碱平衡。

病例73 咳嗽、咳痰1周，发热、呼吸困难3天

患者男性，60岁，于2005年10月27日入院。

一、主诉

咳嗽、咳黄痰1周，发热、呼吸困难3天。

二、病史询问

（一）初步诊断思路及问诊目的

老年男性患者，急性起病，咳痰、发热、呼吸困难，重点应考虑呼吸系统感染性疾病，问诊时应围绕疾病的诱发因素或病因，起病的情况，发病时主要症状的特点，病情的发展和演变，伴随症状，诊治经过，病程中的一般情况等问题展开，还要兼顾疾病的鉴别诊断。

（二）问诊主要内容及目的

1. 发病前是否有淋雨、醉酒，感冒等诱因？呼吸道感染患者发病前常有一定的诱因。

2. 咳嗽、咳痰的特点　咳嗽声音如果响亮，呈金属音，多见于支气管肺癌等肿瘤直接压迫气道所致；咳嗽声音嘶哑，多为声带的炎症、喉癌和喉返神经麻痹等；急性呼吸道炎症时痰量较少，多为黏液或黏液脓性；咳较多脓痰多见于支气管扩张症、肺脓肿等；脓痰有臭味提示有厌氧菌感染；黄绿色痰提示铜绿假单胞菌感染，金黄色痰提示葡萄球菌感染等。

3. 咳嗽、咳痰的伴随症状　发热，多见于呼吸系统感染性疾病，如肺炎等；呼吸困难，多见于喉部疾病、支气管哮喘、COPD、重症肺炎、ARDS等；胸痛，多见于肺炎、胸膜炎、肺栓塞等。

4. 入院前病情的变化，采取了什么治疗措施？　有助于判断病情，进行鉴别诊断，为选择治疗方案提供参考。

5. 既往史和个人史　如果有慢性呼吸系统疾病，应该考虑感染诱发的原有疾病的急性加重；如果有高血压和冠心病，应该考虑感染诱发的心功能不全。

（三）问诊结果及思维提示

问诊结果：患者入院前1周受凉“感冒”后出现咳嗽、咳少量黄色黏液痰，于当地社区医院静脉滴注红霉素2天、无效，于当地中心医院拍胸片和肺CT后诊断“肺部感染”，抗感染治疗无明显好转（具体用药不详），咳嗽加重，咳痰带血丝，出现发热，体温波动于37.6～39℃，气促逐渐加重，呼吸困难，为进一步诊断而入院。发病以来无脓臭痰、无胸痛、无午后低热、无盗汗。既往吸烟达400支/年，已戒烟5年。支气管哮喘病史4年余（肺功能支气管舒张试验阳性）。

思维提示：老年患者，受凉后咳嗽、咳痰、发热、呼吸困难，考虑有呼吸系统感染性疾病，结合患者支气管哮喘病史，患者可能存在支气管哮喘急性发作、肺炎、肺结核，以及肺部肿瘤合并感染。体格检查在全身系统检查的基础上，应该重点进行胸部检查，特别是肺部听诊。

三、体格检查

（一）重点检查内容及目的

应进行全面、系统的检查，包括生命体征、有无发绀等，重点听诊肺部有无啰音，是干啰音还是湿啰音，弥漫性啰音还是局限性啰音，以及啰音的部位。

（二）体格检查结果及思维提示

体格检查结果：T 38.8℃，P 138次/分，R 34次/分， BP 150/90mmHg，PaO_2 44%，神清，说话断续，表情焦虑，抬入病房，球结膜无水肿，口唇发绀，浅表淋巴结未触及肿大，呼吸急促，胸廓对称，双肺呼吸音减弱，双肺广泛哮鸣音，散在湿啰音，心率为138次/分，心音因肺部满布哮鸣音而听不清，腹部、四肢及神经系统检查未见异常。

思维提示：体检发现患者发热、呼吸窘迫、心动过速和口唇发绀，提示严重缺氧，双肺广泛哮鸣音和湿啰音提示患者气道严重痉挛和气道内有分泌物，结合患者的病史，考虑患者存在感染诱发的支气管哮喘急性发作，急性呼吸衰竭，必须紧急抢救。

四、初步诊断和紧急处置

（一）初步诊断

患者当地医院胸片和肺CT示双肺中下肺为重的磨玻璃样、网格状及斑片状改变（图73-1），结合病史，查体，初步诊断为：支气管哮喘急性发作，急性Ⅰ型呼吸衰竭，弥漫性间质性肺疾病。

（二）紧急处置

1. 立即给予患者重症监护，面罩吸氧（10L/min），甲泼尼龙80mg立即静脉推注，多索茶碱0.2g立即静脉滴注。迅速缓解气道痉挛，改善肺通气功能，纠正缺氧。

2. 同时急检血气分析（吸氧30分钟后）、血常规、离子、血糖、肝功能、肾功能、凝血三项、心肌酶谱，尿常规，心电图和床头胸片，留取痰标本常规送检痰涂片、痰培养、痰查结核

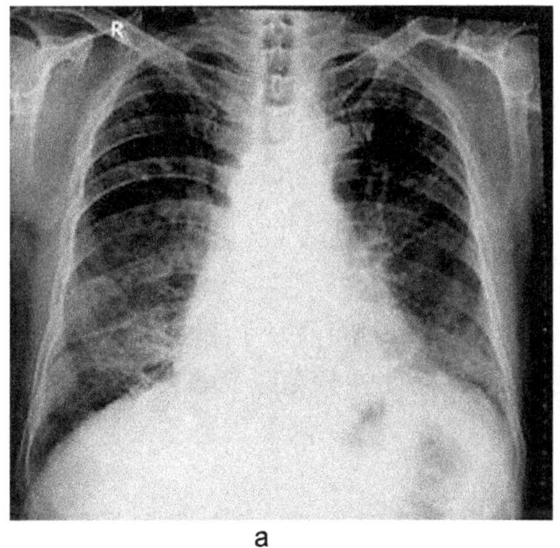

a

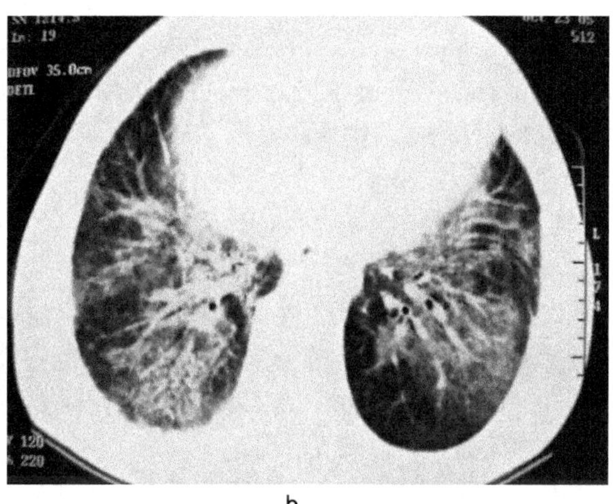

b

图73-1　当地医院胸片和肺CT

a. 2005-10-22胸片；b. 2005-10-23肺CT

菌及痰查瘤细胞。了解呼吸衰竭程度，感染情况，病情轻重，有无多脏器受累。

3. 青霉素皮试。准备应用抗生素控制感染。

4. 向家属交代病情，患者病情危重，如果进一步恶化，可能需要气管插管，机械通气治疗，可能需要Swan-Ganz导管检查。家属拒绝有创机械通气治疗和心导管检查。

五、急检结果回报和进一步诊治

（一）急检结果回报和分析

1. 血气分析（面罩10L/min吸氧） pH 7.454，PaO_2 57.3mmHg，PCO_2 29.3mmHg，SaO_2 91.6%。床头胸片（图73-2）示双肺广泛斑片浸润影，有进一步发展成“白肺”的趋势。患者面罩10L/min吸氧后，呼吸困难改善不明显，$PaO_2<60$mmHg，$PaO_2/FiO_2<200$，双肺多发斑片影，进展迅速，既往无高血压和冠心病病史，考虑存在急性呼吸窘迫综合征（ARDS）。

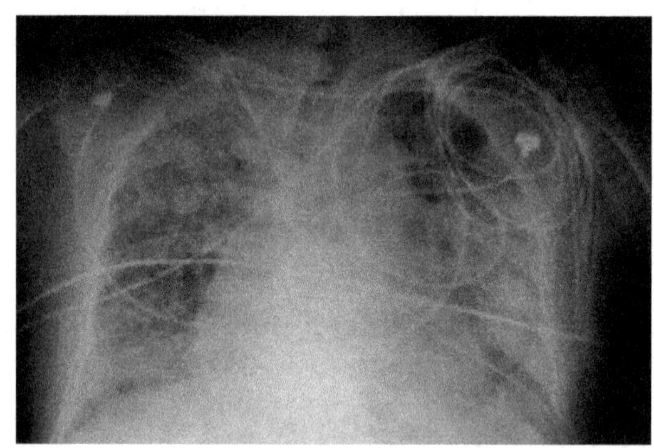

图73-2 急查床头胸片

2. 血常规 WBC 7.1×10^9/L，S 86.21%，L 9.62%，Hb 142g/L，PLT 212×10^9/L。老年人感染时白细胞总数可能正常，分数明显增高。

3. 肝功能 TP 74g/L，ALB 33g/L，ALT和胆红素正常，AST 64U/L（15～46U/L），GGT 188U/L；PT 15.9s（11.5～14.5s），Fib 4.97g/L（2～4g/L）；心肌酶谱LDH 1249U/L（313～618U/L），CK正常；血K^+ 3.2mmol/L；Na^+ 139mmol/L；Cl^- 101mmol/L；肾功能和血糖正常。考虑患者酶学增高与感染有关。

（二）进一步治疗

1. 因家属拒绝有创机械通气治疗，立即无创面罩机械通气，CPAP 10cmH_2O，$FiO_2$75%。

2. 患者青霉素皮试阴性，给予哌拉西林/他唑巴坦4.5g，每8小时一次静脉滴注，联合阿奇霉素0.5g，每日1次静脉滴注，可覆盖革兰阳性球菌、革兰阴性杆菌以及非典型致病菌。

3. 甲泼尼龙，40mg，每8小时一次静脉推注：抑制炎症反应，降低气道高反应性，降低毛细血管通透性，减少渗出。

4. 多索茶碱0.2g每日2次静脉滴注；生理盐水2ml+复方异丙托溴铵2.5ml+盐酸氨溴索2ml+布地奈德混悬液2ml每日3次雾化吸入。抑制气道炎症，改善气道痉挛，溶解稀释痰液。

5. 降肝酶，预防应激性溃疡，加强营养、支持对症治疗。

六、进一步的辅助检查和诊治

（一）进一步辅助检查及目的

1. 血清支原体、衣原体、军团菌、结核抗体、病毒抗体；痰涂片和痰培养抗生素应用前已送检，待回报。明确感染的病原。

2. 患者应用无创通气30分钟后，复查血气分析。判断病情，了解治疗效果。

（二）检查结果回报和分析

1. 急检血气回报：pH 7.396，PaO_2 92.9mmHg，$PaCO_2$ 42.9mmHg（CPAP 10cmH_2O，FiO_2 75%），提示患者氧合功能明显改善，患者对无创面罩机械通气耐受性尚可，继续目前治疗，患者目前P 120次/分，R 30次/分，病情仍有进一步恶化的危险。

2. 血清支原体1 ∶ 80阳性，衣原体、军团菌、结核抗体和病毒抗体阴性。痰涂片回报：找到革兰阳性球菌、革兰阴性杆菌和白色念珠菌（白细胞＞25/LP，上皮细胞＜10/LP）。痰涂片提示为下呼吸道痰标本，找到革兰阳性球菌、革兰阴性杆菌，目前哌拉西林/他唑巴坦治疗已经覆盖球菌和杆菌。白色念珠菌为口腔寄生菌，属于条件致病菌，清理口腔后留痰，连续3次阳性有意义，需要复查。支原体1 ∶ 80阳性，虽然滴度不够，但是对于有慢性支气管炎病史的老年人，尚不能除外支原体感染，或者是混合感染引起的ARDS。目前应用的阿奇霉素对支原体感染有效。继续目前抗感染治疗。

（三）进一步诊治

1. 患者经过积极救治，无创通气（CPAP 10cmH_2O，FiO_2 75%）5小时后，P 98次/分，R 25次/分，BP 140/85mmHg，SaO_2 96%，体温正常，双肺哮鸣音明显减少，氧合功能改善，治疗上应逐渐降低吸氧浓度，防止氧中毒。

2. 动态监测血气分析、胸片和血常规，调整治疗（表73-1）。

表73-1　动态监测结果

日期	pH	PaO_2 (mmHg)	$PaCO_2$ (mmHg)	WBC (G/L)	S%	L%	胸片或肺CT
2005-10-28 CPAP FiO_2 50%	7.397	73	34.7	5.5	87.11	10.22	双肺多发斑片浸润影（图73-3）
2005-11-03 鼻导管5L/min	7.468	70.8	32.5	8.3	84.88	8.02	双肺斑片影明显减少（图73-4、图73-5）
2005-11-07 鼻导管2L/min	7.43	95	34	8.8	80.21	13.52	双肺网格影（图73-6）

从上表可以看出，患者血氧分压恢复正常，肺部残留间质性改变。白细胞分数增高考虑与应用激素有关。

3. 调整治疗

（1）患者经用CPAP治疗，P 91次/分，R 22次/分，BP 120/70mmHg，SaO_2 98%，双肺干啰音消失，双肺底少量湿啰音，咳痰和呼吸困难减轻，停用CPAP，改为双鼻导管5L/min吸氧。

（2）甲泼尼龙逐渐减量，1周后改为甲泼尼龙24mg每日1次口服，此后逐渐减量停药。

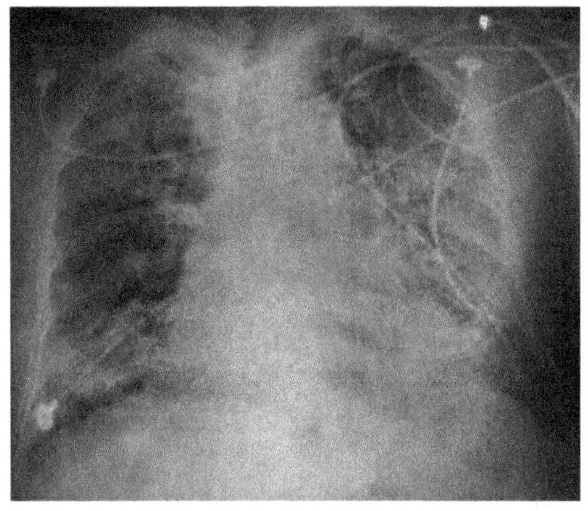

图73-3 2005-10-28 胸片

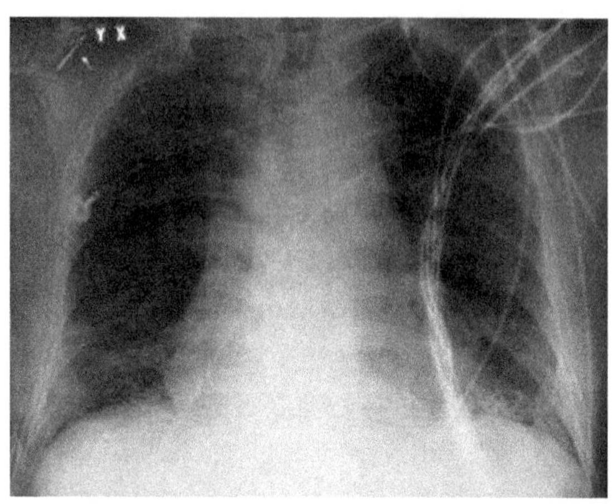

图73-4 2005-11-03 胸片

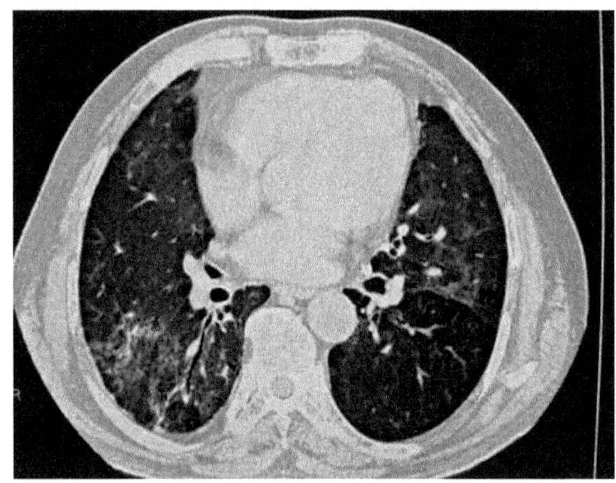

图73-5 2005-11-03 肺CT

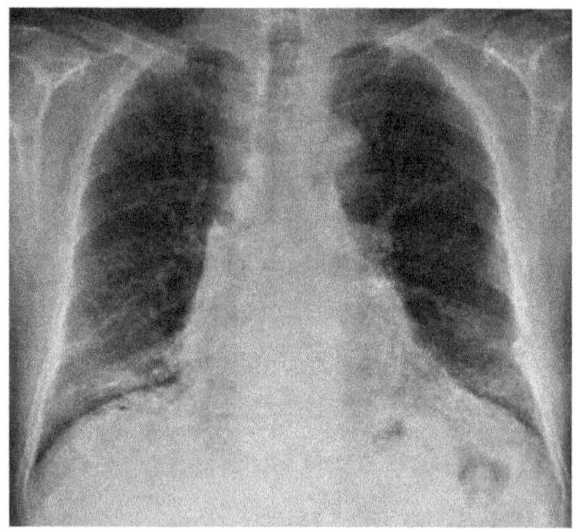

图73-6 2005-11-07 胸片

（3）患者入院第5天，查体发现口腔内有白膜，痰涂片回报有白色酵母样菌生长，痰培养回报MRSA（抗甲氧西林金黄色葡萄球菌）生长。痰涂片查到真菌，考虑：①患者口腔内有白膜，可能口腔内真菌污染，给予酮康唑水溶液含漱，口腔内白膜消失后，重新查痰；②患者应用广谱抗生素和激素治疗，有肺部真菌感染的可能，将哌拉西林/他唑巴坦改为头孢呋辛钠，甲泼尼龙逐渐减量至停药，停用雾化液中吸入激素布地奈德，改为沙美特罗/氟替卡松吸入剂50/250μg吸入。患者目前病情缓解，无发热，咳嗽咳痰减轻，无呼吸困难，虽然痰中查到白色酵母样菌和MRSA，但是与临床表现不符，考虑污染的可能性大，暂时密切观察，同时复查痰涂片和痰培养，必要时再加用抗真菌药或万古霉素。

4. 疾病转归 患者经过治疗，症状明显好转，无发热，无咳喘，呼吸平稳，不吸氧时也可轻微活动，口腔内白膜消失，双肺底闻及Velcro音；复查痰涂片无真菌生长；复查胸片和CT，双肺斑片浸润影基本吸收，双下肺网格索条影；复查血气pH 7.43，PaO_2 95mmHg，$PaCO_2$ 34mmHg。查肺功能示FEV_1占预计值65%，FEV_1/FVC为64%，改善率13%，残气率42%，DL_{CO} 63%，提示患者轻度阻塞性通气功能障碍，支气管舒张试验±，弥散功能轻度障碍。

最终诊断：支气管哮喘急性发作，急性呼吸窘迫综合征。

七、对本病例的思考

（一）ARDS的特点

ARDS是由心源性以外的各种肺内和肺外因素引起的急性、进行性呼吸衰竭，相当于非心源性肺水肿。发病迅速，多于原发病起病后5天内发生，早期表现多为原发病的表现，难以鉴别，特别是原发病为呼吸系统疾病时，如肺部感染可以引起咳嗽、咳痰，呼吸困难，但是ARDS主要表现为进行性呼吸窘迫，呼吸次数明显增快，多在25～50次/分，重者可有吸气三凹征，顽固性低氧血症。本例患者以感染为诱因，受凉后咳嗽、咳少量黄痰，此后出现发热，进行性呼吸困难，烦躁、焦虑，口唇发绀，呼吸、心动过速，常规面罩吸氧不能改善氧合障碍。通常ARDS早期肺部体征较少，可有少量干湿啰音，后期可有明显水泡音，本例患者初期肺部广泛的哮鸣音，一方面考虑与既往的支气管哮喘有关，感染诱发支气管哮喘急性发作，另一方面ARDS也可有哮鸣音。ARDS的X线表现，早期可有边缘模糊的肺血管纹理增多等间质性肺水肿的表现，迅速出现双肺弥漫性斑片浸润影，进一步发展，斑片影融合成大片状，称为“白肺”。本例患者的影像表现典型，早期入院前为肺纹理增多的表现，入院后床头片示病变迅速进展成融合的斑片浸润影，有进一步发展成“白肺”的趋势，肺CT示坠积部位的斑片状阴影，治疗好转后呈现局部毛玻璃样改变，最后残留网格索条影。ARDS的影像和左心衰竭肺水肿的影像相似，需要进行鉴别诊断，有条件的可以进行Swan-Ganz导管检查，PAWP≤18mmHg，支持ARDS。本例患者家属虽然拒绝行创伤性检查，但是考虑患者既往无心脏疾病史，结合临床表现也可以除外心源性肺水肿。

（二）ARDS的治疗

ARDS应该积极治疗原发病，感染是常见原因，本例患者受凉后咳嗽、咳少量黄痰，发热，应用广谱抗生素治疗后症状好转。难以纠正的顽固性低氧是ARDS的特点，一旦确诊ARDS应尽早机械通气治疗。本例患者面罩10L/min吸氧，不能改善氧合，家属拒绝有创机械通气治疗，应用面罩无创机械通气，CPAP压力支持后，症状迅速改善。循征医学结果显示，ARDS早期应用大剂量激素没有明显好处，本例患者由于基础病是支气管哮喘急性发作，气道痉挛严重，应用适量激素后迅速抑制炎症反应，减少渗出，改善肺通气功能，缓解症状。

病例74 鼾声响亮、白日困倦3个月

患者男性，31岁，于2006年6月9日来诊。

一、主诉

鼾声响亮、白日困倦3个月。

二、病史询问

（一）初步诊断思路及问诊目的

患者年龄较轻，新近出现鼾声响亮，且鼾声时断时续，应注意有无上气道病变。患者的打鼾主要发生于睡眠时，因此，问诊时不应仅限于患者本人，应同时询问同室睡眠者，了解患者打鼾的情况和特点，如打鼾有无停止、停止的时间、面色变化、有无憋醒等，以了解有无睡眠呼吸障碍性疾病。另外，患者还有白日困倦，应询问白日的工作情况和劳动负荷，并兼顾重要鉴别疾病的临床表现，以寻找确诊依据。

（二）问诊主要内容及目的

1. 既往健康状况？有无慢性疾病史？　某些慢性疾病如甲状腺功能减退、肢端肥大症、增殖体肥大等可出现上述表现。

2. 有无鼻塞、流涕、咽痛等上呼吸道症状？　上呼吸道疾病如鼻炎、鼻窦炎等也可引起睡眠时出现鼾声。

3. 有无鼾声时断时续？　如鼾声时断时续，鼾声停止时呼吸也停止，持续10秒以上则称为睡眠呼吸暂停。

4. 睡眠时有无面色变化、夜间憋醒、下肢水肿、晨起口干、白日记忆力和注意力下降等伴随症状情况？　了解疾病严重程度，并与心源性疾病相鉴别。心源性疾病引起心力衰竭时可出现夜间憋醒、双下肢水肿，但同时也伴有心悸。

5. 有无夜间梦游？有无夜间反复腿动？　与一些睡眠相关性疾病如不宁腿综合征、发作性睡病进行鉴别。

6. 有无大笑、激动或运动时突然全身无力倒下？　发作性睡病常在上述诱因情况下出现猝倒。

7. 睡眠质量如何？　了解疾病严重程度。睡眠呼吸暂停综合征患者会出现夜间反复觉醒，因而感到睡眠不实，晨起疲乏。

8. 有无发病的诱因？　如果患者近期有加班、熬夜或体力活动大量增加，可引起白日困倦，但充分休息后应消失。

9. 睡前是否应用过镇静药或饮酒？　镇静药和饮酒均可引起打鼾和白日困倦。

（三）问诊结果和思维提示

问诊结果：患者为客户经理，既往身体健康，主要表现为夜间睡眠不实，入睡即打鼾，据同室者观察，鼾声停止时间最长可达20余秒，面色发青，有时需别人将其推醒，晨起口干，白日困倦，反应力下降，不敢自己开车，曾有一次在开车时打盹，车撞到了树上，但患者无心悸，无夜游，无双下肢水肿。由于工作需要应酬，近期体重增加明显，常于睡眠前饮酒，饮酒后上述症状加重。

思维提示：通过问诊可明确，患者既往无慢性疾病，本次症状主要与睡眠不佳、打鼾和白日嗜睡有关，应注意有无睡眠呼吸障碍或心脑血管疾病，因此体格检查应将上气道、心脏及神经系统作为重点内容，并通过实验室和影像学检查寻找病因。

三、体格检查

体格检查结果：T 36.4℃，R 18次/分，P 78次/分，BP 120/70mmHg，身高1.70m，体重94kg，BMI 33kg/m^2，神志清楚，自主体位，咽腔略狭窄，口唇无发绀，气管居中，胸廓对称，双侧呼吸运动一致，双肺叩诊呈清音，听诊呼吸音清。心界不大，心音纯，律整，各瓣膜区未闻及病理性杂音。腹部、四肢、神经等系统检查未见异常。

思维提示：体格检查仅发现患者高度肥胖，咽腔略狭窄，不支持心脑血管疾病的诊断。因此，进一步的实验室和影像学检查应围绕上气道和内分泌系统、睡眠进行，以明确诊断并判断病情，为治疗方案的制定提供依据。

四、实验室和影像学检查

（一）初步检查内容及目的

1. 血常规、血糖、血脂　明确病情，了解有无肥胖相关的并发症。
2. 甲状腺功能　明确有无甲状腺功能减退。
3. 血浆皮质醇水平　测定有无库欣综合征所致肥胖。
4. 血气分析　明确疾病严重程度。
5. 上气道及肺部CT　明确有无上气道解剖结构异常及排除肺部其他疾病。
6. 心电图　明确有无心脏受累。
7. 脑电图　明确有无癫痫等神经系统疾病。
8. 头部CT　明确有无脑出血等神经系统疾病。
9. 多导睡眠监测检查　明确有无睡眠呼吸暂停低通气综合征，是哪种类型。

（二）检查结果及思维提示

检查结果：①血常规：WBC 6.2×10^9/L，S 64%，L 35%，M 1%，RBC 6.10×10^{12}/L，Hb 172g/L，PLT 128×10^9/L。②血脂：血胆固醇、甘油三酯升高。③血糖、甲状腺功能、血浆皮质醇水平：正常。④血气分析（未吸氧）：pH 7.36，PaO_2 78.2mmHg，$PaCO_2$ 36.4mmHg。⑤心电图、上气道CT、肺部CT、脑电图、头部CT：未见异常。⑥多导睡眠监测结果：呼吸暂停及低通气指数（AHI）42.6/h，大部分为阻塞性呼吸暂停和低通气，最长呼吸暂停时间51秒，夜间平均血氧饱和度91%，最低血氧饱和度78%（彩图74-1）。

思维提示：患者重要的检查结果有：①红细胞增多；②动脉血氧分压下降；③多导睡眠监测结果异常，结合症状和体格检查，除外了发作性睡病、不宁腿综合征、甲状腺功能减退、肢端肥大症等疾病，阻塞性睡眠呼吸暂停低通气综合征诊断成立。

五、治疗方案、理由

（一）方案

1. 戒酒。

2. 减肥、控制饮食和体重、适当运动。

3. 经鼻持续气道正压（CPAP）通气治疗，压力11cmH_2O。

（二）理由

对于阻塞性睡眠呼吸暂停综合征患者来说，AHI大于40/h即为重度，该患者不仅AHI大于40/h，最长呼吸暂停时间接近1分钟，而且出现了低氧血症和红细胞增多，已提示多器官受累，应给予积极治疗。除了一般治疗如戒酒、减肥之外，患者无上气道解剖结构异常，治疗应首选持续正压通气治疗（CPAP），经压力滴定后选取合适的压力，以改善睡眠中上气道的狭窄和阻塞。

六、疗效和随访

治疗1个月后随访，患者体重下降了6kg，鼾声消失，夜间平均血氧饱和度升至95%，睡眠质量改善，晨起头脑清醒，反应增快。

治疗3个月后，患者体重降至80kg，自觉神清气爽，睡眠佳，白日精力充沛，重新自己开车，复查动脉血气：pH 7.41，PaO_2 92mmHg，$PaCO_2$ 38mmHg。

对于该患者，应长期进行随访，定期复查多导睡眠监测，根据监测结果调整CPAP的压力。

七、对本病例的思考

本病例提出了一个新的问题：打鼾是否是疾病？有些人认为，打鼾不是病，而是白日劳累引起的，鼾声越响，说明白日越劳累，晚上睡一觉就好了。这个观点是绝对错误的！最近的睡眠监测研究发现，经常打鼾的人中有25%患有阻塞性睡眠呼吸暂停低通气综合征，即在有效的7个小时睡眠过程中至少出现30次以上的呼吸暂停和低通气，每次持续10秒钟以上。在其睡眠过程中，患者反复出现入睡—呼吸暂停—睡眠中憋醒—重新入睡，由于频繁的呼吸暂停，血液得不到足够的氧气，心脏、脑、肾脏等重要脏器也就缺氧，因而，尽管在外人看来他们鼾声如雷，似乎睡得很香，其实睡眠质量很差，精力和体力都得不到很好的休息和恢复，所以白日十分困倦和嗜睡。因此，对于有打鼾或白日嗜睡的患者应高度重视有无阻塞性睡眠呼吸暂停低通气综合征的存在，仔细询问病史。

与其他疾病不同，阻塞性睡眠呼吸暂停低通气综合征具有特殊性，它主要发生于睡眠时，因而患者本人在夜间对自己的症状并不完全了解，一定要同时询问同室睡眠者，了解患者睡眠时有无鼾声时断时续、鼾声停止时呼吸是否也停止10秒以上、有无面色变化、夜间梦游、反复腿动，从而真正了解患者的主要症状。

阻塞性睡眠呼吸暂停综合征患者由于睡眠质量下降，易出现白日嗜睡、注意力和记忆力下降，反应也会相对迟钝，因此不宜从事驾驶工作。《新英格兰医学杂志》曾有一篇文献报道了对102位高速公路上发生车祸的驾驶人进行的睡眠监测检查结果，发现嗜睡打鼾者发生车祸的比例远高于正常人6倍以上，将饮酒与嗜睡两者作比较，饮酒是仅仅不同程度地感觉降低和错乱、控制力不同程度地下降，而嗜睡是感觉的完全丧失、控制力完全丧失，对交通事故而言，嗜睡比饮酒更危险！因此，当患者尤其是驾驶人员有上述症状时，不仅要仔细询问病史，还一定要向与患者同室睡眠者进行询问，以尽早进行诊断，及时处理，减少医疗和社会负效应。

病例75 打鼾3年，白日嗜睡、头晕2个月

患者男性，38岁，于2008年1月6日入院。

一、主诉

白日嗜睡、头晕2个月。

二、病史询问

（一）初步诊断思路及问诊目的

患者为中年男性，近期出现头晕、白日嗜睡，按照常规的诊疗思路，应首先注意有无生活习惯的改变，如果无生活习惯的改变，根据症状的特点，应注意有无心脑血管疾病存在。因此，问诊时应围绕嗜睡、头晕、气短出现的诱因、特点、伴随症状进行询问，并兼顾重要鉴别疾病的临床表现，以寻找确诊依据。

（二）问诊主要内容及目的

1. 近期有无生活习惯的改变？ 如果患者既往睡眠规律，近期出现加班、熬夜等情况，导致劳累过度、睡眠不足，可出现上述症状，这些症状在充分休息后应消失。

2. 既往健康状况？有无慢性疾病史？ 某些呼吸、循环、神经系统的慢性疾病可出现急性加重，因此了解既往病史有助于此次疾病的诊断。如既往有高血压病史，近期未规律服用降压药物或有情绪激动、劳累等诱因，可出现上述症状。如既往有房颤或血栓病史，应注意新发的脑梗死。

3. 发病前是否有饮酒、劳累、生气等诱因？ 饮酒、生气、劳累等因素常常引发心脑血管疾病。

4. 睡眠质量如何？ 睡眠不佳可直接导致白日嗜睡，此时应仔细询问睡眠质量下降的原因。

5. 此次发病有无其他伴随症状，如耳鸣、四肢活动受限、肢体水肿等。神经系统疾病如脑梗死常出现头晕伴肢体活动受限，耳源性疾病如梅尼埃综合征常伴耳鸣、眩晕，心源性疾病如心功能不全常伴双下肢水肿。

6. 有无家族遗传性疾病病史？ 一些心脑血管疾病如高血压病多有家族遗传史，若父母患有这类疾病，应警惕患者有无该病存在。

7. 有无用药史？疗效如何？ 根据用药情况和效果可帮助确诊及制订治疗方案。

（三）问诊结果及思维提示

问诊结果：患者为公司职员，主要从事电脑工作，既往身体健康。此次发病前无确切诱因，虽有加班1周的历史，但未曾熬夜，未曾影响睡眠时间，主要表现为晨起头晕明显，白日严重嗜睡，影响正常工作，经常感到口干、疲乏，活动后有些气短，静息时无气短发生，且充分休息后症状无好转，双下肢无水肿，无耳鸣和活动、感觉障碍等伴随症状。曾自服“脑清片”，无效。父母均健康，无家族遗传性疾病。

> **思维提示**：通过问诊可明确，患者既往无慢性疾病，本次症状以头晕、白日嗜睡为主，与生活习惯改变无关，故应注意有无睡眠呼吸障碍或心脑血管疾病，因此体格检查应重点注意上气道、心脏及神经系统的变化。

三、体格检查

体格检查结果：T 36.5℃，R 18次/分，P 88次/分，BP 160/100mmHg，身高172 cm，体重92.3kg，BMI 31.2kg/m^2，神志清楚，自主体位，咽腔略狭窄，口唇无发绀，气管居中，胸廓对称，双侧呼吸运动一致，双肺叩诊呈清音，听诊可闻及散在干啰音。心界不大，心律整，主动脉瓣听诊区第二心音（A_2）亢进，其他瓣膜区未闻及病理性杂音。腹部、四肢、神经等系统检查未见异常。

思维提示：体格检查表明患者肥胖、血压升高、A_2亢进，结合其病史，考虑患者症状主要为血压升高所致。进一步的实验室和影像学检查的主要目的是明确高血压的病因，即诊断应集中于是原发性高血压还是继发性高血压。引起继发性高血压的常见疾病有：肾脏疾病、原发性醛固酮增多症、库欣（Cushing）综合征、嗜铬细胞瘤、脑出血等，因此上述检查应围绕这些疾病进行，并判断病情严重程度，为治疗方案的制定提供依据。

四、实验室和影像学检查

（一）初步检查内容及目的

1. 尿常规　明确有无肾性高血压或有无肾脏受累。
2. 血常规、血糖、血脂、血钾　明确高血压的原因。
3. 血浆肾素、皮质醇水平　测定有无原发性醛固酮增多症、库欣综合征。
4. 血气分析　明确疾病严重程度。
5. 心电图和心脏彩超　明确有无心脏受累。
6. 头部CT　明确有无脑出血等神经系统疾病。
7. 肾上腺CT　除外肾上腺疾病所致高血压。
8. 肾脏超声　明确肾脏受累的情况。

（二）检查结果及思维提示

检查结果：①血常规：WBC 6.6×10^9/L，S 66%，L 33%，E 1%，RBC 5.92×10^{12}/L，Hb 162g/L，PLT 228×10^9/L。②尿常规、血糖、血钾和血浆肾素、皮质醇水平正常。③血脂：血总胆固醇、甘油三酯升高。④血气分析（未吸氧）：pH 7.36，PaO_2 78.2mmHg，$PaCO_2$ 36.4mmHg。⑤心脏彩超、心电图、头部CT、肾上腺CT、肾脏超声：未见异常。

思维提示：检查结果不支持心脏及神经系统疾病。根据患者的病史、查体和辅助检查结果，常见的继发性高血压病因如嗜铬细胞瘤、原发性醛固酮增多症等目前均不支持，结合患者为中年肥胖男性，血压升高，虽无高血压家族史，但还是考虑诊断为原发性高血压。

五、治疗方案、理由及疗效

由于患者血压升高，且伴有头晕，故给予降压药物治疗，先后应用了血管紧张素转换酶抑制剂（ACEI）、钙离子拮抗剂、β-受体阻滞剂、血管紧张素Ⅱ受体拮抗剂和利尿剂，每次都是开始有效，血压有所下降，但1周左右症状再次出现，血压回升，疗效不佳。

六、再次询问病史和进一步实验室检查结果

由于患者有白日嗜睡，应注意新近认识到的引起继发性高血压的另一病因——阻塞性睡眠呼吸暂停低通气综合征。再次询问病史，近3年来患者体重显著增加，从80kg增至92.3kg，夜间鼾声响亮，影响同室人的睡眠，而且鼾声时断时续，自感睡眠不实，夜间反复觉醒，晨起口干、头晕，白日嗜睡，结合其咽腔略狭窄，动脉血氧分压下降，故给予多导睡眠监测检查以明确有无睡眠呼吸暂停低通气综合征。经过一夜的睡眠监测，检查结果提示：睡眠呼吸暂停低通气指数（AHI）为48/h，其中95%为阻塞性睡眠呼吸暂停（彩图75-1），夜间平均血氧饱和度为89%，夜间最低血氧饱和度达75%，最长呼吸暂停时间55秒，故阻塞性睡眠呼吸暂停低通气综合征诊断成立，血压升高考虑为阻塞性睡眠呼吸暂停综合征引起的继发性高血压。

七、治疗方案、理由

（一）方案

1. 经鼻持续气道正压（CPAP）通气治疗，压力12cmH_2O。
2. 减肥、适当运动。

（二）理由

阻塞性睡眠呼吸暂停低通气综合征患者AHI大于40/h即为重度，会引起严重的心脑血管并发症，应给予积极治疗。经耳鼻喉科会诊患者无上气道解剖结构异常，治疗应首选经鼻CPAP通气治疗，根据压力滴定结果，选取合适的压力，以改善睡眠中上气道的狭窄和阻塞。

由于肥胖是引起阻塞性睡眠呼吸暂停低通气综合征的危险因素，故建议患者适当运动、减轻体重，以减轻上气道阻塞。

八、疗效和随访

治疗半个月后随访，患者的鼾声和头晕减轻，睡眠质量提高，血压110～130/90～95mmHg。

治疗1个月后随访，患者的鼾声和头晕消失，睡眠质量提高，白日嗜睡明显减轻，血压基本恢复正常，进一步支持阻塞性睡眠呼吸暂停低通气综合征继发的高血压诊断。

治疗3个月后随访，患者症状消失，体重下降，白日精力充沛，血压维持正常。

九、对本病例的思考

1. 熟悉睡眠呼吸暂停低通气综合征这个疾病　阻塞性睡眠呼吸暂停低通气综合征是一种常见的睡眠呼吸障碍性疾病，它在成人发病率为2%～4%，好发于肥胖男性，临床表现为鼾声响亮、白日嗜睡、晨起口干、头痛，伴记忆力、反应力、注意力下降，其主要的病理生理学变化是夜间慢性间断低氧，由于反复血氧下降导致血管内皮损伤，易引起心脑血管并发症，是引起高血压、冠心病、心律失常、脑梗死和夜间猝死的独立危险因素。患者因不了解此病，常以并发症症状而就诊，因而易被漏诊。作为医生，应熟悉这种疾病，在询问病史时应细心。

2. 阻塞性睡眠呼吸暂停低通气综合征可引起血压升高　流行病学调查表明，在打鼾及睡眠呼吸暂停低通气综合征患者中高血压的患病率可达50%以上，远高于普通人群的11% ~ 12%，而且这种患病率与睡眠呼吸暂停低通气的严重度有关，即睡眠呼吸暂停低通气越严重，并发高血压的趋势也越明显。反之，在高血压患者群中，睡眠呼吸暂停低通气综合征的患病率也显著高于普通人群，可达到30% ~ 40%。目前，阻塞性睡眠呼吸暂停低通气综合征已成为引起继发性高血压的常见病因之首。

与其他疾病引起的高血压不同，阻塞性睡眠呼吸暂停低通气综合征主要引起夜间血压波动，使血压失去正常节律，随着疾病的进展，血压的增高不仅呈现于夜间，也呈现于清醒后及日间，表现为24小时血压“非杓型”改变，夜间血压不降反升，因此，患者的血压大多在早晨最高，清晨头痛、头晕明显，单纯药物治疗效果差，但通过CPAP治疗，可以使血压恢复正常。因此，对于有高血压尤其是顽固性难治性高血压患者，应及早发现有无阻塞性睡眠呼吸暂停低通气综合征，以及时进行合理的治疗。

病例76 咳嗽、咳痰伴活动后气短6年，加重1个月

患者男性，31岁，于2008年3月11日入院。

一、主诉

咳嗽、咳痰伴活动后气短6年，加重1个月。

二、病史询问

（一）初步诊断思路及问诊目的

患者年轻，但咳嗽、咳痰伴活动后气短病史已6年。从症状上看，很像慢性支气管炎、支气管哮喘或支气管扩张症。但患者年仅31岁，慢性咳嗽、咳痰病史6年，对于慢性支气管炎来说，太年轻，故可能性不大。因此，在进一步问诊时，应主要围绕这三个常见病。但近年来由于肺结核发病的增加，所以，也要引起注意。问诊时还要注意伴随症状、疾病的进展速度、治疗过程和效果，以达到鉴别诊断的目的。

（二）问诊主要内容及目的

1. 起病急缓　支气管哮喘一般起病较急，而慢性支气管炎、支气管扩张症和肺结核则起病较缓。

2. 是否有诱因　寒冷、异味、感冒等易引起支气管哮喘和慢性支气管炎的发作；感冒易引起支气管扩张症的加重。而结核往往无明显诱因，有时可能与劳累、体质下降有关。

3. 发作特点　慢性支气管炎为慢性咳嗽、咳痰，一般每年都发作，每次发作持续3个月以上，以冬季明显。而哮喘发作往往突起突止，缓解时无任何症状。支气管扩张症一般均在感染后症状加重，往往咳痰量与体位有关。而结核一般为慢性咳嗽，无明显季节性。

4. 痰的性状和特点　慢性支气管炎的痰一般为白色浆液性，感染时为黄色。哮喘发作以喘息为主，咳嗽较轻或无痰。支气管扩张症一般痰量较多，往往为脓性痰，有异味，静置后痰液分层。结核一般为白色痰。

5. 伴随症状　支气管哮喘一般伴有过敏性鼻炎、荨麻疹等过敏体质。支气管扩张症往往伴有咯血。肺结核一般伴有痰中带血、低热、乏力和体重下降等。

6. 治疗经过　哮喘经激素和支气管扩张剂治疗后可完全缓解。慢性支气管炎一般经抗感染和支气管扩张剂治疗后可缓解。支气管扩张症经抗感染、体位引流后可好转，但肺内可有固定性啰音。结核一般抗感染治疗无效。

7. 吸烟史　慢性支气管炎常有吸烟史。

（三）问诊结果及思维提示

问诊结果：患者既往身体尚健康。6年前开始无明显诱因逐渐出现咳嗽，少量黄白痰，并逐渐出现活动性气短，无季节性。感冒后上述症状加重，在当地医院按“慢性支气管炎”进行治疗，效果不明显。经常自服红霉素等消炎药后症状好转，未用过氨茶碱等支气管扩张剂。近1个月咳嗽、气短加重，黄痰量增多，最多可达每日100ml左右，有异味，痰液静置后有分层现象。自患病以来无发热、盗汗、胸痛及咯血。大小便正常。

思维提示：通过问诊，6年前无诱因逐渐出现咳嗽、咳痰、气短，感冒后上述症状加重，每次发病用消炎药而不是支气管扩张剂后症状好转。所以，不能除外慢性支气管炎，但支气管哮喘的可能性不大。患者近1个月症状加重，黄痰量增多，最多可达每日100ml左右，痰液静置后有分层现象，说明有化脓性感染，通常见于支气管扩张症和肺脓肿。但肺脓肿一般感染重，患者应有发热。而该患者病史长，不伴有明显发热，痰量多、痰液静置有分层，故以支气管扩张症的可能性大。因此，在体格检查时注意肺部听诊是否有固定性湿啰音，并通过实验室检查和影像学检查协助诊断。

三、体格检查

（一）重点检查内容及目的

在进行全面体格检查的同时，要注意是否有桶状胸、颈静脉怒张、口唇发绀等，肺部听诊是否有湿啰音和喘鸣音，并注意湿啰音的部位。

（二）体格检查结果及思维提示

体格检查结果：一般状态可，略消瘦，T 36.5℃，R 25次/分，P 90次/分，BP 90/60mmHg。神清语明，自主体位，浅表淋巴结未触及，口唇无发绀。气管居中，胸廓对称，略呈扁平胸。呼吸略急促，双肺呼吸运动对称、叩诊呈清音，听诊双肺下野背部可闻及中小水泡音，双肺可闻及少量哮鸣音。心界不大，心音纯，律齐。双手轻度杵状指。腹部、神经等系统检查均未见异常。

思维提示：结合患者消瘦、扁平胸、双手轻度杵状指、双肺下野背部可闻及中小水泡音提示可能是一种慢性呼吸道疾病，而以支气管扩张症可能性大。结核可能性小，因为肺结核多发生于上部肺叶。进一步实验室和影像学检查的目的是明确病变部位和性质，并判断病情，为下一步诊断和治疗提供依据。

四、实验室和影像学检查

（一）初步检查内容及目的

1. 血常规　明确是否有贫血并观察WBC的多少，以判断是否有肺感染。

2. 肝功能、肾功能　患者长期在家自服红霉素等消炎药，可能会损伤肝、肾功能，为下一步治疗作准备。

3. 痰涂片、痰细菌培养　明确病原。

4. 痰查结核菌　明确是否有结核。

5. 动脉血气分析和肺通气功能检测　评估病情，观察氧合和肺功状况。

6. 肺部正侧位片　明确肺内病变的部位和性质，以辅助诊断和鉴别诊断。

（二）检查结果及思维提示

检查结果：①血常规：WBC 12.7×10^9/L，S 79%，L 30%；RBC 4.15×10^{12}/L；Hb 159g/L；PLT 182×10^9/L。②肝、肾功能：正常。③痰涂片：革兰阴性杆菌；痰培养：待3天后出结果。④痰查结核菌阴性。⑤胸片：右肺尖陈旧性肺结核，双肺中下野弥漫散

在边缘不清的颗粒状结节影，左肺下野纹理模糊，并可见多处小囊腔性透光区，提示支气管扩张症伴感染存在。⑥动脉血气分析（未吸氧）：pH 7.534，PaO_2 90mmHg，$PaCO_2$ 35mmHg。

思维提示：①患者胸片提示：右肺尖陈旧性肺结核，双肺中下野弥漫散在边缘不清的颗粒状结节影，左肺下野纹理模糊，并可见多处小囊腔性透光区，结合患者痰多，有异味，血WBC升高，提示支气管扩张症伴感染存在。②而患者胸片为陈旧肺结核病灶，病变位于双肺中下野，痰查结核菌阴性，可基本除外肺结核，但还应反复查痰结核菌，以最后排除活动性肺结核。因此，到目前为止，支气管扩张症伴感染诊断明确。尽管痰培养结果未出，但痰涂片结果为革兰阴性杆菌、痰有异味，支气管扩张症易合并铜绿假单胞菌和厌氧菌感染。因此，病原菌以铜绿假单胞菌合并厌氧菌混合感染的可能性大，在治疗上应针对这两种细菌进行治疗。

五、治疗方案及理由

（一）方案

0.9%氯化钠100ml+ 哌拉西林/他唑巴坦 4.5g，每8小时一次静脉滴注；0.9%氯化钠100ml + 多索茶碱0.2g，每日2次静脉滴注。

（二）理由

哌拉西林/他唑巴坦的抗菌谱广，包括铜绿假单胞菌和厌氧菌。由于患者有气短，听诊有哮鸣音，说明有气道痉挛，所以应用多索茶碱扩张支气管。

六、治疗效果及思维提示

治疗效果：经过上述治疗1周后，患者症状有所缓解，痰量减少、异味消失，但仍咳嗽、气短。查体双肺呼吸音较弱，双肺底湿啰音减少，喘鸣音减少。此间检查结果：①痰培养为铜绿假单胞菌生长。②肺功能（通气+弥散）检测显示：肺活量（VC）占预计值75.8%，一秒钟用力呼吸容积占用力肺活量比值（FEV_1/FVC）为61.1%。V-V曲线测定PEF占预计值33.2%。V_{50}、V_{25}分别占预计值21.7%、20.4%；肺一氧化碳弥散量（DLCO）占预计值114%。诊断：小气道功能重度降低、混合性通气功能障碍、弥散功能正常。③连续3次痰查结核菌阴性。

思维提示：患者经过治疗1周后痰量减少、异味消失、双肺底湿啰音减少，哮鸣音减少，说明抗感染治疗有效，但仍咳嗽、气短，说明本病并未完全缓解，为了观察治疗效果和肺内的详细情况，只有胸正侧像是不够的，应行肺CT检查。

七、进一步检查和诊断

肺CT显示双肺以中下野为主弥漫粟粒点状小叶中心性结节及细小支气管扩张影，结节直径1～3mm，支气管扩张症以左下叶明显（图76-1）。由于肺CT所见具有弥漫性泛细支气管炎（DPB）的特征，所以应该询问相关病史和进行相关检查。追问相关病史发现患者近4年来经常有鼻塞,偶有流黄涕。副鼻窦像、血清冷凝集试验结果: ①副鼻窦像(克瓦氏位) 显示双上颌窦窦腔透过度减低，窦腔变小，提示双上颌窦炎；②血清冷凝集试验1 ：64阳性。以上结果证实弥漫性泛细支气管炎的诊断。DPB的诊断标准： 必须项目： ①持续性咳嗽、咳痰及活动时呼吸困难；②合并有慢性鼻窦炎或有既往史；③胸部X线见双肺弥漫性散在分布的颗粒样结节阴影。参考项目：①胸部听诊断续湿性啰音；②FEV_1占预计值%＜70%，低氧血症PaO_2＜80 mmHg；③血清冷凝试验效价增高1 ：64以上。确诊：符合必须项目1、2、3，加上参考项目中的2项以上。临床诊断：符合必须项目1、2、3。可疑诊断：符合必须项目1、2。病理诊断可确诊，但典型病例经CT即可诊断。

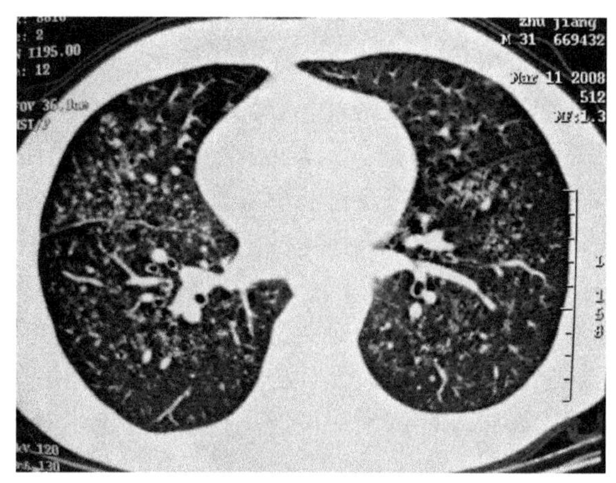

图76-1 复查肺CT显示双肺以中下野为主弥漫粟粒点状小叶中心性结节及细小支气管扩张影

患者DPB诊断明确后出院，在家口服小剂量红霉素（0.125g，每日3次，口服），疗程6个月到2年。

八、对本病例的思考

DPB的临床表现无特异性，容易被误诊为慢性支气管炎、支气管哮喘、支气管扩张症等疾病。临床误诊为支气管扩张症较多，特别是支气管扩张症常伴有鼻窦炎，与DPB有极相似之处，而DPB与以上几种疾病治疗方法迥然不同，预后也各异，因此，应提高对DPB的认识水平。另外，胸片不能准确反映肺内的详细情况，如条件允许，应尽量早期进行肺CT检查，以免延误诊断和治疗。

病例77 发热、咳嗽1月余，气短1周

患者男性，46岁，于2008年4月12日入院。

一、主诉

发热、咳嗽1月余，气短1周。

二、根据主诉进一步询问

（一）初步诊断思路及问诊目的

发热性疾病的诊断充分体现了医学，尤其是内科学的科学性和艺术性的统一。本例为中年男性，急性起病，进行性发展，患者首发症状为发热、咳嗽，首先应当考虑患者为呼吸系统感染性疾病。同时患者出现呼吸困难，我们需要考虑可能是由于肺部感染所致V/Q失调或者弥散功能障碍所致的低氧血症。但是发热、咳嗽及呼吸困难的症状缺乏特异性，患者如果为高热，机体呈现高代谢状态及可能引发心源性呼吸困难；重症感染消耗所致贫血也可以表现出呼吸困难；此外对于中毒性呼吸困难及神经性呼吸困难也需要在问诊中逐一排查。仅从主诉来分析，首先考虑为肺部感染性疾病，如社区获得性肺炎，但患者发热时程较长，还需注意肺结核的可能，另外对亚急性感染性心内膜炎也应该注意排查。对发热长达1个月的患者非感染性发热亦应该加以注意，不能忽视。由于患者近1周伴有明显的气短，注意评估氧合情况，警惕重症肺炎的可能，在问诊中对其他器官受累情况及功能评估也是不可或缺的。

（二）问诊主要内容及目的

1. 发病的诱因/原因　发病初期有无“感冒”症状，如流涕、头痛、肌肉酸痛等。有无吸入因素、周身皮肤软组织感染或者其他易感因素，如近期拔牙史、醉酒史等。

2. 发热时体温变化情况特点　热型有助于我们评估发热原因，由于一些药物，如抗生素、激素、非甾体抗炎药的应用掩盖了热型规律，但我们通过对体温变化过程的评估仍然对治疗反应、发热原因的推断具有较好的价值。

3. 咳嗽的特点以及是否伴有咳痰，若有咳痰则询问痰液性状和量　干性咳嗽我们应注意支气管内膜结核、气道高反应或者是间质性肺疾病；湿性咳嗽中痰液的性状可以提示炎症或疾病的特点，如为脓痰，病变可能为化脓性炎症，如果白痰可能为气道的卡他炎症，血性痰或痰中带血则较为复杂，出血原因主要包括：支气管黏膜血管的破坏；肺小血管破坏，如肺血管炎引起的出血；新生物表面出血，如肺癌；肺化脓性病变侵袭血管；肺梗死；血管畸形，如肺动静脉瘘等。

4. 呼吸困难　需要注意呼吸困难发生的缓急，突然发生、发作性或渐进性发展，突然发生注意大气道的梗阻，如痰栓、异物等；急性肺栓塞和气胸亦可引起急性呼吸困难，另外要注意急性心血管事件的发生。长期反复发作性呼吸困难同时喘鸣提示支气管哮喘或是其他气道高反应性疾病，心源性哮喘也可引起呼吸困难，应加以注意鉴别；渐进性呼吸困难常见于气道肿瘤、胸腔积液、间质性肺疾病、复发性多软骨炎等亚急性或慢性起病的疾病。

5. 伴随症状　发热是否伴随寒战、皮疹、盗汗、关节肿痛、周身其他感染灶等表现。呼吸困难是否伴随胸痛，如渗出性胸膜炎、肺栓塞等；是否伴随发绀，提示缺氧的严重程度；

是否伴有其他系统受累表现，如黄疸、外周水肿、晕厥等。

6. 诊疗经过　诊疗过程中的加重及缓解因素有助于帮助我们排除和鉴别某些感染，如怀疑支原体感染时大环内酯类及喹诺酮类药物治疗有效等，再如结核感染时，β-内酰胺类抗生素和大环内酯类抗生素无效，故经上述药物治疗病变会扩展而不消退，而使用一些喹诺酮类药物，如左氧氟沙星、莫西沙星可能使病变范围有所减小或限制病变扩散。

7. 既往疾病史　如结核病史及幼年时的麻疹病史等。

8. 个人史　详尽的职业史可能暴露潜在的发热或非发热的原因；患者疫区居留史及旅游史；特殊的习惯、饮食嗜好；冶游史和危险性行为史；毒品尤其是静脉注射毒品史；用药史；家族史（如结核感染和其他感染或发热性疾病患者）。

9. 系统回顾　患者症状中有明确的气短，故应着重询问心血管系统、中枢神经系统等相关症状及病史，以发现潜在的病因。

（三）问诊结果及思维提示

问诊结果：患者为教师，无特殊物质接触史。吸烟：400支/年，否认过敏史。常年生活在北方。无慢性咳嗽、咳痰、喘息病史。慢性中耳炎6年，否认冠心病、高血压、糖尿病、高血脂等其他疾病。1个月前出现发热，体温最高达38.7 ℃，伴有咳嗽、咳黄色痰，偶伴有血丝，痰量不多，无静置分层现象，无特殊气味，于当地经胸部X线片等检查诊断为“肺部感染”，应用多种抗生素治疗无效（具体不详）。1周前患者出现气短，活动后明显，进行性加重，活动耐力明显下降，上两层楼即需停下来休息，但无盗汗，无夜间憋醒，无心悸或胸前区疼痛，无肢体水肿，睡眠无打鼾。患者起病以来无明确关节肿痛、无周身其他感染灶、二便正常。发病以来体重减轻约7kg。

思维提示：本例患者通过发热、咳嗽咳痰的症状表现首先仍应考虑为肺内感染，初始治疗效果不明显可能由于未能覆盖病原菌、药物用量及用法不够、特殊致病原抑或是出现并发症，这些均需要进一步证实。患者为46岁男性，常年生活在北方，具有多年吸烟史，伴有明显的呼吸困难，虽然患者否认慢性咳嗽、咳痰、喘息的表现，但是需要进一步评价其是否为COPD；此外男性、吸烟史、高血压病史均为冠心病的危险因素，尽管患者否认冠心病病史，但结合高血压病史，仍需对患者的心功能做进一步评估，以除外心源性呼吸困难。鉴于患者以发热、咳嗽、咳痰起病，按照一元论的诊断思维还是应当首先考虑呼吸系统感染，而伴随的呼吸困难，考虑由肺部感染所致肺内V/Q失调或弥散功能障碍所致。患者为教师，无特殊物质接触史，且发病过程中无神经系统症状，故目前暂不支持中毒性及神经性呼吸困难。患者体重自起病以来下降约10%，提示患者分解代谢增加明显，需注意恶性肿瘤的可能。

三、初步的体格检查

（一）重点检查内容及目的

由于患者以发热、咳嗽、咳痰及呼吸困难为主要就诊原因，患者的症状主要指向肺部感染，应细致查体以寻找对发热和感染有特殊指示作用的体征，主要包括：肺部查体有无干湿啰音，例如对肺间质病变具有提示作用的帛裂音；心脏查体时各瓣膜有无杂音，注意有无感染性心内膜炎的证据；另外，皮肤受累的情况也要加以评估，如有无Janeway损害，皮肤破溃，或皮肤脓疱等。对肝胆系统感染和泌尿系感染的相关体征亦须加以检查，如肝区压痛、叩痛，Murphy征、肾区叩痛、输尿管走行区压痛等等。但是对于每一个发热患者，我们在寻找感染性发热的证据时，决不能忽视对非感染性疾病的排查，注意浅表淋巴结的触诊、肝脾的触诊以及关节和骨骼肌的检查，寻找肿瘤或结缔组织病的证据。

（二）体格检查结果及思维提示

体格检查结果 入院查体：T 37.8℃，R 22次/分，P 106次/分，BP 160/86mmHg。慢性病容，轻度贫血貌，口唇无发绀，鼻窦无压痛，左耳听力减低。皮肤无破溃，未见Janeway损害。浅表淋巴结无肿大，胸廓对称，双肺呼吸音粗，双下肺可闻及少量湿啰音，心界不大，心率106次/分，律齐，各瓣膜听诊区未闻及病理性杂音，腹平软，无压痛、反跳痛，肝脾不大，肝肾区无叩痛，脊柱四肢关节无畸形，无明显肿胀，骨骼肌无压痛及疼痛，肌力正常。

思维提示：患者呈慢性病容，轻度贫血貌，提示患者呈慢性消耗状态，结合病史还应注意筛查结核和其他慢性感染以及肿瘤等可引起机体分解代谢增加的因素；胸廓对称，无桶状胸、呼气相延长、双肺过清音、肺下界下移等表现提示——尽管患者为多年吸烟患者，但尚不支持肺气肿，仍需肺功能检查以进一步评估患者的通气及弥散功能，以寻找呼吸困难的原因；双肺呼吸音粗，双下肺可闻及少量湿啰音，提示肺部感染性疾病的可能，还需进一步评估肺部病变的范围和氧合情况。患者无Janeway损害，心脏瓣膜区听诊无杂音，暂不支持感染性心内膜炎，需心脏超声进一步除外。

四、实验室和影像学检查

（一）初步检查内容及目的

1. 血常规、CRP、ESR　进一步证实是否为感染性疾病。
2. 痰涂片查细菌、真菌菌丝孢子，痰查结核菌，痰细菌培养、血细菌培养及药敏试验　明确病原。
3. 血清支原体、衣原体、军团菌、病毒抗体、PPD检查　明确病原。
4. 动脉血气分析　评价病情。
5. 肺功能　评估通气及弥散功能。
6. 胸部影像学　进一步评估肺内病变范围和性质。
7. 心脏彩色超声检查　明确是否存在心瓣膜赘生物。
8. 免疫功能评估　体液免疫（免疫球蛋白定量），细胞免疫（T细胞亚群）等。
9. 尿常规、便常规、肝功能、肾功能、血糖、血离子、HIV初筛、心电图等。

（二）检查结果及思维提示

检查结果：①血常规：白细胞10.2×10^9/L，中性粒细胞73.2%，淋巴细胞20.5%，红细胞3.2×10^{12}/L，Hb 97g/L，PLT 333×10^9/L；ESR 120mm/h，CRP159mg/L。②尿常规：潜血（++），蛋白（+），镜检RBC（+）。③肾功能、肝功能、血糖、血离子、便常规均在正常范围；HIV初筛阴性。④心电图：窦性心动过速。心脏彩超未见异常。⑤动脉血气分析（未吸氧）：pH 7.42，PO_2 68mmHg，PCO_2 38mmHg。⑥肺功能：轻度限制性通气功能障碍，弥散功能中度障碍。⑦影像学：外院胸片示：双肺多发大小不等结节影，中下肺野为著（图77-1）。

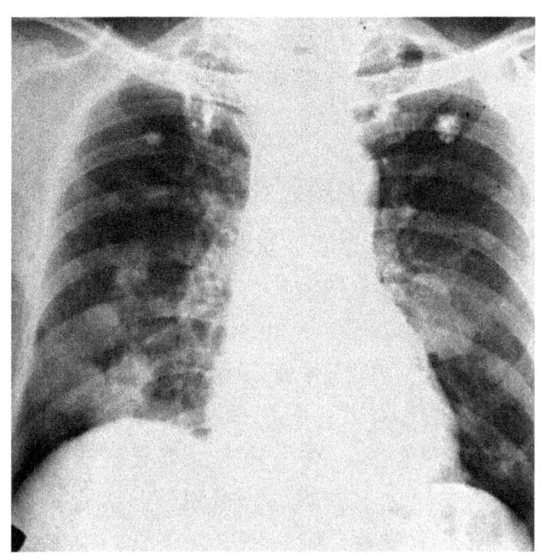

图77-1 外院胸片

思维提示：检查结果提示：①末梢血白细胞总数及分数增高，支持肺内感染性疾病的诊断，但特异性差。②胸部影像学示双肺结节影，对疾病的判断具有重要的意义，应以此展开鉴别诊断：首先从两方面考虑——感染性疾病和非感染性疾病。以多发结节为表现的感染性疾病主要有：金黄色葡萄球菌肺炎、肺结核（增殖性病变为主）、肺真菌感染。非感染性疾病主要有：肺部肿瘤（尤其是转移癌）、血管炎性肉芽肿病变，因此，我们需进一步进行一些检查以求鉴别。③动脉血氧分压降低，存在氧合障碍，需辅以氧疗。④轻度限制性通气功能障碍，弥散功能中度障碍，提示患者虽然吸烟，但无阻塞性肺通气功能障碍，故低氧血症不是由气流受限所致，而弥散障碍给了我们重要的提示：呼吸膜存在问题，胸片上肺泡渗出病变不明显，因此肺血管炎的诊断再次出现在我们的面前。⑤尿常规异常，提示患者肾脏受累，但需注意的是患者存在基础肾脏疾病还是一元论解释为本次发病导致肺脏、肾脏同时受累。尽管尿常规的结果特异性不高，有时可能仅为轻微的炎症或是机体在炎症反应时的局部表现，但是结合本例患者的病史，我们不能忽视的一个重要的疾病——全身性血管炎。心脏彩色超声正常基本除外感染性心内膜炎。

五、初步诊断

双肺多发结节原因待查。

六、初步的治疗方案及进一步的检查

治疗方案及理由：鉴于目前肺化脓性炎症的诊断不能除外，暂予抗感染治疗，同时进行相关检查以明确是否为非感染性疾病。由于本例患者无基础结构性肺部疾病、糖尿病、免疫低下等病史，无长期住院治疗史，故选择头孢呋辛1.5g，每8小时1次静脉滴注，莫西沙星，0.4g，每日1次口服。予盐酸氨溴索30mg，每日2次口服，持续低流量吸氧，加强营养支持治疗。

同时进行下列检查：风湿免疫系列检查、ANCA，痰查瘤细胞，血清肿瘤标志物，血清真菌内毒素及抗原，尿系列。

七、治疗效果、后续检查回报及思维提示

1. 治疗效果　抗感染治疗3天，患者症状改善不明显，复查血常规、血气分析（停吸氧1小时后），结果显示：血常规示白细胞9. 8×10^9 /L，中性粒细胞72. 4%，Hb 94 g/L；血气分析示pH 7.46，PaO_2 66mmHg，PCO_2 32mmHg，上述指标未见改善。

2. 后续实验室检查结果回报　①肺增强CT示（入院时）：双肺多发结节影，中下肺野为主，中心密度减低，增强后强化明显（图77-2）。②尿系列：红细胞10～15/HP，畸形率85%，白细胞0/HP。③痰涂片查细菌、查结核菌、查真菌菌丝孢子均为阴性。痰培养及血培养未见致病菌生长。血清支原体、衣原体、军团菌、病毒抗体阴性，PPD试验：5mm×5mm。④真菌内毒素及抗原正常范围。肿瘤标志物正常，痰查瘤细胞阴性。⑤免疫球蛋白IgG、IgA、IgM和补体C3、C4均正常范围。T细胞亚群正常范围。⑥c-ANCA阳性，p-ANCA阴性。风湿免疫系列抗体阴性。

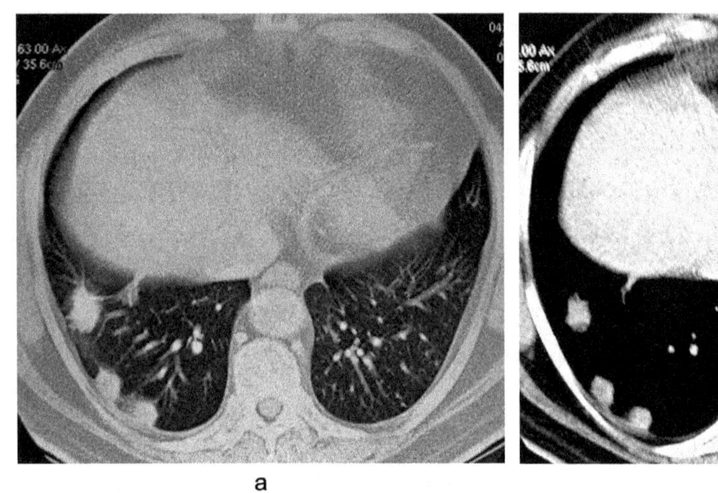

a

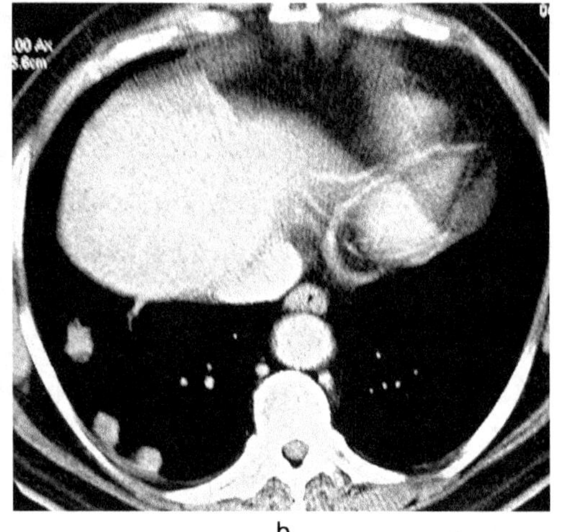

b

图77-2　入院后肺增强CT（肺窗和纵隔窗）

a. 右下叶见结节影；b. 结节增强后强化明显，中心密度低

思维提示：抗感染治疗未见确切疗效。而与感染相关的检查也未取得阳性结果。相反，血清学检查得到重要线索——c-ANCA阳性，这强烈支持肺血管炎的诊断。复习病史，我们发现忽略了一个重要的问题，即问诊时患者提到的慢性中耳炎。综合临床资料发现，患者存在中耳炎、肺部多发结节影、肾脏肾小球病变、c-ANCA阳性，这指向了一个疾病——Wegener肉芽肿。我们对患者进行了鼻窦CT的检查及肾活检，发现左侧额窦轻度慢性炎症。肾穿刺活检提示：局灶性节段坏死性肾小球肾炎，间质见炎性肉芽肿形成，无免疫复合物沉积。

八、最终诊断

Wegener 肉芽肿（WG）。

九、治疗方案调整及疗效

治疗： 环磷酰胺 120mg/d，泼尼松 60mg/d 口服治疗，1 周后体温降至正常，监测血常规，注意白细胞及粒细胞变化，使白细胞维持在 3.0×10^9 /L、粒细胞维持在 1.5×10^9 /L以上。连续使用 4 周后，临床症状缓解，但白细胞及粒细胞有所降低，调整剂量为环磷酰胺 100mg/d，泼尼松 60mg/d 口服治疗，继续治疗 2 个月后，患者临床症状完全缓解，未吸氧条件下氧分压为 90mmHg，复查 c-ANCA 阴性，将泼尼松减量到 40mg/d，风湿免疫科门诊随访。

十、对本病例的思考

1. 本例疾病诊断的关键点在于对于双肺多发结节在不同临床背景下的鉴别诊断思维，从临床背景上应注意寻找感染或非感染的相关证据，在影像学上应注意结节病变的分布、形状、密度、结节周边渗出性改变的情况或卫星灶，纵隔淋巴结受累等征象，如双侧肺门增大首先考虑结节病；肺尖部位的空洞，周边伴卫星灶首先考虑肺结核；而中下肺野结节影出现在免疫妥协宿主则需注意真菌感染的可能；而血管炎性肉芽肿是肺结节性病变鉴别诊断中不可忽视的（表 77-1）；当然，肺转移性肿瘤也可表现为多发结节影，应注意其可能性，适时寻找原发灶。此例患者另一个特点是低氧血症，该患者肺部影像学上的受累面积不大，而氧合降低明显，肺功能提示弥散功能障碍，这强烈提示血管炎累及肺的可能，而临床上发现肺、肾均有出血情况，提示全身性血管炎，顺着这一线索逐渐深入，我们不难获得最终的答案。

表 77-1　Chapel Hill 血管炎分类法

类型	特　点
Wegener 肉芽肿	肉芽肿性炎症累及呼吸道，坏死性血管炎侵害中小血管（毛细血管、静脉、细小动脉和动脉）。坏死性肾小球肾炎很常见
Churg-Struass 综合征	富于嗜酸性粒细胞的肉芽肿性炎症累及呼吸道，坏死性血管炎侵害中小血管。该综合征伴发哮喘和嗜酸细胞增多
显微镜下多血管炎	为坏死性血管炎，免疫沉着很少或没有。血管炎侵害小血管。坏死性血管炎可能累及中小动脉。坏死性肾小球肾炎很常见

2. Wegener 肉芽肿是以小血管为主要侵犯对象的自身免疫性疾病，坏死性血管炎和肉芽肿性炎症是其基本病理学特征，根据受累的器官和组织分为全身性和局限性。全身性 Wegener 肉芽肿病出现所谓的三联征，即上、下呼吸道和肾脏同时受累。表现为上、下呼吸道急性坏死性炎；小血管或中等大小血管的灶性坏死性血管炎或肉芽肿性血管炎；局灶性节段坏死性肾小球肾炎或新月体性肾小球肾炎。此外，还可累及其他多种器官和组织，如耳、喉、眼等，本例中患者存在慢性中耳炎，这是 Wegener 肉芽肿累及耳部的最常见表现，后期可累及神经系统、消化道、关节等部位。而所谓的局限性 Wegener 肉芽肿是指病变局限于某一器官，多为上呼吸道和肺脏的坏死性肉芽肿性炎，也可仅为肾脏受累。诊断标准见表 77-2。

表77-2 美国风湿病学会1990年Wegener肉芽肿分类诊断标准

鼻或口腔炎症	痛或无痛性口腔溃疡、脓性或血性鼻分泌物
胸部X线异常	胸片示结节、固定浸润灶或空洞
尿沉渣异常	镜下血尿（>5个红细胞/HP）或红细胞管型
病理	动脉壁、动脉周围或血管外部区域有肉芽肿炎症

注：具备2项或2项以上阳性者，可诊断Wegener肉芽肿

3. ANCA在Wegener肉芽肿诊断中的价值　抗中性粒细胞胞浆抗体（ANCA）根据免疫荧光染色部位的不同分为胞浆型（c-ANCA）、核周型（p-ANCA）和不典型型（a-ANCA）。ANCA的亚型、靶抗原及常见相关疾病见表77-3。前两者用于Wegener肉芽肿的诊断和疾病病情监控，以c-ANCA最为重要。c-ANCA见于70%～90%活动性Wegener肉芽肿患者，对Wegener肉芽肿具有高度的特异性（97%～100%）和敏感性（84%～96%），当疾病局限于呼吸道时其敏感性下降，另外c-ANCA偶见于其他血管炎和自身免疫性疾病如结节性多动脉炎、Churg-Strauss综合征（CSS）和川崎病。p-ANCA仅见于5%～15% Wegener肉芽肿患者，更多见于Churg-Strauss综合征、结节性多动脉炎和显微镜下多血管炎。对于ANCA滴度的意义存在争议，多数人认为滴度的变化对疾病的活动性判断更有意义，因为一些完全缓解的患者其c-ANCA依然可以维持在较高的滴度。

表77-3 ANCA的亚型、靶抗原及常见相关疾病

ANCA亚型	靶抗原	常见相关疾病
c-ANCA	PR3（蛋白酶3）	WG、PAN、CSS
p-ANCA	MPO（髓过氧化物酶）	CSS、PAN、MPA、川崎病
a-ANCA	PR3和MPO	溃疡性结肠炎、原发性硬化性胆管炎

4. Wegener肉芽肿的治疗　诱导缓解期首选治疗为环磷酰胺联合糖皮质激素治疗，剂量为口服环磷酰胺2mg/（kg · d），泼尼松为1mg/（kg · d），此剂量维持1个月，注意检测血常规，使白细胞维持在3.0×10^9/L、粒细胞维持在1.5×10^9/L以上，这样可有效地降低继发感染的风险。然后根据肾功能、白细胞变化情况调整环磷酰胺用量，6个月内根据缓解情况逐渐将泼尼松减量至维持量。有研究显示上述方法可使90%的患者病情能得到明显改善，75%的患者进入完全缓解期，仅有13%的患者因疾病进展或因治疗带来的不良反应而死亡。口服环磷酰胺带来的不良反应包括肿瘤、药物相关性膀胱炎、感染、不育、血细胞减少、肝损害和肺损害等。虽然可以采用环磷酰胺冲击疗法，但目前研究显示口服疗法可以获得更多持续缓解的机会，而且两者不良反应发生率相似，故目前多主张采用每天口服环磷酰胺治疗。对环磷酰胺毒性敏感的患者，可选用甲氨蝶呤替代治疗，一般以每周0.3mg/kg，不超过15mg/周。若1～2周后可耐受此剂量则以每周2.5mg的增幅加大剂量至每周20～25mg维持治疗，2年后以每月减量2.5mg的幅度减量至停药，使用甲氨蝶呤期间注意补充叶酸。

缓解期治疗硫唑嘌呤、甲氨蝶呤和复方磺胺甲噁唑是目前研究最多的药物。硫唑嘌呤一般采用2mg/（kg · d）口服，研究显示使用硫唑嘌呤的复发率与使用环磷酰胺的复发率无统计学差异。使用甲氨蝶呤同样可以获得较好的缓解率（方案同上）。关于复方磺胺甲噁唑治疗Wegener肉芽肿尚无确切证据证明其有效性，尤其是在严重的肺、肾受累患者。目前

它仅被推荐用于单纯上呼吸道受累的Wegener肉芽肿患者的缓解期治疗。

另外，生物制剂在Wegener肉芽肿治疗中的作用的相关研究正逐渐增多，如TNF-α抑制剂[infliximab（商品名Remicade）和etanercept（商品名Enbrel）]、抗CD20单克隆抗体（商品名Rituximab），目前尚难证明生物制剂的有效性，有待于大规模临床试验的进一步考察，故此，Wegener肉芽肿的治疗仍以传统方法为主。

病例78 反复发作性呼吸困难3年，加重伴腹痛、腹泻4天

患者男性，33岁，于2007年7月12日入院。

一、主诉

反复发作性呼吸困难3年，加重伴腹痛、腹泻4天。

二、病史询问

（一）初步诊断思路及问诊目的

患者为年轻男性，反复发作性呼吸困难已3年，说明存在慢性呼吸道疾病史，此次再次加重并出现其他器官疾病症状，可能是原有疾病的加重和进展，应详细询问近3年的呼吸道疾病诊断及治疗史，然后围绕此次发病详细了解每次发病症状的异同。因此问诊目的主要围绕反复发作性呼吸困难的诱因（原因）、发病时主要症状及特点、伴随症状、是否应用药物治疗（如皮质类固醇激素）及效果，是否存在治疗药物剂量调整等问题展开，并兼顾重要鉴别疾病的临床表现。

（二）问诊主要内容及目的

1. 反复发作性呼吸困难3年，是否正规诊治？ 患者反复发作性呼吸困难，详细询问是吸气性还是呼气性呼吸困难，是否与某些刺激因素有关，既往发病除呼吸困难外是否伴随其他症状，是否曾明确诊断并接受正规治疗，治疗剂量如何，近期内是否规律治疗。还要询问呼吸困难是否与体位有关以及是否存在平卧时呼吸困难加重或夜间憋醒等表现，以鉴别心源性呼吸困难。

2. 是否存在全身系统性疾病？ 某些呼吸系统疾病同时也是全身性疾病的肺部表现，如某些血管炎性疾病：Churg-Strauss综合征、Wegener肉芽肿、结节性多动脉炎等。因患者此次就诊的另一个重要主诉是腹痛、腹泻，要明确其原因是否和呼吸困难相关，即此次发病是同一种疾病的不同部位表现，还是两种疾病。

3. 何种职业？ 询问患者从事何种职业，如有无有机、无机粉尘或者某些化学性物质接触史。很多呼吸系统疾病和职业相关，如急性或亚急性起病的外源性过敏性肺泡炎、隐性起病的硅沉着病等，这些疾病的主要表现即为呼吸困难。

4. 发病前是否有着凉、感冒或暴饮暴食、饮食不洁史？ 首先要排除患者此次腹痛腹泻是否为急性肠炎或感染性腹泻等。另外应与一些腹部疾病相鉴别，如胆囊炎、胰腺炎、阑尾炎等。

5. 是否测过体温？是否应用了止泻止痛药物？是否应用了抗生素？是否应用了舒张支气管药物？疗效如何？ 通过了解用药情况进一步分析此次发病是同一种病的不同部位表现，还是两种疾病。

（三）问诊结果及思维提示

问诊结果：患者为年轻男性，从事财会工作，无特殊粉尘等物质接触史。3年来反复发作呼吸困难一直按“支气管哮喘”诊断并给予吸入糖皮质激素治疗，1年前发作时曾经伴有腹痛的情况，未给予特殊处置，呼吸困难缓解后腹痛亦缓解。1个月前因自觉哮喘已好转，自行停用激素，4天前着凉后自觉“感冒”，呼吸困难加重伴发热，体温未测，自服“感冒

药”1片，不见好转，并出现腹痛、腹泻，于家中自服蒙脱石、地衣芽胞杆菌等药物不见好转，呼吸困难加重，来诊。既往史：过敏性鼻炎5年。

思维提示：通过问诊可明确，患者既往“过敏性鼻炎”5年，“支气管哮喘”病史3年，曾系统治疗过，症状控制较好。本次发病为自行停药1个月后再次出现明显的呼吸困难，同时伴有腹痛、腹泻，即同时出现不同部位症状。应在体格检查时注意肺部及腹部有哪些阳性体征，并通过实验室检查和影像学检查综合分析病情，以明确诊断。

三、体格检查

（一）重点检查内容及目的

首先因患者曾自觉发热，在进行生命体征检测时应注意准确测量体温，肺部查体重点注意呼吸时相的变化，以及是否有啰音，在吸气相还是呼气相等。同时，为除外心源性呼吸困难，对心脏大小、是否有心脏杂音和奔马律及啰音，啰音出现是否分布在双肺底等应格外注意。腹部查体要特别注意腹痛的部位，有无压痛、反跳痛、肌紧张，肠鸣音是否正常等。

（二）体格检查结果及思维提示

体格检查结果：T 37.9℃，R 25次/分，P 90次/分，BP 120/75mmHg。呼吸促，坐位。口唇轻度发绀，气管居中，无三凹征，胸廓对称，双侧呼吸运度对称，双肺叩诊呈清音，双肺闻及散在干啰音，未闻及湿啰音。心界不大，心音纯，律整，未闻及奔马律和各瓣膜区杂音。全腹部压痛，左侧较重，无反跳痛及肌紧张。四肢和神经系统检查未见异常。

思维提示：首先心脏检查未见异常不支持心源性疾病。进一步实验室和影像学检查主要目的是明确病变部位及性质，并判断病情，为明确诊断和治疗方案的制定提供依据。

四、实验室和影像学检查

（一）初步检查内容及目的

1. 血常规　明确是否存在感染及程度，明确白细胞总数及分数变化，如嗜酸细胞是否增高。
2. 尿常规　了解病情。
3. 便常规+潜血　了解病情，帮助诊断。
4. CRP、IgE、p-ANCA　明确诊断及评价病情。
5. 动脉血气　评价病情严重程度以指导下一步治疗。
6. 胸部影像学　明确诊断并了解病变部位和范围。
7. 腹平片和腹部超声　明确诊断并了解病变部位和范围。

（二）检查结果及思维提示

检查结果：①血常规：WBC 11.6×10^9/L；S 68%，L 21%，M 1%，E 10%；RBC 3.98×10^{12}/L；Hb 136g/L；PLT 213×10^9/L。②尿常规：未见异常。③便常规+潜血：WBC：3-5/HP，潜血（+）。④CRP、IgE、p-ANCA：CRP、IgE水平升高，p-ANCA阳性。⑤动脉血气分析（未吸氧）：pH 7.43，PaO_2 76.5mmHg，$PaCO_2$ 32.1mmHg。⑥胸部影像

学：胸部X线未见明显异常。

思维提示：重要的检查结果有：①外周血白细胞、嗜酸细胞均增高，其中嗜酸细胞分类计数增高明显；② CRP、IgE水平升高，p-ANCA阳性。结合患者病史及检查结果均支持血管炎性疾病：Churg-Strauss综合征，但缺乏病理依据，另外除了Churg-Strauss综合征也应考虑有无其他疾病的可能，如在哮喘基础上有无其他胶原血管疾病。首先在完善检查的基础上，对症治疗，通过治疗及进一步检查明确或修正诊断。

五、治疗方案及理由

方案：吸氧同时给予抗感染、舒张支气管药物。

1. 左氧氟沙星注射液，0.2g每日2次，静脉滴注。

2. 多索茶碱，0.2g/次，每日2次，静脉滴注。

3. 沙丁胺醇（100μg/喷），2喷/次，每日3次，吸入；沙美特罗/丙酸氟替卡松（50μg/250μg），1喷/次，每日2次，吸入。

该患者虽然不存在明显的呼吸道感染症状，但是存在腹痛、腹泻，目前不能除外感染性腹泻及继发腹膜炎的危险，所以选择氟喹诺酮类抗生素给予抗感染治疗，另外应用多索茶碱和吸入支气管舒张药物缓解呼吸困难，因患者腹痛、腹泻同时便潜血阳性故未全身应用激素。

六、治疗效果及思维提示

治疗效果：经过上述治疗患者呼吸道症状明显缓解，但腹痛继续加重，入院第二天出现腹部压痛、反跳痛、肌紧张等急腹症症状，经外科会诊，行急诊手术，术中发现为多发肠穿孔，行小肠部分切除术，切除的肠段行病理检查可看到坏死性血管炎性和肉芽肿性改变，大量淋巴细胞和嗜酸细胞浸润。

思维提示：经外科手术病理可明确诊断：Churg-Strauss综合征，临床少见，是一种以哮喘，血和组织中嗜酸细胞增多，嗜酸细胞性坏死性血管炎伴有坏死性肉芽肿为特征的系统性小血管炎。该患者以累及肠道血管为主，易发生反复的肠穿孔，所以需要及时调整治疗方案。本病发病无明显好发年龄段，男性多见。早期除发热、周身不适等一般症状外，呼吸道过敏反应（如支气管哮喘、过敏性鼻炎、鼻窦病变等）是本病的主要特点。随着疾病的进展可出现体重减轻、反复出现的皮肤损害（紫癜、红斑、丘疹、溃疡、结节）、内脏损害（心脏、胃肠道、肝脏）等表现。50%的患者死于心脏病变，主要为心力衰竭和嗜酸细胞浸润性肉芽肿性心肌炎。胃肠道受累表现为腹痛、腹泻和便血等黏膜损害表现，也可表现为肠系膜血管炎。一般肾脏损害较轻，可表现为间质性肾炎。70%的患者出现皮肤的损害，其特征性病变为紫癜或结节样改变，病理证实为血管坏死性肉芽肿。约60%的患者可出现神经病变，表现为单神经或多神经炎，少数患者有颅神经受累。半数患者可出现关节炎和肌痛等结缔组织受累的表现。上呼吸道坏死性病变不甚显著。因此，哮喘、肺和肺外脏器小动脉和静脉炎及坏死性肉芽肿、外周血嗜酸细胞增高被称为“CSS三联征”。

七、调整治疗方案和疗效

（一）新方案

1. 手术。

2. 左氧氟沙星注射液，0.4g/次，每日1次，静脉滴注。

3. 多索茶碱，0.2g/次，每日2次，静脉滴注。

4. 环磷酰胺50mg，每日2次，口服。

5. 沙美特罗/丙酸氟替卡松（50μg/250μg），1喷/次，每日2次，吸入。

（二）疗效

经手术切除部分穿孔坏死肠段，患者腹部症状好转，在抗感染、舒张支气管药物治疗基础上给予小剂量免疫抑制剂，10天后患者出院，嘱患者出院后继续应用免疫抑制剂环磷酰胺50mg，每日2次口服和沙美特罗/丙酸氟替卡松50μg/250μg 1喷/次，每日2次吸入，1个月后门诊复诊。

八、对本病例的思考

Churg-Strauss综合征（CSS）又称变态反应性肉芽肿性血管炎、嗜酸性肉芽肿性血管炎、过敏性肉芽肿、过敏性肉芽肿性血管炎、结节性动脉外膜炎、血管炎性肉芽肿、多发性动脉炎综合征。本病以支气管哮喘、过敏性鼻炎、血嗜酸细胞增高和血管炎为主要临床表现，是一种以多器官系统发生肉芽肿性血管炎为特征的少见疾病，尤以肺部血管最易受累。也有其他器官受累的情况，如本例是肠道血管受累的罕见病例。参照1990年美国提出的变态反应性肉芽肿性血管炎诊断标准：①支气管哮喘；②血嗜酸细胞增高，分类计数＞10%；③单发性或多发性单神经病变，或多神经病变；④游走性或一过性肺浸润；⑤副鼻窦病变；⑥活检证实有肉芽肿性血管炎，并伴有不同程度的嗜酸细胞浸润。凡具备6项标准中的4条或4条以上者可诊断本病。根据以上标准不难作出诊断，但在诊断本病之前首先应除外感染性疾病，并与以下疾病鉴别：Wegener肉芽肿、结节性多动脉炎、高嗜酸细胞综合征等。CSS早期应用类固醇激素治疗效果较好，广泛应用激素治疗哮喘导致了CSS的症状被掩盖，当激素减量时该病就会表现出来。本病预后各家报道不一，多数认为未经治疗者预后不佳，常死于充血性心力衰竭和心肌梗死。糖皮质激素治疗后使本病预后明显改善，坚持治疗者寿命明显延长。

病例79 低热、乏力、盗汗2个月，气短1周

患者男性，38岁，于2004年9月入院。

一、主诉

低热、乏力、盗汗2个月，气短1周。

二、病史询问

（一）初步诊断思路及问诊目的

患者年龄相对较轻，以低热、乏力、盗汗为主要临床表现，且病程持续2个月，时间相对较长，可除外急性呼吸道感染性疾病。低热、乏力、盗汗是结核常见的临床症状，但不具特异性，一些慢性疾病如结缔组织病也可以有上述临床症状。因此，问诊的目的主要针对低热的特点、伴随症状及鉴别诊断的内容，特别要询问在院外的检查情况，特别是胸部影像学检查有无异常，以及在院外的治疗情况，是否抗感染治疗，是否抗结核治疗，疗效如何，以寻找低热的病因，做出正确的诊断。

（二）问诊主要内容及目的

1. 发热的特点及伴随症状　通过询问发热的诱因、热型、时间规律、退热方式和伴随症状，如在病程中检查胸部影像学有异常，则要重点询问低热的呼吸道伴随症状，如是否有咳嗽、咳痰、咯血。低热伴咳嗽、咯血，需注意肺结核；发热伴咳黄痰或咯血，需注意支气管扩张症继发感染；发热伴关节肿疼需注意结缔组织病；发热伴恶心厌油食，需注意肝脏疾病等。患者近1周来出现气短症状，要询问气短的特点，是活动后气短还是安静时气短，是否伴喘息等。

2. 既往史和个人史询问　既往是否身体健康？是否有慢性疾病史？如肺结核、支气管扩张症病史，肝脏疾病史，风湿性关节炎病史等。个人职业史，有无不良嗜好。

（三）问诊结果及思维提示

问诊结果：患者2个月来持续低热，体温37～38℃，多午后体温上升明显，用退热药可暂时缓解症状，口服罗红霉素5天及静脉滴注先锋霉素1周热不退。低热伴有乏力、盗汗，轻咳，无痰，无咯血，体重无明显减轻。外院拍胸片及肺CT检查发现双肺多发阴影伴空洞，诊为肺结核，系统抗结核治疗（四联疗法），静脉滴注异烟肼（INH）、口服利福平（RFP）、吡嗪酰胺（PZA）、乙胺丁醇（EMB），同时静脉滴注左氧氟沙星，治疗6周无效，热不退，咳嗽加重，并出现气短症状，活动后加重，不伴喘息。复查肺CT肺部阴影不吸收，除外肺结核，转来我院。

患者既往身体健康，无慢性疾病史。转业军人，机关干部，无特殊嗜好，不嗜烟酒，无特殊职业史。

思维提示：通过问诊明确患者发热的特点，为持续午后低热，伴乏力和盗汗。胸部影像学发现双肺多发阴影伴空洞，抗感染和抗结核治疗均无效。既往身体健康。发热的原因主要集中在肺部疾病，诊断考虑为呼吸道慢性感染性疾病，因此，在体格检查时应注意肺部体征。

三、体格检查

（一）重点检查内容及目的

根据问诊结果考虑低热原因与肺部疾病有关，因此，在体格检查时需注意检查肺部，尤其是肺部听诊有无湿啰音，或固定性湿啰音，肺部听诊固定性湿啰音常提示支气管扩张症。长期发热的患者还要注意触摸颈部和锁骨上淋巴结是否有肿大。

（二）体格检查结果及思维提示

体格检查结果：T 37.6℃，R 18次/分，P 88次/分，BP 120/80mmHg。神志清，自主体位。口唇无发绀，颈部和锁骨上未触及淋巴结。气管居中，胸廓对称，双肺呼吸运度对称，双肺叩诊清音，听诊无干湿啰音。心音纯，节律规整，心率88次/分，各瓣膜听诊区未闻及心脏杂音。腹部、四肢及神经系统检查未见异常。

> **思维提示**：体格检查结果未发现阳性体征。进一步的实验室和辅助检查尤为重要，主要针对慢性呼吸道感染性疾病的病原学检测。患者有气短症状，需做动脉血气分析检查，注意有无低氧血症。肺部的影像学检查，为诊断提供依据。

四、实验室和辅助检查

（一）初步检查内容及目的

1. 血常规、ESR、CRP　判断感染性疾病。
2. 支原体抗体、军团菌抗体、结核抗体、病毒抗体　查找感染性疾病的病原学证据。
3. 痰涂片结核菌　明确病原学。
4. 外周血嗜酸细胞计数、血清IgE　除外过敏性疾病。
5. 抗中性粒细胞胞浆抗体（ANCA）　双肺多发病变，抗感染及抗结核无效，注意肺部肉芽肿性疾病。
6. 动脉血气分析　判断有无低氧血症及呼吸衰竭。
7. 胸部影像学　了解肺部病变的部位和范围，了解病变的特点，是最重要的检查手段。

（二）检查结果及思维提示

检查结果：①血常规：WBC 7.6 $\times 10^9$/L，S 64.6%，L 10.92%，M 7.5%，E 16.71%。②ESR：95 mm/h；CRP：正常。③外周血嗜酸细胞计数：0.51 $\times 10^9$/L，IgE：2403 IU/L。④结核抗体(+)，支原体抗体：＜1 ∶ 40（－），军团菌抗体：（－）。⑤病毒抗体：巨细胞病毒抗体阳性。ANCA：（－）。⑥痰涂片查结核菌：阴性。⑦动脉血气分析（未吸氧）：pH 7.461，PaO_2 79mmHg，$PaCO_2$ 33.1mmHg。⑧胸部影像学：肺CT见双肺多发阴影，右肺上叶前段和左肺上叶后段病灶中间有不规则空洞，双肺弥漫磨玻璃影（图79-1、图79-2）。

> **思维提示**：重要的异常的检查结果有；血沉快，IgE明显升高，巨细胞病毒抗体阳性，血气分析提示低氧血症，过度通气，肺CT提示双肺多发空洞病变伴弥漫间质改变。肺结核可出现血沉增快，在胸部影像学上表现空洞病变，但是不能解释双肺弥漫间质改变，且经过6周的四联系统抗结核治疗无效。血清IgE 20倍以上升高，是否与过敏性

疾病有关，应进一步详细询问病史，如有无饲养鸽子的嗜好，养鸽者易患外源性过敏性肺泡炎；是否双肺肉芽肿疾病伴有间质改变，必要时下一步需行纤维支气管镜支气管肺泡灌洗检查，以明确病因。病毒感染可表现间质性肺炎，但巨细胞病毒抗体阳性，常提示免疫妥协宿主的感染，患者是否有造成免疫功能低下的因素？如艾滋病，应再次详细询问患者的个人史。

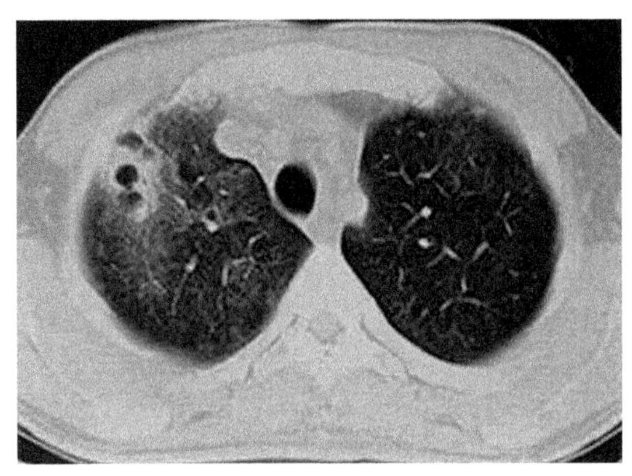

图79-1 肺CT双肺弥漫磨玻璃影（1）

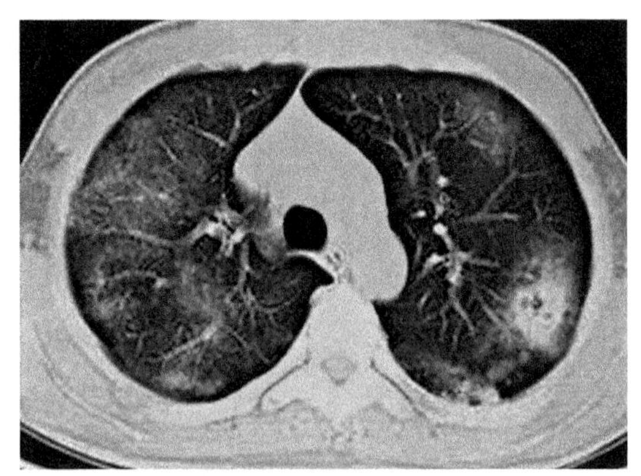

图79-2 肺CT双肺弥漫磨玻璃影（2）

五、再次询问病史和实验室检查结果

（一）再次病史询问及思维提示

患者无养鸽史。8年前在部队服役期间发生车祸，右下肢骨折，失血较多，在当地县级医院输血800ml。

思维提示：经过再次详细的询问病史，获得非常重要信息，8年前在县级医院的输血史。艾滋病病毒可通过输血途径传染，临床可表现长期低热的症状，当艾滋病严重地损害机体的免疫功能时，一些条件致病菌如卡氏肺孢子虫的感染也可造成肺间质改变，表现肺部的磨玻璃影，也可以继发肺结核感染，常常是非结核分枝杆菌如鸟型胞内分枝杆菌的感染，一般抗结核治疗效果不好。这一重要的病史内容提示我们下一步要进行艾滋病的相关实验室检查，以进一步明确低热的原因。

（二）实验室检查结果

人类免疫缺陷病毒（HIV）抗体筛选试验：阳性；确认试验：阳性。

流式细胞仪T淋巴细胞亚群测定：

$CD3^+$（T淋巴细胞总数）：278/μl（690～2540）；

$CD4^+$（活化的T淋巴细胞）：15/μl（410～1590）；

$CD8^+$（抑制的T淋巴细胞）：256/μl（190～1140）；

$CD4^+/CD8^+$比值：0.06（0～100%）。

思维提示：艾滋病相关检查结果提示患者HIV抗体筛选试验和确认试验均阳性，证明艾滋病感染，输血可能是感染的途径，长期低热的原因是艾滋病造成机体免疫功能低下，继发肺部感染。感染的可能致病原是什么？对血细胞簇分化抗原的测定结果提示活化的T淋巴细胞（$CD4^+$）极度降低，仅有15/μl。当艾滋病患者$CD4^+ < 200/\mu l$时，提示免疫功能极度低下，常常易合并卡氏肺孢子虫感染、肺结核分枝杆菌（如鸟型胞内分枝杆菌）感染、巨细胞病毒感染等一些条件致病微生物的感染。双肺的磨玻璃影提示间质性肺炎，影像学改变也支持卡氏肺孢子虫肺炎（PCP），低氧血症与PCP所致的间质性肺炎、肺泡炎，影响动脉血氧的弥散有关。卡氏肺孢子虫是一种原虫，目前归类为真菌，卡氏肺孢子虫感染可能会引起IgE升高。确诊的方法需要行支气管肺泡灌洗，在灌洗液中或肺活检组织中查找卡氏肺孢子虫的滋养体。但是艾滋病是传染性疾病，我们尚无艾滋病专用的纤维支气管镜，无法行此项检查。双肺多发空洞病灶，抗结核治疗无效，提示合并非结核分枝杆菌（鸟型胞内分枝杆菌）感染的可能。

六、临床诊断

1. 艾滋病（AIDS）。

2. 免疫妥协宿主肺感染　卡氏肺孢子虫肺炎（PCP）可能性大；非结核分枝杆菌（鸟型胞内分枝杆菌）感染可能性大；巨细胞病毒感染；低氧血症。

七、治疗方案及理由

（一）治疗方案

1. 复方磺胺甲噁唑（SMZco）　2.0g，每日2次口服，合并等量碳酸氢钠片口服，疗程2周。

2. 莫西沙星　0.4g，每日1次，口服，疗程2周。

3. 红霉素　0.9g，每日1次，静脉滴注，疗程2周。

4. 胸腺肽　100 mg，每日1次，静脉滴注，疗程2周。

（二）理由

综合上述检查结果和临床思维，尽管没有办法获得PCP的病原学证据，可以采用经验性治疗，根据治疗效果验证诊断的正确性。SMZco为治疗卡氏肺孢子虫最有效的药物，因磺胺易在泌尿系统形成结晶，故需用碳酸氢钠碱化尿液，避免磺胺在泌尿系统的副作用；喹诺酮类抗生素对原虫感染、喹诺酮类和大环内酯类抗生素对非结核分枝杆菌感染有一定治疗效果。使用胸腺肽目的在于提高患者的自身免疫力， 通过免疫力的恢复提高自身抗感染的能力。

八、治疗效果及思维提示

治疗效果：治疗1周后患者热退，气短症状明显缓解，2周时气短症状消失，活动不受影响。复查动脉血气分析，pH 7.38， PaO_2 86.5mmHg，$PaCO_2$ 38.0mmHg。复查肺CT，双肺弥漫磨玻璃影明显吸收，双肺空洞性病灶较治疗前对比，洞壁变薄，空洞增大，空洞病灶周围浸润影吸收（图79-3、图79-4）。

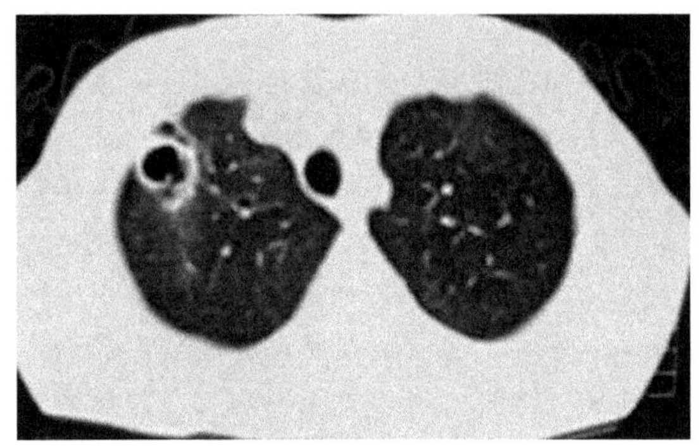

图79-3 初始治疗1周后肺CT（1）

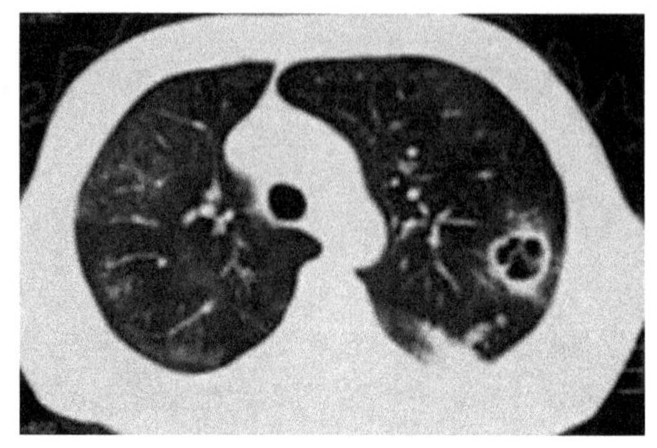

图79-4 初始治疗1周后肺CT（2）

思维提示：2周的经验性治疗收到明显的效果，临床症状的缓解，血气分析低氧血症的恢复，肺部影像学磨玻璃影的明显吸收，均支持PCP的诊断。应按照此方案磺胺减量继续治疗，复查肝肾功能，长期应用大环内酯类药物需注意肝脏副作用。

（一）继续治疗方案、治疗效果及思维提示

1. 继续治疗方案

（1）SMZco：1.0g，每日2次口服1周；0.5g，每日2次，口服1周，总疗程4周。

（2）莫西沙星：0.4g，每日1次，口服2周，总疗程4周。

（3）红霉素：0.9g，每日1次，静脉滴注2周，总疗程4周。

（4）胸腺肽：100mg，每日1次，静脉滴注2周，总疗程4周。

2. 治疗效果　治疗4周后复查肺CT，双肺磨玻璃影完全消失，右肺上叶空洞周围有纤维索条影，空洞缩小，左肺上叶空洞洞壁变薄，洞壁光滑，空洞增大，洞内索条影消失（图79-5、图79-6）。

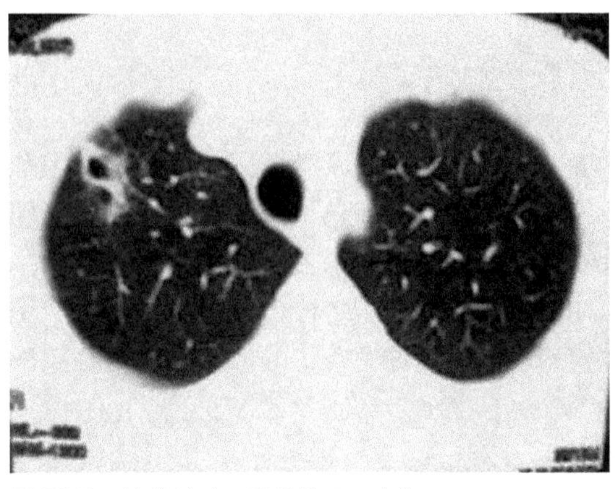

图79-5 继续治疗4周后肺CT（1）

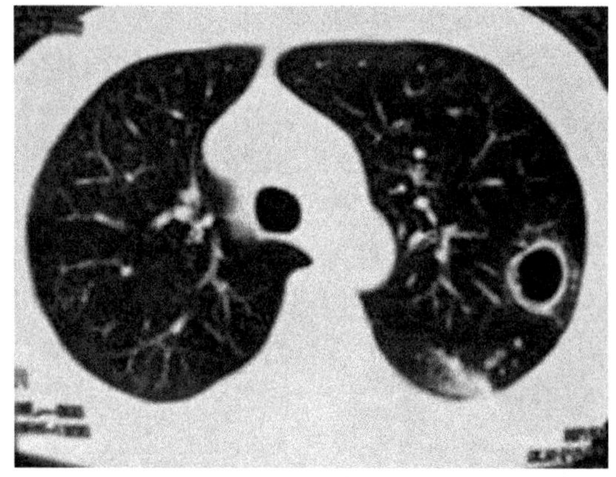

图79-6 继续治疗4周后肺CT（2）

思维提示：根据治疗后影像学变化情况，考虑PCP已治愈。空洞病变仍考虑肺结核。尽管在院外曾抗结核治疗6周无效，但是艾滋病患者属于免疫妥协宿主，常常合并非结核分枝杆菌感染，如鸟型胞内分枝杆菌，常规的抗结核化疗方案难以奏效，需伍用大环内酯类药物。

（二）下一步治疗方案、治疗效果及思维提示

1. 治疗方案

（1）停用磺胺。

（2）抗结核治疗：INH 0.3g，每日1次口服，PZA 0.5g，每日3次口服，EMB 0.75g，每日1次口服，2个月；克拉霉素 0.25g，每日2次口服，2个月。

理由：采用INH+PZA+EMB三联抗结核治疗联合大环内酯类抗生素克拉霉素的方案，针对非结核分枝杆菌感染。

2. 治疗效果　抗结核治疗2个月后，患者乏力、盗汗症状消失，一般状态改善，能够正常上班工作。复查肺CT，见右肺上叶病灶空洞闭合，呈斑块状影，密度增高。左肺上叶空洞病灶明显缩小（图79-7、图79-8）。

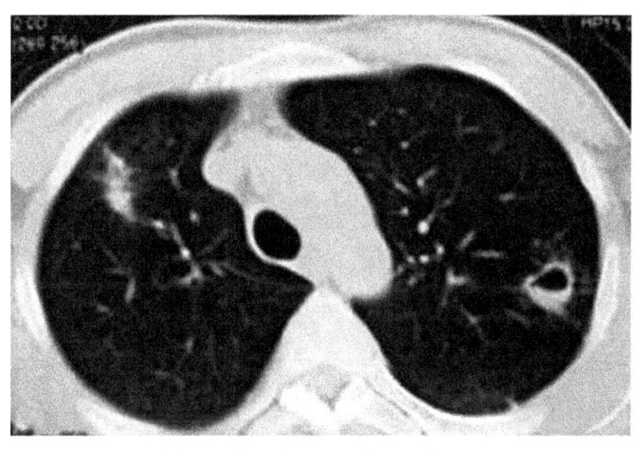

图79-7　抗结核治疗2个月后肺CT（1）

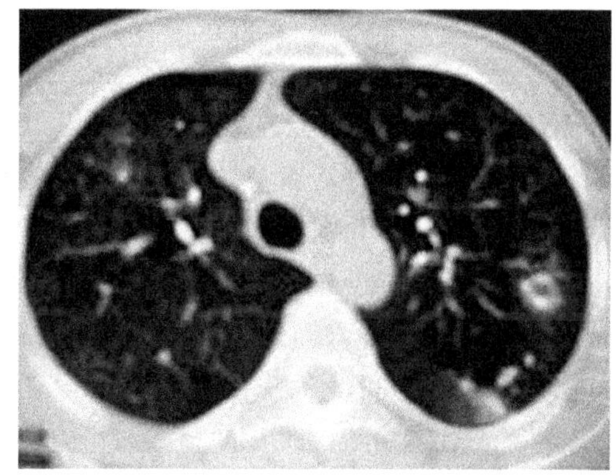

图79-8　抗结核治疗2个月后肺CT（2）

思维提示：三联抗结核药与大环内酯类药物的联用收到较好的治疗效果。流式细胞法复查T淋巴细胞亚群，$CD3^+$ 896/μl，$CD4^+$ 17/μl，$CD8^+$ 832/μl，$CD4^+/CD8^+$比值0.02，$CD4^+$仍然很低，患者在此种低免疫功能状态下，极易再次合并机会性肺部感染。目前PCP已治愈，肺结核已控制，应当开始抗艾滋病病毒的针对性治疗。

（三）下一步治疗方案、治疗效果及思维提示

1. 治疗方案

（1）继续抗结核治疗：INH 0.3g，每日1次口服；PZA 0.5g，每日3次口服；EMB 0.75g，每日1次口服，2个月（总疗程4个月）；

（2）阿奇霉素 0.5g，每日1次口服，1个月。

（3）抗AIDS病毒治疗：采用联合用药方案，非核苷类依非韦伦，核苷类双肽芝（齐多

拉米双夫定)，2个月。

理由：患者在院外的四联抗结核治疗方案中，利福平（RFP）会干扰抗病毒药物治疗效果，如果在抗结核治疗方案中必须选用利福霉素可应用利福喷丁，避免应用利福平。克拉霉素对抗AIDS病毒药物治疗亦有影响，故改为阿奇霉素。

2. 治疗效果　抗结核4个月，抗病毒2个月后复查肺CT，见右肺上叶和左肺上叶病灶内空洞闭合，呈斑块状影，密度增高，范围缩小，病变陈旧（图79-9、图79-10）。流式细胞法复查T淋巴细胞亚群，$CD3^+$ 3110/μl，$CD4^+$ 197/μl，$CD8^+$ 2803/μl，$CD4^+/CD8^+$比值0.07。

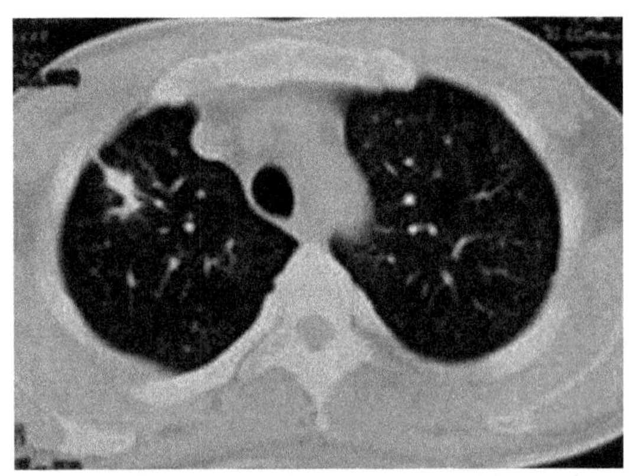

图79-9　抗结核治疗4个月后肺CT（1）

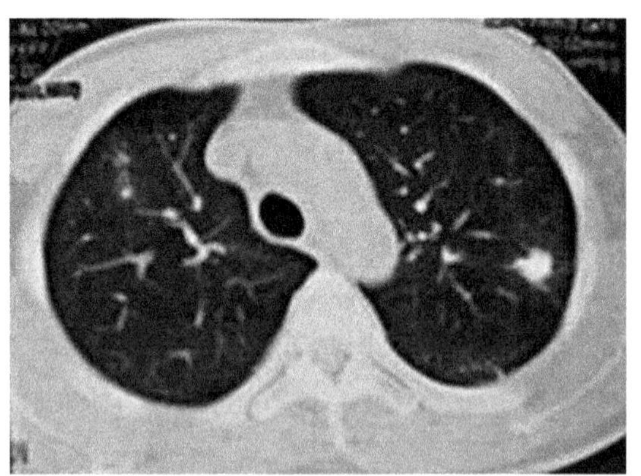

图79-10　抗结核治疗4个月后肺CT（2）

> **思维提示**：抗结核治疗4个月后，病灶明显吸收。抗病毒治疗2个月后，患者的T淋巴细胞总数和活化的T淋巴细胞数明显升高，$CD4^+$197/μl，接近200/μl，免疫功能明显恢复，尽管仍低于正常值，但是对艾滋病患者来说$CD4^+$的升高将明显减少机会性感染的可能，抗病毒治疗有效。治疗期间每月复查一次血常规和肝肾功能，均未见异常。

（四）继续抗结核和抗病毒治疗效果及思维提示

治疗效果：继续按照上述方案抗结核治疗1年，抗病毒治疗10个月，复查肺CT，见右肺上叶阴影吸收，左肺上叶仅遗留少许索条状影（图79-11、图79-12）。

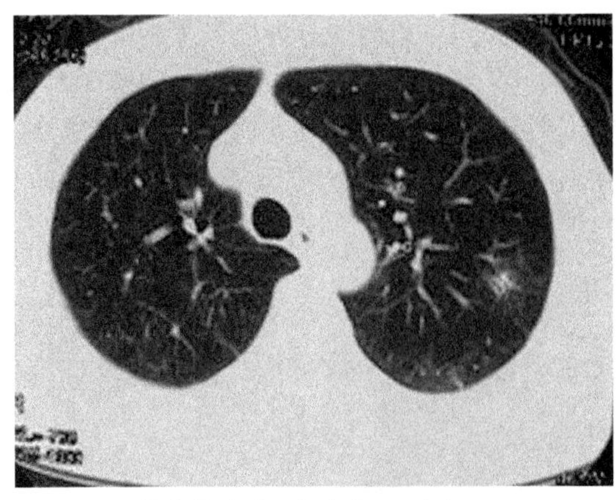

图79-11　抗结核治疗1年后肺CT（1）

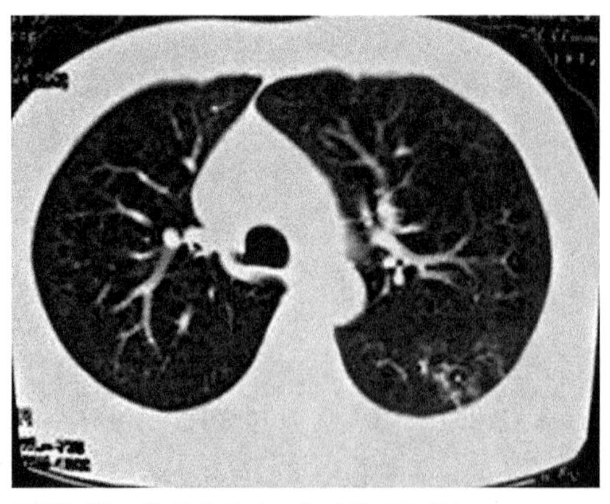

图79-12　抗结核治疗1年后肺CT（2）

思维提示：抗结核治疗收到明显的治疗效果，病灶吸收。疗程已达1年，为避免长期应用抗结核药物的副作用，停用抗结核治疗。患者还需要长期继续抗AIDS病毒治疗。

九、对本病例的思考

本病为临床少见病例，患者年轻，有2个月的低热、盗汗、乏力等结核中毒症状，肺部多发空洞病变，在结核病院就诊时，按照常见病、多发病考虑，诊为肺结核是正确的。但是在系统抗结核治疗6周后，热不退，症状不缓解，反而出现新的气短症状，肺部影像学病变不吸收，无法用普通肺结核来解释。此时应当注意对患者个人史和既往史的详细询问，该患者8年前的输血史给本病的诊断提供了重要的线索，一些针对发热查找病原学依据的实验室检查也能提供诊断线索，如该患者巨细胞病毒抗体阳性，巨细胞病毒感染常常发生在免疫妥协的宿主，患者年轻，无基础疾病史，无长期反复化疗、放疗、糖皮质激素应用的历史，可除外因治疗药物造成的免疫功能缺陷。长期不明原因的低热，临床思路应当想到艾滋病造成免疫妥协宿主感染的可能性，并通过实验室相关检查证实。目前艾滋病亦不少见，临床上对于长期不明原因的发热、长期不明原因的消瘦、长期不明原因的淋巴结肿大，都要考虑到艾滋病的可能。

对本病例某些诊断可能得不到病原学证据，但是根据患者免疫功能低下的严重程度，结合胸部影像学的改变，可以经验性地考虑疾病的诊断，如对PCP的诊断。应用针对性治疗后的效果观察也可以反过来验证诊断的正确性。对本患者诊断前后同样采用了系统的抗结核治疗，但是诊断前治疗无效。在诊断后，首先治疗卡氏肺孢子虫肺炎，然后抗结核治疗，并在化疗方案中伍用了大环内酯类抗生素，就收到了明显的治疗效果。本案例提示我们对患者按照常见病、多发病诊治无效时，要开拓临床思维，详细的病史询问是非常重要的，常常能给诊断提供重要的信息。

病例80 咽痛、咳嗽2个月，加重10天

患者女性，42岁，于2006年8月30日入院。

一、主诉

咽痛、咳嗽2个月，加重10天。

二、病史询问

（一）初步诊断思路及问诊目的

中年女性、以咽痛咳嗽为主诉入院，首先应该考虑由细菌、病毒等感染引起的急性呼吸道感染。急性呼吸道感染一般经过门诊治疗、短时间内可以治愈而无需住院治疗。患者病程2个月未治愈，故急性呼吸道感染可能性不大。可能的疾病：①引起慢性咳嗽的疾病：咳嗽变异型哮喘、鼻后滴流综合征、嗜酸细胞性支气管炎、胃食管反流对咽喉气道的刺激。②慢性感染性疾病，如慢性支气管炎、支气管内膜结核、肺结核、喉结核等。③非感染性疾病：理化因素刺激、过敏因素、变态反应、肿瘤等。④全身疾病的继发表现，如急性粒细胞减少症、白血病、结缔组织病等。

（二）问诊主要内容及目的

1. 本次发病的诱因　着凉、劳累、感冒后诱发多为呼吸道感染；有无尖硬食物的误吸史，有无有毒害气体吸入史及药物过敏史，除外理化因素、过敏因素等引起的非感染性呼吸道疾病。

2. 伴随症状　伴有发热、咳痰者，多为呼吸道感染性疾病。伴有低热、盗汗、乏力、消瘦者多为结核病。伴有声音嘶哑、吞咽困难，可能为喉结核和肺结核。阵发性刺激性咳嗽、伴咽痒应除外咳嗽变异型哮喘、嗜酸细胞性支气管炎、变应性咳嗽。伴有鼻塞、流涕、咽后壁异物感等可能是鼻炎、鼻后滴流综合征。伴有持续高热应警惕有无粒细胞缺乏症和白血病。

3. 既往史　有无慢性呼吸道疾病史、吸烟史、长期粉尘接触史、用药史、饲养宠物史、结核病患者密切接触史等，可为本次疾病的诊断提供重要线索。

（三）问诊结果及思维提示

问诊结果：患者于2个月前因与家人争吵后一直情绪低落，之后出现咽痛，伴声音嘶哑、干咳无痰，当时无发热及气短，无胸闷及咯血，无吞咽困难，自行口服咽炎片及静脉滴注红霉素2周，症状无明显好转，就诊于当地医院耳鼻喉科，诊断“咽喉炎”，给予口服抗生素（药名不详）及草珊瑚含片治疗，效果不佳。后因咽痛、咳嗽加重，并伴有胸痛、乏力、盗汗，再次就诊于当地中医院，给予中药口服（具体药名不详），疗效仍不佳。近10天咳嗽加重，出现咳黄痰，伴有发热，T 39.4～38.5℃，应用第二代头孢菌素静脉滴注，1周后因咳痰带血，于当地医院行肺CT检查示双肺门及纵隔淋巴结肿大，怀疑肺癌、肺门淋巴结转移转入我院。发病以来无阵发性夜间呼吸困难，无气短，体重下降2～2.5kg，睡眠欠佳，二便正常。

既往史：3个月前因双下肢及膝关节红肿，有结节性红斑，曾就诊于风湿科门诊，诊断“血管炎（结节性红斑）”，服用非甾体类抗炎药及中药2周后症状好转，无口腔及外阴溃疡，

无其他疾病，无药物过敏史，无粉尘接触史，无吸烟及饮酒史，个体网吧收银员工作5年。月经正常。

思维提示

(1) 因精神受刺激后出现的咽痛、干咳和音哑，无发热和咳痰，抗生素治疗无效，既往无慢性呼吸道疾病，故普通呼吸道感染可能性不大。既往无慢性鼻窦炎及扁桃体炎病史，本次无鼻塞、流涕、喷嚏，故鼻炎鼻后滴流综合征暂不考虑。

(2) 无有毒有害气体的接触史、无误吸史，可以除外理化因素对呼吸道的损伤。网吧收银员工作5年的职业史与此次发病无直接关系。

(3) 慢性咳嗽2个月，逐渐出现黄痰、痰中带血，并伴有发热，外院肺CT显示双侧肺门和纵隔淋巴结肿大的影像，结合中年女性，既往健康，首先考虑肺和淋巴结结核合并感染。但该患者曾行PPD试验结果为阴性，可以解释的情况：①重症结核；②存在免疫功能低下或缺陷如HIV感染，由于细胞免疫功能低下或缺陷，PPD试验可以为假阴性。如果无上述因素存在，则可以基本除外结核病。那么引起双肺门和纵隔淋巴结肿大的原因应该考虑：①肺结节病；②淋巴瘤；③肺癌淋巴结转移；④肺外肿瘤的转移。

(4) 该患者3个月前曾出现双下肢、膝关节肿痛，皮肤结节性红斑，曾在外院风湿科门诊诊断血管炎（结节性红斑）用非甾体类抗炎药物症状缓解。需要明确关节痛和结节性红斑与此次发病之间有无因果关系，是否是一种疾病的不同阶段。如果为一种疾病，最大的可能是：结节病、肺血管炎等疾病的全身表现。

三、体格检查

（一）初步体格检查内容及目的

除了重点检查口咽部、肺部之外，要注意皮肤、黏膜、关节、肌肉等肺外的一些阳性体征。

（二）体格检查结果及思维提示

体格体检结果：T 37.7℃，R 18次/分，P 88次/分、BP 105/60mmHg、神志清楚、口唇无发绀、皮肤黏膜未见出血点、皮疹、左锁骨上可触及黄豆大小淋巴结、活动良好、余浅表淋巴结无肿大。睑结膜充血、巩膜无黄疸，口腔黏膜无溃疡，声嘶。颈软，颈静脉无怒张，甲状腺无肿大。气管居中，胸廓无畸形，叩诊清音，双肺可闻及散在粗糙干鸣音，心率88次/分，律齐，各瓣膜听诊区未闻及病理性杂音。腹平软，未触及包块，肝脾肋下未触及。双下肢无水肿。脊柱四肢无畸形，活动自如，双下肢皮肤散在圆形色素沉着，无皮下结节，无静脉曲张。无杵状指（趾）。神经系统查体未见异常。

思维提示：从体格检查来看，提供诊断的阳性体征并不多，仅有的线索：①发热T 37.7℃，双肺呼吸音粗，散在干鸣，提示支气管－肺感染可能性大；②双下肢皮肤散在色素沉着，推测是3个月前结节红斑的吸收遗留的痕迹，与本次疾病之间的关系有待于明确；③左锁骨上淋巴结可触及，但临床意义不大。

四、实验室和影像学检查

（一）初步检查内容及目的

1. 血常规、CRP、血沉、血清肺炎支原体抗体、结核抗体　判断感染和可能的病因。

2. 纤维支气管镜检查明确肺癌诊断。

3. 痰涂片和培养　明确病原体，痰查瘤细胞以明确病因。

4. 血钙、尿钙测定，血SACE、PPD、纤维支气管镜肺泡灌洗液细胞计数及肺活检　有助于排除或诊断部分疾病。

5. 腹部超声检查，血肿瘤标志物CEA、NSE、CA199、CA125、CA153的检测，除外淋巴瘤、转移癌。

6. 行耳鼻喉专科检查明确喉和声带，有无慢性炎症、喉结核。

7. 血气分析和肺功能检查判断肺部病变的程度和类型。

（二）检查结果及思维提示

血常规WBC 7.3×10^9/L，S 73.01%，RBC 300×10^{12}/L，Hb 91.0g/L，PLT 310×10^9/L。

肺炎支原体抗体1 ：320（阳性），结核抗体和PPD试验均阴性、ESR 100mm/h。

血钙、尿钙均正常、SACE正常。

血肿瘤标志物CEA（－）、NSE（－）、CA199（－）、CA125（－）、CA153（－）。

CRP：70.9mg/L（0～80mg/L）。

痰涂片革兰染色未查到细菌、荧光染色未查到抗酸杆菌、痰未查到瘤细胞。

动脉血气分析（未吸氧）pH 7.44，PaO_2 78mmHg，$PaCO_2$ 40mmHg。

肺功能：通气功能正常、小气道功能重度阻塞、弥散功能正常。

纤维支气管镜见：双侧各级支气管间嵴增宽，黏膜发红，略增厚，管腔通畅，未见阻塞与狭窄。

支气管－肺泡灌洗液（BALF）结果：M 42%，S 53%，L 5%、$CD4^+/CD8^+$ 1.5。

肺活检病理：肺泡间隔水肿，可见中性粒细胞和少量淋巴细胞浸润。刷检、灌洗液和病理均未见瘤细胞和抗酸杆菌。

腹部超声检查：腹腔内未见肿大淋巴结，肝胆胰脾、双肾、双侧输卵管和子宫、腹腔、盆腔均未见异常。

喉镜：声带充血，活动良好、无结节。

肺CT见图80-1。

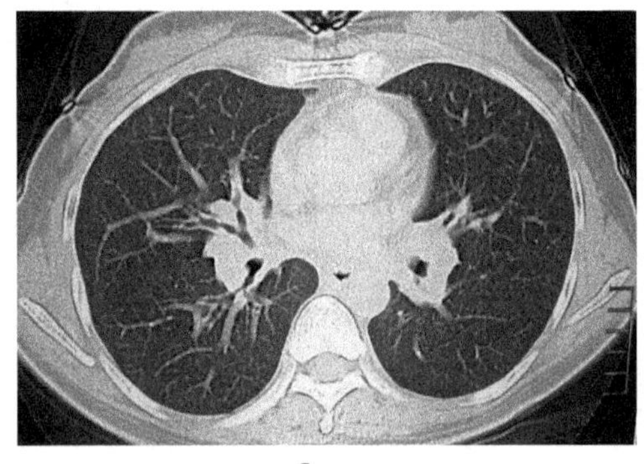

a

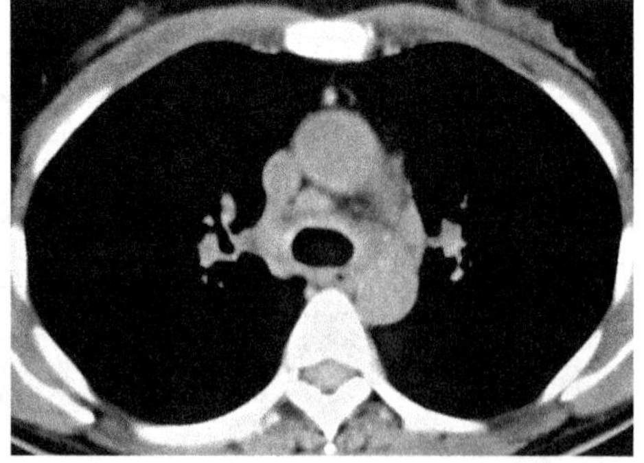

b

图80-1　入院时肺CT

a. 双肺门淋巴结肿大；b. 纵隔淋巴结肿大

思维提示

1. 该患者检查结果异常：①血中性粒细胞比例升高和CRP升高，提示存在感染；②通气功能和小气道功能重度阻塞、纤维支气管镜下见支气管间嵴增宽，黏膜发红、略增厚，BALF中中性粒细胞增高（53%），提示气道的炎症；③支原体抗体升高1：320，提示支原体的感染，有待动态观察。结合临床症状有咳嗽、咳黄痰，双肺呼吸音粗糙，散在干鸣音。诊断：下呼吸道感染（支原体感染）。但是，支原体感染并不能解释肺门和纵隔淋巴结肿大。

2. 血RBC和Hb降低存在贫血，患者月经正常无慢性失血性疾病。贫血可能与本病有关。

3. 血沉明显升高，并不是结核病的特异性诊断依据，结缔组织病、血管炎、肿瘤时均可升高。结核抗体阴性，PPD试验阴性，喉镜及纤维支气管镜均未提示结核改变。痰、刷检、灌洗液均未查到抗酸杆菌，BALF中淋巴细胞不升高，肺结核病的可能性不大。

4. 血、尿钙无增高，SACE正常，心电图正常，BALF中淋巴细胞无增高，肺活检未提示非干酪肉芽肿形成，故诊断结节病依据不足。

5. 左锁骨上淋巴结病理活检为炎性改变，故临床意义不大。腹部超声检查未见异常，肿瘤标志物均阴性，无恶性肿瘤及转移的线索。

五、诊断

下呼吸道感染（支原体感染）；肺门及纵隔淋巴结肿大原因待查。

六、治疗方案及理由

（一）治疗

左氧氟沙星，0.5g每日1次静脉滴注，同时予复方甲氧那明胶囊（一种复合止咳药物）一次2粒，每日3次口服。理由：①诊断下呼吸道感染（支原体感染），病程较长，未系统用药。左氧氟沙星为广谱抗生素，对于支原体感染疗效确切、使用方便。②咳嗽较重，有干鸣音，肺功能重度阻塞性通气功能障碍，为缓解症状，给予复合止咳药物。

（二）肺门及纵隔淋巴结肿大的原因分析

肺门及纵隔淋巴结肿大，经实验室和影像学检查基本除外结核病、结节病、淋巴瘤、转移癌。下一步为明确诊断拟定行纵隔镜淋巴结活检。

七、治疗效果、病情变化、检查结果及思维提示

左氧氟沙星0.5g每日1次静脉滴注7天，再口服7天后，黄痰消失，但咳嗽剧烈，伴前胸痛，咳白黏痰，发热（T 37.5～38.2℃），双肺呼吸音粗糙，有干鸣音。上述抗生素治疗效果不显著，提示非感染性因素存在的可能性大。

咳嗽剧烈用复方甲氧那明胶囊口服最初5天有效，其后止咳效果不显著，考虑可能为感染所致的气道炎症、气道高反应性，给予沙美特罗/氟替卡松干粉吸入剂50μg /250μg每日2次吸入，用药2周症状无缓解，病情较重，局部用药疗效差提示无气道平滑肌痉挛及气道高反应。

上述治疗过程中咳嗽仍然较重，逐渐出现活动时呼吸困难，有明显的吸气性呼吸困难，

休息和吸氧时可缓解。住院期间出现右手指和膝关节肿痛，活动受限，但无皮疹和结节红斑。听诊双肺呼吸音粗、并有明显呼气延长，复查肺功能表现为：阻塞型通气功能障碍，弥散功能正常，吸气流速和呼气流速均降低，流速－容量环改变，提示大气道有狭窄。再次复查肺HRCT：可见气管软骨环消失，支气管管壁弥漫性增厚，管腔变窄，肺门和纵隔淋巴结肿大。

思维提示：中年女性，既往健康，本次因精神因素诱发咳嗽，进行性加重，伴有胸痛和呼吸困难，抗生素和支气管解痉药治疗无效。声嘶、声带充血、消瘦、贫血、结节红斑、关节痛。肺功能提示大气道狭窄。肺HRCT见气管软骨环消失，气管管壁不规则改变，管腔不规则狭窄，考虑多系统受累，有气管软骨的改变。最大可能疾病：复发性多软骨炎。

八、再次检查结果及分析

复查纤维支气管镜检查结果见：双侧各级支气管间嵴增宽，黏膜普遍增厚、充血，管腔稍窄，软骨环显示不清楚。提示有软骨破坏。可行骨ECT进一步明确。

血常规：WBC 7.8 × 10^9/L，S 75%，L 25%，RBC 290 × 10^{12}/L，Hb 90g/L。

血清肺支原体抗体1 ∶ 160，提示炎症仍未控制。

ESR 91mm/h，CRP 69mg/L。血球蛋白α_1-球蛋白 7.2%、α_2-球蛋白 12.6%、β_2-球蛋白12.1%、γ-球蛋白31.1%，IgG 18.2g/L、IgA 5.96g/L、IgM 2.16g/L。提示免疫指标异常。

耳鼻喉专科检查：双侧声带明显红肿、肥厚，提示喉部受累。

九、最后临床诊断

复发性多软骨炎，支气管肺炎。

诊断依据：①中年女性，咽痛、咳嗽、发热、抗感染治疗无效，逐渐出现呼吸困难，明显的吸气性呼吸困难；②间断关节肿痛、反复发热、皮下结节红斑；③贫血、消瘦、发热、血沉快、CPR升高、IgA增高，γ球蛋白增加；④阻塞型通气功能障碍，吸气流速和呼气流速均降低，流速－容量环改变提示大气道狭窄；⑤肺HRCT：可见气管软骨环消失，气管分叉体层可见支气管狭窄，管壁不规则，肺门和纵隔淋巴结肿大；⑥声音嘶哑、声带红肿。

十、治疗及观察

泼尼松60mg/d，即1mg/（kg · d），每日1次口服。

环磷酰胺100mg，每周一次静脉滴注。

应用糖皮质激素和免疫抑制剂的目的：控制炎症反应和病情进展。

莫西沙星 0.4g每日1次静脉滴注，疗程7天后改为口服抗感染。

治疗效果：用药2 周左右咳嗽、呼吸困难症状有所缓解；1个月后复查肺CT肺门和纵隔淋巴结明显缩小；2个月后症状明显缓解；3个月后药物逐步减量至维持剂量，继续治疗，随访病情稳定。

十一、诊治过程思维

该患者发病初期出现的临床症状没有特异性，在许多呼吸系统疾病中均可出现。本病例较突出的是肺部影像学改变即肺门及纵隔淋巴结肿大，使临床的思维被引向肺结核病、结节病、淋巴瘤、肿瘤转移等最常引起肺门及纵隔淋巴结肿大的疾病。为此围绕上述疾病进行了相关的检查，结果和临床的思路不相符。第一次纤维支气管镜和喉镜检查更多关注的是声带、管腔内、管壁有无肿瘤和结核的改变以及肺泡灌洗液细胞数是否符合结节病的改变，而对于支气管间嵴增宽，黏膜发红、略增厚等改变视为炎症没有太多的注意。当抗感染治疗无效，患者症状逐渐加重，出现胸痛和呼吸困难，肺功能显示吸气流速和呼气流速均降低，流速－容量环改变提示大气道有狭窄，才使诊断变得明朗。复查肺 HRCT 显示：气管软骨环消失，是诊断的重要依据。进而解释关节痛、声音嘶哑、声带红肿等多器官受累表现。

复发性多软骨炎是一种原因不明的少见疾病，病变主要累及全身软骨和结缔组织，常出现耳、鼻、气管、关节、肋软骨受累的相应症状。肺门纵隔淋巴结肿大很少见，由于本病例主要出现气管受累的表现，缺乏其他部位典型表现，使诊断经历了一段曲折过程。因此，提高对少见病的认识，是诊断的关键。

病例81 咳嗽、呼吸困难3个月，肺门及纵隔淋巴结肿大

患者男性，51岁，于2008年7月4日入院。

一、主诉

咳嗽、进行性呼吸困难3个月。

二、病史询问

（一）问诊主要内容及目的

中年男性患者，近期出现呼吸系统症状，症状虽无特异性，但考虑呼吸系统疾病可能性大，因此应重点围绕咳嗽及呼吸困难的特点、诱因、伴随症状加以询问，同时兼顾有重要鉴别意义的症状。

1. 患者既往的健康状态如何？是否有慢性呼吸系统疾病病史？ 如患者既往有慢性呼吸系统疾病，此次应注意是否与其相关。如果既往健康状态差，如肾移植术后，则应注意有无特殊病原的感染，如卡氏肺孢子虫、真菌感染。

2. 发病前是否有受凉、劳累或情绪激动等诱因？ 近期有无宠物或粉尘等接触史？如有明确诱因，则有助于判定是感染性（受凉可引起）、心源性（情绪激动可引起）或过敏性（接触宠物或粉尘可引起）因素所致。

3. 咳嗽是否伴有咳痰？痰的性状？ 如有黄痰，则提示有感染存在；如合并痰中带血，则重点应明确有无肺肿瘤、肺栓塞、支气管扩张症、肺结核等易出现咯血的疾病。

4. 呼吸困难的特点 询问呼吸困难的时相性，呼气性呼吸困难多见于哮喘、慢性阻塞性肺疾病（COPD），吸气性呼吸困难多见于上气道疾病，混合性呼吸困难常见于广泛的肺实质病变或胸膜病变，劳累后或卧位时呼吸困难常为心源性呼吸困难。

5. 是否伴有发热？ 发热提示感染的存在，应详细询问热型。

6. 有无胸痛、下肢水肿等伴随症状？ 肺栓塞、胸膜炎、气胸多伴有胸痛，心源性呼吸困难常合并双下肢水肿。

7. 入院前用了哪些药物？疗效如何？ 了解院外的治疗经过十分必要，通过院外的用药和疗效可判定疾病的可能性，并为进一步选择合理的治疗方案提供依据。

8. 职业史 许多呼吸系统疾病与职业相关（如肺尘埃沉着症），都可以出现咳嗽、呼吸困难的症状。

（二）问诊结果及思维提示

问诊结果：患者为公司经理，既往身体健康，无粉尘、宠物等特殊接触史。本次发病无明确诱因，主要症状是咳嗽，偶有少许白色泡沫样痰，无发热，自以为是“感冒”，未予在意，但逐渐出现活动后呼吸困难，上楼时尤其明显，且这一症状进行性加重，但夜间尚可平卧睡眠，无夜间憋醒，无胸痛、心悸，无咯血，无双下肢水肿，未应用任何药物。

思维提示：通过问诊可明确，患者既往健康，此次发病无发热、胸痛 、咳黄痰，不支持感染性疾病的诊断。另外，患者的呼吸困难无确切的时相性，主要出现于活动后，

除了支气管肺部疾病之外，应注意有无心源性呼吸困难的存在，因此，体格检查时应注意肺部和心脏的听诊，并通过实验室和影像学检查寻找病因。

三、体格检查

（一）重点检查内容及目的

在对患者进行系统、全面检查的同时，应重点检查肺部的啰音，对心脏大小、是否有心脏杂音和奔马律等亦应格外注意。

（二）体格检查结果及思维提示

体格检查结果：T 36.5℃，R 20次/分，P 80次/分，BP 125/85mmHg，神志清楚，呼吸平稳，自主体位，在背部发现多个直径0.3～0.5cm的皮下结节（彩图81-1），质硬，无压痛，活动度可，不伴瘙痒，有的已消退，但留有色素沉着，双侧颈部各可触及一个0.5cm×0.5cm的淋巴结，质软，有压痛，锁骨上未触及肿大淋巴结，口唇无发绀，气管居中，胸廓对称，双侧呼吸运动一致，双肺叩诊呈清音，听诊可闻及散在干啰音。心界不大，心音纯，律整，未闻及奔马律和杂音。腹部、四肢、神经等系统检查未见异常。

思维提示：患者心脏检查未见异常，不支持心源性疾病。肺部可闻及干啰音，提示有气道的痉挛或狭窄，同时发现皮肤多发结节，应注意它与呼吸系统疾病的关系，伴有皮肤受累的呼吸系统疾病主要有结节病、结缔组织病、肺结核、肺部肿瘤等。进一步实验室和影像学检查的主要目的是明确病变部位，并判断病情，为制订治疗方案提供依据。

四、实验室和影像学检查

（一）初步检查内容及目的

1. 血常规、ESR　明确有无感染性、过敏性或血液性因素存在。
2. PPD试验　明确有无结核感染的存在。
3. 血清血管紧张素转换酶（SACE）、血钙、尿钙　协助诊断结节病。
4. 痰涂片查结核菌、痰查瘤细胞　明确病原。
5. 血肿瘤标志物　协助肿瘤的诊断。
6. 动脉血气　评价病情。
7. 胸部影像学　明确诊断并了解病变部位和范围。

（二）检查结果及思维提示

检查结果：①血常规：WBC 6.2×10^9/L，S 64%，L 35%，M 1%，RBC 6.14×10^{12}/L，Hb 180g/L，PLT 238×10^9/L；②ESR：22mm/h；③PPD：阴性；④血SACE、血钙、尿钙：均升高；⑤痰液检查：阴性；⑥血肿瘤标志物检查：阴性；⑦动脉血气（未吸氧）：pH 7.38，PaO_2 78mmHg，$PaCO_2$ 35.6mmHg；⑧胸片：双侧肺门增大，双下肺间质样改变（图81-2）；⑨肺CT：双侧肺门、纵隔淋巴结肿大，双下肺多发网格影、索条影（图81-3）。

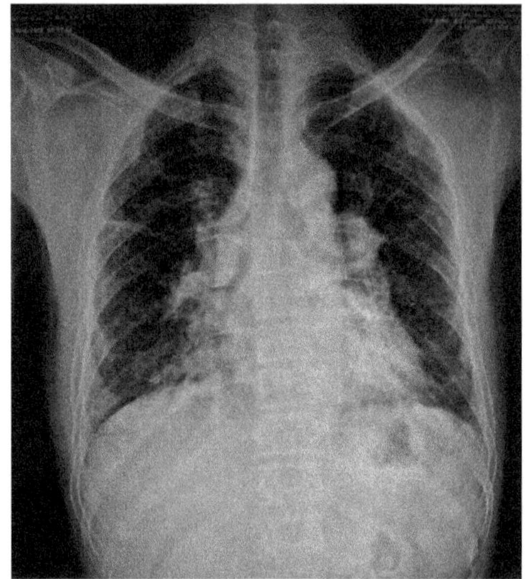

图81-2 胸片改变（双侧肺门增大，双下肺间质样改变）

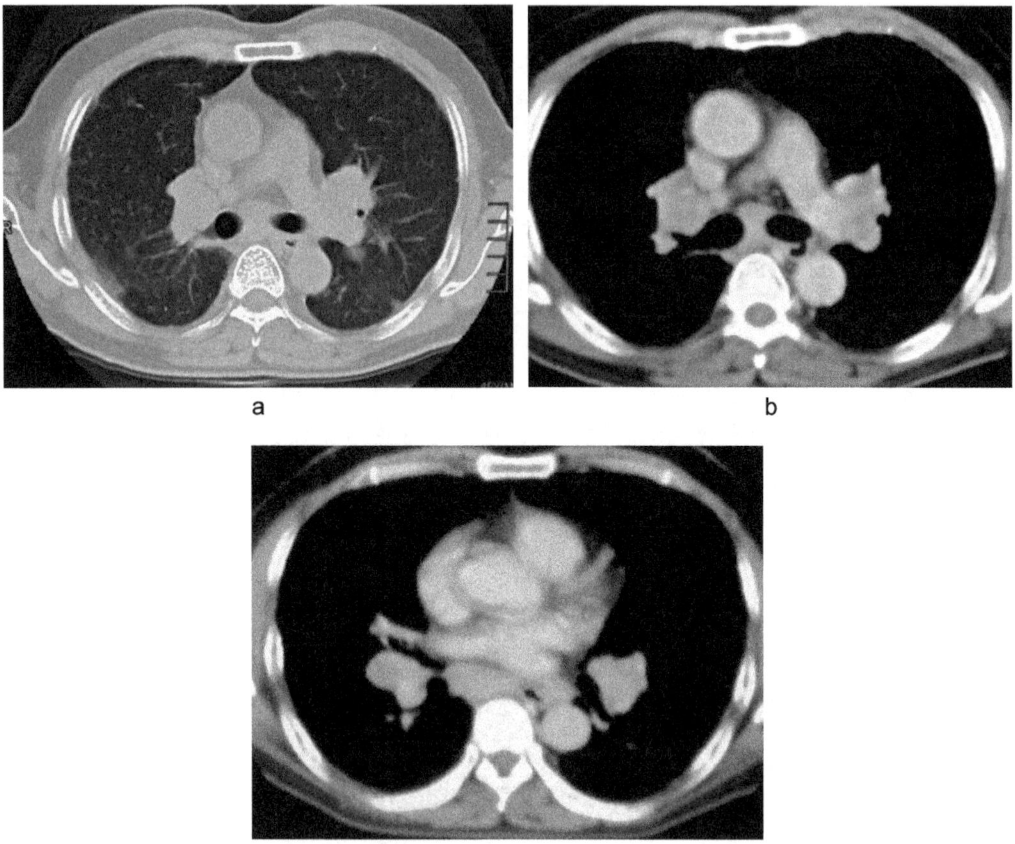

a

b

c

图81-3 肺CT改变（双侧肺门增大，双肺下叶间质样改变）

思维提示：重要的检查结果有：①血SACE、血钙、尿钙均升高；②PPD试验阴性；③PaO_2下降；④肺CT示双侧肺门、纵隔淋巴结肿大，双肺下叶间质样改变。结合患者的病史和体格检查结果，支持结节病的诊断，但应注意除外可引起双侧肺门、纵隔淋巴结肿大的淋巴瘤、肺转移癌等疾病。

五、再次追问病史和实验室检查结果

患者皮肤结节为近2周出现，无疼痛，无瘙痒，可自行消退，自以为是蚊子叮咬，故未予在意。另外，患者既往经常眼睛发红、干燥，但未予系统诊治。

进一步的检查结果如下：

肺功能检查结果：FEV_1占预计值63%，PEF占预计值70%，VC占预计值75%，小气道功能轻度降低。

眼科检查：双侧结膜炎和虹膜睫状体炎。

心电图：一度房室传导阻滞。

骨髓穿刺：红细胞系统增生活跃，以中晚幼红细胞为主，占32%，成熟红细胞形态正常。

颈部超声：双侧颈部多发淋巴结肿大。

腹部CT：腹腔内、腹膜后多发淋巴结肿大。

纤维支气管镜：气管黏膜光滑，隆突略增宽，双侧各级支气管呈外压性狭窄，右肺中叶管壁可见小结节样突起。

支气管肺泡灌洗结果：回收50ml，外观澄清，细胞分数为：MΦ 85%，L 15%，其中$CD3^+$细胞73%，$CD4^+$细胞43%，$CD8^+$细胞26%，灌洗液中SACE也明显升高。

经纤维支气管镜肺活检结果：非干酪性类上皮肉芽肿，符合结节病。

皮肤结节的病理结果：非干酪性类上皮肉芽肿，符合结节病（彩图81-4）。

根据以上结果，该患者结节病诊断成立。

六、治疗方案及理由

（一）方案

泼尼松30mg每日1次，口服。

（二）理由

对于结节病患者来说，如果无症状、病情稳定，无需治疗，可随诊观察，部分能自愈。但该患者皮肤出现结节，有双眼结膜炎和虹膜睫状体炎表现，且支气管肺泡灌洗液中淋巴细胞增多，血和支气管肺泡灌洗液中的SACE、血钙、尿钙均升高，提示疾病活动，且有重要脏器受累表现（结膜炎和虹膜睫状体炎、房室传导阻滞），应给予激素治疗，可口服泼尼松0.5mg/（kg·d），该患者体重60kg，故给予泼尼松30mg，每日1次口服。同时适当给予胃黏膜保护药，补充钙剂，以防长期激素治疗损伤胃黏膜和缺钙。

七、治疗效果和随诊

治疗1个月后，患者呼吸困难消失，偶有咳嗽，无咳痰，原有的皮肤结节消退，无新的结节出现，复查血气分析（未吸氧）：pH 7.39，PaO_2 88mmHg，$PaCO_2$ 36mmHg，肺CT示肺门、纵隔淋巴结有所缩小。将激素减量，给予泼尼松25mg每日1次，继续口服治疗。

第三个月将泼尼松减为20mg每日1次，口服。治疗3个月后，患者无临床症状，肺门、纵隔淋巴结明显缩小。

之后泼尼松每个月递减5～10mg/d，根据病情和肺CT变化调整用药量，至维持剂量5mg/d，疗程约半年或更长。第1年每月复查1次；第2年每3个月复查1次；第3～5年每半年复查1次，如SACE活性增高或临床、实验室检查结果提示病情活动，则需加强治疗。

八、对本病例的思考

1. 回顾本病，是一个典型的结节病病例。结节病是一种原因不明的多系统肉芽肿性疾病，以肺部病变为最多见，其次为皮肤，也可累及周围淋巴结、指（趾）骨、心肌、中枢神经系统、肝、脾、肾、眼及腮腺，病情经过缓慢，症状多不特异，主要表现为干咳、呼吸困难，缓解和复发相交替，病理特点为慢性、非干酪性上皮样细胞肉芽肿。根据胸部X线表现可将肺结节病分为4期：0期——肺部X线检查阴性，肺部清晰；Ⅰ期——双侧肺门和纵隔淋巴结肿大；Ⅱ期——双侧肺门和纵隔淋巴结肿大伴肺浸润，如肺粟粒状、纤维结节状或棉团状阴影；Ⅲ期——肺间质纤维化，不伴肺门淋巴结肿大。本患者胸片可见双侧肺门呈“马铃薯”样增大，肺部CT可见双侧肺门及纵隔淋巴结肿大伴肺间质纤维化，提示为Ⅱ期结节病。

2. 体格检查的重要性　对于结节病，体格检查十分重要，尤其是皮肤和浅表淋巴结的检查。该患者已有皮肤的多发结节，由于位于躯干部，且无肿痛和瘙痒，故易被患者忽视，而皮肤结节的病理学检查却是结节病诊断的一个金标准，所以临床医生决不能忽视。

3. 双侧肺门、纵隔淋巴结肿大的常见鉴别诊断　一旦疑诊结节病，需与肺结核、淋巴瘤、肺转移癌、硅沉着病等相鉴别，结节病患者肿大的淋巴结多不融合，这一表现与肿瘤引起的淋巴结肿大不同，对诊断有提示作用。必要时需进一步行纤维支气管镜和支气管肺泡灌洗检查。

病例82 胸痛1个月、咯血1周

患者女性，41岁，于2008年8月19日入院。

一、主诉

胸痛1个月，咯血1周。

二、病史询问

（一）初步诊断思路及问诊目的

患者为中年女性，以胸痛、咯血为主要症状，首先应考虑呼吸系统疾病，其次是循环系统疾病。由于呼吸系统多种疾病可以主要表现为胸痛和咯血，包括常见的感染性疾病如肺炎、肺结核、支气管扩张症合并感染等及常见的非感染性疾病如肺栓塞、肺部肿瘤、肺动脉高压等，所以在问诊时除了重点详细了解主要症状的特点及伴随症状，还应对上述疾病可能出现的症状和相关原因进行有针对性的询问，以寻找更多的诊断线索。此外，某些循环系统疾病如风湿性心脏病、冠心病等伴心功能不全时也可以胸痛、咯血为主要症状来诊。因此，对既往患病及诊治等情况的详细问诊，对于鉴别诊断非常重要。

（二）问诊主要内容及目的

1. 胸痛的部位及性质，持续时间？与呼吸及体位的关系？ 心绞痛及心肌梗死的疼痛部位多位于胸骨后或心前区，常呈阵发性、压榨样痛，与呼吸及体位无明显关系；肺部肿瘤的胸痛多为持续性闷痛，位置较固定。肺炎、肺结核、胸膜炎、肺栓塞等胸痛多在深呼吸时加重。反流性食管炎的胸痛多为胸骨后烧灼样痛。

2. 咯血量多少？是间断还是持续咯血？咯血与月经周期有无关系？ 支气管扩张症、肺结核患者可有大量咯血。支气管炎、肺炎、肺栓塞、肺部肿瘤一般咯血量较少，常为痰中带血。风湿性心脏病二尖瓣狭窄、左心衰竭时可以咳粉红色泡沫样痰，子宫内膜异位症时，咯血与月经周期有明显关系。

3. 是否伴咳嗽？有无咳痰？ 有咳嗽、咳痰提示呼吸系统疾病的可能性大，如果咳痰量较多、咳黄或脓性痰则提示有呼吸系统细菌感染的可能。应仔细询问咳嗽的性质，咳痰的性状及痰量等。

4. 是否伴发热？ 伴发热通常是感染性疾病的重要特征之一。

5. 有无结核中毒症状？ 午后低热、盗汗、乏力等是结核病的重要征象。

6. 是否伴气短？是活动时气短，还是休息时气短？夜间能否平卧？有无憋醒现象？ 间质性肺疾病、胸腔积液、慢性阻塞性肺疾病（COPD）、心脏病等活动后气短明显，如夜间不能平卧伴有憋醒现象提示心脏病左心功能不全。肺栓塞、气胸患者可出现突发性气短（呼吸困难）、胸痛等。

7. 是否伴喘鸣？ 肺栓塞、心脏病心功能不全、肺部肿瘤压迫气道时可有胸痛伴自己能听到的喘鸣声。

8. 来诊前是否治疗过？用何种药物？反应如何？ 详细了解患者的诊治情况有助于诊断的判断和制定治疗计划。

9. 既往是否有咯血史？是否有支气管扩张症、肺结核、高血压、冠心病等病史？ 既往史的了解有助于临床判断哪个系统疾病的可能性大。

10. 是否吸烟及吸烟量？ 吸烟是慢性阻塞性肺疾病、肺癌等疾病的主要危险因素，对某些疾病的诊断有一定的提示作用。

11. 从事何种职业？ 许多疾病的发生与工作环境有密切关系，询问患者过去和现在的职业、工作情况，有助于对疾病进行全面的判断。

（三）问诊结果及思维提示

问诊结果：患者为办公室工作人员，于入院前1个月无明显诱因自觉胸痛伴周身乏力，胸痛多为阵发性前胸部隐痛，持续时间数小时至数天不等，与呼吸关系不大，偶有心悸，因不影响正常生活，未就诊和治疗。1周前开始出现咳嗽，以夜间入睡前明显，咳少量白痰，间断痰中带血，多为少量陈旧性血块，无发热，活动时气短，能平卧，无夜间憋醒现象。1年前曾在外院行盆腔肿物切除术，术后病理证实为良性（具体不详），否认慢性呼吸系统和心血管疾病史，否认结核密切接触史，无烟酒嗜好。

思维提示：患者既往无风湿性心脏病、冠心病、高血压等病史，胸痛虽为阵发性，但发作持续时间比较长，不太支持心血管疾病所致。患者无发热、无咳黄痰或脓性痰，痰量也不多，呼吸系统感染性疾病的可能性不大，但目前尚不能完全排除病变范围比较小的呼吸系统感染性疾病。下一步体格检查的重点应放在肺部，但因患者1年前曾有过盆腔肿物切除史，自述是良性，未见病理报告，在未得到病理结果或家属证实之前不能除外盆腔肿瘤肺部转移的可能。因此，查体时还应注意触摸浅表淋巴结有无肿大、下腹部有无包块。

三、体格检查

体格检查结果：T 36.5℃，R 22次/分，P 80次/分，BP 120/70mmHg。神志清楚，查体合作，皮肤黏膜无黄染，未见出血点。未触及浅表淋巴结。呼吸略促，口唇轻度发绀。颈静脉无怒张，气管位置居中，胸廓对称，双侧呼吸运动一致，双肺叩诊清音，听诊双肺呼吸音减弱，未闻及干湿啰音，心界不大，心音纯，律整，各心脏瓣膜听诊区未闻及杂音。腹部平软，右下腹可见一约10cm长手术瘢痕，肝脾肋下未触及，腹部未触及包块。四肢、神经系统检查未见异常。

思维提示：根据体格检查阳性体征发现，患者呼吸略促，口唇轻度发绀，双肺呼吸音减弱，证实了患者的主要症状是由呼吸系统疾病引起的，并且可能已经发展到了低氧血症的程度。根据双肺听诊呼吸音均减弱，未闻及干、湿啰音，考虑胸膜病变或肺部弥漫性病变可能性大。首先应进行胸部影像学检查，以确定病变部位和范围，同时进行相关检查，帮助鉴别诊断。

四、实验室和辅助检查

（一）初步检查内容及目的

1. 血常规、血浆D-二聚体 排除感染性疾病和急性肺栓塞的可能。

2. 胸部影像学　明确病变部位和范围。

3. 肺功能检查　明确有无通气功能障碍。

4. 心电图、心脏超声心动图、心功能检查　排除心血管疾病。

5. 动脉血气分析　判断低氧程度及有无呼吸衰竭。

6. 盆腔超声检查　判断肿物有无复发。

7. 痰查结核菌，痰查瘤细胞　帮助判断病因。

（二）检查结果及思维提示

检查结果：①血常规：WBC 7.2×10^9/L，S 62%，L 38%，RBC 3.42×10^{12}/L，Hb 127g/L，PLT 254×10^9/L。②血浆D-二聚体：＜500μg/L。③心电图、心脏超声心动图及心功能检查结果均正常。④肺部HRCT：双肺透过度增强，双肺弥漫分布小囊性透光影，呈弥漫性肺气肿样改变（图82-1）。⑤肺功能：用力肺活量（FVC）占预计值96%，第一秒用力呼气容积（FEV_1）占预计值69%，FVE_1/FVC为56%，一氧化碳弥散量（DL_{CO}）占预计值39%，支气管舒张试验阴性。提示不完全可逆性气流受限，弥散功能重度障碍。⑥动脉血气分析（未吸氧状态）：pH 7.38，PaO_2 62.2mmHg，$PaCO_2$ 36mmHg。⑦盆腔超声：盆腔内可见少量液性暗区，提示少量盆腔积液。

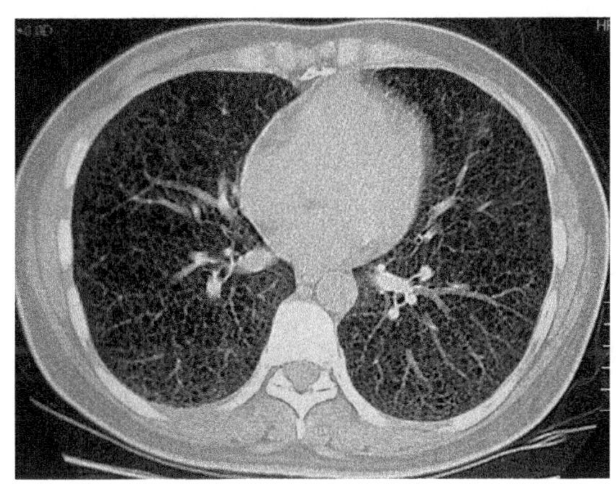

图82-1　肺HRCT

思维提示：检查结果最有助于诊断的是：①肺部HRCT示双肺透过度增强，双肺弥漫分布的小囊性透光影；②肺功能检查提示明显的不完全可逆性气流受限和弥散功能重度障碍；③动脉血气分析示低氧血症。以上三项检查结果，尤其是肺部HRCT所见，将诊断思路集中在4个疾病上：COPD、淋巴管平滑肌瘤病、组织细胞增生症X、系统性硬化症。因为这些疾病均可出现类似的X线影像学所见。根据影像学改变，结合其他检查，目前感染性疾病、肿瘤、肺栓塞等其他疾病均可以排除。

由于患者无主动或长期被动吸烟史，无有害气体、粉尘、生物燃料等危险因素暴露史，年龄刚过40岁，无慢性支气管炎病史，虽然肺功能提示有中度不完全可逆性气流受限，但是COPD的可能性不大。组织细胞增生症X患者多有吸烟史，肺部病变以双上肺为主，与本例患者情况不符。因患者无系统性硬化症的其他临床表现，故不考虑该病的可能。患者为生育期女性，有气短、咳嗽、咯血症状，虽然没有出现过反复气胸，但是临床也应考虑淋巴管平滑肌瘤病的可能性大。因此，临床初步诊断为淋巴管平滑肌瘤病，需要进一步寻找支持诊断的依据，最好能得到病理证实，以明确诊断。

五、进一步检查内容、理由及思维提示

1. 检查内容及理由　肝、胆、脾彩超，腹部增强CT检查，寻找其他部位的病灶。因为淋巴管平滑肌瘤病常伴有腹腔或盆腔淋巴结肿大，可见腹腔或盆腔肿瘤，也可见腹膜后淋巴管肌瘤、肾血管肌脂瘤等，部分患者可出现乳糜性腹水。

2. 检查结果　肝、胆、脾彩超及腹部增强CT均见腹膜后有多组肿大淋巴结，最大直径为1.93cm，密度不均匀，可见不均匀强化。

补充患者手术前腹部及盆腔CT结果。全腹部CT平扫+增强：盆腔右侧可见一囊性肿物、形状欠规则，大小约5.0cm×8.6cm。CT值约8HU，密度欠均匀，似可见分割影，与周围组织分界尚清，病变向上蔓延至腹膜后，并向对侧发展，肿物实质及间隔明显强化（图82-2）。

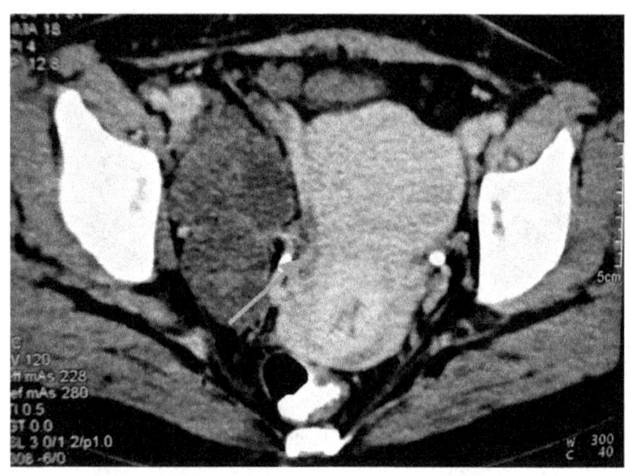

图82-2　全腹增强CT

思维提示：腹部肿大淋巴结的发现支持淋巴管平滑肌瘤病的诊断，但不能完全除外其他部位疾病伴腹膜后淋巴结肿大的可能，尤其是患者1年前进行过盆腔肿物切除术，肿物体积较大，但术后病理尚不清楚，是否与腹膜后肿大淋巴结有关，是否与淋巴管平滑肌瘤病有关，要回答清楚这些问题，必须得到手术病理结果。

六、病理结果及确定诊断

借出1年前手术切除的盆腔肿物病理切片，镜下病理见平滑肌增生，平滑肌组成短的肌束环绕淋巴管周围，淋巴结内也见增生的平滑肌，平滑肌细胞无异型性及核分裂。免疫组化：SMA（±），CD34（－），Desmin（+），EMA（－）。结论：符合淋巴管平滑肌瘤病。

最终确定诊断：淋巴管平滑肌瘤病。

确诊后患者要求出院回当地医院接受孕激素治疗，嘱其出院后门诊定期随访。

七、对本病例的思考

淋巴管平滑肌瘤病（LAM）是一种好发于育龄期女性的罕见疾病，以不典型平滑肌细胞的过度增生为其病理特征，病因不明，推测可能与雌激素有一定的关系。LAM可累及全身多个器官，其中肺脏是最常受累器官，其次是腹后壁。气短（呼吸困难）、咳嗽、咯血、气胸反复发生是肺LAM的常见临床表现。50%以上的患者有气胸史，20%～30%的患者可出现乳糜胸。肺功能改变通常为气流受限及弥散功能障碍，低氧血症等。早期胸部影像学检查可无异常，晚期出现两肺弥漫分布的网状影、网状结节影，囊性变及肺气肿改变等。LAM的诊断有赖于病理学证实。本病目前尚无特效治疗方法，孕激素或促性腺激素释放激素可能有效，由于LAM的肺部影像学表现容易与肺气肿相混淆，有时被误诊为普通肺气肿未予以重视。

本例患者临床症状与许多呼吸系统疾病相似，缺乏特异性，不易与其他有类似症状的呼吸系统疾病鉴别，但影像学检查发现双肺广泛分布的薄壁囊腔样改变，可以将诊断范围缩小，再根据排除诊断法可将诊断范围进一步缩小。在本例患者的诊断思维过程中，重要的是需要掌握哪些疾病可以出现类似的影像学改变，只有掌握了这些疾病及相关知识，才能在诊断思维过程中灵活运用，从而进行合乎逻辑的分析、判断，正确的诊断和鉴别诊断。

LAM可以发生在肺部，也可出现在身体其他部位或器官，当在其他部位或器官发现本病时一定要想到肺部可能受累，因为肺脏是LAM最常受累的器官，应常规进行肺部HRCT检查。如果1年前患者在行盆腔肿物手术病理诊断证实为LAM时就常规进行肺部HRCT检查，肺LAM可能在1年前即被确诊。

病例83 咳嗽、咳痰、发热1个月，伴肺部阴影

患者女性，50岁，于2008年9月4日入院。

一、主诉

咳嗽、咳痰伴发热1个月。

二、病史询问

（一）初步诊断思路及问诊目的

患者为中年女性，近期出现发热伴呼吸系统症状，首先考虑为呼吸系统感染性疾病，因此问诊应围绕发病的诱因、疾病的主要症状和伴随症状、院外的诊疗经过和治疗效果以及主要鉴别诊断疾病的临床表现来进行，以获得对诊断有帮助的线索。

（二）问诊主要内容及目的

1. 发病的诱因，起病前有无气候变化、环境变化、情绪变化，有无受凉、醉酒史等。下呼吸道感染或肺炎的患者常有一定的诱发因素。

2. 起病的时间、情况（缓急）、程度（热度高低）、频度（间歇性或持续性）。发热的热型有时可为疾病的诊断提供帮助，但应明确是否受药物的干扰。

3. 咳嗽的性质、程度、频率及咳痰的颜色、黏稠度和气味，咳嗽性质及痰的性状可为诊断提供帮助，如铁锈色痰为肺炎球菌肺炎的特征。

4. 某些相关体征，如有无盗汗、咯血、消瘦、体重减轻等症状将有助于除外结核等疾病的诊断。

5. 既往的病史，包括患者既往的健康状况和过去曾患疾病，特别是有无呼吸系统的基础疾病，因为慢性的呼吸系统疾病可以导致局部的防御能力下降，易患感染性疾病。

6. 发病前有无环境危险因素接触史，易感人群接触环境危险因素后可诱发相应的疾病，如外源性过敏性肺泡炎。

7. 入院前的用药情况，具体的药品名称及用药的效果，通过了解院外的治疗情况，判断感染性疾病诊断的可能性，并为入院后药物治疗的选择提供帮助。

（三）问诊结果及思维提示

问诊结果：患者为农民，主要从事家务，1年前确诊宫颈癌，给予放疗、化疗，未手术。既往无呼吸系统疾病史，本次发病无明确诱因，发病前无特殊环境物质接触史，起病急，体温最高39.9℃，咳嗽，咳白色泡沫痰，无咯血，自服消炎药（具体不详）未见好转，于当地医院诊断为“肺结核”，给予利福平等药物治疗半个月无好转，后给予头孢哌酮、阿奇霉素治疗，症状无明显缓解，仍有发热、咳嗽、咳痰。

思维提示：通过问诊明确患者既往有宫颈癌病史，放疗、化疗术后，既往无呼吸系统疾病，本次急性起病，发热、咳嗽、咳痰，考虑感染性疾病的可能性大，但不除外特殊病原体感染，如结核、真菌，应通过影像学检查及实验室检查进一步寻找感染的证据以支持诊断。

三、体格检查

（一）重点检查内容及目的

因考虑患者呼吸系统感染的可能性大，故在对患者行系统检查的同时，重点检查胸部的体征，尤其是呼吸音、啰音。同时针对患者既往宫颈癌病史，注意腹部查体的情况。

（二）体格检查结果及思维提示

体格检查结果：T 38.2℃，P 102次/分，R 20次/分，BP 110/75mmHg，神志清楚，自主体位，口唇无发绀，气管居中，胸廓对称，无桶状胸，双侧呼吸运动一致，双肺叩诊呈清音，双肺下部呼吸音弱，左肺下部可闻及干啰音，心率102次/分，律齐，各瓣膜区未闻及病理性杂音，腹平软，无压痛，肝脾肋下未触及，肠音正常，双下肢无水肿，未见杵状指。

思维提示：体格检查结果与呼吸系统感染的诊断相符，T 38.2℃，R 20次/分，双肺呼吸音弱，左肺下部可闻及干啰音，提示气道内可能有分泌物或炎症所致痉挛。心脏、腹部检查未见明显异常。

四、实验室检查及影像学检查

（一）初步检查内容及目的

1. 血常规　进一步证实感染性疾病。
2. 痰涂片查抗酸杆菌、真菌、细菌　明确感染的病原。
3. 支原体抗体、军团菌抗体、病毒抗体系列　除外非典型病原体感染。
4. 血培养、痰培养　明确感染的病原。
5. 胸部影像学检查　明确诊断与评价病情。
6. 血气分析　评价病情。

（二）检查结果及思维提示

检查结果：①血常规：WBC 10.6×10^9/L，S 78.31%，L 20%，M 2%，RBC 4.01×10^{12}/L，Hb 94g/L，PLT 321×10^9/L。②痰涂片查细菌：见到革兰阳性球菌。③痰涂片查抗酸杆菌：阴性。④痰涂片：未见到真菌菌丝及孢子。⑤血培养、痰培养：结果待回报。⑥动脉血气分析：pH 7.41，PaO_2 80mmHg，SaO_2 96%，$PaCO_2$ 35mmHg。⑦肺CT（2008-09-05）：右肺下叶可见一致密阴影，CT值32Hu，左肺下叶内侧基底段可见一半圆形实质致密影，CT值27Hu，纵隔淋巴结肿大（图83-1）。

思维提示：①末梢血白细胞总数及分数均轻度升高，支持感染性疾病的诊断；②胸部CT显示，双肺下叶致密阴影，结合患者的病史和体格检查结果，考虑肺部感染性疾病的可能性大，进一步的处理应是给予经验性抗感染治疗，并进一步完善病原学检查。

五、治疗方案及理由

（一）方案

莫西沙星，0.4g，每日1次，静脉滴注。

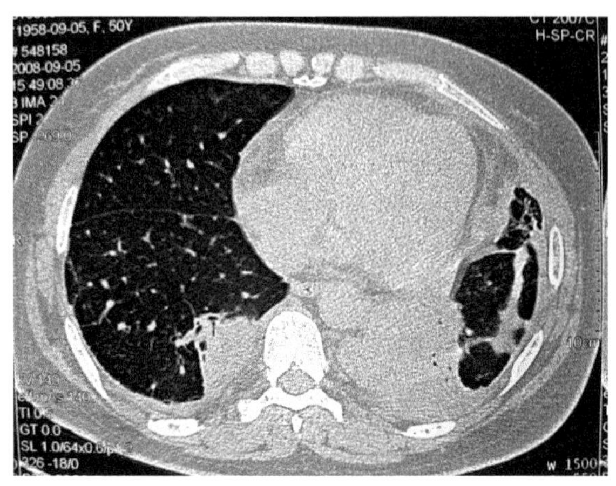

图83-1 肺CT（2008-09-05）

（二）理由

患者在院外应用头孢哌酮/他唑巴坦及大环内酯类药物治疗无明显好转，给予广谱强效抗生素治疗，尽可能覆盖大部分的病原体，包括非典型病原体。

六、治疗效果及思维提示

经莫西沙星抗感染1周症状无明显好转，体温无下降，仍有咳嗽、咳痰症状，偶有痰中带血丝。

此间检查结果：血培养未生长细菌；反复痰涂片查抗酸杆菌阴性；痰菌培养未生长细菌。

肺增强CT（2008-09-12）：左肺下叶病变略缩小，其内液化坏死较前明显，右肺下叶病变似有增大（图83-2）。

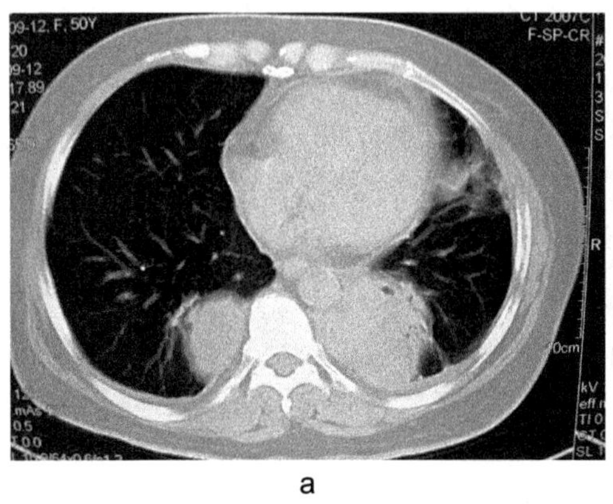

a

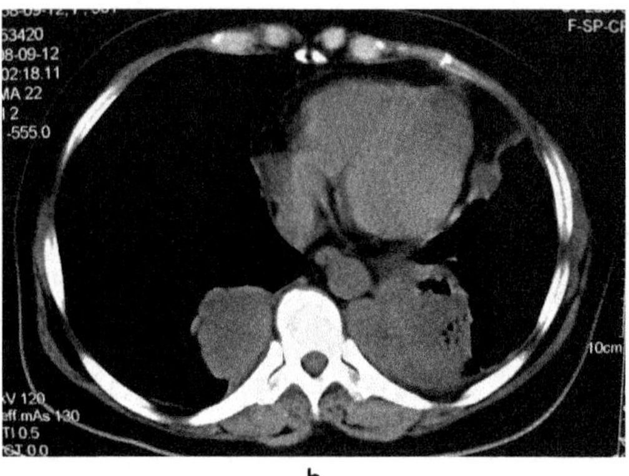

b

图83-2 肺增强CT（2008-09-12）

思维提示：患者初诊肺部感染性疾病，经系统抗感染治疗无好转，影像学无改善。考虑如下几个问题：①非典型病原体感染，但化验回报支原体抗体、军团菌抗体均正常，诊断依据不足；②真菌感染，完善1,3-β-D葡聚糖检查以协助诊断；③有无肺外因素导致的发热，重点检查有无子宫、附件周围的化脓性疾病，行妇科B超检查，请妇科会诊协助诊治。

结果提示：1,3-β-D 葡聚糖＜1pg/ml，复查支原体，病毒抗体系列均正常。妇科B超及妇科会诊意见：宫颈癌局部复发？但局部无脓肿形成。

补充上述临床资料后，诊断思路变得清晰，患者的病史、临床特点及经验性抗感染治疗的疗效均提示肺部转移性肿瘤的诊断，进一步需病理学诊断，应进行经皮肺活检检查。

2008 年 9 月 19 日肺活检回报：恶性肿瘤，分化较低，考虑宫颈癌转移可能性大。

七、最终诊断

宫颈癌肺转移，肺部感染。

八、对本病例的思考

1. 病例的临床特点为双肺阴影、高热，首先考虑为感染性疾病，经系统抗感染治疗无明显效果，应考虑其他原因所致发热。

2. 患者有基础疾病—宫颈癌，放、化疗术后，妇科检查提示局部复发，应考虑远处转移、周身转移造成发热的可能性。

3. 宫颈癌常见的转移方式为直接蔓延与淋巴结转移，血行播散少见，多见于晚期病例，且肺部转移病灶所致症状多为咳嗽、胸痛、咯血，而发热少见。

4. 本例患者有宫颈癌病史，现在有局部复发及远处转移，预后不良。

5. 当肺部病变性质不明确，又接近胸膜，应考虑肺活检尽早明确诊断。

病例84 阵发性呼吸困难2个月

患者男性，50岁，于2006年4月15日入院。

一、主诉

阵发性呼吸困难2个月。

二、病史询问

（一）初步诊断思路及问诊目的

患者为中年男性，新近出现呼吸道症状，按常见病优先考虑的原则应将呼吸道疾病放在首位，如支气管炎、支气管哮喘、肺栓塞等，同时因患者已中年，还应考虑有无心血管系统疾病所致呼吸困难。因此，问诊目的主要围绕呼吸困难发生的诱因、呼吸困难发生的缓急是突然发生、缓慢发生还是渐进发生或者有明显的时间阶段性、呼吸困难与活动和体位的关系、伴随症状，以及诊疗经过及疗效等问题展开，并兼顾重要鉴别疾病的临床表现寻找证据。

（二）问诊主要内容及目的

1. 既往疾病史　有无吸烟、慢性阻塞性肺疾病、高血压、冠心病、支气管哮喘等病史，有无过敏史。

2. 发病前是否有受凉、感冒或醉酒史？　下呼吸道感染或肺炎患者常有一定的诱发因素；醉酒后的误吸可导致吸入性肺炎。

3. 呼吸困难发生的诱因如何？　若先有“感冒”诱因，后出现气短，常常为呼吸系统疾病及心血管系统疾病所致呼吸困难的重要依据，而以过劳、情绪激动为诱因通常为心源性呼吸困难。

4. 呼吸困难发生的时间及与体位的关系　夜间不能平卧、夜间憋醒，此类呼吸困难多为心源性呼吸困难。

5. 有何伴随症状？是否伴有发热、胸痛、咳嗽、咳痰，咳痰的性质；有否咯血，咯血量及咯血性状等？　伴发热、咳嗽、咳痰，可为COPD、支气管哮喘、支气管炎所致肺源性呼吸困难，或肺部感染造成的心源性呼吸困难；伴胸痛、咯血可为肺栓塞所致呼吸困难。

6. 有无糖尿病、肾病、血液病、静脉血栓以及有无药物、毒物摄食史，有无头痛、意识障碍、颅脑外伤史等　相关基础疾病及药物、毒物接触史、外伤史询问可以为除外中毒性呼吸困难、血液病及神经系统疾病所致呼吸困难提供依据。

7. 入院前经过何种检查、结果如何及治疗情况？　了解院外发作时经过何种检查及治疗，为进一步诊治提供帮助。

8. 从事何种职业？有何特殊爱好？　了解有无职业接触史，有无饲养鸽子、接触发霉干草、谷物、种植蘑菇、接触皮毛等历史，可除外与此相关的间质性肺疾病。

（三）问诊结果及思维提示

问诊结果：患者为司机，无饲养鸽子爱好，否认特殊接触史。既往吸烟20余年，10支/日，不饮酒，无呼吸系统疾病。近2年来发现血压高，BP 140～150/80～90mmHg，因症状不明显未系统治疗，否认冠心病、肾病、糖尿病、静脉血栓等病史。2个月前于洗浴过程中突发胸闷、气短、呼吸困难，心慌，持续10余分钟逐渐缓解，无咳嗽、咳痰、胸痛、咯血及发热等症状。起初未介意，以后重复发生两三次，有夜间发作，症状轻重不一，持续时间未超过1小时，发作后曾于当地医院行胸片、心电图等常规检查，除发现血压高、心率快（具体不详）之外，无特殊所见，为进一步明确诊断入院。

思维提示：通过问诊可明确患者既往无呼吸系统疾病，发现血压高2年未治疗，否认其他慢性疾病史，否认特殊物质接触史。本次发病为无明显诱因出现胸闷、呼吸困难，伴心悸，可自行缓解。2个月内反复发作，但无明显呼吸系统感染症状，应在入院期间仔细观察有无呼吸困难发作，发作的特点，尤其发作时肺部啰音及心脏情况，并通过实验室检查寻找有无支气管哮喘，尤其是不典型哮喘及肺栓塞的证据，同时应该注意除外心源性呼吸困难。

三、体格检查

（一）重点检查内容及目的

考虑患者有支气管哮喘、肺栓塞的可能以及不能完全除外心源性呼吸困难，因此在对患者进行系统地、全面地检查同时，应注意肺部体征，尤其是有无啰音及其分布情况。同时，为除外心源性呼吸困难对心脏大小、是否有心脏杂音、奔马律及啰音是否分布在双肺底等亦应格外注意。

（二）体格检查结果及思维提示

体格检查结果：T 36.2℃， P 72次/分，R 16次/分， BP 140/90mmHg。神志清楚，呼吸平稳，自主体位。口唇无发绀，气管居中，无三凹征。胸廓对称、双侧呼吸运动一致，无减弱，双肺叩诊呈清音，双肺听诊呼吸音清，未闻及干、湿啰音。心界不大，心音纯，心率72次/分，律齐，未闻及奔马律，各瓣膜听诊区未闻及病理性杂音。腹部、四肢、神经系统检查未见异常。

思维提示：除血压140/90mmHg外，经过初步体格检查未发现与支气管哮喘相对应的体征。如呼吸急促、双肺哮鸣音及水泡音；也未发现发绀、P_2亢进、下肢肿胀等与肺栓塞相符的体征；同时心脏不大，未闻及心脏杂音及奔马律，双肺未闻及湿啰音也不支持心源性呼吸困难的诊断。由此推测可能由于疾病未发作或处于缓解期而未能发现有诊断价值的体征，应该行进一步检查来寻找诊断依据。

四、实验室检查

（一）初步检查内容及目的

1. 血常规　有无炎症及嗜酸细胞升高。
2. 痰或诱导痰检查　寻找支持支气管哮喘的依据。
3. 支气管舒张试验　确诊支气管哮喘。
4. 动脉血气分析　评价病情。

5. 胸部X线检查　了解肺部病变部位及范围。

6. 特异性变应原检测　明确哮喘病因及指导脱敏治疗。

7. 血D-二聚体定量　初步筛查肺栓塞。

8. 心电图　了解有无心律失常等。

9. 心脏超声及心功能　评价心脏大小、射血分数、有无心室心房扩大及肥厚。

10. 下肢深静脉超声　了解有无肺栓塞栓子来源。

（二）检查结果及思维提示

检查结果：血WBC总、分数正常、嗜酸细胞正常；诱导痰检查未见嗜酸细胞升高；血特异性变应原检测正常；血D-二聚体正常范围；肺功能检查示FVC、FEV_1均正常，小气道功能轻度下降，舒张试验阴性；血气分析、胸片及肺CT均正常；心电图示大致正常；心脏超声及射血分数也在正常范围；双下肢静脉超声未发现血栓形成及侧支循环。

思维提示：根据病史及体格检查，主要针对支气管哮喘、肺栓塞进行了常规检查。常规实验室检查未能找到支持支气管哮喘、肺栓塞及间质病的证据；也未发现心脏有任何疾病证据，基本可以除外心源性呼吸困难的诊断。但为了进一步除外隐匿型哮喘及肺栓塞，做了支气管激发试验、肺动脉3D增强CT检查及肺通气灌注扫描。同时患者症状逍遥，入院后无呼吸困难、胸闷、气短发作，故未予特殊治疗。

五、再次检查结果及思维提示

由于支气管激发试验、肺动脉3D增强CT及肺通气灌注扫描均正常，可以除外最初考虑的支气管哮喘、肺栓塞之诊断，同时原有检查也除外了心源性呼吸困难的诊断。我们开始重新复习病史及体格检查，患者既往健康，发现血压高2年，2个月来呈发作性胸闷、气短，不伴有喘鸣，平时无任何不适症状，另外患者也无中毒性、血液病及神经因素所致呼吸困难的证据，在推测由精神因素（如癔症）所致呼吸困难前还应尽可能查找病因。根据患者血压高和发作性胸闷、气短，由此我们想到了有无嗜铬细胞瘤的可能。

针对于此，进一步检查结果：血浆儿茶酚胺升高，尿儿茶酚胺及其代谢产物升高，腹部B超及CT示“右肾上腺占位性病变”，病灶大小约1.5cm，根据病史及腹部超声所见，诊断考虑为右嗜铬细胞瘤。后来患者转泌尿外科手术治疗，术后病理证实为嗜铬细胞瘤。

六、对本病例的思考

嗜铬细胞瘤是源于肾上腺髓质、交感神经节、旁交感神经节或其他部位的嗜铬组织的肿瘤。由于瘤组织可阵发性或持续性地分泌大量去甲肾上腺素和肾上腺素，以及微量多巴胺，临床上易呈阵发性或持续性高血压、头痛、多汗、心悸及代谢紊乱症状群；此外，瘤体尚可分泌血管活性肠肽、脑啡肽、ACTH、5-羟色胺、降钙素和其他物质，故使其临床表现呈多样性和复杂性，诊断难度也相应增加。

在最初将支气管哮喘、肺栓塞、肺间质病、心源性呼吸困难及由中毒性、血液病及神经因素所致呼吸困难一一排除后，曾一度考虑是否为精神因素（癔症）所致呼吸困难，而经扩大诊断思路，进一步检查发现了病因所在。本例给予我们的提示是虽然“常见病总是常见的”，但“少见病”毕竟是存在的，不要将思路局限于本专业疾病或其他专业常见病范畴内，一定要放宽视野，不放过病史及体格检查中任何一点异常，针对已发现的细微异常之处，深入思考，将它们有机地结合起来，突破本专业的限制。

病例85 呼吸困难伴胸痛，胸腔积液合并肺门纵隔淋巴结肿大

患者女性，56岁，于2008年8月1号入院。

一、主诉

呼吸困难伴胸痛2个月。

二、病史询问

（一）初步诊断思路

呼吸困难多由呼吸系统和心血管系统疾病引起，绝大多数呼吸系统疾病可引起呼吸困难。而能引起呼吸困难的心血管疾病主要是左心功能不全。因此，从接触以呼吸困难为主要症状的患者那一刻起，就不要忘记与心源性呼吸困难相鉴别。

（二）围绕主诉进一步询问

1. 发病前有无诸如受凉感冒、劳累等诱因？ 呼吸困难是突然发生还是逐渐发生？是否于活动后加重，是否与体位有关，如能否平卧或平卧后加重？是否有夜间阵发性呼吸困难？是否为进行性加重，胸痛的部位、性质及持续的时间，是否与呼吸动度有关？有无发热？是否伴咳嗽，咳痰以及痰的颜色、性状？有无咳浆液性白色或粉红色泡沫痰？

2. 入院前的检查和用药情况？ 通过了解院外检查和治疗的情况来探寻诊断的线索。

3. 既往是否有高血压、冠心病等心脏疾患？有无结核接触史及药物、食物过敏史？

4. 何种职业及环境因素？ 诸多呼吸系统疾病与职业相关，应询问工种、劳动环境、对工业毒物的接触情况及时间等。

（三）问诊结果及思维提示

问诊结果：患者于2个月前无明显诱因逐渐出现气短，以活动后明显，伴胸痛，与呼吸动度无关，偶咳黄白色黏痰，无咯血及发热。可平卧，无夜间阵发性呼吸困难。当地肿瘤医院行肺CT检查诊断为“肺癌，胸腔积液”，给予抗肿瘤化疗一个半月，自诉症状曾一度好转，近1个月气短加重，出现胸闷、喘鸣，外院行肺CT检查显示“病变较前加重”，为求进一步诊治来诊。发病以来体重无明显减轻。

患者既往高血压病10年，间断应用降压药（具体不详），血压控制情况不详。父母均有高血压病因脑出血去世。糖尿病10年。否认结核及粉尘接触史。

思维提示：①患者有咳嗽、咳黄痰，表明存在呼吸道感染；②根据患者高血压、糖尿病多年的病史，结合其呼吸困难的症状，心源性呼吸困难不能排除。下一步可在检查肺部的同时关注心脏体格检查及心彩超+心功能检查以明确心脏状况。

三、体格检查

（一）重点检查内容及目的

应重点关注浅表淋巴结（如锁骨上淋巴结）、肺部叩诊、呼吸音的强弱、啰音及其分布和胸膜摩擦音的情况。心脏查体需注意心界的大小，心率、节律及是否有奔马律，以判断是否有心功能不全的存在。

（二）体格检查结果及思维提示

体格检查结果：T 36.5℃， P 90次/分， R 20次/分， BP 160/100mmHg。未触及浅表淋巴结，神清，自主体位， 口唇无发绀。气管居中。右下肺叩诊浊音，听诊右下肺呼吸音减弱，未闻及干湿啰音，心率90次/分，律齐，各瓣膜听诊区未闻及病理性杂音， 腹平软，肝脾肋下未及。双下肢略有水肿，未见杵状指（趾）。

思维提示：查体结果发现患者的血压仍然较高，但心界不大，心率不快，未闻及奔马律及肺底啰音，目前不支持心源性呼吸困难，但要排除心源性呼吸困难尚需要心脏彩超的确认。

四、实验室和影像学检查

（一）初步检查内容及目的

1. 血常规　检查是否存在感染，有无贫血。
2. 动脉血气分析　评价病情，明确是否存在缺氧及其严重程度。
3. 肝肾功能　明确肝肾有无受累。
4. 痰查结核菌，PPD试验　帮助明确是否存在结核感染。
5. 痰脱落细胞，肿瘤标志物，肝胆脾胰双肾彩超　明确是否存在肿瘤。
6. 心彩超+心功能，心电图　评价心脏状况。
7. 肺功能　评价病情程度。
8. 肺CT　明确诊断，了解病变部位和范围。

（二）检查结果及思维提示

1. 血常规　白细胞10.1×10^9/L，中性粒细胞72%。
2. 痰查结核菌及PPD试验均阴性。
3. 痰查瘤细胞，肿瘤标志物，肝胆脾胰双肾彩超均未见异常。
4. 心彩超+心功能及心电图　正常。
5. 肺功能　混合性通气功能障碍和轻度弥散功能障碍。
6. 肝肾功能无异常，血气分析正常。
7. 胸腔积液检查　为渗出液，未查到结核菌和瘤细胞。
8. 肺CT　双肺门及纵隔淋巴结肿大，双肺内可见斑片影及条索影，双肺下野见弥漫小结节影，右肺膨胀不全，右胸腔积液（图85-1、图85-2）。

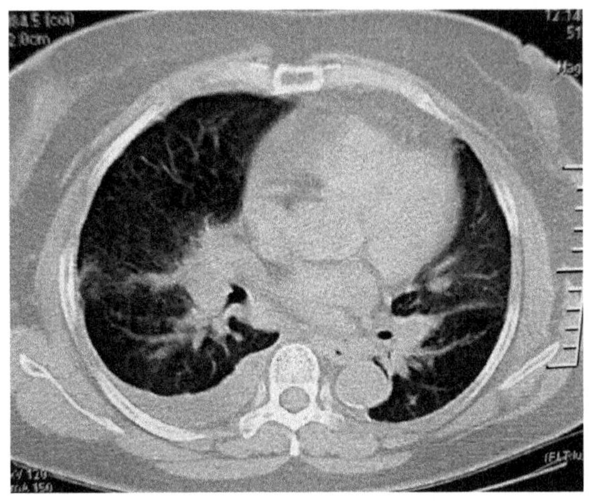

图85-1 肺CT（1）

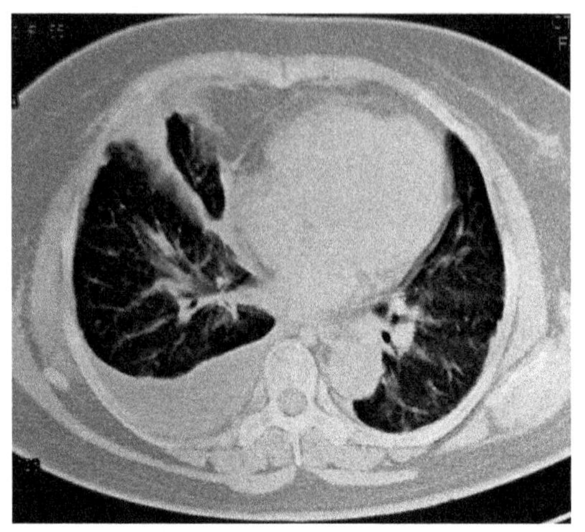

图85-2 肺CT（2）

思维提示：肺CT示双肺门增大伴纵隔淋巴结肿大，肺功能显示混合性通气功能障碍和轻度弥散功能障碍，心脏彩超及心功能正常，不支持心功能不全的诊断。但住院期间，经追问病史发现右上臂伸侧可触及皮下多发小结节，经询问2年前双上臂曾出现粟粒大红疹。我们知道，有一种肉芽肿类疾病称为结节病，可累及包括肺脏的多个系统，皮肤受累时可出现皮疹及皮下结节。但仍有一些疑点需要关注：

1. 结节病患者合并胸腔积液者少见，仅占0.5%～1.5%。

2. 与肺门淋巴结肿大相鉴别的疾病尚有：①肺门淋巴结核：常有结核中毒症状，PPD多为阳性（结节病患者PPD试验多是阴性），肺门淋巴结肿大多为单侧，或双侧不对称性肿大。②淋巴瘤：常有全身症状，胸内淋巴结肿大多为单侧或双侧不对称肿大，常累及上纵隔、隆突下等淋巴结。③肺门与纵隔转移瘤：常有相应的原发病的症状和体征，病变发展的较快肺门淋巴结肿大多为单侧，或双侧不对称性肿大。因此，下一步可行血生化、胸腔积液常规、胸腔积液查瘤细胞及肺部增强CT和纤维支气管镜肺泡灌洗搜集有关证据。

3. 患者痰查结核菌，PPD试验阴性，结核抗体检测及胸腔积液查结核菌均未见异常，结合既往病史肺结核的可能性不大。

（三）进一步检查内容与目的

1. 血钙、24小时尿钙及血SACE 对于判断结节病活动性和预后的判断有意义。

2. 纤维支气管镜肺泡灌洗及肺增强CT 有利于肺结节病或肺肿瘤的鉴别。

3. 皮下结节病理活检 明确病变性质。

（四）检查结果

1. 24小时尿钙 3.45mmol/L。

2. 血钙正常。

3. 血清血管紧张素转换酶（SACE） 95U。

4. 肺部增强CT 右侧胸腔积液，双肺门及纵隔淋巴结肿大，双肺内可见结节影，斑片影及条索影，未见增强。

5. 纤维支气管镜肺泡灌洗及经支气管肺活检（TBLB） 右侧支气管黏膜不光滑，管腔通畅，未见阻塞与狭窄，BALF液中：淋巴细胞35%，巨噬细胞65%，$CD4^+$：35%，$CD8^+$：23%，$CD4^+ > CD8^+$。纤维支气管镜病理诊断（TBLB）：结节病。

6. 皮肤病理活检 符合结节病。

五、最终诊断

结节病。

六、治疗

（一）初步治疗（入院治疗）

1. 抗感染 头孢呋辛1.5g，每日2次，静脉滴注。

2. 降压 硝苯地平控释片30mg每日1次口服。

选择治疗方案的理由：患者咳嗽，有黄痰，存在呼吸道的感染，感染属于社区获得性感染，应用第二代头孢菌素可覆盖球菌及杆菌。

（二）诊断后治疗方案

考虑患者有糖尿病，给予小剂量美卓乐16mg每日1次口服，结合使用钙剂、胃黏膜保护剂，监测血糖、血钙、血压。

思维提示：判断结节病是否具有活动性的依据有：病情进展，血SACE活性增高，高钙血症，ESR增快，BALF液中淋巴细胞增多，$CD4^+ > CD8^+$。但明确诊断主要依赖于组织的活检病理检查。结节病患者临床过程和表现差异很大，自然缓解率高，结节病的治疗目前尚缺乏对所有患者均适合的治疗方法，皮质激素是结节病的首选治疗药物，但在治疗前要充分权衡治疗利弊。在无重要脏器侵犯的情况下，不予治疗也是临床处理结节病的策略之一。本患者症状明显，且有皮肤受累及胸腔积液，可给予激素治疗，但考虑到患者有高血压、糖尿病史，因此在选用激素治疗时应酌情减量。使用美卓乐16mg每日1次，结合使用钙剂，胃黏膜保护剂。监测血压、血糖、血钙的变化。1个月后复查评价疗效，逐步减量，至维持2.5～5mg/d。疗程不少于1年，通常至少需要1～1.5年，部分患者可延长至2年。70%的患者在治疗4～8周内可有明显症状改善，但若治疗3个月仍无反应者，即使再延长疗程也不可能有反应，应快速减量至停用，治疗过程中应注意全身长期应用激素可并发多种副作用。停药后应定期随访，观察病情复发和是否有新的系统和器官受累，随访观察时间至少3年。

七、对本病例的思考

结节病是一种原因未明的以非干酪样肉芽肿为病理学特征的多系统和多器官受累的肉芽肿性疾病，其临床表现多样，也可以无明显临床症状。本例患者以气短入院，既往患者高血压病多年且控制不佳，曾疑为心源性因素所导致的呼吸困难。但随着肺CT结果的回报，诊断的方向才开始变得清晰起来。结节病临床诊断的重要依据是两侧肺门及纵隔对称性淋巴结肿大，但并不具有特异性。本例在追问病史后，发现皮下结节成为诊断的重要线索。因此，在怀疑结节病时，应注意寻找肺外的临床表现。

病例86 气短、胸痛2个月，进行性贫血

患者男性，76岁，于2007年9月14日入院。

一、主诉

气短、胸痛2个月。

二、病史询问

（一）初步诊断思路及问诊目的

气短、胸痛多由呼吸系统疾病、心脏疾病引起。应主要围绕上述系统的疾病特点展开问诊。

（二）问诊主要内容及目的

1. 首先询问呼吸困难是隐匿起病还是急性起病？是持续性发作还是间歇发作？ 急性起病可能为自发性气胸；急性起病伴咳嗽、咳痰、发热可能为肺炎；伴咯血及一侧下肢肿胀可能为肺栓塞。隐匿起病者可能为间质性肺炎、胸腔积液。发作性呼吸困难、发作间期无症状则为支气管哮喘。

2. 询问呼吸困难发生的诱因，包括有无引起呼吸困难的基础病因和直接诱因，如心、肺疾病、肾病、代谢性疾病病史和有无药物、毒物摄入史及头痛、意识障碍、颅脑外伤史。

3. 询问呼吸困难与活动、体位的关系 如有夜间阵发性呼吸困难，坐位或双下肢低垂后可减轻见于左心衰竭。活动后气短、心悸、发绀、反复双下肢水肿常见于右心衰竭。

4. 胸痛的特点，如疼痛部位、性质、持续时间、诱发因素、与呼吸的关系等。心绞痛时疼痛多位于心前区，闷痛或刺痛多见，持续数秒至数小时，常于情绪激动和劳累后出现，屏气时疼痛无减轻；胸膜痛的特点为疼痛在咳嗽或深吸气时加重，屏气时减轻。

5. 在当地医院诊治情况 患者在当地拍胸片、生化检查及药物的使用情况有助于初步判断病情及指导下一步的治疗。

6. 一般状态 患者的精神状态，饮食、二便的情况，体力和体重的情况有助于判断病情的严重程度和进展情况。

7. 既往史 患者为老龄，可能存在引起呼吸困难的基础疾病如高血压、冠心病、COPD等，应着重询问。

（三）问诊结果及思维提示

问诊结果：患者2个月前无明确诱因感气短，活动后加重，无喘息，无发热，无咯血，无下肢肿胀，偶轻咳，几乎无痰，无夜间阵发性呼吸困难，偶感胸痛，多为闷痛，呈持续性，与情绪激动和劳累无关，偶有深吸气时加重。发病初期疼痛部位在右上胸部，近2周出现左季肋部疼痛。患者在当地拍胸片发现右侧胸腔积液，曾先后4次抽胸腔积液，每次为400～500ml，每次间隔4～5天。现右侧胸腔积液明显减少已经不宜穿刺。胸腔积液为淡黄色，常规为蛋白28g/L，Rivalta反应为阳性，细胞数为580×10^6/L。4次胸腔积液中均未查到癌细胞。患者在当地医院四联抗结核治疗（RFP，INH，PZA，EMB）1个月，复查肺CT左侧亦出现胸腔积液。且患者自觉乏力、呼吸困难的症状无改善。为进一步诊治入院。发病以来自觉体力下降明显，乏力，食欲差，体重下降约5kg。既往健康，无慢性疾病

如高血压、冠心病、COPD等病史，无药物、毒物摄入史及头痛、意识障碍、颅脑外伤史。但4个月前曾出现右腹部疼痛，当地医院按照“胆囊炎”抗感染治疗2周后疼痛症状消失“治愈”。

思维提示：①患者呼吸困难为隐匿起病，为活动后气短，呈持续性进行性加重。无喘息，无发热，无咯血，无下肢肿胀，偶轻咳，几乎无痰。以上症状基本可除外支气管哮喘、肺结核、肺炎、急性自发性气胸、肺栓塞等。②患者既往身体素质较好，无引起呼吸困难的基础病因如心、肺疾病、肾病、代谢性疾病病史，无药物、毒物摄入史及头痛、意识障碍、颅脑外伤史。③患者无高血压及夜间阵发性呼吸困难等左心衰竭的表现。但近期反复出现双足部和踝关节水肿，抬高足部水肿可消失。提示应注意寻找足部水肿的原因，尤其是应注意除外右心功能不全。④患者胸痛多为闷痛，呈持续性，与情绪激动和劳累无关，偶有深吸气时加重。发病初期疼痛部位在右上胸部，近2周出现左季肋部疼痛。疼痛部位不固定，提示可能出现新的病灶。⑤在当地医院诊治情况：患者在当地拍胸片发现右侧胸腔积液，曾先后4次抽胸腔积液，每次为400～500ml，每次间隔4～5天。现右侧胸腔积液明显减少已经不宜穿刺。胸腔积液为淡黄色，常规为蛋白28g/L，Rivalta反应为阳性，细胞数为580×10^{6}/L。4次胸腔积液中均未查到癌细胞。患者在当地医院四联抗结核治疗（RFP，INH，PZA，EMB）1个月，复查肺CT左侧亦出现胸腔积液。且患者自觉乏力、呼吸困难的症状无改善。为进一步诊治入院。⑥患者发病以来自觉体力下降明显，乏力，食欲差，体重下降约5kg。表明在当地医院抗结核治疗效果不佳，提示患者胸腔积液的原因可能不是结核性的，应进一步寻找原因。⑦患者既往健康，无慢性疾病如高血压、冠心病、COPD等。但4个月前曾出现右腹部疼痛，当地医院按照“胆囊炎”抗感染治疗2周后疼痛症状消失。该症状是独立的疾病还是与此次发病相关应予考虑。

三、体格检查

（一）重点检查内容及目的

1. 注意患者是否面色苍白，口唇、甲床是否红润以除外贫血的存在。此患者在外院已经发现双侧胸腔积液，应重点查看是否有心功能不全的征象如颈静脉怒张、肝颈回流征；还应注意双锁骨上淋巴结是否有肿大以除外肿瘤转移的可能。

2. 肺部检查应重点是胸腔积液的体征。

3. 心脏检查　注意心律是否规整，各瓣膜听诊区是否能闻及病理性杂音以除外先天性心脏病或风湿性心脏病的可能。

4. 是否有肝脾肿大和双下肢水肿以除外心功能不全；是否有单侧下肢肿胀以除外肺栓塞。

（二）体格检查结果及思维提示

体格检查结果：T 36.8℃，P 78次/分，R 20次/分，呼吸节律规整，BP 120/80mmHg。一般状态可，平卧位，神志清楚。口唇颜面甲床略苍白，球结膜无水肿，无颈静脉怒张、肝颈回流征阴性，双锁骨上未触及肿大淋巴结。胸廓饱满，双肺叩诊清音，听诊呼吸音普遍较弱，未闻及干湿啰音。心率78次/分，节律规整。各瓣膜听诊区未闻及病理性杂音。腹软，肝肋下未触及。双下肢无水肿，无杵状指。

思维提示：患者面色、口唇、甲床略苍白，有轻度贫血的表现。无颈静脉怒张、肝颈回流征阴性，双锁骨上淋巴结无肿大。以上结果暂未发现右心功能不全、肿瘤转移的直接证据；患者胸廓正常，叩诊清音，双肺呼吸音普遍较弱，未闻及干湿啰音，从胸部检查看患者胸腔积液量并不多；从心脏的检查来看，心率78次/分，律齐，各瓣膜听诊区未闻及病理性杂音，暂无心律失常、心脏瓣膜病的证据；无肝脾肿大和双下肢水肿，可除外心功能不全；无单侧下肢肿胀，暂不考虑肺栓塞。体格检查除发现贫血的证据外，对胸腔积液的原因无直接提示。

四、辅助检查

（一）初步检查结果及目的

1. 血常规　以确定是否存在感染和贫血。
2. 尿常规　初步判断患者足部水肿是否与泌尿系病变有关。
3. 胸片及肺CT　观察肺脏、胸膜和纵隔的情况。
4. 动脉血气　初步判断呼吸困难的严重程度。
5. 心脏扇扫　观察心脏各房室及瓣膜的情况，初步判断是否存在心功能不全。
6. 胸腔积液超声定位　看能否行胸腔穿刺分析胸腔积液性质。
7. D-二聚体定量　筛查是否存在肺栓塞。
8. 肝肾功能检查　除外由肝肾功能不全引起的胸腔积液。
9. 血肿瘤标志物　检查是否有恶性肿瘤的可能。
10. 血结核抗体检测　检查是否有结核的可能。

（二）检查结果及思维提示

（1）复习患者在当地医院血常规检查结果发现：2个月前白细胞总数$6.98\times10^9/L$，Hb 125g/L，PLT $289\times10^9/L$；1个半月前白细胞总数$7.68\times10^9/L$，Hb 105g/L，PLT $219\times10^9/L$；1个月前白细胞总数$5.68\times10^9/L$，Hb 85g/L，PLT $232\times10^9/L$。此次入院血常规白细胞总数$8.54\times10^9/L$，Hb 73g/L，PLT $198\times10^9/L$。血红蛋白呈进行性下降。

（2）尿常规：先后4次尿常规检查均见+-++的尿蛋白。

（3）胸片及肺CT：胸片示双肺纹理略增强，右膈肋角钝（图86-1）。肺CT示右下包裹性积液，肺野及纵隔未见异常（图86-2）。此次入院出现双侧胸腔包裹性积液（图86-3）。

（4）动脉血气：pH 7.342，PaO_2 75.5mmHg，$PaCO_2$ 38.7mmHg。表现为轻度的低氧血症。

（5）心脏扇扫：各房室腔及瓣膜均未见异常。射血分数61%。无心功能不全的证据。

（6）胸腔积液超声定位：双侧胸腔内少量积液，不宜定位，不能行胸腔穿刺。

（7）D-二聚体定量：0.22μg/L，基本可除外肺栓塞的可能。

（8）肝肾功能检查：肝功酶学及胆红质均正常，总蛋白56g/L，白蛋白32g/L；血肌酐86μmol/L，尿素氮8.9mmol/L。

（9）血肿瘤标志物：阴性，未发现恶性肿瘤的证据。

（10）血结核抗体检测：阴性，未发现结核的证据。

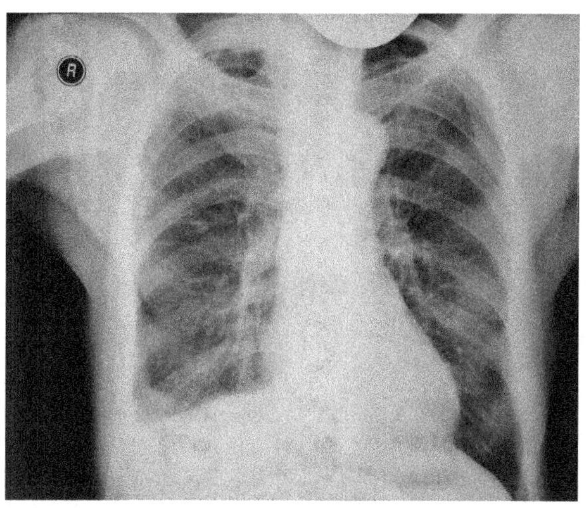

图86-1　治疗前胸片

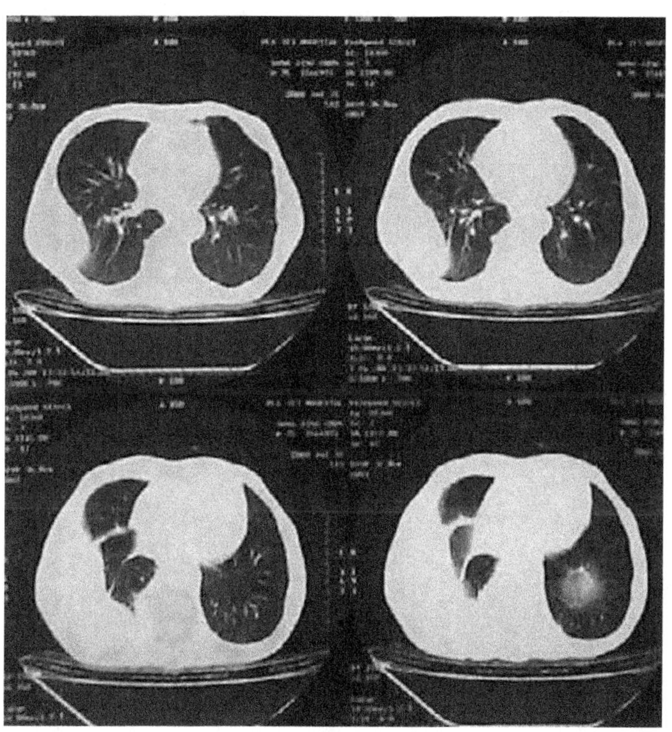

图86-2　抗结核治疗1个月后肺CT

思维提示：通过检查可以除外由心、肝、肾功能不全及肺栓塞引起胸腔积液的可能，目前亦无恶性肿瘤及结核的证据。因胸腔积液量少，不能进行穿刺抽液分析。我们除发现双侧胸腔积液外，患者还有进行性贫血和尿蛋白的异常情况，这两点很难用结核性胸膜炎来解释。我们把检查的重点放在追查贫血和蛋白尿的原因上，希望由此找到胸腔积液的原因。

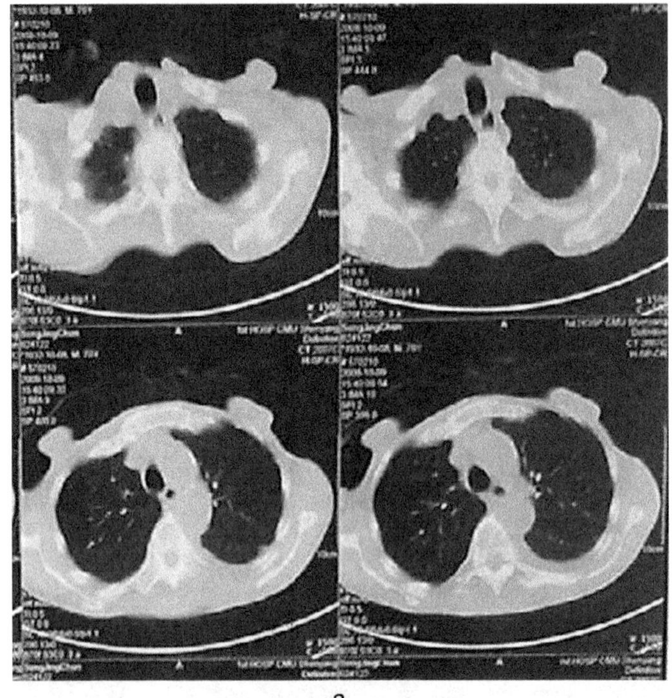

a

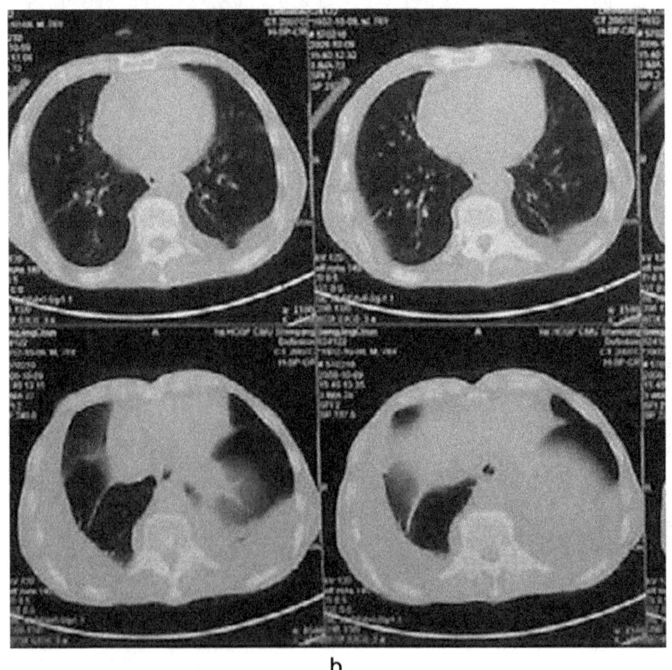

b

图86-3 双侧胸腔包裹性积液

五、再问病史及实验室检查结果

再问病史患者诉4个月前患“胆囊炎”后一直食欲不佳，进食差。且患者住院后第3天突发右下腹剧痛，呈绞痛，不能忍受。查体右下腹局限性压痛，无反跳痛及肌紧张，肠鸣音略亢进，腹平片示右侧部分肠腔内积气，血尿淀粉酶略升高，经会诊诊断为不全肠梗阻。

结合患者进行性贫血，考虑不除外消化系统肿瘤。进行超声胃镜和全腹增强CT未见恶性肿瘤证据。

同时，对尿蛋白的成分进行了分析，发现β_2微球蛋白显著升高，＞1000μg/L的检测限。提示不除外多发性骨髓瘤。因此，就多发性骨髓瘤进行了专项检查。血清蛋白电泳发现固定条带，尿本－周蛋白阳性，骨ECT示脊柱、两侧肩胛骨、两侧肋骨、右侧髂骨体、右侧耻骨显像剂异常浓聚（图86-4）。骨髓细胞检查示浆细胞增生明显活跃，以原幼浆为主，胞体大，呈圆形或类圆形，胞核呈圆形，核仁隐约可见，核染色质细腻，胞质丰富，染灰蓝色，易见泡沫感，可见双核和多核幼浆细胞，诊断为多发性骨髓瘤（彩图86-5）。

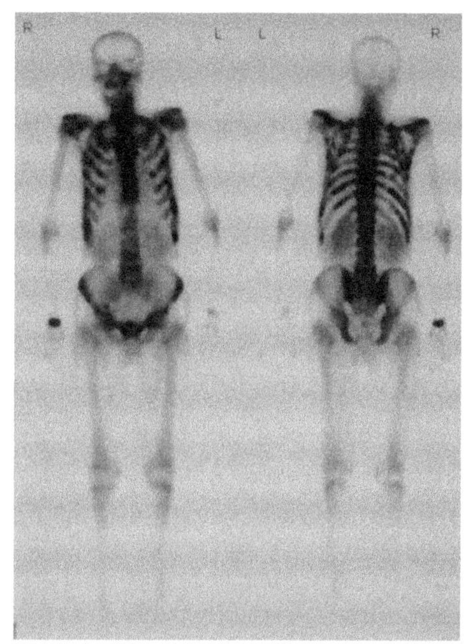

图86-4 骨ECT示脊柱、两侧肩胛骨、两侧肋骨、右侧髂骨体、右侧耻骨显像剂异常浓聚

六、调整治疗方案及疗效

诊断明确后患者进行了化疗，采用分子靶向治疗，应用蛋白酶体抑制剂进行治疗。患者经过一个疗程的治疗后一般状态好转，食欲增加，体力恢复明显，胸痛消失，呼吸困难亦有所缓解。目前处于化疗间歇期，如状态允许可进行下一个疗程。

七、对本病例的思考

本例多发性骨髓瘤以呼吸困难、胸腔积液为首发表现。转移性疼痛、贫血、肾脏损害逐渐发展出来。在患者既往的诊治中贫血和蛋白尿未予重视，因此没有找到疾病的根本原因。对于用一种疾病不能解释的其他症状应继续追查下去，直至找到问题的核心。

病例87 心源性肺水肿患者无创正压机械通气治疗

患者男性，75岁，于2008年4月15日入院。

一、主诉

急性阑尾炎术后第二天，突发呼吸困难2小时。

二、病史询问

（一）初步诊断思路及问诊目的

患者为老年男性，急性阑尾炎术后，急性起病，以呼吸困难为突出的临床表现而请求会诊。首先想到的是患者的呼吸困难是心源性的还是肺源性，这常见于外科术后的老年患者。心源性呼吸困难的常见病因包括：急性心肌梗死、心律失常、液体负荷过多等；肺源性呼吸困难的常见病因是：肺内感染痰液阻塞、支气管哮喘或气道高反应、肺栓塞等。因此问诊时应详细询问呼吸困难发生的诱因、发生的快慢及与活动、体位的关系、治疗经过、既往疾病情况以及伴随症状等，以便收集足够的临床资料来鉴别心源性还是肺源性呼吸困难。

（二）问诊结果及思维提示

问诊结果：患者2天前，以“右下腹疼痛2小时”为主诉入我院急诊科，诊断为急性阑尾炎，急诊手术后，收入普通外科。术后给予第三代头孢菌素抗感染治疗，因暂不能正常进食，静脉给予补液营养支持治疗，近24小时入液量为4200ml，出液量为1800ml。术后偶有咳嗽，咳少量白色痰液，体温波动在37.5～38℃之间。2小时前在大便后，开始自觉胸闷，呼吸困难，不能平卧，给予面罩吸氧后呼吸困难仍无缓解，喉部可闻及喘鸣音，无明显的咳嗽、咳痰。患者既往有大面积心肌梗死病史10年，支气管哮喘病史5年，曾系统治疗，近年来未发作。

思维提示：患者既往有呼吸系统慢性病史，也有心肌梗死病史多年，此次为外科术后突然出现的呼吸困难，住院治疗期间，液体负荷过多，且为用力大便后出现的症状，不能平卧同时还伴有胸闷，所以心源性呼吸困难可能性大。但是患者既往有明确的支气管哮喘病史，喉部可闻及喘鸣音，临床表现上也并没有出现咳粉红色泡沫痰等典型的心功能不全表现，因此肺源性呼吸困难也不能完全除外。

三、体格检查

（一）重点检查内容及目的

虽然患者心源性呼吸困难的可能性大，但是仍需要和肺源性呼吸困难相鉴别，应重点注意肺部体征，尤其是干湿啰音的分布和性质，以及心脏方面的查体，心脏大小，是否有杂音和奔马律等。

（二）体格检查结果及思维提示

体格检查结果：T 37.7℃，R 30次/分，P 130次/分，BP 170/100mmHg。神志清楚，口唇发绀，自主体位。气管居中，胸廓对称，喉部可闻及喘鸣音。双肺呼吸音粗，可闻及广泛的呼气相哮鸣音，双肺底可闻及细小的湿啰音。心界不大，奔马律，各瓣膜听诊区未闻及杂音。腹部加压包扎，伤口无渗出红肿。双下肢轻度水肿。

> **思维提示**：体格检查的结果，尤其是双肺底的湿啰音、奔马律这些阳性体征提示患者急性左心功能不全，心源性呼吸困难的可能性大。口唇发绀提示患者可能还出现了呼吸衰竭、低氧血症。进一步实验室和影像学检查的主要目的是进一步印证诊断，查找导致心功能不全的原因，并且判断病情，尤其是有无呼吸衰竭。

四、实验室和影像学检查

（一）初步检查内容及目的

1. 血气分析　评估病情及有无呼吸衰竭。

2. 心电图　除外恶性心律失常所导致的急性左心衰竭。

3. 床头胸片　了解心脏的情况及肺内的改变，是否有肺水肿的改变及除外呼吸系统的疾病。

4. 肘正中静脉压　了解右心功能和血容量，间接评估左心功能。

5. 心房脑钠肽　鉴别心源性与肺源性呼吸困难。

（二）检查结果及思维提示

检查结果：①动脉血气分析（未吸氧）：pH 7.48，PaO_2 52mmHg，$PaCO_2$ 38mmHg，HCO_3^- 24.1mmol/L。②心电图：窦性心动过速，V_1 ~ V_5导联T波低平。③床头胸片：双肺透光度降低，以肺门为中心的大片云雾状密度增高影（图87-1）。④肘正中静脉压：18cmH_2O。⑤心房脑利钠肽：200pg/ml。

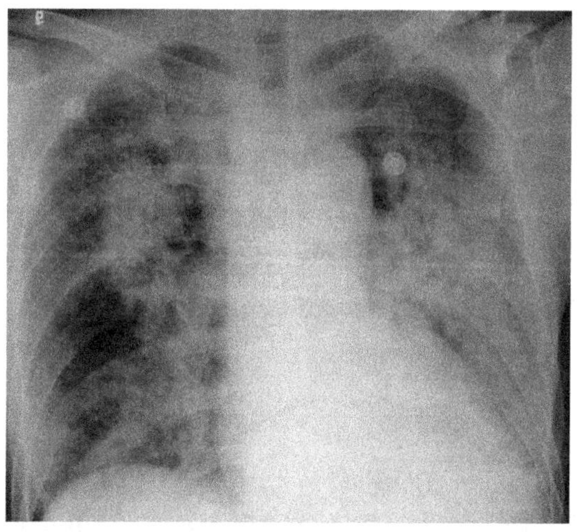

图87-1　床头胸片

> **思维提示**：血气分析显示Ⅰ型呼吸衰竭，分析原因为：急性肺水肿后，肺泡腔内充满渗出液，弥散功能障碍导致气体交换不能正常进行，因为二氧化碳的弥散功能是氧气

的20倍，所以表现为单纯的低氧血症、代偿性呼吸性碱中毒。床头胸片表现为以肺门为中心的大片高密度影，符合急性肺水肿的改变，即所谓"蝶翼样"改变。心电图为窦性心动过速和广泛T波低平考虑为继发改变。肘正中静脉压高于正常值提示右心负荷过重,可能导致左心功能不全。心房脑钠肽（BNP）与左心功能不全的程度呈正相关，BNP＞100pg/ml即可诊断心功能不全。以上检查均支持心源性呼吸困难。

五、初步诊断

结合患者病史、临床表现、体格检查和辅助检查的结果，患者诊断为：急性阑尾炎术后，急性左心功能不全，Ⅰ型呼吸衰竭。考虑左心衰竭的原因是出入液量不平衡，静脉入液量过多，患者剧烈活动为诱因。

六、初始治疗方案和理由

常规纠正心力衰竭治疗。

1. 心脏正性肌力药物　生理盐水20ml+去乙酰毛花苷0.2mg缓慢静脉注射。

患者目前存在严重的低氧血症，而且心电图提示心肌大面积缺血，在这种情况要特别注意洋地黄中毒问题，特别是如果再同时伴有水电解质紊乱低血钾症时更应该谨慎。考虑到患者心肌缺血、缺氧，虽然患者近2周没有洋地黄的用药史，但是为了安全，只给予半量静脉推注。

2. 利尿　呋塞米40mg静脉注射，可大量迅速利尿，以减少血容量，降低心脏负荷，缓解肺淤血。

3. 扩血管　生理盐水50ml+硝普钠50mg泵控静脉推注。

初始量16μg/min，在严密观察下逐渐增至50～100μg/min。用药过程中特别注意严密监测血压。

4. 其他　生理盐水20ml+多索茶碱200mg缓慢静脉推注。面罩10L/min吸氧；端坐位；严格控制入液量。

茶碱不但可以缓解支气管平滑肌痉挛，减轻呼吸困难，还有正性肌力、扩张外周血管和利尿的作用。由于该患者年龄大，既往有慢性肺部疾病，为了避免出现呼吸抑制，并未给予吗啡治疗。

七、治疗效果及调整方案

患者经过上述治疗后，呼吸困难仍无缓解，开始咳粉红色泡沫痰，复查血气分析（10L/min吸氧）：pH 7.45，PaO_2 48mmHg，$PaCO_2$ 43mmHg，HCO_3^- 25.1mmol/L。常规的药物治疗对于该患者而言效果不佳，即使给予了高流量的吸氧（10L/min），低氧血症仍在进一步加重，这种情况下，应考虑给予正压机械通气治疗。

1. 机械通气的治疗作用　主要包括改善气体交换和左心功能。

改善气体交换主要通过以下环节：①改善肺泡和肺间质水肿；②促进水分由肺泡区向间质区分布；③扩张陷闭肺泡；④增加功能残气量和肺组织顺应性；⑤提供高浓度氧；⑥总体上减少肺血流量；⑦也可通过取代或部分取代自主呼吸，降低呼吸肌做功和氧耗量，间接提高血氧。

后负荷既包括动脉的血压，也包括心室壁跨壁压（心室内压减去胸腔压），患者极度呼吸困难时，胸腔负压下降明显，增加了心脏的后负荷、减少了心排出量。适当的机械通气正压可以使胸腔内压下降，则左心室跨壁压下降，后负荷下降。

2. 机械通气的时机和方式　大部分患者经过吸氧、利尿、强心、扩血管、镇静等治疗后可迅速缓解。在重症患者，药物治疗多不能协调血压、心肌收缩力和肾血流量之间的关系，疗效差；若常规氧疗难以纠正才被动应用机械通气，也多不能改善预后。所以应强调及早“主动”应用，特别是呼吸代偿明显，低氧血症有加重趋势的患者，可首选面罩无创通气治疗，有以下情况时应考虑建立人工气道：①严重心律失常；②严重的低氧血症；③出现高碳酸血症；④严重合并症，如严重创伤、大手术、急性肺损伤；或应用镇静－肌松剂抑制了呼吸道分泌物的引流。

3. 面罩无创正压通气治疗及通气参数的调节　通气模式应首选双水平正压通气(BiPAP)，也可以选择其他自主性模式如CPAP和成比例辅助通气等。BiPAP有两种工作方式：自主呼吸通气模式（S模式，相当于PSV+PEEP）和后备控制通气模式（T模式，相当于PCV+PEEP）。因此，BiPAP的参数设置包括吸气压（IPAP）、呼气压（EPAP）及后备控制通气频率。当自主呼吸间隔时间低于设定值（由后备频率决定）时，即处于S模式；自主呼吸间隔时间超过设定值时，即由S模式转向T模式，即启动时间切换的背景通气PCV。

BiPAP参数调节原则：IPAP/EPAP均从较低水平开始，待患者耐受后再逐渐上调，直到达到满意的通气和氧合水平，或调至患者可能耐受的最高水平。该患者给予EPAP压力从6cmH_2O开始逐渐增加至10cmH_2O，考虑到患者为腹部手术后，为了避免导致腹腔内压力过高，所以EPAP的压力没有设置过高，常规可以用到15cmH_2O。同时考虑到患者并没有明显的通气功能障碍，所以压力支持只给予8～10cmH_2O。

机械通气初始阶段，可给高FiO_2（100%）以迅速纠正严重缺氧，随后依据目标PaO_2、PEEP水平和血流动力学状态，酌情降低FiO_2，以尽可能低的吸氧浓度使$SaO_2>90\%$，避免氧中毒。原则上100%氧气吸入不能超过24小时，60%氧气吸入不能超过48小时，50%以下的氧气吸入基本上是安全的。

4. 人机对抗的处理

（1）患者给予无创通气后，呼吸困难明显缓解，监护仪示：HR 100次/分，R 25次/分，SpO_2 93%（FiO_2 50%），BP 120/80mmHg，但患者2小时后再次出现呼吸困难，自觉呼气费力，自主呼吸与呼吸机不同步，气道压力升高。考虑患者为人机对抗。

（2）分析和明确引起人机对抗的原因：能引起人机对抗的原因很多，操作者方面的因素最主要，如触发敏感度设置不当，通气模式选择不当，参数调节不当等；患者方面的因素最常见，如气道分泌物阻塞、炎症、代谢性酸中毒和神经精神因素等；最后排除了操作者和患者方面的因素后，就应该考虑机器方面的因素，如呼吸机的同步性能、连接管路、人工气道等，在上述因素中，影响吸气触发过程的因素最常见，而影响呼气转换的因素最严重，容易导致肺泡压力的急剧升高。

（3）按步骤查找原因：首先应该将患者脱离呼吸机，改用简易面罩加压通气，如果患者症状明显缓解了，则考虑机器方面或者操作者方面的因素；如果抱球通气，患者症状无改善，则考虑患者自身因素。另外将呼吸机连接模拟肺，如果呼吸机正常工作，则考虑人机对抗可能与操作者方面的因素有关。本病例中，呼吸机与模拟肺连接后，呼吸机不能正常吸气到呼气切换，仔细检视呼吸机管道，发现由于湿化过度冷凝水太多，阻塞了平台漏气阀，使气体排出困难。无创通气多采用的是单回路的呼吸管路，患者的呼气全部经过近端漏气阀排出，一旦阻塞后果很严重。

(4) 处理措施：更换了平台漏气阀，降低湿化器的温度后，患者重新接受无创通气治疗，无特殊不适。

5. 机械通气的撤离　对于单纯补液量增多导致的急性左心衰竭患者，肺水肿改善后，机械通气能在较短时间乃至于数小时内撤机。但是对于有基础心脏病变的患者，如果突然撤机，容易导致心脏负荷的突然增加，可能再次诱发心功能不全和呼吸衰竭。所以考虑到本病例的患者年龄大，既往有心肌梗死病史，虽然患者症状明显缓解，但是仍需逐渐降低通气支持，2天后撤离了呼吸机。

八、对本病例的思考

1. 在重症急性肺水肿患者，药物治疗效果较差，应强调及早“主动”应用机械通气，特别是呼吸代偿明显，低氧血症有加重趋势的患者，可首选面罩无创通气治疗。通气模式应首选双水平正压通气（BiPAP），对于腹部手术后的患者，吸气压和呼气压应该适当比正常低一些。

2. 机械通气在急性左心衰竭治疗中，不仅可以改善气体交换，纠正低氧血症，而且对左心功能也有明显的改善。正压通气可以降低胸腔内负压，从而减少回心血量，降低前负荷；并且降低了左心室的跨壁压，降低了后负荷，增加了心排出量。对于有基础心脏病变的患者，即使患者的症状明显缓解了，仍应该缓慢撤机，避免突然撤机，导致心脏负荷的突然增加，可能再次诱发心功能不全和呼吸衰竭。

3. 人机对抗在机械通气的过程中经常出现，要认真分析可能引起人机对抗的原因，按照步骤逐步排查，明确是机器方面、操作者方面还是患者自身因素。无创通气多采用的是单回路的呼吸管路，患者的呼气全部经过近端漏气阀排出，一旦阻塞后果很严重。本病例就是由于湿化过度冷凝水太多，阻塞了平台漏气阀，使气体排出困难，导致患者的人机对抗。

病例88 严重营养不良患者机械通气困难撤机病例

患者女性，70岁，于2006年11月7日入院。

一、主诉

反复咳嗽、咳大量脓痰40年，加重伴呼吸困难1周。

二、病史询问

（一）初步诊断思路及问诊目的

患者为老年女性，以慢性咳嗽、咳大量脓痰为突出的临床症状，考虑患者存在基础的支气管－肺疾病，近1周加重伴呼吸困难，考虑为感染后的急性加重。由于咳大量脓痰，按照常见病优先考虑的原则应将支气管扩张症、慢性肺脓肿和先天性支气管囊肿合并感染放在首位。因此，问诊目的主要围绕咳嗽、咳痰的具体情况、伴随症状、既往史、本次发病的诱因、既往诊治情况等展开。另外应注意和心源性呼吸困难相鉴别。

（二）问诊结果及思维提示

问诊结果：患者40年前受凉感冒后出现咳嗽、咳较多的黄色脓痰，伴发热，在当地医院诊断为“肺内感染”，给予青霉素抗感染治疗后缓解。此后反复出现咳嗽、咳大量脓痰，有时伴发热，应用抗生素治疗后咳嗽咳痰可减轻。近5年来咳嗽呈持续性，晨起咳痰较多，伴有大量脓痰，有时发热，发热时咳嗽加重，痰量增多，间断咯血。1周前，受凉感冒后再次出现咳嗽、咳大量黄色脓痰，伴发热，体温最高38.5℃，在家静脉滴注第三代头孢菌素治疗后症状无缓解，痰液无力咳出，开始出现进行性呼吸困难、夜间可平卧入睡，为进一步诊治入院。患者平素素食，睡眠较差，二便正常。3岁时曾患有麻疹。

思维提示：患者童年时曾有麻疹病史，近40年来，反复慢性咳嗽，咳大量的脓痰，给予抗生素治疗后能缓解，此次以受凉为诱因再次加重伴发热，呼吸困难，考虑为慢性感染性疾病急性加重，其中大部分临床特点符合支气管扩张症的典型临床表现。患者进行性呼吸困难，夜间可平卧，主要考虑是感染的伴随症状，心源性可能性不大，需要下一步的体格检查和辅助检查来证实。应注意患者平素素食，长期呼吸道反复感染，可能会导致营养不良，而营养不良又会反过来加重感染。

三、体格检查

（一）重点检查内容及目的

通过问诊，考虑患者为支气管扩张症的可能性大，因此在对患者进行系统、全面的检查同时，应重点注意肺部体征，尤其是湿啰音。注意心脏体征，如心脏大小、杂音和奔马律等以除外心源性呼吸困难。同时还应注意评估患者的一般营养状况。

（二）体格检查结果及思维提示

体格检查结果：T 38.1℃， R 30次/分，P 105次/分，BP 120/80mmHg。神志淡漠，自主体位，口唇发绀。皮肤黏膜干燥、弹性降低，皮下脂肪菲薄，肋间隙、锁骨上窝明显凹陷。

气管居中，颈静脉轻度怒张，喉部可闻及痰鸣音。呼吸表浅，急促，胸廓对称，双肺呼吸运动一致，双肺可闻及痰鸣音，散在干鸣音。心界不大，心音纯，律齐，各瓣膜听诊区未闻及杂音。腹部凹陷，腹软，肋下未触及肝脾。杵状指（+）。

思维提示： 患者双肺和喉部可闻及痰鸣音，提示有感染，并且患者存在痰液引流不畅；散在干鸣音表明气道内可能有分泌物或炎症所致痉挛；患者口唇发绀、呼吸急促表浅提示病情较重，可能存在呼吸衰竭；肋间隙、锁骨上窝明显凹陷、腹部凹陷则考虑患者存在营养不良；杵状指可以见于支气管扩张症，但应注意同样也可见于慢性肺脓肿、肺癌、肺间质纤维化等。进一步实验室和影像学检查的主要目的是明确患者有无支气管扩张症，感染的范围和程度，并判断病情，评估患者的营养状态。

四、实验室和影像学检查

（一）初步检查内容及目的

1. 血常规　明确患者本次急性加重是否由感染引起的。

2. 动脉血气分析　评估病情，有无呼吸衰竭。

3. 胸部影像学　明确诊断，有无支气管扩张症，除外其他呼吸系统疾病，由于患者病情危重所以只能选择床头胸片。

4. 血清支原体、衣原体、军团菌、病毒抗体，痰涂片、痰培养、痰查结核菌　明确病原学。

5. 常规生化检查　了解是否伴有电解质紊乱、低蛋白血症等。

（二）检查结果及思维提示

检查结果： ①血常规：WBC 15.6 $\times 10^9$/L； S 92%， L 12%， M 3%， E% 2%；RBC 3.2 $\times 10^{12}$/L； Hb 90g/L； PLT 132 $\times 10^9$/L。②胸部X线：双肺纹理增强、紊乱，多个不规则的环形透光阴影，部分可见液平（图88-1）。③动脉血气分析（未吸氧）：pH 7.29， PaO_2 48mmHg，$PaCO_2$78 mmHg， HCO_3^- 28.1mmol/L。④血生化：K^+ 3.15mmol/L，Cl^- 87mmol/L，Na^+ 130mmol/L，血清总蛋白：45g/L，血清白蛋白：23g/L，余大致正常。⑤血清支原体、衣原体、军团菌、病毒抗体阴性。⑥痰涂片：可见革兰阴性杆菌；痰培养：待3天后出结果。

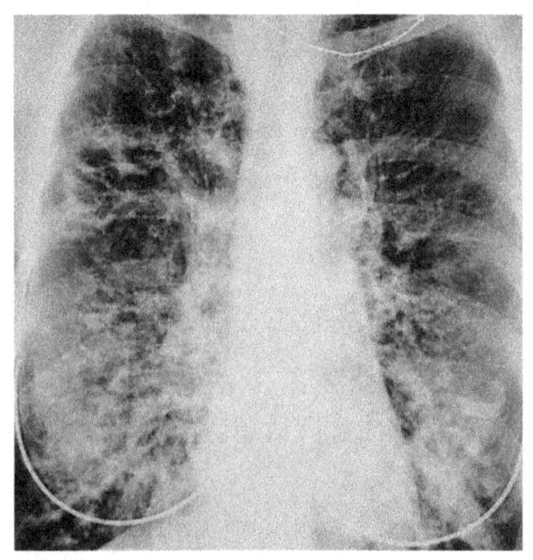

图88-1　胸部正位片

思维提示：血常规提示患者存在感染。血气分析：患者为呼吸性酸中毒、Ⅱ型呼吸衰竭。分析原因可能与长期营养不良，感染后呼吸肌负荷明显增加导致呼吸肌疲劳有关，同时痰液的引流不畅更加重了气道的阻塞，提示患者病情危重。胸部X线证实了患者存在支气管扩张症并合并了感染，最佳的影像学检查应首选肺HRCT，如病情允许应完善。血生化检查提示患者存在电解质的紊乱和低蛋白血症，分析原因可能与长期进食差，而且只进素食，以及反复感染高分解代谢有关。痰涂片见到革兰阴性杆菌提示患者的病原学，可以指导初始治疗。

五、初步诊断

结合患者病史、临床表现、体格检查和辅助检查的结果，诊断为：支气管扩张症合并感染、Ⅱ型呼吸衰竭、呼吸性酸中毒、电解质紊乱、低蛋白血症。

六、初始治疗方案及理由

（一）控制感染

方案：生理盐水100ml + 美罗培南1.0g，每8小时一次，静脉滴注。

理由：患者年老，全身营养状态差，长期反复肺部感染，在家反复应用抗生素无效，辅助检查和体格检查提示患者存在重度感染，痰涂片为革兰阴性杆菌，虽然暂时痰培养结果未回报，临床上判断患者可能为耐药的革兰阴性杆菌感染，加之患者病情危重，合并呼吸衰竭，如果初始治疗不恰当，将严重影响患者的治疗，危及生命，因此我们采用降阶梯治疗的策略，选用强有力的碳青霉烯类广谱抗生素。

（二）舒张支气管，促进痰液排除

方案：盐酸氨溴索30mg每8小时静脉注射；生理盐水2ml+沐舒坦2ml+溴化异丙托品/沙丁胺醇2.5ml每日3次雾化吸入；多索茶碱0.3g每日1次静脉滴注。

理由：患者由于气道敏感性增强或炎症的刺激，出现了支气管的痉挛，双肺可闻及干鸣音，因此给予支气管舒张药，缓解支气管痉挛，同时给予痰液溶解药，有助于痰液的排出。

（三）呼吸支持

方案：经口气管插管，呼吸机辅助通气，容量控制的辅助/控制通气模式，潮气量450ml，呼吸频率14次/分，吸气峰流速40L/min，吸氧浓度40%。

1. 气管插管和机械通气的适应证　由于患者痰量较多、无力咳出，已导致Ⅱ型呼吸衰竭，如不进行气管插管吸出痰液和进行机械通气改善呼吸，将导致患者死亡。

2. 定容与定压的选择　根据吸气向呼气的切换方式不同机械通气模式可分为“定容”型通气和“定压”型通气两种基本大类。在临床上，定容型通气模式应用最为广泛，也为大家熟悉和掌握，选择模式时首先运用自己最熟悉和有把握的通气模式，只有在定容模式的临床效果欠佳或者需要严格控制气道压力的时候，才考虑应用定压模式。

3. 通气模式　辅助控制通气（A/C）是辅助通气（AV）和控制通气（CV）两种通气模式的结合，为ICU患者机械通气的常用模式，可提供与自主呼吸基本同步的通气，但当患者不能触发呼吸机时，CV可确保最小的指令分钟通气量，以保证自主呼吸不稳定患者的通气安全。本病例患者给予机械通气后，观察患者自主呼吸不稳定，因此给予辅助控制通气模式。

七、治疗效果和调整治疗

患者经过上述治疗3天后，病情有所好转，无发热，经气管吸出痰液减少，由黄色转变为白色，复查血气分析：pH 7.36，PaO_2 85mmHg，$PaCO_2$ 42mmHg，HCO_3^- 26.3mmol/L。血常规：WBC 10.9×10^9/L；S 79%。将抗生素降阶梯为：哌拉西林/他唑巴坦4.5g+生理盐水100ml每8小时1次静脉滴注。开始考虑撤机。

（一）筛查试验

导致机械通气的病因好转或祛除后应开始进行脱机的筛查试验，筛查试验包括下列四项内容：

1. 导致机械通气的病因好转或祛除。

2. 氧合指标　$PaO_2/FiO_2>150\sim200$；PEEP $\leqslant5\sim8cmH_2O$；$FiO_2\leqslant0.4\sim0.5$；pH $\geqslant$ 7.25；COPD患者：pH > 7.30，$PaO_2>50mmHg$，$FiO_2<0.35$。

3. 血流动力学稳定，没有活动的心肌缺血。

4. 神志清楚，有咳嗽和自主呼吸的能力。

患者符合筛查试验的4个条件，接下来应进行自主呼吸试验。

（二）自主呼吸试验

符合筛查标准的患者并不一定能够成功地脱机，因此，要对患者自主呼吸的能力作出进一步的判断，目前较准确的预测脱机的方法是三分钟自主呼吸试验，三分钟自主呼吸试验期间医生应在患者床旁密切观察患者的生命体征，当患者不符合下列指标时应中止自主呼吸试验，转为机械通气：①呼吸频率/潮气量（L）（浅快指数）应＜105；②呼吸频率＞8次/分或＜35次/分；③自主呼吸潮气量应＞4ml/kg；④HR应＜140次/分或变化＜20%，没有新发的心律失常；⑤氧饱和度应＞90%。

该患者在脱离呼吸机，侧管吸氧2分钟后，出现呼吸频率明显加快达40次/分，心率增至130次/分(基础心率90次/分)，患者面色潮红，伴有大汗，立即重新连接呼吸机机械通气。

（三）分析撤机失败的原因

本病例患者撤机困难主要是吸气肌疲劳所致的呼吸泵的衰竭。影响呼吸肌力量和耐力的主要因素是：营养不良、电解质紊乱，包括低钾、低磷血症。患者目前存在严重的营养不良和电解质紊乱，如不纠正，撤机不可能成功。

（四）气管切开

由于患者营养状态差、呼吸无力，短期之内无法撤机。对于需要较长时间机械通气的患者，气管切开是常选择的人工气道方式。由于其管腔较大、导管较短，因而气道阻力及通气无效腔较小，有助于气道分泌物的清除，可以减少机械通气天数和ICU住院天数，同时可以降低呼吸机相关性肺炎的发生率，改善预后。因此给予患者气管切开，作长期撤机的准备。

（五）营养支持

1. 分析营养不良的原因　①能量物质摄入减少，患者长期素食，脂肪和蛋白的摄入严重不足，长期慢性疾病也影响了患者的进食；②机体能量消耗增加，患者气道阻力增加和胸肺有效顺应性，使呼吸功和氧耗增加；③机体分解代谢增加，患者长期反复感染，机体处于严重的应激和高分解状态，能量消耗和尿氮排出量显著增加。

2. 确定热量的供给和分配　首先确定每日的总热量供给，男性 BEF=（66.473+5.003×

身高+13.752×体重－6.755×年龄）×4.184。对于机械通气患者，由于能量消耗增加，应再乘以校正系数C（男性1.16）。为了使患者降低的体重得以纠正，应再增加10%的BEF。另外，再乘以活动系数：卧床为1.2。因此对于合并营养不良的机械通气患者来说，每日的热量供给应为：BEF×C×1.1×1.2。对于大多数患者来说，碳水化合物占50%～60%，脂肪占20%～30%，蛋白质至少1g/（kg·d）。对急、慢性呼吸衰竭患者均应给予高蛋白、高脂肪和低碳水化合物饮食为宜。

3. 营养支持途径　本病例选用联合肠道内、外营养，鼻饲营养液，静脉补充微量元素、电解质和支链氨基酸。因为：①尽管肠内营养具有安全、易被患者接受的优点，但对于机械通气患者，正压通气可使胸腔负压改变，且腹压增高，影响了食管、胃肠道的正常蠕动，容易引起误吸、腹胀、腹泻等危险，影响治疗效果；②静脉营养要求复杂的操作技术，护理工作量大，存在许多潜在的并发症；③慢性呼吸衰竭机械通气患者大多年老体弱、心功能偏差，不能耐受大量的静脉液体；④肠内和肠外联合应用，可达到优势互补，将各自可能的并发症减少到最低程度，尤其是在营养支持的早期。

（六）撤机模式

SIMV与PSV的结合方式已成为临床上较为常用的撤机手段。撤机开始时将SIMV频率调至可使SIMV方式提供80%分钟通气量的水平，PSV辅助压力调至可克服通气管路阻力的水平以上（至少大于5cmH$_2$O），然后先将SIMV的频率下调，其速度与SIMV方式相仿或稍快，当调至4次/分后，再将PSV压力水平逐渐下调，直至5～6cmH$_2$O，稳定4～6小时后可以脱机。一旦出现呼吸肌疲劳的征象，立即停止。撤机时间宜选择早晨或上午，在患者经过良好睡眠后开始；撤机操作宜主要在白天进行，夜间则需保持较为稳定的机械通气支持。制定长期的计划，不必强求每天撤机时间，逐渐锻炼呼吸肌。

本例患者通过营养支持，营养状态明显好转，复查血生化：总蛋白50g/L，白蛋白35g/L。通过逐渐降低呼吸支持力度，锻炼呼吸肌，3周后成功撤离呼吸机。

八、对本病例的思考

1. 对于存在基础肺疾病、肺功能减退的慢性呼吸衰竭的患者，由于摄入不足、胃肠道功能障碍和呼吸功增加等原因多伴有不同程度的营养不良，这类患者接受机械通气治疗后，又常存在高分解代谢，且多不能正常进食，容易出现或加重营养不良；而营养不良又容易导致代谢障碍和脏器功能异常，影响机械通气治疗的过程及撤机过程，并最终影响患者的预后。因此对于这类患者应全面评价营养状态，从治疗的一开始就给予足够恰当的营养支持。

2. 对于无基础肺疾病、短时机械通气后病情就明显缓解的患者，撤机较为简单且易于成功，而对于许多存在严重基础疾病和营养不良的患者，撤机是一个复杂的、易于反复且不易成功的过程。在考虑机械通气适应证的时候，就应该预见到患者是否会存在撤机的困难。患者一旦发生撤机的困难，首先应该认真分析导致患者困难撤机的因素，譬如本病例的患者主要存在严重的营养不良和电解质的紊乱，所以只有积极纠正了这些不利因素，才可能成功撤机。

病例89 慢性阻塞性肺疾病呼吸衰竭患者无创机械通气治疗

患者男性，62岁，于2008年1月24日入院。

一、主诉

反复咳嗽、咳痰10年，呼吸困难1年，加重1周。

二、病史询问

（一）初步诊断思路及问诊目的

患者为老年男性，呼吸道症状反复出现多年，此次为症状再次加重入院，按常见病优先考虑的原则考虑患者为慢性肺疾病急性加重的可能性较大。患者以慢性咳嗽咳痰为主要症状，应注意是否有慢性支气管炎、支气管哮喘、胃食管反流、鼻后滴漏等这些常导致慢性咳嗽的疾病的可能，详细询问咳嗽性质、时间与规律、痰的性质和痰量。详细询问呼吸困难发生的诱因、发生的快慢及与活动、体位的关系，特别注意和心源性呼吸困难相鉴别。

（二）问诊结果及思维提示

问诊结果：患者既往有20年的吸烟史，每天20～30支，目前未戒。10年前开始，每遇天气转冷，即有咳嗽咳痰，清晨较剧，痰量较多，白色泡沫样痰。无明显的呼吸困难、咯血、胸痛及盗汗等症状。每次持续约3个月以上。经服青霉素或头孢菌素类抗生素后症状缓解。每年发作2～3次，多在秋末冬初时。1年前患者咳嗽咳痰症状加重，有时伴有呼吸困难。上楼、较剧烈活动后出现心慌、气短，但日常活动不受限，生活尚可自理。曾在多家医院就诊，诊断为“慢性支气管炎，肺气肿”，平素经常服用止咳、祛痰、平喘药。1周前受凉感冒后，出现咳嗽加重，咳黄色黏痰，量不多，不易咳出，伴发热，体温最高38.5℃，轻微活动后即出现呼吸困难，夜间可平卧入睡。在当地医院静脉滴注第二代头孢菌素治疗3天，症状无缓解，为进一步诊治入我科。患者发病以来，饮食睡眠较差，二便正常，体重无明显下降。

思维提示：根据患者有重度吸烟史；长期、反复、逐渐加重的咳嗽咳痰；伴有活动后呼吸困难以及既往的诊疗经过和疗效这些典型的临床特点，初步考虑诊断为慢性阻塞性肺疾病。近1周内咳嗽加重，黄色脓性黏痰，伴有呼吸困难和发热症状，考虑患者为急性加重期。体格检查和辅助检查重点应放在对初步诊断的印证上，注意除外支气管哮喘，并且对病情严重程度作出评估，并注意是否出现了COPD常见的并发症如右心衰竭和呼吸衰竭等。

三、体格检查

（一）重点检查内容及目的

考虑患者为COPD急性加重的可能性最大，因此在进行系统、全面的检查的同时，应重点注意肺部体征和反映患者病情严重程度的一些体征，如球结膜有无水肿，患者的神志状态等。

（二）体格检查结果及思维提示

体格检查结果：T 37.9℃，R 30次/分，P 98次/分，BP 125/80mmHg。神清语明，自主体位，球结膜轻度水肿，口唇发绀。气管居中，无三凹征，颈静脉无明显的怒张，颈部及浅表淋巴结未触及。呼吸表浅，急促，胸廓对称，桶状胸。双肺呼吸运动一致，双肺叩诊呈过清音，听诊双肺散在干湿啰音。心界不大，心音纯，律齐。腹部、四肢、神经等系统检查均未见异常。

思维提示：球结膜轻度水肿提示可能存在CO_2潴留；口唇发绀提示可能存在低氧血症；双肺叩诊过清音印证了患者存在肺气肿；双肺散在干湿啰音考虑存在气道的痉挛和感染。体格检查结果与问诊后初步考虑COPD急性加重的思路相吻合。进一步的辅助检查主要目的是确定诊断及判断病情轻重有无呼吸衰竭。

四、辅助检查

（一）初步检查内容及目的

1. 血常规　明确患者本次急性加重是否由感染引起的。
2. 动脉血气分析　评估病情，有无呼吸衰竭。
3. 胸部影像学　明确诊断，了解有无炎症性改变，除外其他呼吸系统疾病。
4. 床旁肺功能　明确诊断，严重程度分级。
5. 血清支原体、衣原体、军团菌、病毒抗体、痰涂片、痰培养　明确病原学。

（二）检查结果及思维提示

检查结果：①血常规：WBC 12.4×10^9/L；S 89%，L 13%，M 3%，RBC 4.22×10^{12}/L；Hb 121g/L；PLT 122×10^9/L。②痰涂片：可见革兰阴性杆菌；痰培养：待3天后出结果。③血清支原体、衣原体、军团菌、病毒抗体阴性。④胸部X线：双肺透光度增加，双肺下野可见小淡片影（图89-1）。⑤动脉血气分析（未吸氧）：pH 7.30，PaO_2 50mmHg，$PaCO_2$ 70mmHg，HCO_3^- 2.1mmol/L。⑥床旁肺功能：吸入支气管舒张剂后，FEV_1占预计值%：42%，FEV_1/FVC：50%，RV/TLC 56%，支气管舒张试验阴性。

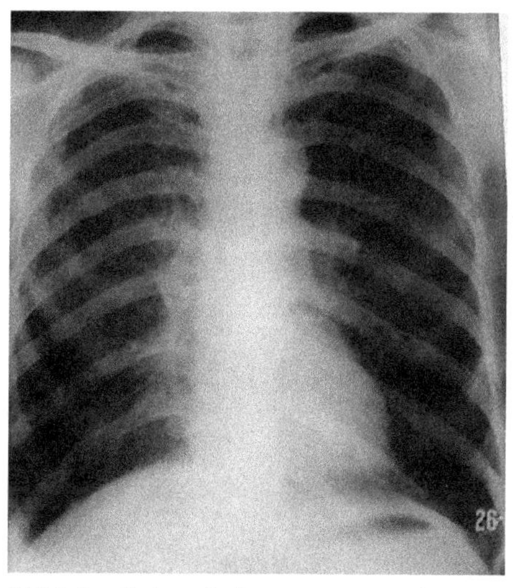

图89-1　胸部正位片

思维提示：血常规和痰涂片的结果提示患者存在感染的因素，多数COPD急性加重由细菌感染诱发。肺功能是诊断COPD的“金标准”，患者的肺功能结果说明患者有不完全可逆性气流受限，根据FEV_1占预计值百分比及血气情况判断患者的COPD严重程度分级属于Ⅳ级极重度。胸部X线排除了支气管扩张症、弥漫性泛细支气管炎及肺结核等其他引起不完全可逆性气流受限疾病并提示有肺部感染。血气分析提示患者存在Ⅱ型呼吸衰竭、呼吸性酸中毒。

五、初步诊断

结合患者病史、临床表现、体格检查和辅助检查的结果，患者诊断为：慢性阻塞性肺疾病急性发作，Ⅱ型呼吸衰竭，呼吸性酸中毒。

六、初始治疗方案及理由

（一）抗生素的选用

方案：生理盐水100ml+头孢哌酮/舒巴坦2.0g每日2次静脉滴注。

理由：抗感染治疗在COPD急性加重的治疗中具有重要地位，该患者的临床资料证实存在细菌感染，具有应用抗生素治疗的指征。虽然患者为社区发病，有慢性基础肺疾病，且病情较重，在院外曾用过第二代头孢菌素效果不佳，可能长期存在下呼吸道细菌的定植，所以常见的致病菌以革兰阴性菌为主，可能存在细菌耐药的情况，并且结合本院该类患者常见病原菌类型经验性地选用第三代头孢联合酶抑制剂，以更好地覆盖治疗革兰阴性菌和耐药菌。

（二）氧疗

方案：鼻导管吸氧，流量1～2L/min，每天24小时，氧疗半小时后复查血气分析。

理由：氧疗是COPD急性加重期伴呼吸衰竭患者住院的基础治疗。对于伴二氧化碳潴留的Ⅱ型呼吸衰竭患者应给予严格的控制性氧疗，吸入氧浓度为28%～30%（鼻导管吸入氧浓度估算公式：$FiO_2 = 21+4 \times$ 氧流量）。COPD呼吸衰竭的患者呼吸驱动常常由低氧来刺激的，给予氧疗后纠正了低氧血症，可能产生呼吸抑制，所以常规氧疗30分钟后应复查动脉血气以确认氧合满意而未引起或加重CO_2潴留和酸中毒。

（三）其他治疗措施

1. 沙丁胺醇/异丙托溴铵气雾剂2.5ml，每日3次雾化吸入　患者有呼吸困难的症状，听诊双肺可闻及干鸣音，提示患者存在气道痉挛，吸入剂型的短效支气管扩张剂是首选。

2. 多索茶碱0.3g，每日1次静脉滴注　多索茶碱是茶碱的衍生物，对支气管平滑肌的松弛作用比茶碱强大，副作用较少。

3. 积极排痰治疗　给予盐酸氨溴索30mg，每日3次口服，叩击胸部、体位引流，合理给予痰液溶解药物使痰液稀薄易于咳出。

（四）呼吸支持

在COPD急性加重的早期，患者神志清楚，咳痰能力尚可，痰液引流问题并不十分突出，而呼吸肌疲劳是导致呼吸衰竭的主要原因，此时予以无创正压机械通气早期干预可获得良好疗效。无创通气是指患者通过鼻罩、口鼻面罩或全面罩等无创性方式将患者与呼吸机相连进行正压辅助通气，与气管插管和气管切开等有创的连接方式存在显著区别，既能提供一定的通气支持，又避免了有创人工气道的相关并发症。当然无创通气并非对所有的AECOPD患者都适用，不恰当地应用无创通气会延误患者治疗的时机。本病例中的患者符合无创通气治疗的一些基本条件：如神志清楚，有一定的配合和理解能力，分泌物不多或自主咳嗽咳痰能力较强，血流动力学稳定或仅需较少量的血管活性药物维持。而且患者为中度呼吸性酸中毒（$7.25 < pH < 7.35$）。但是无创通气治疗的一个关键问题在于患者的理解配合，当向患者和家属交代病情及接受无创通气治疗的必要性后，患者及家属认为既往曾多次住院，常规抗感染对症治疗后就好转，担心呼吸肌依赖以及经济等方面问题，拒绝无创通气治疗。因此，暂给予患者静脉滴注呼吸兴奋剂保守治疗，但呼吸兴奋剂治疗的效果不确切，国外指南也不推荐应用，应首选机械通气治疗。应用呼吸兴奋剂后，应密切观察患者的治疗后反应，复查血气分析。

七、治疗效果及思维提示

治疗效果：经过上述治疗1天后，患者部分症状有所缓解，体温稍降低，最高37.7℃；咳嗽咳痰略减轻，痰仍是黄色黏痰，量不多，能自行咳出，但呼吸困难无好转，查体双肺呼吸音较弱，仍可闻及干湿啰音，球结膜仍有水肿。复查血气分析：pH 7.28，PaO_2 65mmHg，$PaCO_2$ 82mmHg，HCO_3^- 33.3mmol/L，血常规：WBC 11.9×10^9/L；S 83%。

思维提示：患者诊断明确，给予上述治疗后，病情总体无好转，而且呼吸衰竭加重，CO_2潴留增加。分析呼吸衰竭的发生与呼吸肌疲劳和痰液引流不畅两方面因素有关。经过目前的治疗，感染问题有所控制，体温呈下降趋势，血常规结果也提示感染好转，患者的咳痰能力尚可，痰液引流问题并不十分突出，而呼吸肌疲劳是导致呼吸衰竭的主要原因。如何缓解呼吸肌的疲劳是下一步治疗的重点，呼吸兴奋剂已静脉滴注了2天，显然临床效果很差，因此不应再继续静脉滴注。要解决患者呼吸肌疲劳，给予呼吸支持的最好办法就是无创通气治疗。

八、调整治疗及疗效

再次向患者和家属交代病情的严重性，反复讲解无创通气的必要性，继续延误治疗，将不能避免有创机械通气，可能造成更大的医疗费用，解释无创通气的原理和过程，打消患者的顾虑。最终患者同意无创通气治疗。

（一）无创通气的实施要点

1. 患者的教育　与有创通气不同，无创通气更强调患者的主动合作和舒适感，对患者的教育可以消除恐惧，争取配合，提高依从性和安全性。教育的内容包括：讲述治疗的目的；无创通气治疗过程中患者可能出现的感受（因正压通气可能导致的不适等）；指导患者有规律地放松呼吸，无创通气中如何咳痰和饮食；有不适时及时通知医务人员；面罩连接和拆除方法，特别是在紧急情况下（如咳嗽、咳痰或呕吐时）拆除面罩的方法。

2. 呼吸机与患者的连接　连接的舒适性、密封性和稳定性对疗效和患者的耐受性影响很大。因此，除应准备好不同大小的鼻罩和口鼻面罩供患者试用，还应注意固定带适宜的松紧度，尽量减少漏气及避免面部皮肤破溃。目前常用4条或3条固定带进行固定，与4点固定相比，3点固定符合力学原理，压力分布最均匀，密闭性和舒适性更好，佩带方便。使用面罩时，应先在吸氧或者低的气道压（如4cmH_2O的CPAP）状态下将面罩连接稳固舒适后，再连接呼吸机管道或增加气道压。否则骤然升高的气道压会使患者明显不适。

3. 通气模式的选择　常用无创通气模式包括：持续气道正压（CPAP）、压力/容量控制通气（PCV/VCV）、比例辅助通气（PAV）、压力支持通气+呼气末正压（PSV+PEEP，通常所称双水平正压通气即主要为此种通气模式），其中以双水平正压通气模式最为常用。单纯CPAP治疗虽可降低AECOPD患者吸气功耗，但改善通气的作用有限，所以尽量不采用。

4. 参数调节　应为患者设定个体化的合理治疗参数。压力过低可导致治疗失败，但过高也将导致漏气和不耐受的可能性增加。所以采取适应性调节方式：呼气相压力（EPAP）从3～4cmH_2O开始，逐渐上调压力水平，以尽量保证患者每一次吸气动作都能触发呼吸机送气；吸气相压力（IPAP）从8～12cmH_2O开始，待患者耐受后再逐渐上调，直至达到满意的通气水平，或患者可能耐受的最高通气支持水平。

无创通气方案：选择美国伟康公司VISION无创呼吸机通过面罩进行双水平正压通气，S/T模式，IPAP 15cmH_2O，EPAP 5cmH_2O，后备频率14次/分，FiO_2 30%。

（二）治疗效果

2小时后复查血气分析（FiO_2 30%）：pH 7.29，PaO_2 72mmHg，$PaCO_2$ 72mmHg，HCO_3^- 32.1mmol/L。患者自述呼吸困难有所缓解。继续接受呼吸机治疗，同时给予抗感染对症治疗，5天后患者咳嗽咳痰、呼吸困难症状明显缓解，无发热，查体双肺偶可闻及少量湿啰音，复查血气分析（FiO_2 25%）：pH 7.33，PaO_2 78mmHg，$PaCO_2$ 49 mmHg，HCO_3^- 30.1mmol/L。血常规：WBC 8.9×10^9/L；S 68%。开始逐渐减少每天无创通气的时间，并将IPAP降12mmHg。继续治疗5天后，偶有咳嗽，咳少量白色黏痰，无明显的呼吸困难。停用无创通气1天后，复查血气分析（未吸氧）：pH 7.35，PaO_2 77mmHg，$PaCO_2$ 47mmHg，HCO_3^- 29.8mmol/L。患者病情已好转，考虑可以出院。

九、对本病例的思考

1. COPD急性加重合并呼吸衰竭是导致COPD患者住院最重要的原因，临床上应用机械通气治疗AECOPD取得了显著进展，极大地改善了这类患者的治疗效果，尤其是无创通气治疗正逐渐成为轻中度呼吸性酸中毒（$7.25<pH<7.35$）的AECOPD患者的常规治疗。

2. 无创通气需要患者的配合，应该向患者和家属详细解释无创通气可能的益处，为什么需要给予无创通气治疗，简明扼要、通俗易懂地介绍无创通气的方式，初次使用会有什么感受，可能会有一些不适，但经过一段时间的适应，这些不适就会消失。应该积极鼓励患者接受无创通气，鼓励患者把不适和担心及时说出来。患者能够接受无创通气则意味着治疗成功的机会大大增加。

病例90 慢性阻塞性肺疾病呼吸衰竭患者有创机械通气治疗

患者男性，71岁，于2007年11月24日入院。

一、主诉

反复咳嗽、咳痰30年，气短、水肿2年，加重伴昏睡3天。

二、病史询问

（一）初步诊断思路及问诊目的

患者为老年男性，反复咳嗽咳痰病史很长，近几年开始出现气短、双下肢水肿的症状，此次因为病情加重来诊，按常见病优先考虑的原则应将慢性肺源性心脏病放在首位。但应特别注意此次发病还伴有昏睡的临床症状。问诊时除了围绕咳嗽、咳痰、气短等呼吸道症状的特点和既往史、诊疗经过、吸烟史等展开外，还应重点兼顾可能引起昏睡的疾病的临床表现，特别是在老年人群中应注意有无脑血管疾病、低血糖和水电解质平衡紊乱，明确昏睡是由于呼吸系统疾病继发的，还是其他疾病或情况导致的，以免漏诊和误诊。

（二）问诊结果及思维提示

问诊结果：患者既往有吸烟史40余年，每天20支，已戒2年。无糖尿病、脑血管疾病等病史。30年前开始出现咳嗽咳痰，痰量较少，白色泡沫样痰，多在冬春季节出现，每次持续10余天，口服阿莫西林和复方甘草片后缓解。以后，咳嗽咳痰症状反复出现，每次持续时间逐渐延长。2年前，咳嗽咳痰加重终年不停，常伴有黄色黏痰，并开始出现气短症状，轻微活动后出现，有时出现双下肢水肿，曾反复在当地多家医院就诊，诊断为“慢性支气管炎、肺气肿、肺源性心脏病”，给予抗感染、利尿、平喘等治疗后好转。3天前受凉感冒后，出现咳嗽加重，咳黄色黏痰，不易咳出，气短，夜间不能平卧，尿量减少，双下肢水肿，无发热、胸痛、咯血、头痛、呕吐等症状。在家静脉滴注莫西沙星，口服利尿剂和复方茶碱片治疗，症状无缓解，并逐渐开始出现神志淡漠，熟睡不易唤醒，为进一步诊治入院。患者发病以来，精神食欲差，睡眠昼夜颠倒，尿量减少，大便正常。

思维提示：患者为老年男性，既往有重度的吸烟史，慢性咳嗽咳痰多年，逐渐加重并出现气短和间断的双下肢水肿，此次急性加重来诊，符合COPD急性加重，肺源性心脏病的临床特点。通过问诊可明确，患者既往无其他系统疾病，主要表现为呼吸系统的症状，按照临床上“一元论”解释，临床症状能用一种疾病解释的尽量不用两种疾病解释，所以患者的神志障碍考虑为肺性脑病的可能性大，但需要体格检查和辅助检查的结果来证实。下一步的体格检查，还应注意患者有无心力衰竭和呼吸衰竭的体征，印证我们的诊断，评估病情严重程度。

三、体格检查

（一）重点检查内容及目的

考虑患者为COPD急性加重、肺源性心脏病的可能性最大，因此在对患者进行系统、全面的检查同时，应重点注意哪些能帮助我们判断患者病情严重程度，有无合并心力衰竭和呼吸衰竭的体征，如：全身的水肿情况，口唇有无发绀，颈静脉的充盈，心界有无扩大等。患者伴有神志的障碍，查体时还应注意神经系统的查体。

（二）体格检查结果及思维提示

体格检查结果：T 36.9℃， R 35次/分，P 110次/分，BP 130/85mmHg。昏睡，双瞳孔等大正圆，对光反射灵敏，球结膜水肿，口唇发绀。气管居中，颈静脉怒张。呼吸表浅，急促，胸廓对称，桶状胸。双肺呼吸运动一致，双肺叩诊呈过清音，听诊双肺呼吸音减弱，可闻及散在湿啰音，广泛的干鸣音。剑突下可见抬举样心脏搏动，无震颤，心尖搏动位于左锁骨中线外2cm，不弥散，心率110次/分，肺动脉瓣区第二心音亢进，剑突下闻及2级收缩期吹风样杂音。腹软，肝脏位于肋下2cm，质地中等，脾脏肋下未及，移动性浊音阴性。双足凹陷性水肿。病理反射未引出。

思维提示：患者体格检查的结果提示患者有心力衰竭、呼吸衰竭的体征，神经系统查体无定位体征及脑膜刺激症可基本排除患者的神志障碍与脑血管疾病有关。患者此次发病有无感染因素，从查体中得到的提示并不多，需要在下一步的辅助检查来进一步证实，同时对那些能反映患者病情严重程度的检查不能遗漏，如血气分析、胸片、心电图等。

四、实验室和影像学检查

（一）初步检查内容及目的

1. 血常规　明确患者本次急性加重是否由感染引起。
2. 动脉血气分析　评估病情，作为患者是否需要机械通气的重要客观指标。
3. 胸部影像学　明确诊断，了解有无炎症性改变，观察心脏形态。
4. 心电图　有无肺源性心脏病的典型改变，证实诊断。
5. 血清支原体、衣原体、军团菌、病毒抗体、痰涂片、痰培养　明确病原。
6. 常规生化检查　了解是否伴有电解质紊乱、低蛋白血症等。
7. 心脏彩超　是诊断肺源性心脏病的重要客观检查，但对于像本病例的危重患者，可待病情稳定后再进行。

（二）检查结果及思维提示

检查结果：①血常规：WBC 13.2×10^9/L；S 93%，L 11%，M 3%，RBC 4.51×10^{12}/L；Hb 131g/L；PLT 102×10^9/L。②痰涂片：可见革兰阴性杆菌；痰培养：待3天后出结果。③血清支原体、衣原体、军团菌、病毒抗体阴性。④胸部X线：双肺透光度增加，双肺散在小淡片影，心影增大，心胸比例大于0.5，肺动脉段中度突出（＞3mm）。⑤动脉血气分析（鼻导管吸氧2L/min）：pH 7.21，PaO_2 52mmHg，$PaCO_2$ 106mmHg，HCO_3^- 32.1mmol/L。⑥心电图：肺型P波，电轴右偏，顺钟向转位，不完全右束支传导阻滞。⑦血生化：K^+ 3.05mmol/L，Cl^- 86mmol/L，Na^+ 136mmol/L，余基本正常。

思维提示：血常规和痰涂片的结果提示患者存在感染的因素，且血象升高明显提示重症感染可能性大。胸部X线提示患者右心增大，肺动脉压升高，可能存在感染。心电图符合肺源性心脏病的改变。血气分析提示患者存在重度的二氧化碳潴留，严重的呼吸性酸中毒，Ⅱ型呼吸衰竭，同时证实了患者的神志障碍应该与二氧化碳的升高有关。血电解质提示患者存在低钾、低氯，这在肺源性心脏病患者中是比较常见的。

五、初步诊断

结合患者病史、临床表现、体格检查和辅助检查的结果，患者诊断为：慢性阻塞性肺疾病急性发作，肺源性心脏病，Ⅱ型呼吸衰竭，呼吸性酸中毒，低钾、低氯血症。

六、初始治疗方案及理由

（一）呼吸支持

方案：面罩无创通气治疗。

辅助检查和体格检查证实了患者存在严重的呼吸衰竭，病情危重，如何纠正危及生命的呼吸衰竭是治疗上首先要考虑的问题，但选择什么样的通气方式才能达到有效的通气支持非常重要。机械通气治疗都需要通过呼吸机来实现，但由于呼吸机与患者连接方式的不同，分为有创通气和无创通气两类。有创通气需要建立有创的人工气道，如气管插管或切开，可能会带来一系列相关的并发症，如口鼻黏膜和声带的损伤，痛苦较大，特别是呼吸机相关性肺炎（VAP）的发生率明显增加。无创通气保留了正常上气道加温、湿化、防御的功能，可降低VAP的发生，并且保留了患者说话、进食、咳嗽的能力，痛苦较小，也易于撤机，但由于未建立人工气道，所以对于分泌物较多且不易排出的患者应该慎重应用，同时无创通气还需要患者较好的配合。本病例中的患者有较多黄色黏痰，处于昏睡状态，痰液引流不畅，血气分析也提示患者为重度呼吸性酸中毒（$pH < 7.25$），不适合无创通气，当前的情况应立即给予患者气管插管，有创通气治疗。因向家属交代病情后，家属不同意有创机械通气治疗，暂行面罩无创通气治疗。呼吸机参数：BiPAP模式，吸气压16cmH_2O，呼气压5cmH_2O，备用呼吸频率14次/分，外接吸氧管远端供氧2～5L/min（根据SpO_2调节），给予心电监护，密切观察病情变化。

（二）抗生素的选用

方案：生理盐水100ml+美罗培南1.0g每日2次静脉滴注。

患者年老体弱，有严重的基础肺部疾病，辅助检查和体格检查提示患者存在重度感染，同时因呼吸衰竭需要机械通气治疗，面对这样一个危重的重度肺炎患者，应重拳出击，选用强有力的碳青霉烯类广谱抗生素，然后根据病情采用降阶梯治疗的策略。

（三）支气管舒张剂

方案：沙丁胺醇/异丙托溴铵气雾剂2.5ml，每日3次雾化吸入。

多索茶碱0.3g每日1次静脉滴注。

短效β_2-受体激动剂较适用于COPD急性加重期的治疗。若效果不显著，建议加用抗胆碱能药物（为异丙托溴铵、噻托溴铵等）。对于较为严重的COPD加重者，可考虑静脉滴注茶碱类药物。由于茶碱类药物血药浓度个体差异较大，治疗窗较窄，监测血清茶碱浓度对于评估疗效和避免不良反应的发生都有一定意义。β_2-受体激动剂、抗胆碱能药物及茶碱类药物由于作用机制不同、药动学特点不同，且分别作用于不同大小的气道，所以联合应用可获得更大的支气管舒张作用。

（四）肾上腺糖皮质激素的应用

方案：甲泼尼龙40mg每8小时静脉推注。

COPD加重期住院患者宜在应用支气管舒张剂基础上，口服或静脉滴注糖皮质激素，激素的剂量要权衡疗效及安全性，建议口服泼尼松30～40mg/d，连续7～10天后逐渐减量停药。也可以静脉给予甲泼尼龙40mg，每天1次，3～5天后改为口服。激素的治疗并不是常规的首选治疗，应当因人而异，选择慎重，原则为：①明显的气道高反应性和平滑肌痉挛，而无严重感染征象时；②上述情况合并严重感染时应确保有效的抗生素治疗；③缺乏机械通气条件时，而患者的一般情况逐渐恶化或出现明显的肺性脑病的症状时。

（五）其他治疗

方案：盐酸氨溴索30mg每日2次静脉推注。

氯化钾溶液10ml每日3次口服。

七、治疗的调整

患者接受无创通气治疗2小时后，呼吸困难无明显缓解，仍处于昏睡状态，复查血气分析：pH 7.19，PaO_2 61mmHg，$PaCO_2$ 126mmHg，HCO_3^- 33.2mmol/L。提示患者接受无创通气治疗没有效果，病情进一步加重，此时应及时停止无创通气，改为有创通气治疗。再次向家属交代病情后，家属同意有创通气治疗。

（一）人工气道的建立

AECOPD患者行有创机械通气治疗时，人工气道应首选气管插管，其常见途径包括经鼻气管插管和经口气管插管。经鼻气管插管时，患者耐受性较好，可经口饮食，插管留置时间长，且口腔护理方便，但其操作技术需求较高，鼻窦炎的发生率较高。经口气管插管操作相对简单，管径较粗，便于痰液引流，鼻窦炎的发生率较低。而气管切开主要用于需要长期机械通气、头部外伤、上呼吸道狭窄或阻塞的患者，或解剖死腔占潮气量较大的患者，如单侧肺或一侧肺严重毁损。所以，AECOPD患者行有创机械通气治疗时，人工气道宜选经口气管插管。

（二）通气模式的选择

容量控制通气相对于压力控制通气而言，应用更为广泛，也为大多数医师所熟练掌握，一般情况下，上机应首选容控模式。一旦患者的自主呼吸有所恢复，宜尽早采用辅助通气模式，保留患者的自主呼吸，使患者的通气能力得到锻炼和恢复，为撤机做好准备。该患者刚上机时，给予了少量镇静和肌松药物，应用容量辅助/控制通气（A/C）模式，1小时后患者自主呼吸开始恢复，更改模式为同步间歇指令通气（SIMV）加压力支持通气（PSV）以最大限度保留患者的自主呼吸，尤其是PSV的吸气触发、吸气流速和吸呼切换三个环节均由患者控制，人机协调性好，患者感觉舒适，减少了人机对抗。

（三）通气参数的调节

肺动态过度充气（DPH）和内源性呼气末正压（PEEP）的存在是导致呼吸衰竭的最重要的呼吸力学改变，为缓解其不利影响，可采取限制潮气量和呼吸频率、增加吸气流速等措施以促进呼气，同时给予合适水平的PEEP，降低吸气触发功耗，改善人机的协调性。

1. 潮气量（VT）设定值为450ml　目标潮气量达到6～8ml/kg即可，应注意使$PaCO_2$值逐渐恢复到缓解期水平，以避免$PaCO_2$下降过快而导致的碱中毒的发生。

2. 通气频率（f），设定值14次/分　需与潮气量配合以保证基本的分钟通气量，同时注意过高频率可能导致DPH加重，一般10～15次/分即可。

3. 吸气流速（flow），设定值40 L/min　一般选择较高的峰流速（40～60L/min），使吸呼比（I ∶ E）≤1 ∶ 2，以延长呼气时间，同时满足患者较强的通气需求，降低呼吸功耗，并改善气体交换。

4. 外源性PEEP（PEEPe），设定为5cmH_2O　内源性PEFPi的存在使呼吸功显著增加，克服PEEPi所需的呼吸功约占总呼吸功的43%±5%。COPD缓解期患者PEEPi平均为2.4cmH_2O±1.6cmH_2O，而急性加重期患者PEEPi为6.5cmH_2O±2.5cmH_2O，PEEPi是导致呼吸肌疲劳的重要因素之一。加用适当水平的PEEPe可以降低患者的气道与肺泡之间的压差，从而减少患者的吸气负荷，降低呼吸功耗，改善人机协调性。临床上常采用以下方法进行设定：在定容通气条件下从低水平开始逐渐地增加PEEPe，同时监测平台压，以不引起平台压明显升高的最大PEEPe为宜。

5. 吸氧浓度（FiO_2），设定值30%　通常情况下，COPD患者只需要低水平的氧浓度就可以维持基本的氧合。若需要更高水平的氧浓度来维持患者基本的氧合，应注意是否存在合并症和（或）并发症，如肺不张、肺栓塞、气胸、心功能不全等。

八、治疗效果及再次调整

（一）治疗效果

治疗第5天后，患者病情明显好转，神志转清，经气管插管吸出少量白色稀薄痰液；复查血常规：WBC 11.9×10^9/L；S 78%；已逐渐降低了呼吸机支持力度，SIMV+PSV模式，f 8次/分，PSV 10cmH_2O。复查血气分析：pH 7.32，PaO_2 72mmHg，$PaCO_2$ 67mmHg，HCO_3^- 30.3mmol/L；复查胸片双肺多发斑片影明显吸收。患者可以间断撤机数小时。

（二）调整方案

拔出气管插管，换面罩无创通气治疗，BiPAP模式，吸气压12cmH_2O，呼气压5cmH_2O，备用频率14次/分，吸氧2～5L/min。同时将抗生素降阶梯为生理盐水100ml+哌拉西林/他唑巴坦4.5g每日2次静脉滴注；停用甲泼尼龙静脉推注，改为30mg每日1次口服，逐渐减量（激素总疗程＞10天）。

（三）调整方案理由

由于COPD急性加重主要是由支气管－肺部感染引起，AECOPD患者建立有创人工气道有效引流痰液并合理应用抗生素后，目前患者支气管－肺部感染已得到控制，痰液为少量稀薄痰液、白细胞计数降低、胸片上支气管－肺部感染影吸收，这时患者达到所谓“肺部感染控制窗（PIC）”阶段。PIC窗是支气管－肺部感染相关的临床征象出现好转的一段时间，出现PIC窗后若不及时拔管，则很有可能随插管时间延长并发VAP。此时患者痰液引流问题已不突出，而呼吸肌疲劳仍较明显，需要较高水平的通气支持，此时撤离有创机械通气，序贯无创通气，既可进一步缓解呼吸肌疲劳，改善通气功能，又可有效地减少VAP，改善患者预后。

（四）疗效

再经过1周治疗，患者停用无创通气1天后，复查血气分析（未吸氧）：pH 7.36，PaO_2 78mmHg，$PaCO_2$ 45mmHg，HCO_3^- 29.3mmol/L，偶有咳嗽，咳少量白痰，无发热，无呼吸困难，可以考虑出院。

九、对本病例的思考

1. 不适当的起始经验性治疗是严重感染患者病死率增加的重要因素，尤其是对于年老体弱，有严重基础疾病或入住ICU，接受机械通气及其他有创性治疗的患者。强调降阶梯治疗，危重症伴重度感染的患者应尽早接受能够覆盖可能致病菌（包括耐药菌）的广谱抗生素治疗，以有效地治疗患者，降低病死率，并在后续治疗中有针对性地“降级”换用较窄谱的抗生素。

2. 无创通气能否成功地运用到COPD患者身上，很大程度取决于我们对无创通气适应证和禁忌证的掌握，应注意患者意识、咳痰能力、血流动力学状态和主观及客观配合能力。虽然本病例中患者存在意识障碍（肺性脑病），痰液引流障碍（难以咳出），严重的呼吸性酸中毒（$pH < 7.25$），但是这些不是无创通气得绝对禁忌证，原则上可以短期试用（1～2小时），但这类患者成功的可能性通常不大，应随时做好有创通气的准备，如条件许可，还是应该首选有创通气。

3. 序贯性通气策略（有创－无创）可显著提高AECOPD患者的撤机成功率，缩短机械通气和住ICU的时间，降低院内感染率，增加患者存活率。关键在于对肺部感染控制窗的正确把握，既不能错失良机，也不能操之过急。

4. COPD患者机械通气可采取限制潮气量和呼吸频率、增加吸气流速等措施以促进呼气，同时给予合适水平的外源性PEEP，降低吸气触发功耗，改善人机的协调性的策略，同时应注意避免$PaCO_2$下降过快而导致碱中毒的发生。

病例91 重症哮喘呼吸衰竭患者机械通气治疗病例

患者女性，35岁，于2007年12月6日入院。

一、主诉

反复发作胸闷、气喘20年，复发伴呼吸困难2天。

二、病史询问

（一）初步诊断思路及问诊目的

患者虽然年龄相对较轻，但是呼吸道症状胸闷、气喘反复发作有20年，按照常见病优先考虑的原则应将支气管哮喘放在首位，但是应注意其他各种可能引起气喘或呼吸困难的疾病。我们虽然应该遵循常见病优先考虑的原则，但是不能一开始就有先入为主的态度，而是需要通过详细的问诊以及进一步的查体和辅助检查来印证和纠正我们的诊断。因此，问诊时应围绕胸闷、气喘展开，仔细询问气喘发生的诱因、发生的快慢、如何能缓解以及伴随症状。同时应注意患者的家族史、有无过敏史、吸烟史、特殊接触史、既往诊疗的经过和疗效以及本次发病后的用药情况。

（二）问诊结果及思维提示

问诊结果：患者20年前开始出现发作性胸闷、气喘，多在闻刺激性气体或夜间出现，常伴有剧烈的咳嗽、咳较多的白色泡沫痰、无发热、咯血、盗汗、乏力等其他症状，持续数分钟能自行缓解。缓解期无咳嗽咳痰的症状。未予特殊诊治。10年前发作次数增加，持续时间延长至数小时，在当地医院就诊，诊断为“支气管哮喘”，给予沙丁胺醇吸入治疗，而后患者每次出现发作，吸入沙丁胺醇后数分钟即能缓解，曾间断服用过中药治疗。2天前，因新房装潢、闻及油漆味后再次出现胸闷、气喘症状伴剧烈咳嗽、咳较多白色泡沫样痰，反复吸入沙丁胺醇后仍无缓解，症状进行性加重伴明显的呼吸困难，为进一步诊治入我院。患者的大哥曾诊断为哮喘。患者无吸烟史，办公室从事文职工作，无特殊接触史，对海鲜食物过敏。

思维提示：患者为青年女性，初次发病在15岁以前，家族中有直系亲属诊断过哮喘，患者本人对海鲜食物过敏。患者胸闷、气喘症状反复发作，早期可以自行缓解，曾诊断为哮喘，间断按需使用沙丁胺醇吸入，疗效较好。本次发病为吸入刺激性气体后诱发，虽给予沙丁胺醇吸入仍无缓解，症状进行性加重，伴呼吸困难。上述临床症状符合支气管哮喘的典型临床特点，此次为急性发作的可能性大。接下来的体格检查，通过对肺部详细查体，进一步印证我们的诊断，同时判断哮喘急性发作时病情的严重程度。

三、体格检查

（一）重点检查内容及目的

通过问诊，考虑患者为哮喘急性发作的可能性大，因此在对患者进行系统、全面的检查同时，应重点注意肺部体征，如哮鸣音、呼吸音等；以及那些有助于我们判断病情严重程度的体征，如奇脉、精神状态、体位、谈话方式等。

（二）体格检查结果及思维提示

体格检查结果：T 36.8℃，R 35次/分，P 120次/分，BP 135/80mmHg。患者焦虑不安，大汗淋漓、说话不能成句，前弓体位。双瞳孔等大正圆，对光反射灵敏，口唇轻度发绀。气管居中，无三凹征，颈静脉充盈，辅助呼吸肌活动明显。胸廓饱满、呼吸运动度较小、对称，叩诊过清音，听诊双肺可闻及广泛的哮鸣音、呼气时间明显延长，未闻及湿啰音。心率120次/分，节律整齐，无奔马律，各瓣膜听诊区无杂音，可触及奇脉。腹部、四肢、神经等系统及浅表淋巴结触诊检查均未见异常。

思维提示：患者焦虑不安，大汗淋漓、说话不能成句、奇脉，前弓体位，这些体征提示患者为重度的急性发作；肺部查体，叩诊过清音、双肺广泛的哮鸣音、呼气时间延长证实了患者存在严重的气道痉挛、肺部过度充气状态和呼气的受限；而肺部未闻及湿啰音，则基本可排除心源性哮喘。进一步实验室和影像学检查的主要目的是获得一些判断病情严重程度的客观指标，如血气分析等，为治疗方案提供依据，同时一些常规的检查可以为鉴别诊断提供依据。

四、实验室和影像学检查

（一）初步检查内容及目的

1. 血常规、CPR、ESR　明确患者是否合并感染，嗜酸性粒细胞是否升高。
2. 动脉血气分析　评估病情，有无呼吸衰竭。
3. 胸部影像学　用于鉴别诊断和明确有无哮喘常见并发症，如肺不张、气胸和纵隔气肿等。
4. 肺功能检查　由于患者病情危重，暂缓进行。
5. 其他常规生化检查　了解全身一般情况。

（二）检查结果及思维提示

检查结果：①血常规：WBC 9.2×10^9/L；S 67%，L 12%，M 3%，E% 7%；RBC 3.51×10^{12}/L；Hb 121g/L；PLT 122×10^9/L。②CPR：正常范围，ESR：25mm/h。③动脉血气分析：pH 7.30，PaO_2 52mmHg，$PaCO_2$ 50mmHg，HCO_3^- 28.1mmol/L。④血生化：K^+ 3.15mmol/L，Cl^- 87mmol/L，Na^+ 129mmol/L，肝肾功能正常。⑤胸部X线：双肺透光度增加。

思维提示：①血常规未提示感染的征象，但嗜酸细胞比例升高，可能与过敏因素有关。②血气分析提示呼吸性酸中毒、Ⅱ型呼吸衰竭。哮喘发作早期，由于呼吸急促，可表现为PaO_2和$PaCO_2$的轻度下降，而到后期呼吸肌明显疲劳，呼吸表浅，PaO_2明显下降而$PaCO_2$超过正常，出现呼吸性酸中毒，这是患者病情危重的重要客观指标。③胸部X线提示患者肺部处于过度充气状态。④血生化提示电解质紊乱，低钾、低钠，可能与患者反复应用β_2受体激动剂和大量出汗有关。

五、初步诊断

结合患者病史、临床表现、体格检查和辅助检查的结果，最后诊断为：支气管哮喘急性发作；病情严重程度分级为：重度；Ⅱ型呼吸衰竭。

六、初始治疗方案及理由

（一）糖皮质激素的应用

方案：甲泼尼龙40mg每6小时静脉推注。

糖皮质激素目前是治疗哮喘最有效的药物，可多环节阻断气道慢性非特异性炎症，抑制迟发性哮喘反应和降低气道的敏感性。但全身应用副作用大，故除哮喘持续状态和危重型病例外，大都采用局部作用的激素吸入治疗。本病例的患者为重度哮喘的急性发作，只能采用静脉全身给药，才能迅速达到治疗的效果。使用的总原则是：掌握指征；及时应用；合理的剂量和疗程；减量时通常需要同时使用吸入激素。由于哮喘的严重程度和对激素的敏感性有明显的个体差异，目前没有统一的方案。推荐应用相当于甲泼尼龙100～300mg/d。

（二）支气管舒张药物雾化吸入

方案：溴化异丙托品/沙丁胺醇2.5ml+生理盐水2ml每日3次雾化吸入。

β受体激动剂虽然是缓解支气管痉挛的首选药物。但是由于患者长期使用，可能出现了$β_2$受体的下调，β受体激动剂发生减敏现象，使支气管舒张作用减弱和作用时间缩短，因此此次急性发作后反复应用沙丁胺醇，效果不佳。而抗胆碱药物溴化异丙托品虽然舒张支气管平滑肌的作用较慢、较弱，但是它与$β_2$受体激动剂联合使用具有互补、协同平喘作用。

（三）茶碱类药物应用

方案：生理盐水100ml+多索茶碱0.2g每日2次静脉滴注。

茶碱类药物具有支气管舒张作用，与$β_2$受体激动剂联用可增强其效应。此外还能改善膈肌功能，防治呼吸肌疲劳，改善支气管黏液纤毛清除功能，以及强心利尿等多方面的功效。而多索茶碱平滑肌的舒张作用比氨茶碱更强，而对心脏的副作用更小。

（四）氧疗

方案：先给予鼻导管3～5L/min吸氧。

哮喘急性发作的患者存在严重的通气功能障碍，而换气功能较好，因此一般情况下给予较低浓度的吸氧就可以明显的纠正缺氧。但是对于重度哮喘的患者，由于支气管平滑肌痉挛和平喘药物的应用后可引起通气/血流比例失调加重，可加重患者的低氧血症，应经鼻导管吸入较高浓度的氧气，以及时纠正缺氧。如果缺氧严重，还可选择面罩吸氧，应使$PaO_2 > 60mmHg$，$SpO_2 > 90\%$。只有出现CO_2潴留时才需限制吸氧浓度。

七、治疗效果和调整

方案：气管插管机械通气治疗

治疗效果：患者经过上述治疗后，监护仪示：SpO_2 91%。但是患者呼吸困难仍无缓解，辅助呼吸肌活动明显，出现胸腹矛盾运动，神志开始出现淡漠，听诊双肺呼吸音较前减弱，偶可闻及哮鸣音。复查血气分析：pH 7.28，PaO_2 69mmHg，$PaCO_2$ 67mmHg，HCO_3^- 29.3mmol/L。

思维提示：哮喘患者急性重度发作，经支气管扩张剂、激素和补液等积极治疗后，大部分可得到缓解。但本病例的患者病情继续恶化，双肺呼吸音和哮鸣音减弱，血气分析CO_2潴留进行性加重，此时如不及时抢救，患者的预后极差。这时，由于气道阻力很高，胸廓过度膨胀，呼吸肌处于疲劳状态。因此，若注射呼吸兴奋剂，通气量的增加很有限，相反呼吸肌兴奋可能加重呼吸肌疲劳，氧耗量和二氧化碳的产生也随之增多，不但效果极差，而且适得其反，加重病情，故此时只有及时采用气管插管机械通气，方能取得满意疗效。面罩无创通气在重症哮喘、呼吸衰竭中的应用有限，因为紧扣面罩，患者常觉憋气更严重而不能耐受；患者呼吸频率快，焦虑烦躁，人机协调性不好；张口呼吸，正压通气易出现气道分泌物干燥。

（一）机械通气指征

①呼吸心跳骤停；②严重低氧血症，$PaO_2 < 60mmHg$；③$PaCO_2 > 50mmHg$；④重度呼吸性酸中毒，动脉血pH < 7.25；⑤严重意识障碍、谵妄或昏迷；⑥呼吸浅而快，每分钟超过30次/分，哮鸣音由强变弱或消失，呼吸肌疲劳明显。

（二）气管插管的选择

支气管哮喘患者机械通气的人工气道首选：经口气管插管。理由：经口明视下气管插管相对容易，操作快，可以最大限度避免对声门的刺激，防止出现严重的喉痉挛；经口气管插管口径相对较大，有利于较少阻力并便于吸痰；哮喘插管上机时间一般较短，无需长期进行口腔护理；减少了鼻窦炎的发生。

（三）气管插管前的准备

部分支气管哮喘的患者在插管的过程中由于声门受到刺激，容易出现喉头痉挛，导致插管的失败。因此预先应做好困难插管的准备，插管时动作轻柔、快速、准确。插管前可给予简易呼吸器经面罩加压通气，同时给予镇静剂和肌松剂，或者利多卡因充分局部麻醉。该患者给予了异丙酚2ml静脉推注，维库溴铵5mg静脉推注，简易呼吸器经面罩加压通气5分钟。

（四）通气参数调节

潮气量：420ml；呼吸频率：12次/分；吸气流速：50L/min；PEEP：$3cmH_2O$。

患者气管插管后，决定患者预后的两大因素是气压伤和循环功能的情况。因此为减轻正压通气的气压伤和对循环功能的抑制，在保证适当氧合的基础上，强调符合患者病理生理的通气策略，即低通气量、允许性高碳酸血症。低潮气量（6～8ml/kg）、慢频率（比如小于10～12次/分）、适当增大吸气流速和缩短吸气时间，控制PEEP水平（< 3～$5cmH_2O$）。

允许性高碳酸血症是低通气的必然结果。维持正常动脉血气与限制肺过度充气常常不能同时兼顾，为减少气压伤及对循环功能的抑制作用，可允许$PaCO_2$逐渐升高，pH适度下降（pH不低于7.20～7.25）。机械通气最终目的是为哮喘的药物治疗提供机会，而酸中毒可降低激素及解痉药物的敏感性，因此尽管酸中毒本身对机体代谢的影响不大，但为改善药物作用的敏感度，应尽量使pH维持在7.3以上，这与ARDS患者的允许性高碳酸血症有所不同。

危重哮喘机械通气时没有必要常规加用PEEP，只有在哮喘合并其他急性损伤，顽固性缺氧经吸入高浓度氧仍未缓解，或存在明显的内源性PEEP为减轻吸气肌负荷才可应用。本病例通过对呼吸机波形的判断，考虑存在内源性PEEP，因此加用3cmH_2O的PEEP。

（五）通气模式的选择

方案：SIMV（同步间歇指令通气）+PSV（压力支持通气）

有自主呼吸时，单纯定压或定容的辅助/控制通气模式容易导致人机对抗和动态过度充气的加重，应避免；自主性通气模式，如PSV在危重患者无法完成，仅能用于轻症患者或病情好转时；SIMV或SIMV+PSV既能保障适当通气，又能在患者出现自主呼吸时避免过度充气，应首选。

（六）镇静剂、肌松药的应用

方案：异丙酚3～8ml/h持续泵控静脉推注，镇静深度为嗜睡状态。

危重哮喘患者机械通气时应重视镇静剂和肌松药的使用。因为该类药物有广泛的治疗作用而且采用低潮气量、允许性高碳酸血症，患者往往不能很好地配合。该类药物可以降低气道高反应性、扩张支气管、缓解临床症状降低氧耗、提高人机配合度防止气压伤、有利于吸痰。本病例选用的异丙酚，具有起效快、过程平稳、不良反应少、镇静水平易于调节，药物本身有支气管扩张作用等特点。如果使用镇静剂后，人机对抗仍未解决，气道峰压持续在40cmH_2O以上，甚至血氧下降，则需应用肌松药，但肌松药不宜长时间使用，特别是合并大剂量糖皮质激素治疗的患者，以免导致撤机困难。镇静剂的用量要适度，镇静深度为患者处于嗜睡状态为最佳。

（七）气道湿化

方案：加热型湿化器。

重症哮喘患者不光通过静脉或口服补液，还应注意气道的湿化，尤其是气管插管后，丧失了上气道加温湿化作用，呼吸道纤毛运动减弱，分泌物排出不畅，呼吸道失水增多。本病例采用呼吸机自带的加热型湿化器，即将水加热后产生水蒸气混入吸入气中，达到加温和加湿的作用。一般使吸入气（气道口气体）的温度维持在35～37℃，不超过38℃，湿化器的水温常常保持在50℃左右。湿化器中的液体只能用无菌蒸馏水。要注意防止湿化过度和湿化不足，湿化罐内水量要适当，尤其要防止水蒸干，因为干热的气体进入气道比冷空气更有害。

（八）机械通气的撤离

方案：患者机械通气第2天起，开始逐渐停用镇静剂，减少SIMV呼吸频率、降低压力支持水平，第3天停用呼吸机拔除气管插管，继续解痉平喘治疗。

原则上CO_2潴留纠正、呼吸肌疲劳基本恢复即可拔管，无需哮鸣音消失。必要时可用面罩通气过渡。与COPD不同，哮喘患者在发病前，呼吸功能、呼吸肌力量、身体状况皆基本正常，经过一段时间的机械通气后，随着药物治疗逐渐发挥作用，气道阻塞可迅速减轻，呼吸肌疲劳迅速恢复；另外保留人工气道，不仅容易诱发感染，各种非特异性刺激，如吸痰、导管移位、冷空气等都可诱发炎症和气道痉挛的加重。

（九）治疗疗效

患者拔除气管插管后，继续解痉平喘治疗，将甲泼尼龙开始减量，并加用丙酸氟替卡松/沙美特罗吸入剂1吸每日2次。入院后第7天，患者无呼吸困难、咳嗽咳痰、发热等症状，查体双肺呼吸音清，未闻及干鸣音；复查血气分析（未吸氧状态）：pH 7.36，PaO_2 83mmHg，$PaCO_2$ 41mmHg，HCO_3^- 26.3mmol/L。患者病情好转，准予出院，嘱门诊长期随诊，严格按照哮喘分级治疗原则系统治疗。

八、对本病例的思考

1. 患者对治疗的反应以及$PaCO_2$的绝对值是判断是否需要机械通气的重要依据。重症哮喘患者插管上机宜早不宜迟，当患者出现呼吸肌疲劳迹象，$PaCO_2$开始超过患者基础$PaCO_2$值时，就应该准备插管上机，以免失去最佳抢救时机。

2. 支气管哮喘患者机械通气应采取低潮气量、允许性高碳酸血症的策略，尽量避免气压伤和对循环功能的抑制，但为改善激素和解痉药物作用的敏感度，应尽量使pH维持在7.3以上。PEEP不作为常规应用，通气模式首选SIMV+PSV。

3. 对危重哮喘患者在使用气管插管或进行机械通气时要重视镇静和肌松剂的应用。该类药物可以降低气道高反应性、扩张支气管、缓解临床症状降低氧耗、提高人机配合度防止气压伤、有利于吸痰。

4. 机械通气的撤离可以尽早进行，哮喘已恢复至轻、中度，患者就有足够的呼吸肌力量和肺功能储备来进行自主呼吸，继续机械通气已无必要，不仅容易诱发感染，在各种非特异性刺激，如吸痰、导管移位、冷空气等都可诱发炎症和气道痉挛的加重。

附 病例诊断结果

病例1 咳嗽变异性哮喘
病例2 支气管内膜结核
病例3 COPD急性加重合并白色念珠菌感染
病例4 支气管哮喘急性发作
病例5 结核性胸膜炎
病例6 自发性气胸
病例7 周围型肺癌（腺癌）
病例8 肺栓塞
病例9 小细胞肺癌
病例10 支气管哮喘急性发作——持续性中度
病例11 大气道肿物
病例12 支气管哮喘急性发作、闭锁肺
病例13 支气管哮喘
病例14 COPD
病例15 COPD稳定期
病例16 COPD合并肺炎，肺性脑病
病例17 肺动脉高压，肺源性心脏病
病例18 COPD急性加重期
病例19 社区获得性肺炎——支原体肺炎
病例20 社区获得性肺炎——军团菌肺炎
病例21 医院获得性肺炎——金黄色葡萄球菌肺炎
病例22 医院获得性肺炎
病例23 医院获得性肺炎——血源性金黄色葡萄球菌肺炎
病例24 肺结核空洞继发曲霉菌感染
病例25 侵袭性肺曲霉菌病
病例26 侵袭性肺曲霉菌病
病例27 过敏性支气管肺曲霉菌病（ABPA）
病例28 卡氏肺孢子虫肺炎
病例29 肺毛霉菌病
病例30 巨细胞病毒肺炎
病例31 卫氏肺吸虫肺炎
病例32 肺部感染——奴卡菌病
病例33 获得性免疫缺陷综合征（AIDS），念珠菌肺炎
病例34 AIDS合并卡氏肺孢子虫肺炎
病例35 支气管扩张症
病例36 肺隔离症
病例37 肺脓肿

病例38 急性肺脓肿
病例39 急性肺脓肿
病例40 肺栓塞
病例41 肺栓塞
病例42 继发型肺结核（浸润性）
病例43 继发型肺结核（空洞性）
病例44 支气管内膜结核
病例45 肺结核，结核性胸膜炎
病例46 急性血行播散型肺结核
病例47 右肺中心型鳞癌
病例48 肺腺癌
病例49 细支气管肺泡癌
病例50 肺腺癌
病例51 肺腺癌
病例52 右肺鳞癌
病例53 细支气管肺泡癌
病例54 肺黏液腺癌
病例55 小细胞肺癌合并抗利尿激素分泌失调综合征
病例56 右上肺瘢痕癌（腺癌）
病例57 特发性肺纤维化
病例58 特发性肺纤维化急性加重
病例59 结节病
病例60 隐源性机化性肺炎（COP）
病例61 肺淋巴管平滑肌瘤病（LAM）
病例62 肺泡蛋白沉积症（PAP）
病例63 硅沉着病
病例64 石棉沉着病
病例65 外源性过敏性肺泡炎
病例66 肌炎/皮肌炎合并间质性肺炎
病例67 弥漫性肺泡出血
病例68 药物性肺病
病例69 自发性气胸
病例70 恶性胸膜间皮瘤
病例71 右侧脓胸
病例72 急性呼吸窘迫综合征
病例73 支气管哮喘急性发作 ARDS
病例74 阻塞性睡眠呼吸暂停低通气综合征
病例75 阻塞性睡眠呼吸暂停低通气综合征
病例76 弥漫性泛细支气管炎
病例77 Wegener肉芽肿

病例78　Churg-Strauss综合征
病例79　AIDS合并卡氏肺孢子虫肺炎、肺结核
病例80　复发性多软骨炎
病例81　结节病
病例82　淋巴管平滑肌瘤病
病例83　宫颈癌肺转移
病例84　嗜铬细胞瘤
病例85　结节病
病例86　多发性骨髓瘤
病例87　心源性肺水肿患者无创正压机械通气治疗
病例88　严重营养不良患者机械通气困难撤机病例
病例89　慢性阻塞性肺疾病呼吸衰竭患者的无创机械通气治疗
病例90　慢性阻塞性肺疾病呼吸衰竭患者有创机械通气治疗
病例91　重症哮喘呼吸衰竭患者机械通气治疗病例

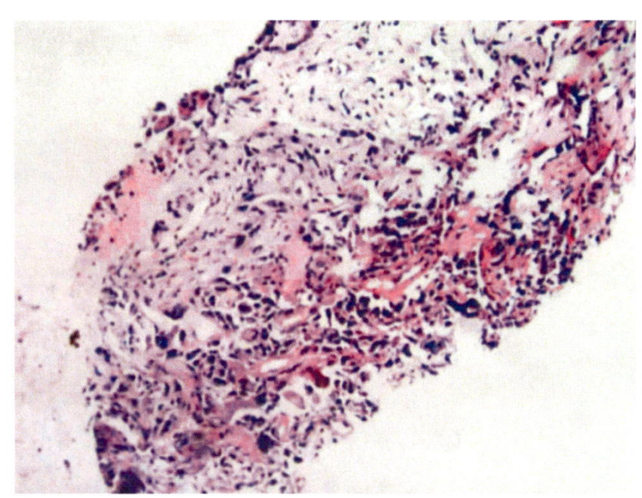

图7-2 经皮穿刺肺活检病理图片

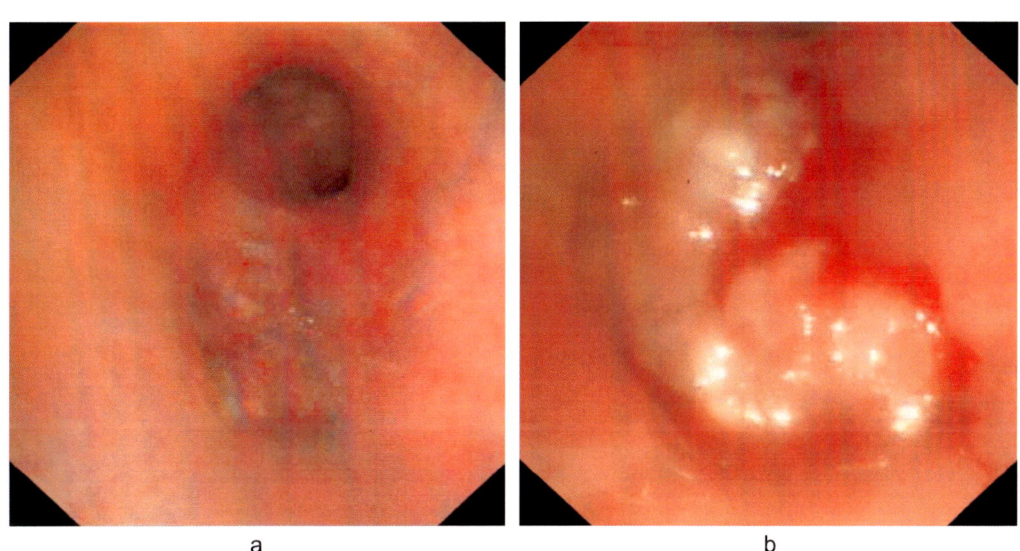

a b

图9-3 纤维支气管镜下所见

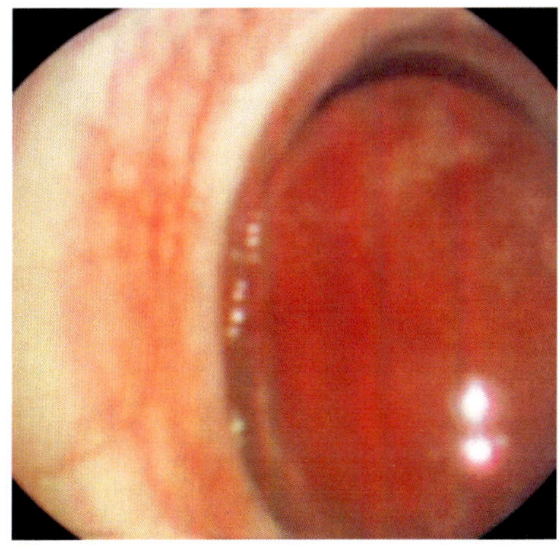

图11-7 纤维支气管镜下所见

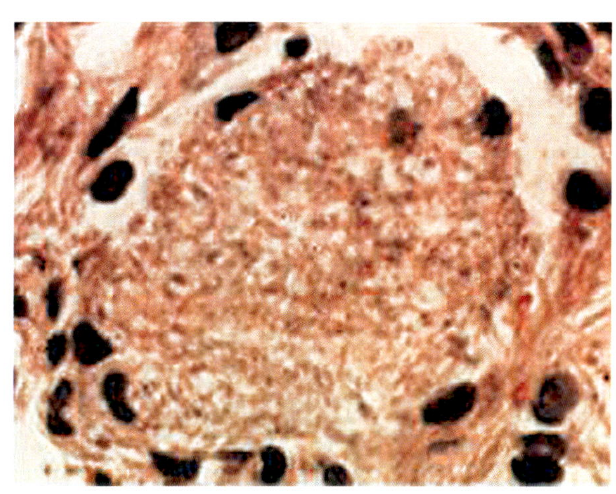

图34-3 TBLB标本肺泡腔内含卡氏肺孢子虫

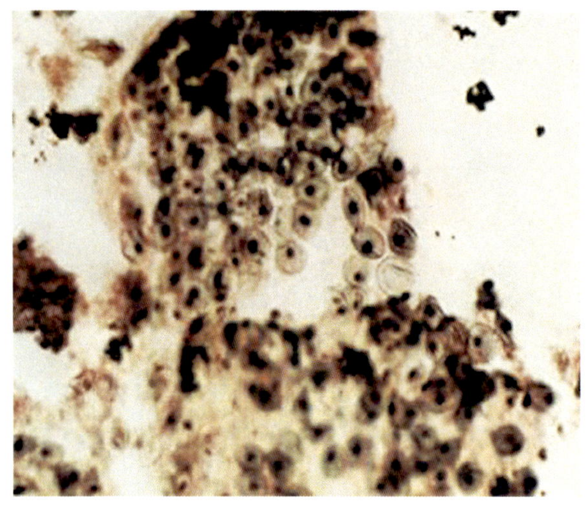
图34-4 BALF标本可见黑褐色圆形或椭圆形的囊体

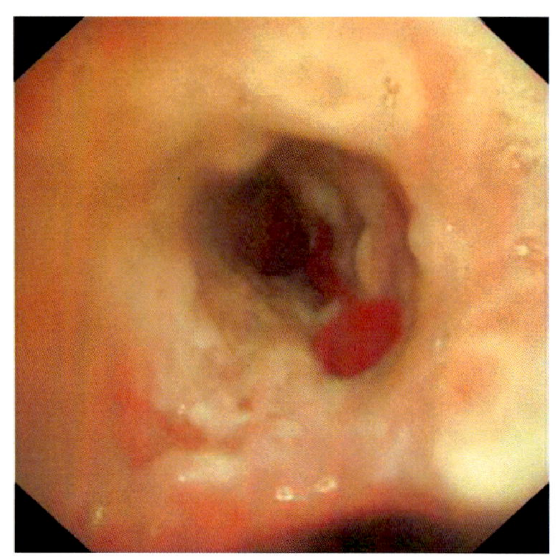
图44-3 纤维支气管镜下所见（1）

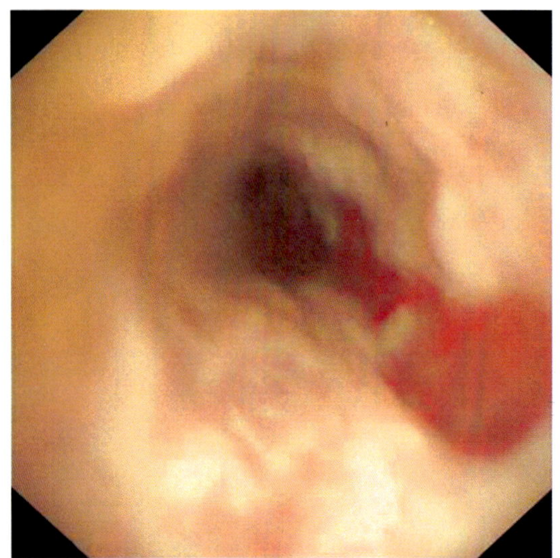
图44-4 纤维支气管镜下所见（2）

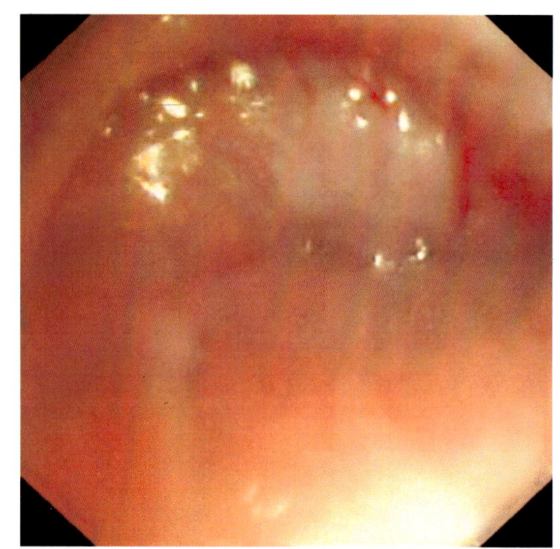
图47-2 纤维支气管镜下所见

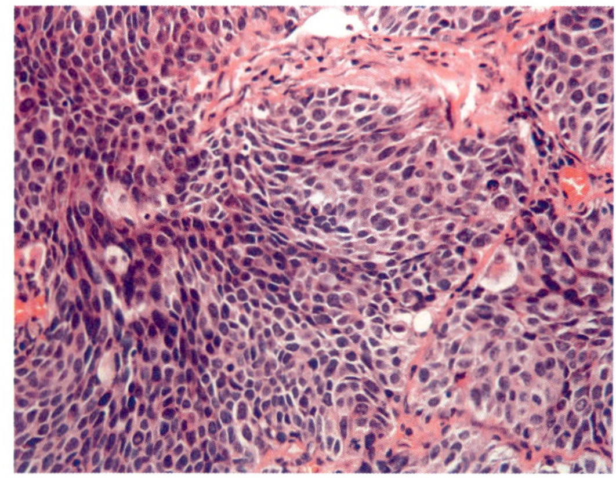
图47-3 病理所见

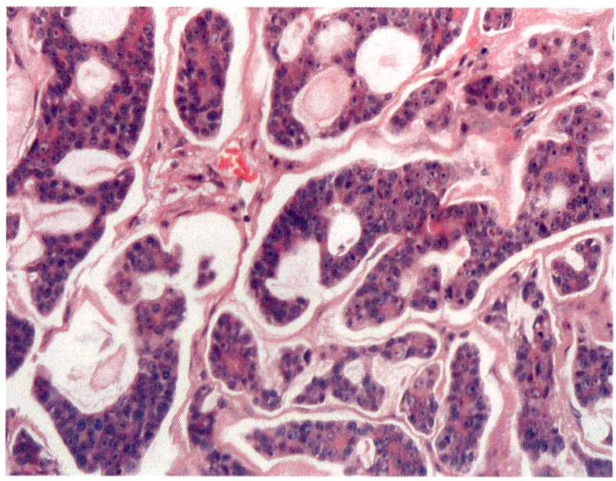
图48-2 经皮肺活检病理

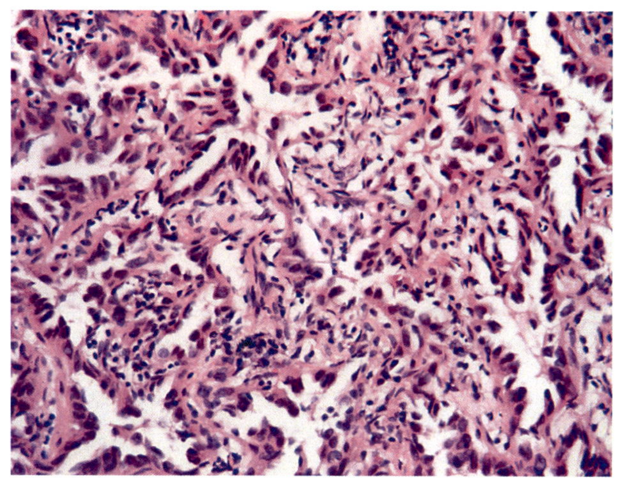

图49-2 纤维支气管镜活检病理

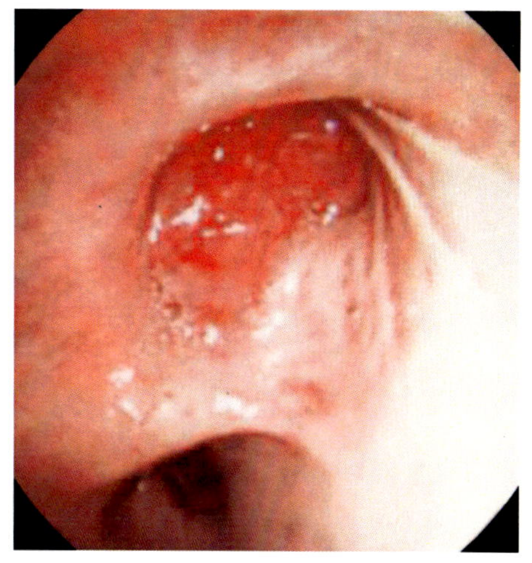

图52-5 纤维支气管镜下所见

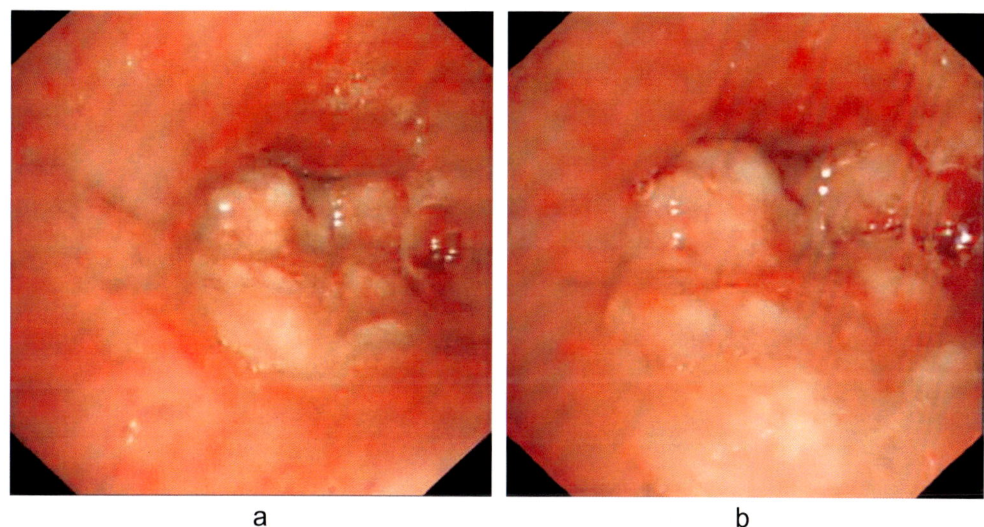

a b

图55-2 纤维支气管镜下所见

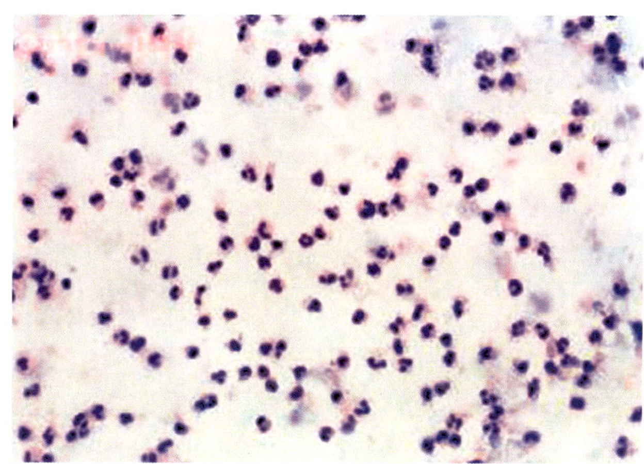

图57-3 肺泡灌洗液细胞所见

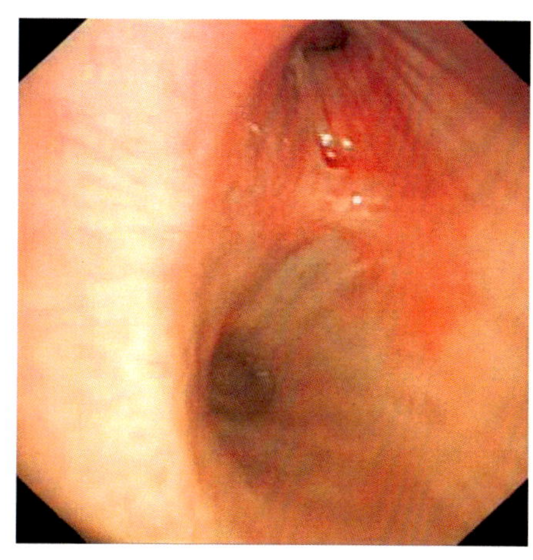

图59-3 纤维支气管镜所见

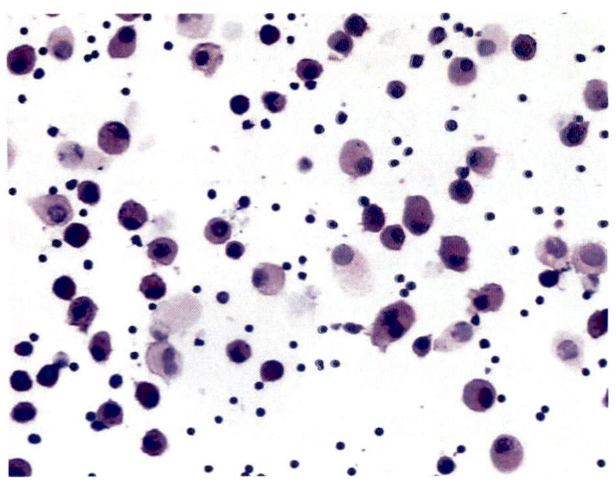

图59-4　肺泡灌洗液细胞所见（×40）

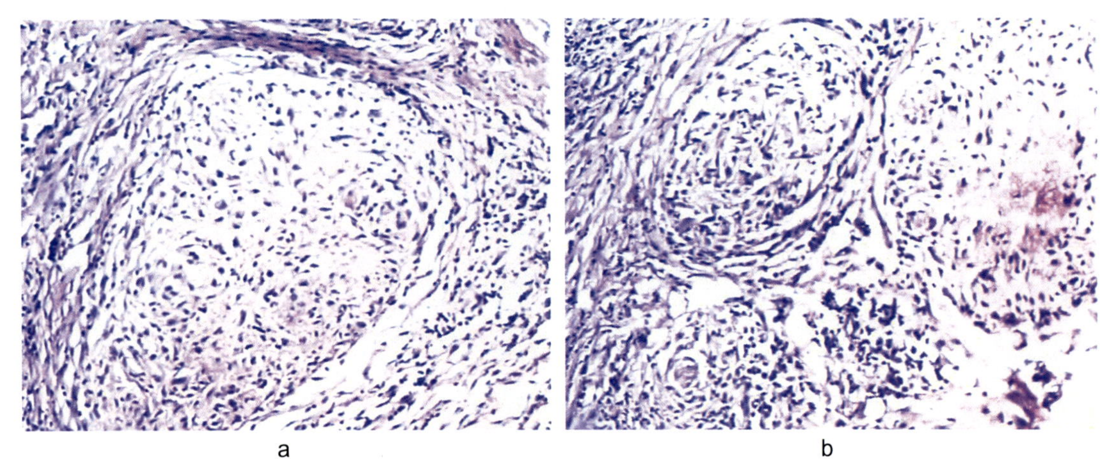

a　　b

图59-5　皮下结节病理所见（×40）

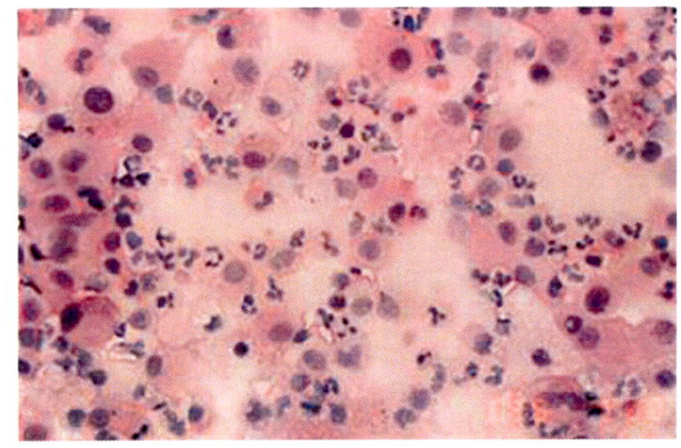

图62-5　支气管肺泡灌洗液细胞学所见

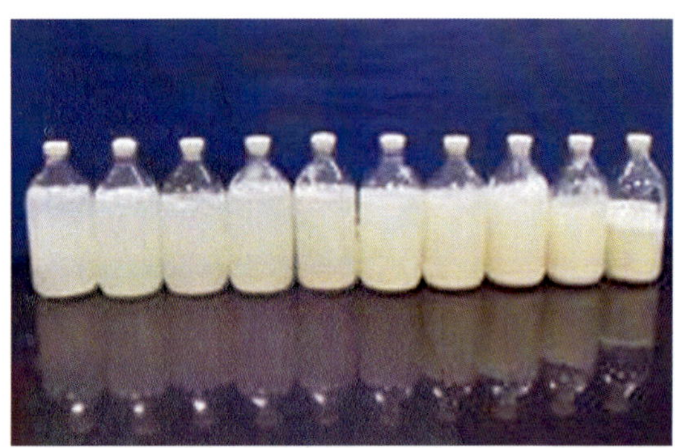

图62-7　灌洗液外观呈乳白色

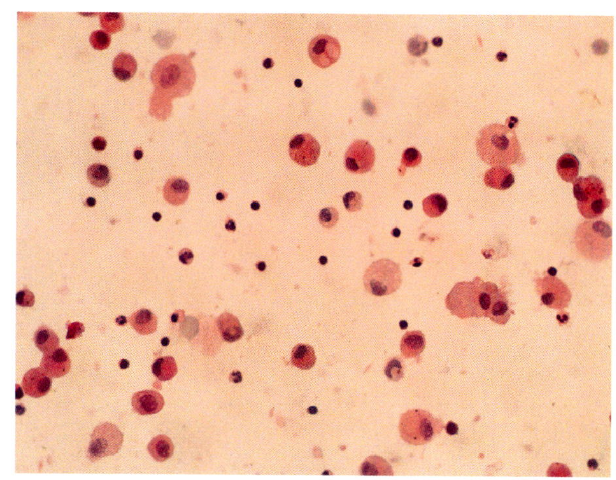

图65-3 肺泡灌洗液细胞图：示淋巴细胞35%

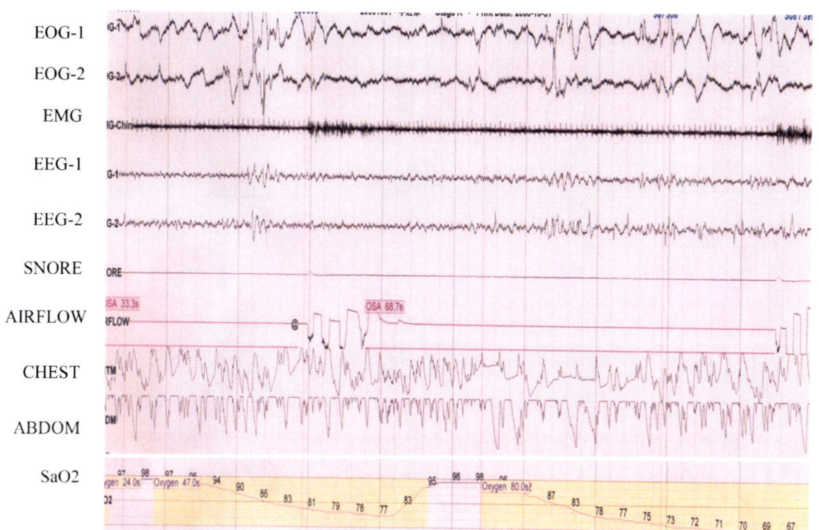

图74-1 多导睡眠监测结果

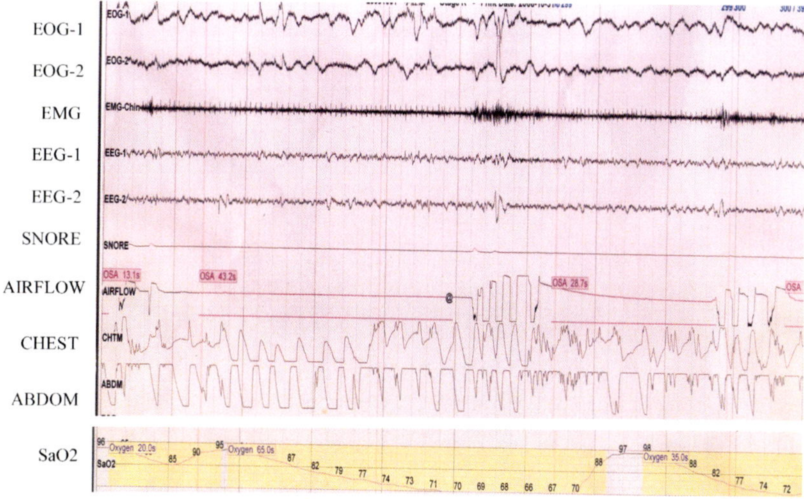

图75-1 多导睡眠监测结果

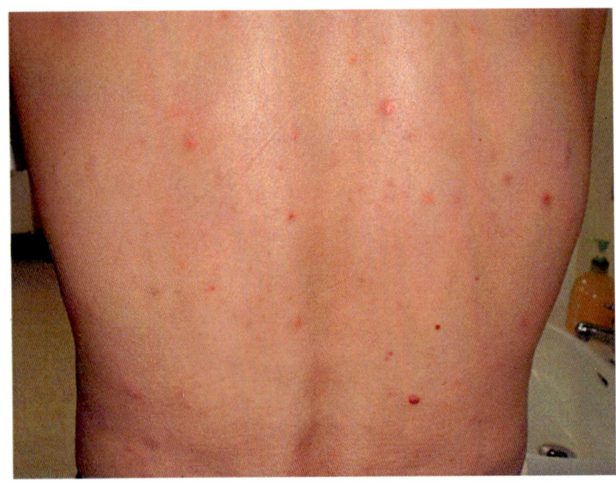

图81-1 背部皮肤多发结节

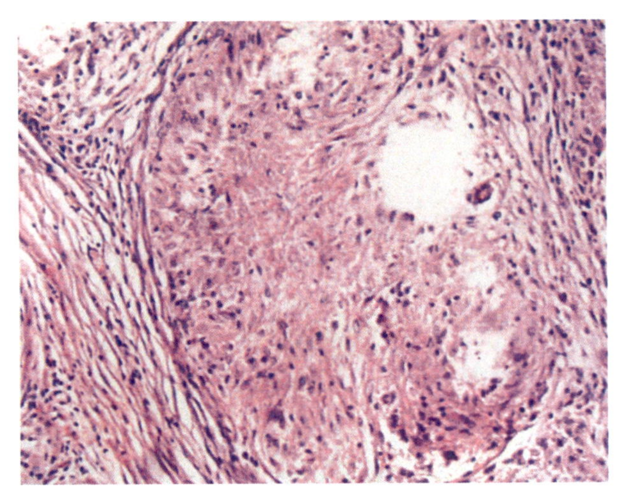

图81-4 皮肤结节病理（非干酪性类上皮肉芽肿）

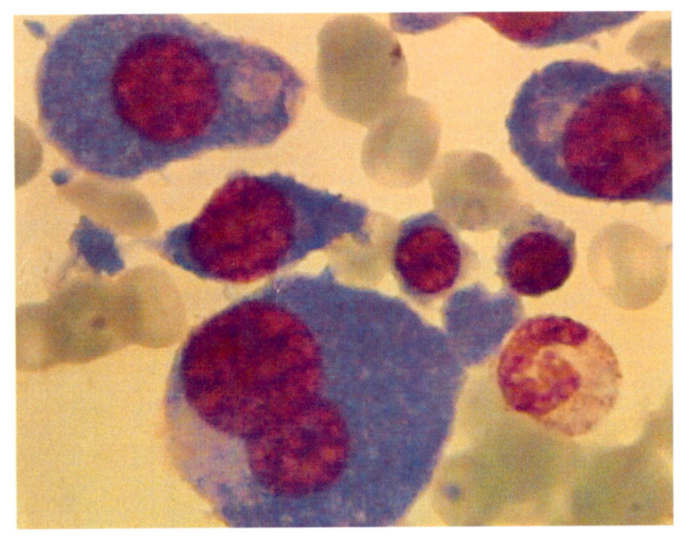

图86-5 骨髓细胞检查示浆细胞增生明显活跃，可见双核和多核幼浆细胞